中西医结合
治疗帕金森病

ZHONGXIYI JIEHE ZHILIAO PAJINSENBING

主编　马云枝

河南科学技术出版社
·郑州·

图书在版编目（CIP）数据

中西医结合治疗帕金森病/马云枝主编．—郑州：河南科学技术出版社，2023.6
ISBN 978-7-5725-0823-3

Ⅰ．①中… Ⅱ．①马… Ⅲ．①帕金森综合征-中西医结合疗法 Ⅳ．①R742.505

中国国家版本馆 CIP 数据核字（2023）第 053173 号

出版发行：河南科学技术出版社
　　　　　地址：郑州市郑东新区祥盛街 27 号　　邮编：450016
　　　　　电话：(0371) 65788613　　65788629
　　　　　网址：www.hnstp.cn
策划编辑：李喜婷　王月慧
责任编辑：王月慧
责任校对：崔春娟
封面设计：张　伟
责任印制：朱　飞
印　　刷：河南文华印务有限公司
经　　销：全国新华书店
开　　本：787 mm×1 092 mm　1/16　印张：24.75　字数：553 千字
版　　次：2023 年 6 月第 1 版　　2023 年 6 月第 1 次印刷
定　　价：99.00 元

主编简介

马云枝　主任医师、国家二级教授、博士研究生导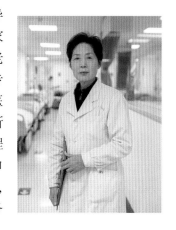师，国家中医药管理局第五批、第六批全国老中医药专家学术经验继承工作指导老师，国家中医药管理局全国名老中医药专家传承工作室项目获批者，河南省第四批优秀专家，首届河南省名中医。现任河南中医药大学第一附属医院脑病医院名誉院长，河南中医药大学帕金森病研究所所长，河南省卫生健康委员会中医药传承与创新人才工程（仲景工程）中医药青苗人才培养项目指导老师。全国巾帼建功标兵，河南省劳动模范，河南省第十届政协委员，郑州市金水区第九、第十届人大代表、人大常委会常务委员。

任河南省中西医结合神经科专业委员会主任委员，中国中药协会脑病药物研究专业委员会副主任委员，全国脑保健专业委员会副主任委员，中国中医药学会脑病专业委员会常务委员，中国中西医结合学会神经科专业委员会常委，中国民族医药学会经典名方筛选和大品种培育分会常务理事，世中联中药上市后再评价专业委员会常务理事，世界中医药学会老年医学专业委员会理事，河南省神经病学会委员会委员等。

连续10年被河南省卫生系列中医高级专业技术职务任职资格评审委员会聘请为中医高评委委员，担任中西医结合专业组组长。

40多年来，带领学术团队围绕脑病防治进行了长期、有序、深入的临床和实验研究，丰富了脑病治疗方法，为推动中西医结合防治脑病的发展做了卓有成效的工作，为提升河南省中医药防治脑病的整体水平做出了重要贡献，其学术水平在国内外具有较大影响。荣获河南省科技进步奖24项，发表医学论文近300篇，撰写《中西医结合瘫痪病学》《实用脑卒中康复学》《中西医结合帕金森病诊疗学》《中华名医名方薪传》《常见心脑血管病的诊治》《中风急症》《名医方证真传》《中西医临床消化病学》《马云枝中医脑病临证精要》等专著14部。培养医学博士研究生及硕士研究生及中医师承人员百余人。主持参加国家863计划"缺血性中风早期康复与避免复发中医方案研究"、"十一五"科技支撑计划"抑郁症的中医辨证治疗方案及疗效评价研究"各1项，中医药行业专项"帕金森病分期综合治疗方案优化研究"、国家重大新药创制科技重大专项课题各1项，主持河南省杰出人才创新基金项目1项，河南省科技攻关16项。承担国家中医药管理局全国名老中医药专家传承工作室建设项目1项、河南省卫健委中医药传承与创新人才工程（仲景工程）中医药青苗人才培养项目1项。

《中西医结合治疗帕金森病》编者名单

主　编　马云枝

副主编　朱世瑞　沈晓明　史继鑫　许玉珉
　　　　兰　瑞

编　者　(按姓氏笔画排序)

马云枝　左庆选　史继鑫　兰　瑞

朱世瑞　许玉珉　李　盼　沈晓明

宗晓燕　孟　毅　赵　铎　荆　雷

娄爱琴　贾晓倩

序

帕金森病是一种中老年人常见的中枢神经系统慢性退行性疾病，是中老年人致残的三大疾病之一，目前临床对于本病尚无特效疗法，西药治疗如复方左旋多巴不能阻止帕金森病自然发展的进程，长期使用疗效还会衰减，且伴有诸多不良反应。因此，探索帕金森病的发病机制，寻求有效疗法，是当今医学界面临的重要课题。

马云枝教授长期致力于中西医结合防治脑病的研究，尤其对帕金森病的诊疗颇有见解，思想独树一帜，其创制的熄风定颤丸及提出的"早期中药治疗""中期中西医结合减毒增效"治疗方案在临床应用中都取得了确切的疗效。

《中西医结合治疗帕金森病》一书是马云枝教授带领其团队总结多年的临床经验编写而成。该书从影像学、实验室检查等方面介绍了帕金森病的诊断流程，从中西医结合的角度出发，较为详细地介绍了帕金森病中西医病因病机、临床表现、诊断与鉴别诊断、中西医治则治法、护理及管理等知识，用中医理论对该病的诊治和研究做了全面总结，系统阐述了对该病最新的研究成果，展现了现代医学对该病研究的整体性和科学性，也体现出中医学研究的继承性和时代性，是帕金森病诊疗方面的精专力作，对于指导帕金森病的临床诊疗和科研具有积极的推动作用。

此书既是一本启迪思想的新著，又是一本临床实用的参考书。书成付梓之际，有幸先睹为快。为师深受启发，倍感欣慰，乐为之序。

王永炎

2021 年 10 月 29 日

前　言

　　帕金森病是一种多发于中老年人的常见神经系统变性疾病。据统计，目前我国现有帕金森病患者约 300 万人，65 岁以上老年人群中发病率为 1%~2%、85 岁以上为 3%~5%，每年新增患者约 10 万人以上。帕金森病具有病程长、致残率高之特点，静止性震颤、肌强直及运动迟缓为主要临床特征，严重影响患者的生存质量。

　　帕金森病的发病原因至今仍不明确，一般认为与环境、遗传、年龄等因素有关。现代医学研究表明，帕金森病是由于黑质纹状体系统变性导致多巴胺能神经递质释放减少，致使黑质-纹状体通路多巴胺功能减弱而发病，其高患病率、高病残率和慢性病程的特点，使帕金森病的早期诊断、治疗和预防研究成为神经科学领域共同关注的焦点和热点。帕金森病目前尚无完全治愈的方法，但利用综合治疗手段能够改善症状、延缓疾病进展，提高患者的工作能力和生活质量。其中药物治疗作为主要的治疗手段，西药美多芭是帕金森病治疗的"金药物"。但是随着病程的进展、服药时间的延长，药效会逐渐衰减，开-关现象、剂末现象、异动症、焦虑、恶心、呕吐、便秘、眩晕和心律失常等不良反应也会日益出现。

　　中医药治疗帕金森病有着悠久的历史，积累了丰富的经验。帕金森病属于中医学的"颤证"范畴，早在《黄帝内经》即有相关记载。中医学认为其基本病机为肝风内动、筋脉失养，病位在筋脉，与肝、肾、脾三脏关系密切。临床研究表明，中医药防治帕金森病有着独特的优势。中药干预早期帕金森病可有效改善其临床症状，延缓服用西药的时间。中药与西药联合治疗中期帕金森病可延缓病情的发展，并起到增效减毒的作用，对于晚期帕金森病可显著改善患者的震颤、强直等临床症状，提高生活质量，同时可明显改善其非运动症状，如顽固性失眠、焦虑抑郁状态、便秘、跌倒发作、体位性低血压等。

　　遵照 2020 年 12 月发布的第四版《中国帕金森病治疗指南》提出的帕金森全病程管理治疗原则，如何从新的角度审视传统疗法，从新的途径寻找有效的治疗方法，走中西医结合的道路，充分发挥中、西医各自所长，减毒增效，互补优势，改善帕金森病患者的疾病症状与生活质量，让患者立足当前、长期管理、长期获益，这是我们一直努力的方向。我们系统梳理、总结经验，编写了这本《中西医结合治疗帕金森病》，期望此书能够惠及患者，启发读者，为我国帕金森病中西医结合领域的研究和发展提供思路。

　　本书从中西医结合的角度出发，分 11 章详细介绍了帕金森病相关的解剖及生理机制、病因与发病机制、临床表现、分级和评分、影像学、分类、诊断及鉴别诊断、药物治疗、外科治疗、中医药治疗、帕金森综合征的诊断与治疗、中西医治疗研究进展及护理等。值得一提的是，书中还对帕金森病合并不寐、痴呆、郁证、便秘、不宁腿综合征、体位性低血压等非运动症状，根据患者病情、病程及基础病的不同，阐述了辨证施治的中医药特色诊疗方案。本书内容翔实，资料新颖，是一本可供临床工作者和广大医学生参考学习的较为系统、全面且实用的帕金森病专病参考书。本书通俗易懂，帕金森病患者及其家属和关注者阅读，亦可从中了解、学习帕金森病的相关知识，以利于正确认识帕金森病，更好地配合治疗、控制疾病、改善症状、延缓疾病进展、提高生活质量。

虽然帕金森病是我们的主要研究方向，但是编写此类著作对于我们尚属首次。本书凝聚了大家的集体智慧，在编写过程中，我们虽然尽心竭力，但由于水平有限，书中可能有纰漏或谬误，恳请读者批评指正。

本书得到了河南省科学技术厅科技专著出版项目的资助，让我们深受鼓舞，倍感责任在肩。我们对编写过程中参考的书刊及引用文献的作者表示衷心的感谢！河南科学技术出版社对本书的出版给予了大力支持与帮助，我们深表感谢！

最后，我代表所有编者向王永炎院士表示敬意，感谢王永炎院士为本书的指导并作序。

编者

2022 年 8 月

目 录

第一章 绪 论

帕金森病（Parkinson's disease，PD）又称"震颤麻痹"，是一种常见的中老年神经系统退行性疾病，多在 60 岁以后发病，其确切病因至今未明，病理改变主要是黑质多巴胺（dopamine，DA）能神经元进行性退变、路易体（Lewy body）形成、纹状体区多巴胺递质降低、多巴胺与乙酰胆碱递质失衡，临床表现主要以震颤、肌强直、动作迟缓、姿势平衡障碍的运动症状和睡眠障碍、嗅觉障碍、自主神经功能障碍、认知和精神障碍等非运动症状为显著特征。

1817 年，英国医生詹姆斯·帕金森（James Parkinson）基于对 6 例患者特殊临床特征的观察，首次报道了震颤麻痹，详细描述了该病的概念、病程和特征性临床症状。然而论文发表后并未引起广泛关注。后来法国著名神经病学家让-马丁·沙尔科（Jean-Martin Charcot）补充了"肌强直"体征，更加完善了帕金森医生对疾病的阐述，并建议将此病命名为"帕金森病"。为引起人们对这种疾病的重视并纪念帕金森的杰出贡献，欧洲帕金森病联合会（European Parkinson's Disease Association，EPDA）从 1997 年开始，将每年的 4 月 11 日，即帕金森的生日定为"世界帕金森病日"。

中医学本无"帕金森病"病名的记载，但古医籍中与之相关的症状描述可谓历史悠久。早在《黄帝内经》即有论述，如《素问·至真要大论》曰"诸风掉眩，皆属于肝""诸痉项强，皆属于湿"。明代孙一奎《赤水玄珠》首次将此病命名为"颤振证"，并曰"颤振者，人病手足摇动，如抖擞之状，筋脉约束不住，而莫能任持，风之象也"；王肯堂在《证治准绳》中亦有详细论述"颤，摇也。振，动也。筋脉约束不住，而莫能任持，风之象也"，并提出用定振丸治疗老年"虚颤"。近代学者依据不同的文献和各自的经验，分别将本病归属于"颤证""震颤""振掉""颤振症""痉病""手足颤动""颤抖""手颤""下肢颤振""风症""身震摇"等。1991 年 11 月，第三届中华全国中医学会老年脑病学术研讨会上制订的《中医老年颤证诊断和疗效评定标准（试行）》确定将本病病名统一为老年颤证。

帕金森病虽不是一种致命的疾病，但严重影响着中老年人的生活质量，随着病程的进展，运动和非运动症状会逐渐加重，疾病后期患者的生活常无法自理，甚至长期卧床。帕金森病不仅会损害患者本身的日常活动，同时也会给社会和医疗带来巨大的负担。

近年来，我国学者无论是对帕金森病发病机制的认识，对早期诊断生物标志物的发现，还是对治疗理念的更新，以及治疗方法和手段的探索，都有了显著的进步。但随着老龄化社会的到来，老龄人口的增加导致全球（特别是中国）帕金森病患病率呈明显上升态势。面对这一挑战，只有正确认识帕金森病，才能最终控制帕金森病、战胜帕金森病。

第一节　帕金森病的流行病学

流行病学研究资料表明，根据世界各国帕金森病的统计报道，美国、德国、芬兰、英国等帕金森病的患病率为（106~176）/10 万，日本为（46.5~80.6）/10 万。

欧洲五个社区的联合研究结果显示，帕金森病的总患病率为 1.6%。

在美国的密西西比（39 岁以上人群）、中国（49 岁以上人群）、尼日利亚的伊博奥拉（Igbo-Ora，39 岁以上人群）进行的入户调查结果显示，亚洲地区和非洲的帕金森病患病率略低于北美和欧洲。

但澳大利亚新近的一项研究表明，澳大利亚帕金森病的患病率为 414/10 万，是目前报道患病率最高的国家。

近年来，我国对帕金森病的患病率也开展了一些流行病学调查。目前从主流数据库中检索到的帕金森病流行病学研究可追溯到 20 世纪 80 年代，一项对我国 29 个省、市、自治区 117 个调查点 3 869 162 人进行的调查发现，我国人群帕金森病患病率为 14.6/10 万；另一项涵盖我国 6 个城市 63 195 人口的调查资料显示，我国人群帕金森病患病率约为 44/10 万（经人口修正后为 57/10 万）。2005 年，我国医学专家张振馨等在国际权威杂志《柳叶刀》发表的一篇题为《中国帕金森病在北京、西安、上海的流行病学调查》的文章显示，我国 65 岁以上老年人群帕金森病的发病率为 1.7%，与发达国家帕金森病的流行状况相似。

我国是世界上人口最多的国家，人口老龄化日渐严重。据统计，1982—2004 年的 22 年间，我国老年人口平均每年增加约 302 万，年平均增长速度为 2.85%。至 2012 年底我国老年人口数量就达到 1.94 亿，老龄化水平达到 14.3%（超过 14% 就被称为"老龄社会"）。据预测，整个 21 世纪上半叶，我国将一直是世界上老年人口最多的国家。因此，作为典型的老年疾病，帕金森病的患病率也必将随着人口老龄化的加深逐渐上升，未来我国帕金森病的患病人数将保持增长并长期维持在高水平状态，预计将从 2005 年的 199 万人上升到 2030 年的 500 万人，几乎占到全球帕金森病患病人数的一半。

据调查发现，帕金森病的死亡原因多有以下几种：压疮、败血症（约占 50%）、心力衰竭（28%）、肺炎（14%）、泌尿系感染（8%）和消耗衰竭等。

尽管目前尚未发现完全治愈帕金森病的方法，但其治疗已经取得了长足的进展，使得帕金森病死亡率明显下降。有些研究显示帕金森病患者的预期寿命已接近于正常，而另一些研究显示其死亡率增加了 2~5 倍。在一项前瞻性研究中，800 名患者的疾病早期阶段平均值为 8.2 年，年总死亡率是 2.1%，经过年龄和性别比较调整后，与美国非帕金森病人群的死亡率相似。

第二节 帕金森病的发展历史和现状

一、现代医学对帕金森病的研究和治疗史

帕金森病于 1817 年 Parkinson 首次描述后，人类就没有停止对该病的研究和探索。在神经科学界还不十分清楚帕金森病的病因和发病机制时，为了解除大量患者的痛苦，神经外科的先驱们很早在临床上就开始了手术治疗帕金森病的大胆探索，虽然手术方法的发展缓慢而又带有极大的危险性，但正是有了这种大量成功与失败的临床经验积累，才逐步丰富了对帕金森病的认识，并逐渐改进和完善了更为有效的治疗靶点和手术方法。

随着人们对帕金森病发病机制的认识和科学技术的进步与发展，不仅发明了立体定向仪，而且随着脑室造影、CT、MRI 和术中微电极记录等技术的应用，定向手术的靶点定位越来越准确，效果也越来越好，加之对帕金森病治疗具有"神奇"效果的左旋多巴类药物的出现，可以说帕金森病的治疗取得了极大的成功。但是，到目前为止，对帕金森病的治疗还是治标不治本，停留在减轻症状、提高生活质量的阶段，仍然是不能彻底治愈并达到根治，随着基因和干细胞移植等基础神经科学研究的进展，也许在不久的将来，人们可以彻底攻克这一"顽症"。纵观帕金森病一个多世纪的外科治疗史，从开始到形成独立的学科，又从顶峰走向低谷，再次兴起迅速发展到现在，走过了漫长而曲折的道路，最终形成了一门独立的神经外科学领域不可缺少的重要分支——立体定向功能神经外科学。虽然立体定向功能神经外科学领域包括的内容较多，所能治疗的疾病也很多，但是，帕金森病的治疗从开始到现在，一直都是其中最为重要的内容，帕金森病的外科治疗史几乎就是立体定向功能神经外科史。

1. 外科治疗探索期 帕金森病的治疗从最初的萌芽到第一次高潮形成所经历的时期，以 1968 年左旋多巴（L-dopa）在临床上的广泛应用为标志，宣告了该时期的结束。由于在这个时期尚没有有效的药物用于帕金森病的治疗，因此手术是治疗帕金森病的唯一可行的治疗方法。1909 年，Horsley 实施了第一例用于治疗运动失调性疾病的感觉性运动皮质切断术，术后患者震颤显著减轻。Bucy 在 1939 年重新开展并证实了这项手术。到了 20 世纪 20 年代，对锥体外系（特别是基底节区）在运动调节功能中的重要作用已经有了初步认识。然而许多内科医生仍不赞成通过阻断锥体外系通路用于尝试治疗运动失调性疾病，连著名的 Dandy 也认为阻断基底节通路可能是致命的。1939 年，Russell Meyers 在冒着很大风险的情况下成功地对运动失调性疾病的患者实施了基底节手术，证明 Dandy 的观点是不正确的。1942 年，他又通过切除尾状核头阻断从苍白球发出的豆核袢纤维，从而进一步发展了该手术。但由于死亡率高达 15.7%，最终他放弃了这种手术方法。Fenelon 通过一种低侵袭性、危险性较小的额叶下手术途径，从视束上方穿过插入一个凝固性电极用于毁损豆核袢，降低了死亡率。1947 年，Walker 精练了大脑脚切除术，通过阻断锥体外系纤维束来治疗运动失调性疾病。后被用于立体定向的外科手术中，该技术对后来的功能神经外科的发展具有重要的影响。

1948年，Browder 切除部分尾状核头并分离了内囊前肢用于治疗帕金森病。虽然其对震颤有一定的有益效果，但经常会导致永久性的失用症和不全麻痹。在20世纪40年代以前的手术主要为开放性手术，这些开放性的手术具有一个共同点，即目的性的靶点不能被精确地定位，同时也没有办法验证是否已经到达靶点。

1906年，Clarke 和 Horsley 设计制造出了第一台立体定向仪并用于动物实验。1947年，Spiegel 和 Wycis 应用自行设计的、较精确的人立体定向仪，完成了人脑立体定向手术（丘脑背内侧核毁损术）。虽然最早应用立体定向术治疗的运动失调性疾病是亨廷顿（Huntington）舞蹈病，但帕金森病很快成为功能性立体定向手术的主要适应证，并逐渐被人们所接受，成为治疗帕金森病的主要选择。

20世纪50年代以后，手术靶点主要集中在苍白球和丘脑。1951年，Hassler 和 Riechert 成功地实施了丘脑腹外侧核毁损用于治疗帕金森病，建立了毁损锥体外系治疗帕金森病的安全性。最初人们把毁损靶点集中在苍白球主要是因为 Cooper 的偶然发现，即报道的脉络膜前动脉损伤导致苍白球局部缺血性改变，引起了帕金森病患者相应临床症状的改善。解剖学研究显示脉络膜前动脉负责苍白球中部，有时还有内囊前肢的血供。然后 Cooper 开始对苍白球进行直接毁损，最先用带气囊的导管，后来用化学手段。1952年，Spiegel 和 Wycis 通过毁损从苍白球发出的豆核袢纤维来治疗帕金森病，他们将这种方法称为苍白球袢切断术。同一年 Narabayashi 和 Okuma 报道了实施苍白球切开术治疗帕金森病，Leksell 经过仔细研究实践能使75%的患者重新工作，既没有死亡率又没有视觉障碍，仅有非常低的运动障碍。临床上发现苍白球毁损术对运动迟缓及僵直症状的改善有较好的作用，但对震颤的控制却相对较差。为了更加有效地解决手术对震颤的效果，研究者开始将毁损靶点转向丘脑和它的亚核，到1954年 Hassler 和 Riechert 精确地确定了丘脑靶点——腹后外侧核（ventral oral posterior，Vop）用于震颤的治疗及腹前外侧核（ventral oral anterior，Voa）用于强直的治疗，大多数神经外科医生才将丘脑作为手术治疗帕金森病的主要靶点。对于运动迟缓和共济失调的治疗，Leksell 认为毁损苍白球更加靠后侧和腹侧的部位，在某种程度上疗效更好。后来发现丘脑腹中间核（ventral intermedia nucleus，Vim）是治疗震颤的最有效的靶点，但其对僵硬及运动迟缓效果不佳，因此，Gillingham 在1960年试图将苍白球毁损术及丘脑毁损术联合起来，根据需要实施后期的二次手术。

在20世纪60年代，立体定向手术治疗帕金森病开始被广大公众所熟知，成为治疗常规，技术进步很快。在这个时期，我国也在北京、上海、安徽和陕西等地相继开展了立体定向手术，使许多帕金森病患者得到了治疗，丘脑腹外侧核毁损术成为一种定型手术。随着立体定向仪的不断改进，立体定向装置变得相当实用，同气脑造影技术结合显著提高了定位的解剖学精确度，并且随着可逆性测试毁损的出现提高了手术的安全性。同时随着电生理技术的进步，出现了早期的微电极记录技术，应用电生理方法可将皮层下靶点精确定位。一些研究中心分别2年的随访显示，立体定向术对震颤和僵直的消除率可分别达到90%和80%。在这个时期还出现了早期的立体定向放射技术。1965—1968年可谓是立体定向技术的黄金时代。

2. 药物治疗萌动期 左旋多巴（L-dopa）的治疗开始于1961—1965年，1968年在世界范围内广泛应用。多数患者服药后 30 min 左右就可出现明显疗效，因此，帕金森病被认为是一种内科疾病而不是外科疾病。患者根据神经内科学家建议而常常拒绝手术治疗，因为手术疗效不肯定而且具有一定的并发症和风险，而左旋多巴不仅可以减轻以前需要外科治疗的大多数临床症状，还可协助减轻那些外科治疗无效的而又十分明显及具有致残性的症状如运动迟缓症等。左旋多巴及其他多巴类药物的疗效显著，手术治疗帕金森病的例数就自然减少了。而一些药物无法控制的病症如肌张力障碍、多发性震颤、外伤后和脑卒中（中风）后运动失调等采用丘脑毁损术后疗效尽管非常明显，患者也基本拒绝手术；甚至原发性震颤——丘脑毁损术的最佳适应证，尽管药物治疗对其完全没有效果，但由于多巴胺类药物治疗明显的安全性和可推测的可逆性作用，神经学家同样考虑手术的危险而拒绝手术。立体定向技术步入低谷期。

然而，左旋多巴出现不到 10 年，药物的不良反应开始出现，患者开始出现异常的不自主运动，这些症状甚至比原有的帕金森病症状更加难以忍受，而且还无法控制，只有停药后才会减轻或消失。在大部分病例中，药物疗法可将震颤控制到人们可接受的程度，对僵硬和行动迟缓也有帮助，能维持帕金森病患者生活质量好多年。不过帕金森病是一种慢性进行性疾病，其病程发展并不能因药物治疗而逆转。大多数初期对左旋多巴/卡比多巴具有良好疗效的患者最终发展成具有致残性的晚期症状。随着药物剂量的增加，疗效逐渐降低并出现"开-关"现象。此外，当左旋多巴的剂量增加用于控制运动迟缓、僵直和腿疼挛时，会出现严重的药物诱导的异常不自主运动障碍，这种运动障碍随着时间的推移而进展，且药物治疗无法控制。这种不良反应不仅限制了药物自身的使用，而且其不断发展也带来了自身的并发症，其中某些并发症属于精神异常范畴，左旋多巴治疗的全盛期也由此衰退了。20 世纪 70 年代中期，对左旋多巴及其类似药物有了相当的认识经验后，很多神经内科学家开始重新考虑外科手术作为药物治疗的有效补充手段，人们开始把注意力重新回到外科治疗。在这个时期虽然立体定向技术步入低谷期，技术却在进步，在 20 世纪 70 年代末，一系列科学技术的发展使立体定向技术的发展潜能更大。首先，计算机科学的进步促进了 CT 技术的发展，并使其与立体定向技术快速结合，那些被用作立体定向标记物的结构在 CT 扫描中能够被显示，它们的数据可被储存并组织起来，出现了图像引导技术使靶点定位更精确，并使定向技术的适应证更广。其次，微电极记录技术得到了明显改善，其对临床治疗更加实用，能使靶点（如狭小的 Vim）定位更加精确。同时在这个时期立体定向放射外科取得了明显的进步，适应证明显增加。

3. 外科精准治疗期　在 20 世纪 70 年代末，由于左旋多巴药物不良反应的出现，外科手术治疗帕金森病重新被人们所认识，标志着立体定向技术的再次复兴。随着科学技术的进步，CT 和 MRI 可提供丘脑的轴位结构及丘脑内囊和苍白球内囊边缘定位的清晰解剖细节。因此，在功能外科中以影像为基础的立体定向手术对皮质下靶点定位具有潜在的用途。同时在这个时期微电极记录技术得到进一步发展，也为靶点的选择、范围的确定提供了精确的功能性指标。

这一时期的主要特征是苍白球和丘脑靶点位置的改变。苍白球毁损的位置由先前的内（和）外侧苍白球的前外侧部发展为内侧苍白球的腹后内侧部。1985 年，Laitinen

等通过行苍白球腹后外侧部毁损术的临床应用使内侧苍白球作为主要靶点的选择重新复活，其对异常的不随意运动有显著治疗作用。1992 年，他们报道了 1985—1990 年实施的 38 例苍白球腹后内侧部毁损术治疗帕金森病的临床结果：震颤和左旋多巴诱导的运动障碍症状持续减轻，下肢痉挛、僵硬、步态紊乱及运动功能减低等症状也明显减轻。同时丘脑毁损术也是重要的手术方法，在微电极记录技术的帮助下，对震颤抑制的最佳靶点已经由丘脑的腹中间核（Vim）替代了腹外侧核。但两侧毁损术的风险与疗效比又被提出来。显然，双侧丘脑手术有明显的语言、步态和记忆紊乱的风险，一些人认为双侧苍白球毁损术有语言障碍和智力障碍的风险。

在这个时期，神经移植技术作为一种新兴的手术方法而开展起来，其目的是通过移植可产生所缺乏神经递质细胞成分的方法来达到针对病因的治疗。其在理论上是一种理想的治疗方法，并且对运动失调性疾病具有更小的侵袭性。自 1989 年第一例应用立体定向方法，使用胎儿神经元作为移植物植入帕金森病患者纹状体内的临床试验被报道以来，全世界已有 300 多例患者为治疗帕金森综合征接受了胚胎腹侧中脑组织的移植术。这一时期国内在山东、广西和上海等地也开展了这一类手术，但由于受移植排斥、移植物存活及供体等多因素影响，其临床疗效不肯定，仍有待于进一步评估，因此 20 世纪 90 年代以后该技术已较少使用。但神经移植仍然作为一种较为理想的方法而引起人们的关注。

随着强化手术方法的发展，出现了神经电刺激、神经电抑制等新的技术。基础研究证明，对大脑特定核团进行特定频率的电刺激可对神经元产生不同的兴奋或抑制作用，从而使震颤、僵硬等症状得以减轻，出现了刺激器植入技术即脑深部电刺激（deep brain stimulation，DBS）。同时丘脑毁损术和苍白球毁损术会导致已经患病的大脑小范围永久性的破坏，这些破坏除了表现好的预期疗效外，还表现有不良反应和并发症，特别是在老年患者和病情进展性发展的患者身上表现更严重。早期的试验显示，慢性 DBS 针对靶点，可持续地控制震颤。1987 年，法国 Benabid 首次采用 DBS 刺激丘脑腹外侧核治疗帕金森病的震颤并取得了成功。DBS 也没有产生那些毁损术带来的不良反应，有与毁损类似的控制对侧肢体震颤的良好作用。而且双侧丘脑腹侧核的 DBS 可以安置，用于控制双侧的震颤，而没有发生与双侧丘脑毁损术相类似的语言、步态和记忆障碍的风险。DBS 系统也可放置到苍白球的腹侧，作为苍白球毁损术的一种选择，尤其是需要行双侧毁损时。从理论上讲电极埋藏刺激术不像手术那样破坏大脑的组织结构，而且手术后可从体外调节刺激的强度而个性化治疗患者，因此，DBS 的出现又给立体定向功能神经外科增添了新的活力和选择手段。

4. 综合治疗期　从 20 世纪 90 年代以来，随着基础研究的发展，人们对帕金森病病因的研究越来越深入，对其发病机制有了更深的认识。同时现代科学技术的发展、计算机技术的应用为外科医生提供了更精确的手术数据。CT、MRI、数字减影血管造影（digital subtraction angiography，DSA）及正电子发射体层成像（positron emission tomography，PET）等技术、设备为外科医生提供了关于靶点的详细解剖学信息。同时术中微电极记录技术、微刺激技术及可逆性的高频电抑制技术得到了充分的发展。在这一时期，微电极引导的苍白球毁损术和丘脑毁损术已逐渐被绝大多数神经外科医生所认识和接受。唐都医院（现为空军军医大学第二附属医院）神经外科于 1997 年率先在国内开展微电极导向苍白球及丘脑毁损术（细胞刀）治疗帕金森病取得了良好的疗效，并独创了边界定位技术使靶点的定位更加精确，获得了国家科技发明二等奖和军队科技进步一等奖。目前已经成功实施了 2 000 多例手术，有效率达 98.3%。同时在这个时期 DBS 也在临床上广泛应用，特别是在 1998 年以后，该技术的引进标志着我国外科治疗帕金森病新时期的到来。唐都医院神经外科于 1998 年开展 DBS 技术治疗帕金森病，临床效果显著，尚未发生 1 例并发症。上述设备与技术的有机结合出现了许多新的有效的技术，使靶点的定位更加精确，如术中图像引导技术、无框架立体定向技术等。它们提供了关于靶点详细的术前、术中功能信息。目前立体定向外科治疗帕金森病的方法主要是 DBS 和毁损术（苍白球和丘脑）。慢性 DBS 十分有效，能够改善药物诱导的运动障碍和僵硬，而没有语言和认知功能的恶化，但对苍白球的刺激并不如预料得那么有效。随着植入性刺激器替代毁损术，手术治疗帕金森病或原发性震颤的危险明显降低，产生了同样良好的临床疗效。

同时高频电刺激或（和）神经元抑制技术使人们对新靶点的探索成为可能。研究表明，底丘脑核（subthalamic nucleus，STN）的高反应性与帕金森病的运动迟缓、僵硬和震颤密切相关。STN 作为帕金森病治疗的理想靶点而引起人们的重视。虽然 STN 毁损能引起严重的并发症，但对 STN 行高频电刺激却具有较低的死亡率及可逆性，从 1993 年开始广泛应用于帕金森病的治疗。同时 DBS 的发展吸引了神经内科学家的兴趣，主要是由于其可逆性、低并发症和良好的治疗效果，一个新的功能外科时代诞生了。

神经组织移植将成为未来治疗帕金森病的主要的理想方法，移植神经组织至脑内是一个能在理论上改变人类命运的梦想。虽然前面人们所做的尝试结果并不令人满意，但这却为我们指明了今后发展的方向。动物实验已经证实胎脑黑质移植在猴的帕金森病模型中可以存活，神经干细胞移植也在动物实验中获得成功。随着基因工程技术的发展，神经组织移植将成为未来的主要治疗方法。依赖于基因工程细胞程序产生多巴胺或胎儿中脑细胞系的基因治疗或许可以成为未来移植供体的来源。

目前关于帕金森病的治疗仍应综合治疗，即药物治疗和手术治疗相结合。手术疗效主要取决于靶点定位的精确性和适应证的选择。随着人们对帕金森病研究的不断深入及科学技术的进步，必将找出一个更好的治疗帕金森病的方法。

二、中医学对帕金森病的研究和治疗史

近几十年来，我国医务工作者和科研人员对帕金森病进行了不懈的探索，逐渐加深了帕金森病的认识，规范了帕金森病的诊疗标准，形成了完整的理论体系及临床中行之有效的方药，找到了与现代医学结合治疗帕金森病的新思路。

（一）历代医家对帕金森病的认识与研究

《黄帝内经》是我国医学宝库中现存成书最早的一部医学典籍，全面总结了先秦以前的医学成就。其中尽管无"帕金森病"一名，但有类似于帕金森病临床表现的记载，如"强直""掉""收引""振掉""肘挛""拘挛"等，对其病位、病机、治疗等方面

都有所描述。《素问·脉要精微大论》曰："夫五脏者，身之强也。头者，精明之府，头倾视深，精神将夺矣。背者，胸中之府，背曲肩随，府将坏矣。腰者，肾之府，转摇不能，肾将惫矣。膝者，筋之府，屈伸不能，行则偻附，筋将惫矣。骨者，髓之府，不能久立，行则振掉，骨将惫矣。"其中所提到的头倾视深、背曲肩随、转摇不能、屈伸不能、行则偻附、行则振掉与帕金森病所表现的震颤、肌张力增高、运动迟缓、姿势异常极其相似。《素问·五常政大论》又有"其病摇动""掉眩巅疾""掉振鼓栗"等，为后世医家对该病的认识、治疗提供了理论基础。

汉代华佗《中藏经》秉承了《黄帝内经》天人相应、顺应自然，以阴阳为总纲，发展了阴阳学说，提出了以形色脉证相结合、以脉证为中心分述五脏六腑寒热虚实的辨证方法，其认为颤证属于五痹中的"筋痹"范畴，指出其病位与肝有关。《中藏经·论筋痹第三十七》曰："行步奔急，淫邪伤肝，肝失其气，因而寒热所客，久而不去，流入筋会，则使人筋急而不能行步舒缓也。"

唐代孙思邈所著《千金要方》是一部综合性临床医著，书中所载医论、医方较系统地总结了唐代以前的医学成就。其中最早出现有关颤证治疗的专方"金牙酒"，用于治疗"积年八风五痉，举身弹曳，不得转侧，行步跛躄，不能收摄"等病，这些特征与帕金森病中所出现的动作迟缓和步态障碍类似。

元代张子和在《儒门事亲》中记载过一例具有帕金森病特征的病例。"新寨马叟，年五十九，因秋欠税，官杖六十，得惊气成风搐已三年矣。病大发，则手足颤掉，不能持物，食则令人代哺，口目张睒，唇舌嚼烂，抖擞之状如线引傀儡。"张戴人作木火兼痰而治得效。具体以防风通圣散汗之，继服涌吐剂，后用泻下法而得效。虽然张氏记载的这例病例没有肌强直、运动迟缓的临床表现，但是从发病的年龄、诱因及临床表现（手足颤掉，抖擞之状如线引傀儡）来看，极似今之帕金森病。

张介宾在论及此病时注曰"此皆肝木本气之化，故曰属风，非外来虚风"，并提出治法："凡诸病风而筋为强急者……治宜补阴以制阳，养营以润燥，故曰治风先治血，血行风自灭，此最善之法也。"

到了明清时期，对本病的论述更为明确和详细，提出了病名；阐明其病机不仅是肝肾阴虚，亦有实邪的作用；提出了具体治法；出现了一些在临床上行之有效的方剂；并指出了预后。这一时期的理论研究为祖国医学治疗帕金森病积累了丰富的经验，为后世临床指明了方向。

（二）现代中医学家对帕金森病的认识与研究

现代中医学家对帕金森病的认识更加成熟，通过不同方法对古代有关的病名、症状、证型、治疗进行整理，并结合近现代研究进展，为其规范化地治疗提供了参考；同时，采用新技术手段对帕金森病进行实验研究，从分子生物学、药理毒理研究等方面为中医药治疗帕金森病提供了实验依据。

1. 有关病因病机的研究

（1）病因多因素：一者年老体虚或劳逸失当，导致肝肾亏虚，筋脉失养；二者情志过极，风阳内扰，或饮食不节，聚湿生痰，扰动筋脉。一组统计238例患者中，发现肝肾亏虚者占58.6%。周仲瑛认为帕金森病"主因肝肾亏虚，标在内风痰瘀"，而肝肾亏虚：一是生理性虚衰，中年之后，肝肾自虚，更兼劳顿、色欲之消耗，而致阴虚精少；二是病理性肝肾虚损，高龄或久病伤肾，以致肝肾亏虚、内风痰瘀，阻滞脑络，发为此病。王永炎认为帕金森病"病机复杂，本虚标实，肝肾不足为本虚，死血顽痰为标实，本虚为发病基础，病为难治，死血顽疾，实邪难去，标实为发病依据；虚风触动，挟瘀挟痰，内风为发病动因"。栾德远等认为帕金森病之标除风以外，尚兼有痰、瘀、火等。王刚等认为帕金森病的病因为先天禀赋不足，后天失养，导致肝、脾、肾诸脏亏虚；劳逸不当，伤及筋骨；饮食不节，气血生化乏源；七情失调，气机逆乱；居住失宜，外感秽浊之邪。

（2）病位在脑，病在筋脉：与肝、脾、肾有关。病理性质总属本虚标实，肝肾亏虚为病之本，风、火、痰、瘀为病之标。李庚和认为本病以肝肾不足、气血两虚为本，气滞血瘀为标。王海明等认为本病的病位主要在脑，病变性质为本虚标实、虚实夹杂，以肝肾亏虚、气血不足为本，在本虚的基础上产生内风、痰、火、瘀等病理改变。朱红梅认为，帕金森病的基本病机是肝肾不足，脑髓、筋脉失养，痰瘀阻络是病情发展变化的重要病理环节，并提出培补肝肾、祛瘀化痰是本病的基本治疗大法。王克勤认为帕金森病的病机核心虽为风气内动，实质却是本虚标实。其虚，主要指肝阴虚、气血两虚；其实，除风之外，还挟有痰、瘀、火等。标本之间密切联系，甚至可相互转化。临床观察，本病患者 CT、MRI 等影像学检查结果多提示有脑萎缩，根据中医"脑为髓海""肾虚则髓海不足"学说，可从另一个方面支持和印证中医对本病的病机所提出的"肝肾亏虚"理论。

（3）其他看法：有些学者根据帕金森病临床证候复杂性和多样性的特点探讨其发病机制，对其认识各有偏重并提出独到的见解。

脾虚学说：马云枝等认为脾虚是帕金森病的根本病机，长期脾虚不运，气血乏源，导致肝肾阴精渐亏，肝风扰动，形成该病。脾位中央，脾虚则五脏俱虚，肾精亏损，脑髓不足，筋脉肢体失主而发为颤震；肝虚血少，阴虚阳亢化风，则发为头摇、肢颤；脾虚痰阻、瘀血阻络也是本病发病的基本病机，即脾虚贯穿于本病发生发展的全过程。以健脾化痰、通络熄风为基本治则。郑国庆认为脾阴虚在帕金森病的发病过程中起着重要作用，随着年龄的增长患病率不断增高，正因为年高体弱，脾阴作为后天阴液之本，脾阴虚则阴精阴血耗损不足且无以化生，久则累及五脏，五脏真阴亏少，髓减脑消，神机（神机出入控制四肢百骸的协调运动）失用，四肢百骸协调运动失控，进一步加重病情，而风、火、痰、瘀诸邪亦生成，终达到不可逆转的趋势，可见"脾阴虚"在帕金森病中作用地位之重要。

肾虚说：廉全荣认为肾亏脾虚是帕金森病发病的关键，风痰、水湿、瘀血停蓄是使其病情加重的因素。李军艳等从帕金森病的发病年龄、症状、病位、病程、分子生物学机制及治疗等方面分析，认为该病的基本病机当是肾虚血瘀。胡龙涛等认为帕金森病病因病机较为复杂，但主要责之于肾虚血瘀。安红梅等认为肾阴虚为帕金森病的基本病机，补肾阴可以调节下丘脑—垂体—性腺轴功能，并通过调节雌激素及其受体表达而治疗帕金森病。闫川慧等在对帕金森病基本病机"肾精亏虚为本，肝风内动为标，因虚而致瘀"研究的基础上，提出帕金森病病机新假说——以肾为中心、督脉为枢机的肝—肾—脑轴功能失调，认为帕金森病的基本病机当为肾虚。

多因素说：刘庆宪通过综述认为帕金森病病机特点应归于虚、风、痰、瘀四者，脾虚痰阻、瘀血阻络也为本病发病的基本病机。黄俊山认为帕金森病证型中，以肝阳化风证最为多见，血虚生风、气虚血瘀证次之。并观察到在各型中均可见有不同程度的瘀血阻络现象，这是由于病久气血耗伤，血脉瘀阻日见显著而致。潘澄濂认为帕金森病有心神虚弱、意识迟钝的表现，可能与老年痴呆有一定的内在联系。陈利国认为帕金森病以震颤为主要表现特征，应首先责之于阳，动阳之因：一是邪盛可以动阳，二是阴虚不能制阳。崔悦认为帕金森病应以肝郁气滞为主，兼有血虚风痰。王瑞海重视帕金森病痰的病理作用，认为痰是致颤的重要因素，各型常兼夹痰瘀。王坤山等认为营卫失调、经输不利亦为帕金森病的病机之一。

（4）从疾病的演化过程探究基本病机规律：赵国华将老年颤证分为三期，发病在1年以内者为初期，多因感受不正之气或因起居情志等因素而出现肝郁脾滞之候，加之年高肝脾肾诸脏渐损，精血不足，筋脉失其濡养而发病；发病2~3年者为中期，诸脏进一步亏虚，精血乏源，而出现风火痰瘀等病理改变；3年以上者为后期，出现以虚损为主的病机和证候。潘文奎认为本病在临床演化中遵循从风痰阻络（痰瘀交阻）到肝肾阴虚（气血两亏）再到脾肾阳虚的规律转化。李业申等认为本病的病机演变应分为逐渐深入的不同阶段，即精血不足、精气不足、气阴不足和阳气不足四个阶段。谭文澜则按帕金森病功能障碍程度，将病程分为早、中、晚期，早期以痰热动风证、血瘀动风证为主，中期则以气血两虚证、肝肾不足证为主，晚期以阴阳两虚证为主。

2. 有关治法的研究

（1）补阴法：主要选用具有滋阴补肾功能的药物组成方药。基于对帕金森病临床所见以肝肾阴虚者为最多，且此型为各型的发病基础，故补阴类方药应用最为广泛。不同医家用补阴法治疗本病，多在辨证论治的基础上，根据临证经验，形成比较有效的方剂，能够缓解患者的临床症状。

（2）熄风止颤法：主要选用具有镇肝熄风止颤功能的药物组成方药。此法不论何型，只要以震颤为主症者皆可运用，而且震颤又为判定疗效的直接标准。震颤属风，故熄风止颤法在临床广为应用。

（3）活血化瘀法：主要选用具有活血化瘀功能的药物组成方药。本病往往缠绵日久，久病入络，且发病多为中老年，兼瘀象者甚多，因此，活血化瘀类方药在临床上也较为常用。

（4）涤痰法：主要选用以祛痰为主的方药。痰为本病发病的重要因素之一，且古有"怪病多痰"及"治风不治痰，事倍功半"之说，故治痰受到临床医师的重视。

3. 有关证型的研究　古代医家对颤振虽多有论述，但分类不清，证型不定。清代何梦瑶将本病分为肾水亏虚、肝风内盛、脾伤痰聚三个证型，并分别论治。其后医家对帕金森病的研究日益增多，描述也逐渐详细，辨证论治体系亦逐渐完善。

20世纪中叶，已有人将帕金森病分为气滞血瘀、肝肾阴虚、气血两虚三型，并认为肝肾阴虚是本病的本质，它可以和其他两个类型互相转化。其中气滞血瘀型患者相对年轻，病程较短，病情较轻，疗效较显著，而其他两型年龄大，病程长，病情较重，疗效也较差。

近年来，关于帕金森病辨证分型的文献颇多，大多医家认为气血两虚、血瘀风动、痰热风动三类证型是比较稳定的证型。任继学认为，帕金森病的形成虽与脑有关，但以肾为本，以脾为根，以肝为标，将本病分为风阳内动型、髓海不足型、阳虚气弱型、心虚血少型和痰涎壅滞型，治宜补肾为主，健脾为法，调肝为力。宰春和等认为帕金森病的发展是从肝之阴血不足开始，由一个脏器逐渐累及肝、脾、肾多个脏器，病情也由轻到重，故将本病分为肝阴不足、虚风内动型，肝气郁结、气滞血瘀型，气血两虚、脉络瘀阻型，肝肾不足、脾虚湿重型。王一德认为帕金森病初为肝肾精亏，阴血不足，筋脉失养，肝风内动，继之经络气血阻滞，夹瘀夹痰，虚实并见。故将本病分为肝阴不足、虚风内动型，肝肾精亏、脉络阻滞型，气血两虚、脉络阻滞型，痰浊阻滞、筋膜失养型。马汉明认为老年人机能衰退，气血不足，精气渐衰，故老年震颤麻痹又以虚损为主，且与肝、脾、肾三脏密切相关，病久入络、血瘀脉络则筋脉拘急、肌肉强直。故该病一则虚损，二则痰阻，三则血瘀，分为肝肾阴虚、血虚风动型，脾虚痰阻、筋脉失养型，血瘀脉络、痹而不通型。

纵观上述，多数医家对于帕金森病都是按照自身的临床经验进行分型，缺乏大样本，难免带有主观性，给帕金森病的规范化治疗带来了难度。1991 年，中华全国中医学会老年医学会制订出了《中医老年颤证诊断和疗效评定标准》试行草案，将本病病名确定为"颤证"，证候标准有痰热动风型、血瘀动风型、气血两虚型、肝肾不足型和阴阳两虚型。《中医内科学》将本病归入颤证范畴，认为本病是脑髓与肝脾肾等脏器受损而发生的退行性病变，以肾为根、脾为本、肝为标，临床分为风阳内动型、痰热风动型、气血亏虚型、阴虚风动型、阳气虚衰型等五型。

目前关于帕金森病的治疗仍应为综合治疗，即药物治疗和手术治疗相结合。手术疗效主要取决于靶点定位的精确性和适应证的选择。随着人们对帕金森病研究的不断深入及科学技术的进步，必将找出一个更好的治疗帕金森病的方法。

第三节 中医治疗帕金森病的优势

中医药是中华民族的瑰宝，是五千年文明的结晶，为中华民族的繁衍生息和健康作出了不可磨灭的贡献。中医学的基本特点是整体观念和辨证论治，整体观念是中医治病的出发点，辨证论治是整体观念的具体实施、是中医具体治疗疾病的手段。

从 1817 年帕金森首次报道"震颤麻痹"以来，200 余年间无数学者对帕金森病进行了不懈地探索，在病因、病理、发病机制、临床表现、诊断及治疗诸多领域均取得了一系列重要进展。但到目前为止，现代医学治疗帕金森病仍以药物治疗为主，且尚无根治药物，几乎所有的病例都只是控制症状，并需要终身服药，而很多患者又常因药物的不良反应而被迫停药。脑深部电刺激器治疗虽可明显改善症状，但不能根治，也不能停药，且其价格昂贵，目前难以广泛开展。毁损术则因带来的神经功能损害，目前已不再提倡。然而近年来我国针对帕金森病开展的以中医辨证论治为主体的临床研究表明，中医药治疗帕金森病是有效的，虽然中药在缓解帕金森病症状方面不如西药起效快，未能占据帕金森病治疗的主导地位，但确实在提高临床疗效、减低化学合成药物不良反应、延长患者药物有效治疗时间、提高患者生存质量、改善非运动症状、延缓疾病进程等方面，充分显示了中医药治疗帕金森病的潜力和独特优势。

1. 治疗个体化，方法多样化　中医治疗帕金森病是在整体观念指导下，根据辨证论治原则，因人因病因时制宜，灵活运用中医方药，随症加减，全面调整脏腑功能及阴阳气血，以改善帕金森病的临床症状、延缓疾病进程，体现了治疗的个性化。

针灸是我国医学的宝贵遗产，是中医学的重要组成部分之一。近年来，针灸治疗帕金森病取得了较为确切的临床疗效。按照中医经络腧穴理论，根据帕金森病患者的经络气血异常变化辨证选用相应的经穴进行针灸治疗，具有简便易行、疗效迅速及安全性高的优点。大量研究表明，针灸治疗在改善帕金森病症状方面具有一定的优势和潜力，能够减轻多巴胺制剂的不良反应、延缓病情进展等。

此外，中医传统疗法按摩和运动功能锻炼等亦有助于帕金森病患者症状的改善和康复。国内专家研究发现，通过太极拳训练，90%的帕金森病患者病情有所改善。练太极拳可有效地减轻患者肢体僵硬程度，改善肢体灵活性，使下肢力量加强、行走速度加快，有效地改善患者的步态及平衡功能；同时记忆力减退、睡眠障碍等非运动症状也有所减轻，降低了发生阿尔茨海默病（老年性痴呆）的风险。国外也有类似研究，《新英格兰医学杂志》曾发表了一篇美国科研团队借助中国传统的太极拳训练，改善帕金森病疗效的报道。

近年来，大量的临床报道证实，中西医结合治疗帕金森病不仅能延长西药的有效时间，减少西药的用量，减轻西药的毒副作用，还能提高临床疗效，降低恶化率，改善患者的生活质量，同时还能减轻患者、家属和社会的经济负担。中西医结合治疗帕金森病理论相互渗透，疗效相互补充，优势不容小觑。

2. 非运动症状疗效显著　帕金森病除了典型的运动症状之外，还常伴有一些非运动症状，如精神神经障碍、睡眠障碍、感觉障碍、自主神经功能障碍等。这些非运动症状常可贯穿于帕金森病的整个过程中，发病率高，识别率低，治疗困难，大大降低了患者的生活质量，甚至会加重运动症状和功能残疾。目前，临床上应用的抗帕金森病药物只能控制大部分帕金森病患者的运动症状，不能解除非运动性症状，且长期服用不良反应明显。大量研究证实，中医药对于改善帕金森病非运动症状有一定疗效。中医药治疗从整体观念出发，四诊合参，辨证分析，治病求本，注重整体调节和局部症状的治疗，既强调普遍性，又强调个体差异，疗效巩固持久，能有效地降低患者的痛苦并提高患者的生活质量，与现代医学相比有着独特优势。

3. 方药互补，新药辈出　在整体观念和辨证论治思想的指导下，充分发挥不同方剂和特色中药的互补性治疗作用，则有利于帕金森病的治疗。经历了上千年的发展，中医药在治疗帕金森病相关症状方面积累了丰富的经验，历代医家为我们留下许多单方和验方，目前这些方药在治疗上仍发挥着重要的作用。随着现代制药工业的快速发展，近些年来针对以帕金森病为核心的新药层出不穷，且剂型不断丰富，极大地拓展了临床医生用药的选择范围，为众多患者提供了不同的治疗方案。

参考文献

［1］ Li S C, Schoenberg B S, Wang C C, et al. A prevalence survey of Parkinson's disease and other movement disorders in the People's Republic of China ［J］. Arch Neurol, 1985, 42（7）：655-657.

［2］ 刘疏影, 陈彪. 帕金森病研究进展 ［J］. 中国现代神经疾病杂志, 2016, 2（16）：98-101.

［3］ 王淑贞, 迟兆富. 帕金森病研究进展 ［J］. 山东医药, 1999, 2（39）：39.

［4］ 王刚, 崔海伦. 帕金森病临床诊断和治疗现状及进展 ［J］. 重庆医科大学学报, 2019, 4（44）：464-467.

［5］ 胡以松. 从流行病学的角度看待我国的帕金森病筛查 ［J］. 诊断学理论与实践, 2016, 2（15）：118-121.

［6］ 中华医学会神经病学分会帕金森病及运动障碍学组. 中国帕金森病治疗指南（第四版） ［J］. 中华神经科杂志, 2020, 12（53）：973-986.

［7］ 张振馨. 帕金森病的流行病学 ［M］//李世倬, 程学明, 王文志, 等. 神经系统疾病流行病学. 北京：人民卫生出版社, 2000.

［8］ COOPER I S. Neurosurgical alleviation of intention tremor of multiple sclerosis and cerebellum disease ［J］. N Eng J Med, 1960, 263：441-444.

［9］ MEYERS R. Historical background and personal experiences in the surgical relief of hyperkinesia and hypertonus ［M］//FIELDS W S. Pathogenesis and treatment of Parkinsonism. Springfield, Illinois：Charles C Thomas, 1958：229-270.

［10］ HASSLER R, RIECHERT T. Indikationen und Lokalisations methode der gezielten Hirnoperationen ［J］. Nervenarzt, 1954, 25：441-447.

［11］ SPIEGEL E A, WYCIS H T. Ansotomy in paralysis agitans ［J］. Arch Neurol Psychiatry, 1954, 71：598-614.

［12］ GILLINGHAM F. Surgical management of the dyskinesias ［J］. Neurol Neurosurg Psychiatry, 1960, 23：347-349.

［13］ MARIDEN C D, PARKES G D, Quinn N. Fluctutions of disabisity in Parkinson's disease-clinical aspects ［M］//Marsden C D, Fahn S. Movement Disorders. Boston, Mass：Butterworth, 1981：96-122.

［14］ PENN R D, GOETZ C G, TANNER C M, et al. The adrenal medullary transplant operation for Parkinson's disease：Clinical observations in five patients ［J］. Neurosurgery, 1988, 22（6 Pt 1）：999-1004.

［15］ IACONO R P, SHIMA F, LONSER P R, et al. The result, indications and physiology of posteroventral pallidomoty for patients with Parkinson's disease ［J］. Neurosurgery, 1995, 36（6）：1118-1125.

［16］ TAHA J M, FAVRE J, BAUMANN T K, et al. Tremor control after pallidotomy in patients with Parkinson's disease: correlation with microrecording findings [J]. Neurosurg Focus, 1997, 2 (3): e2.

[17] IACONO R P, CARLSON J D, KUNIYOSHI S M, et al. Electrophysiological target localization in posteroventral pallidotomy [J]. Acta Neurochir (Wien), 1997, 139 (5): 433-441.

[18] LOZANO A, HUTCHISON W, KISS Z, et al. Methods for microelectrode - guided posteroventral pallidotomy [J]. J Neurosurg, 1996, 84 (2): 194-202.

[19] OBESO J A, GURIDI J, DELONG M R. Surgery for Parkinson's disease [J]. J Neurol Neurosurg Psychiatry, 1997, 62 (1): 2-8.

[20] LIMOUSIN P, POLLAK P, BENAZZOUZ A, et al. Effect of parkinsonism signs and symptoms of bilateral subthalamic nucleus stimulation [J]. Lancet, 1995, 345 (8942): 91-95.

[21] KUMAR R, DAGHER A, HUTCHISON W D, et al. Globus pallidus deep brain stimulation for generalized dystonia: clinical and PET investigation [J]. Neurology, 1999, 53 (4): 871-874.

[22] GILL S, CURRAN A, TRIPP J, et al. Hyperkinetic movement disorder in an 11-year-old child treated with bilateral pallidal stimulators [J]. Dev Med Child Neurol, 2001, 43 (5): 350-353.

[23] TROTTENBERG T, PAUL G, MEISSNER W, et al. Pallidal and thalamic neurostimulation in severe tardive dystonia [J]. J Neurol Neurosurg Psychiatry, 2001, 70 (4): 557-559.

[24] KRAUSS J K, POHLE T, WEBER S, et al. Bilateral stimulation of globus pallidus internus for treatment of cervical dystonia [J]. Lancet, 1999, 354 (9181): 837-838.

[25] PARKIN S, AZIZ T, GREGORY R, et al. Bilateral internal globus pallidus stimulation for the treatment of spasmodic torticollis [J]. Mov Disord, 2001, 16 (3): 489-493.

[26] ANDALUZ N, TAHA J M, DALVI A. Bilateral pallidal deep brain stimulation for cervical and truncal dystonia [J]. Neurology, 2001, 57 (3): 557-558.

[27] KULISEVSKY J, LLEO A, GIRONELL A, et al. Bilateral pallidal stimulation for cervical dystonia: dissociated pain and motor improvement [J]. Neurology, 2001, 55 (11): 1754 - 1755.

[28] MUTA D, GOTO S, NISHIKAWA S, et al. Bilateral pallidal stimulation for idiopathic segmental axial dystonia advanced from Meige syndrome refractory to bilateral thalamotomy [J]. Mov Disord, 2001, 16 (4): 774-777.

[29] COMELLA C L, LEURGANS S, WUU J, et al. Rating scales for dystonia: a multicenter assessment [J]. Mov Disord, 2003, 18 (3): 303-312.

［30］ 王学廉，高国栋，赵亚群，等．微电极导向颅内同期单侧双靶点毁损术治疗帕金森病的疗效及安全性的分析比较［J］．中国神经精神疾病杂志，2000，26（4）：228-230.

［31］ 高国栋，张华，张宝国，等．微电极记录技术在手术治疗帕金森病中的作用［J］．中华神经外科杂志，1998，14（4）：202-205.

［32］ 张华，高国栋，张宝国，等．微电极界法定位方法在苍白球定向手术中的应用［J］．中华神经外科杂志，1999，15：378-379.

［33］ 李立宏，高国栋，王学廉，等．微电极导向多靶点毁损术治疗帕金森病［J］．中国神经精神疾病杂志，2000，26（1）：27-29.

［34］ 张华，高国栋，张宝国，等．丘脑Vim核毁损术中的微电极定位技术［J］．中华神经外科杂志，2000，16（6）：361-363.

［35］ 郭韬，郭非．帕金森病立体定向手术的进展［J］．外国医学·物理医学与康复学分册，2001，21（1）：7-8，11.

［36］ 邹忆怀．王永炎教授治疗颤振病（帕金森病）经验探讨［J］．北京中医药大学学报，1996，19（4）：15-16.

［37］ 樊鋆．周仲瑛治疗震颤麻痹的经验［J］．中医杂志，1996，37（11）：663-664.

［38］ 马云枝，史继鑫，李梅．中医药治疗帕金森病研究进展［J］．中医学报，2011，26（152）：104-107.

［39］ 栾德远，栾树永．老年颤证治疗四法［J］．山东中医杂志，1993，12（4）：12-13.

［40］ 王刚，王亚丽．从虚、瘀论治帕金森病初探［J］．时珍国医国药，2011，1：216-217.

［41］ 李庚和．中医为主治疗震颤麻痹症50例临床分析［J］．上海中医药杂志，1992，26（2）：12-14.

［42］ 王海明，杨明会．帕金森病中医治疗概况［J］．人民军医，2008，51（1）：47-48.

［43］ 朱红梅．震颤麻痹的病理探析［J］．厦门大学学报（自然科学版），2000，39（4）：556-559.

［44］ 马云枝，武继涛．帕金森病从脾论治［J］．新中医，2004，36（1）：3-4.

［45］ 王克勤．震颤麻痹的中医治疗［J］．中医药研究，1991，7（2）：35-37.

［46］ 郑国庆．论养脾阴法治疗帕金森病［J］．中国中医基础医学杂志，2008，14（3）：216-217.

［47］ 李军艳，杨明会，赵冠英．试论肾虚血瘀是帕金森病的基本病机［J］．中华中医药杂志，2008，23（9）：768-771.

［48］ 廉全荣．帕金森病的中医辨证论治［J］．河北中医，2006，28（1）：39-40.

［49］ 胡龙涛 王亚丽．试论肾虚与帕金森病的关系［J］．陕西中医学院学报，2013，36（4）：20-21.

[50] 安红梅，胡兵，张学文．从肾阴虚入手证病结合治疗帕金森病思路探讨［J］．中国中医急症，2004，13（12）：818-819.

[51] 闫川慧，张俊龙，郭蕾，等．帕金森病中医病机学说探讨［J］．中国中医基础医学杂志，2011，17（9）：940-941，943.

[52] 刘庆宪．帕金森病发生的藏象学基础［J］．中华中医药学刊，2012，30（12）：2609-2611.

[53] 黄俊山．震颤麻痹辨治体会［J］．实用中西医结合杂志，1996，9（1）：8-9.

[54] 陈利国．针刺治疗震颤麻痹40例临床观察［J］．中医杂志，1996，37（4）：217.

[55] 赵国华．老年颤证分期治疗3法［J］．中医杂志，1997，38（5）：294-295.

[56] 王坤山，王慧艳．试谈震颤麻痹辨治体会［J］．甘肃中医，1993，6（2）：8-9.

[57] 王瑞海．震颤证临床治疗概述［J］．山东中医杂志，1990，9（1）：57.

[58] 潘澄濂．震颤麻痹的证治探讨［J］．浙江中医杂志，1990，25（11）：483.

[59] 崔悦．解郁法为主治疗震颤性麻痹12例［J］．国医论坛，1993，8（5）：37.

[60] 潘文奎．小议帕金森氏病的证治思路［J］．中医药研究，1995，6：9.

[61] 李业申，崔文艺，李国臣．试析帕金森病的中医病机［J］．中国临床研究，2012，4（17）：42-43.

[62] 谭文澜．帕金森病中医证型与病程各期关系探讨［C］//第六次全国中西医结合神经科学术会议论文集．2007：832-833.

[63] 任继学．震颤辨治［J］．江苏中医杂志，1982（4）：11.

[64] 宰春和，窦林午，张志雄，等．震颤麻痹的中医辨证和中西医结合治疗［J］．上海中医药杂志，1981（5）：16-17.

[65] 王一德．帕金森综合征的中医辨治［J］．安徽中医学院学报，1997，16（3）：42-43.

[66] 马汉明．辨证分型选方加五虫散治疗老年性震颤麻痹［J］．南通医学院学报，1994，14（4）：550.

[67] 闫川慧，张俊龙，郭蕾，等．帕金森病中医系统治疗方案的文献研究［J］．辽宁中医药杂志，2010，37（6）：1007.

[68] 马云枝．中医药治疗帕金森病研究现状综述［C］．第十一次中国中西医结合神经科学术会议论文汇编，2015.

[69] 窦永起，杨明会，刘毅，等．中西医结合治疗帕金森病疗效的对照观察［J］．中国临床康复，2006，10（19）：6-8.

[70] LI F, HARMER P, FITZGERALD K, et al. Tai chi and postural stability in patients with Parkinson's disease［J］. N Engl J Med, 2012, 366（6）：511-519.

[71] 柳东杨．练太极拳改善帕金森病症状［J］．保健与生活，2016，10：52-52.

[72] 朱毅，李建兴，李凝，等．太极拳对早期帕金森病运动控制的影响［J］．中国康复理论与实践，2011，4：355-358.

［73］赵国华，于向东，孟庆刚．中西医治疗帕金森病的历史与现状述评［J］．中华中医药学刊，2004，22（2）：221-222，225.

［74］王若男，楚海波．帕金森病非运动症状中医药治疗研究进展［J］．中医临床研究，2018，18：12-14.

［75］鲍倩，赵亚伟，霍晓晓，等．帕金森病非运动症状中医药治疗研究进展［J］．现代中西医结合杂志，2019，35：3986-3990.

第二章 帕金森病的相关解剖及其生理机制

帕金森病（PD）是一种进展缓慢，原发于黑质-纹状体通路的锥体外系变性疾病。其主要病理改变是含色素的黑质致密部（substantia nigra pars compacta，SNc）多巴胺能神经元变性、缺失，以黑质、纹状体减少为主。多巴胺能神经元递质主要通过黑质-纹状体束作用于丘脑和基底节细胞，因此丘脑和基底节的解剖及其生理功能与PD有着极其密切的关系。

第一节 丘脑的解剖及生理功能

丘脑为间脑的主要部分，各种感觉传导通路均经丘脑中继后传入大脑，因而丘脑是皮质下的最高感觉中枢。丘脑的病变可以引起各种感觉不同程度的障碍。

一、丘脑的解剖

丘脑是一对卵圆形的灰质团块，在丘脑的外侧面覆有一薄层白质纤维，称为外髓板，分隔丘脑和丘脑网状核（thalamic reticular nucleus，TRN），TRN的外侧是内囊后肢。每一侧丘脑中间有一垂直的"Y"字形的白质纤维板，称为内髓板，通过内髓板可把丘脑的核团分为五群：内髓板"Y"字形分叉以前的核团为前核群，内髓板内侧的核团为内侧核群，内髓板外侧的核团为外侧核群，外侧核群以后部分的核团为后核群，弥散在内髓板内的细胞为髓板内核群（图2-1，表2-1）。

表 2-1 丘脑的核团

核群	亚群	核团名称
丘脑前核群		前内侧核 前背侧核 前腹侧核
丘脑内侧核群	背内侧核	
	中线核	室旁核 中央内侧核 菱形核 室周灰质 丘脑旁带核

核群	亚群	核团名称	
丘脑外侧核群	腹侧	腹前核	
		腹外核（腹中间核）	
		腹后核	腹后内侧核
			腹后外侧核
	背侧	背外侧核	
		后外侧核	
	网状核		
髓板内核群		正中心核（中央正中核）	
		束旁核	
		旁中央核	
		中央外侧核	
		中央内侧核	
		腹内侧核	
丘脑后核群		枕核	
		内侧膝状体	
		外侧膝状体	
		膝体上核	
		界核	

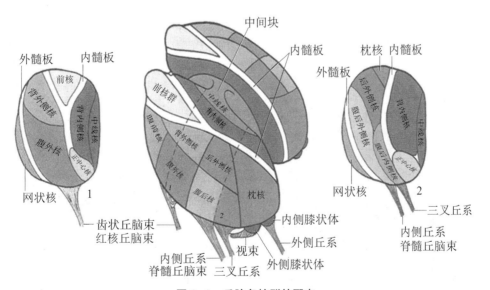

图 2-1　丘脑各核群的配布

（一）丘脑前核群

丘脑前核群位于内髓板分叉处的前方，前结节的深部，包括前内侧核、前背侧核和前腹侧核。三个核在丘脑的额状切面上容易分辨。人类的前腹侧核最显著，是三个核中最大的核，位于前结节的前部，并延伸至中间块的尾侧。前内侧核与古老的中线核密切相关。所有的核都成自中、小型细胞，细胞呈圆形或多角形。

丘脑前核群似乎是下丘脑乳头体和大脑皮质内侧面扣带回（23、24、32区）之间的中继站（图2-2）。丘脑前核接受粗大的乳头丘脑束，也发出纤维经此束投射至乳头体、穹隆、海马和嗅脑。另外尚发出大量的投射纤维经内囊的额部往返于扣带回（图2-3），与丘脑其他核团也有广泛的联系。前腹侧核的纤维至皮质23区，前内侧核的纤维投射至皮质24区。

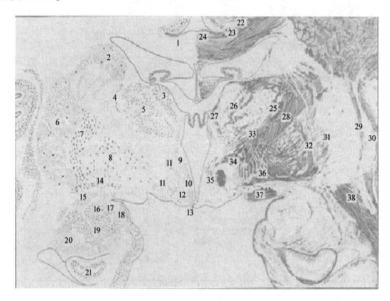

图2-2　经丘脑前部、杏仁体及海马前极的切面

1. 灰被原基；2. 尾状核体；3. 丘脑前核；4. 丘脑网状核；5. 腹前核；6. 壳；7. 苍白球外侧核；8. 苍白球内侧核；9. 下丘脑后核；10. 腹内侧核；11. 下丘脑外侧区；12. 结节核；13. 漏斗核；14. 无名质；15~20. 杏仁复合体（15. 中央核；16. 副基底核；17. 内侧核；18. 皮质核；19. 基底核；20. 外侧核）；21. 海马；22. 扣带；23. 外侧纵纹；24. 内侧纵纹；25. 外髓板；26. 内髓板；27. 丘脑髓纹；28. 内囊后肢；29. 外囊；30. 最外囊；31. 外髓板；32. 内髓板；33. 丘脑束；34. 豆核束；35. 穹隆柱；36. 豆核襻；37. 视束；38. 前连合。

前核群的功能与自主性神经活动的调节有关（图2-4）。刺激人的前核群，可产生对血压和呼吸的抑制性反应。丘脑前核群又参与Papez回路，与近记忆的建立有关。

（二）丘脑内侧核群

丘脑内侧核群（图2-5）主要为背内侧核和中线核。

1. **背内侧核**　位于内髓板和室旁灰质之间的大部区域。其前端至前腹侧核平面，后端至中央中核和束旁核平面。此核随额叶皮质的发展而增大，人类背内侧核特别大。此核可分为位于前内侧较小的大细胞部（细胞大，深染，多角形）和位于后外侧较大的小细胞部（细胞小，染色浅）。

丘脑背内侧核的纤维联系十分广泛（图2-6、2-7）。与其他多数丘脑核团、下丘脑核团、纹状体、边缘系统诸结构、基底前脑诸结构，以及大脑半球眶部皮质（13、

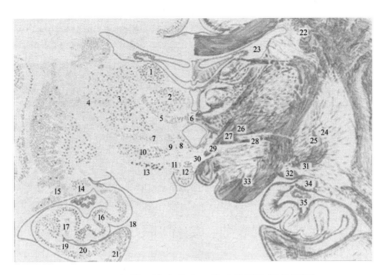

图 2-3　经第三脑室中心、乳头体及海马的切面

1. 丘脑前核；2. 丘脑内侧核；3. 丘脑腹中间核；4. 丘脑网状核；5. 板内核；6. 丘脑内侧核；7. 未定带；8. 下丘脑后核；9. 下丘脑外侧核；10. 丘脑底核；11. 乳头体外侧核；12. 乳头体内侧核；13. 黑质；14. 杏仁体；15. 豆状核脚；16. 海马；17. 齿状回；18. 钩切迹；19. 海马裂；20. 下托；21. 内嗅皮质；22. 上枕额纤维；23. 终纹（1）；24. 外髓板；25. 内髓板；26. 丘脑束；27. H 被盖区；28. 豆核束；29. 乳头丘脑束；30. 乳头主束；31. 豆核袢；32. 视束；33. 大脑脚；34. 终纹（2）；35. 海马槽。

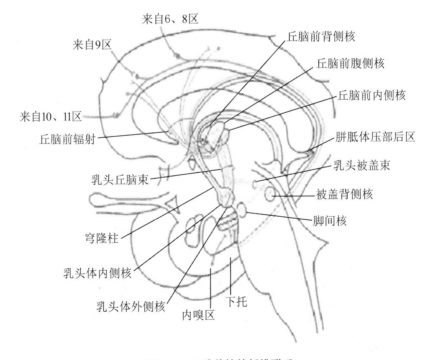

图 2-4　丘脑前核的纤维联系

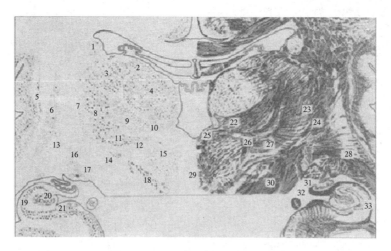

图 2-5　经丘脑和壳核后部的切面

1. 尾状核尾；2. 丘脑外侧背核；3. 丘脑后外侧核；4. 丘脑内侧核；5. 屏状核；6. 壳；7. 丘脑网状核；8. 丘脑腹后外侧核；9. 中央中核；10. 束旁核；11. 丘脑腹后内侧核；12. 腹后内侧核小细胞部：13. 苍白球外侧部；14. 未定带；15. 红核；16. 膝状体前核；17. 外侧膝状体；18. 黑质；19. 海马；20 齿状回；21. 下托；22. 内髓板；23. 外髓板；24. 内囊后肢；25. 内侧纵束；26. 小脑上脚；27. 内侧丘系；28. 内囊豆状核下部；29. 下行的小脑上脚；30. 大脑脚；31. 视束；32. 海马伞；33. 海马槽。

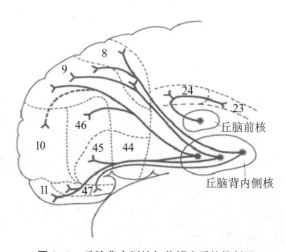

图 2-6　丘脑背内侧核与前额皮质的投射区

14、25 区）和 6、32 区前方的全部额叶皮质（11、12、45、46、47 区）均有往返联系。其中，背内侧核与前额皮质的联系具有局部定位性分布，即该核中的内外侧顺序大致对应前额皮质中的前后顺序。但 13 区则不接受此核发出的纤维，而 10、12 区仅接受少量的纤维（图 2-8）。经过嗅球→杏仁核和梨状皮质→背内侧核→前额皮质的联系，嗅刺激可影响前额皮质。

背内侧核的功能：①一方面，由于背内侧核与其他丘脑核团的联系，因此各种感觉传入可汇聚于此核；另一方面，此核又与下丘脑和边缘系统联系，因此又涉及多种

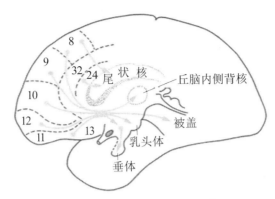

图2-7 前额皮质的投射纤维

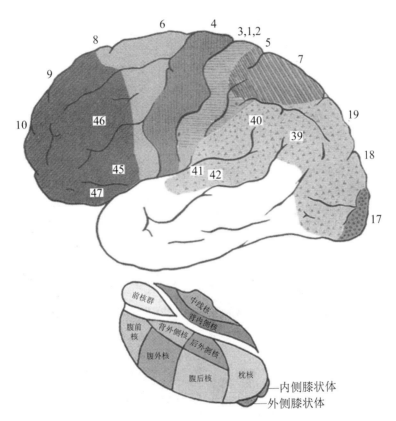

图2-8 丘脑各核团在皮质上的投射区（外侧面）

自主性神经活动和内分泌功能，似乎背内侧核是内脏和躯体活动发生复杂整合作用的部位。②背内侧核与纹状体的联系，实验证明它涉及运动功能的调节。③背内侧核与前额皮质的联系，涉及意识性活动和记忆，影响或产生不同的心境和情感调节。既往为治疗某些精神病患者，曾尝试阻断前额皮质与背内侧核的联系，收到了缓解精神病症状和严重焦虑状态的疗效。但是，术后患者往往情绪不稳，性格变态，抽象思维能力下降，判断力有欠缺等。

2. 中线核群　在种系发生上中线核是丘脑中最古老的核，位于室旁灰质和中间块内，源自小梭形细胞，类似节前自主神经元。此核主要包括室旁核、中央内侧核、菱形核、室周灰质和丘脑旁带核等，统称为中央灰质。中央内侧核和菱形核构成中间块，中间块有一定变异，约28%的男性和14%的女性无中间块。中央内侧核是中线核中最大的核，它的非连合部可延伸到中间块的前后，细胞大，呈烧瓶状。菱形核位于中间块的最上部，它的灰质连合部较窄，占据中间块的前1/3，为小细胞。连合（接）核位于中线核的最腹侧，它从前结节的后部延伸到中间块的中部，恰好在第三脑室壁的外侧，细胞小，呈球形。

中线核主要接受脑干网状结构的上行纤维，接受三叉丘系、内侧丘系和脊髓丘脑束的纤维，可能也接受来自顶盖、顶盖前区和丘脑其他核群、下丘脑、基底节群、杏仁复合体、嗅脑等原始结构的纤维。发出的纤维主要至丘脑下部、脑底神经核、丘脑的内外侧核群、眶回、顶叶、枕叶的新皮质、海马、海马旁回、嗅皮质及扣带回等部位。从纤维联系上看，此核群与边缘系统关系密切（图2-9）。

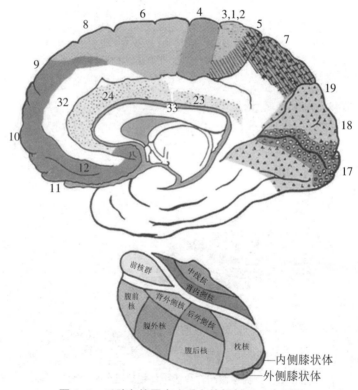

图 2-9　丘脑各核团在皮质上的投射区（内侧面）

（三）丘脑外侧核群

丘脑外侧核群是位于内髓板与外髓板之间的一组核团。这一组核团又可分为上、下两层，即背侧部和腹侧部。背侧部包括背外侧核和后外侧核；腹侧部又分为前、中、后三部，即腹前核、腹外核（腹中间核）和腹后核。腹后核又进一步分为内、外侧两部，即腹后内侧核和腹后外侧核（图2-10、2-11）。

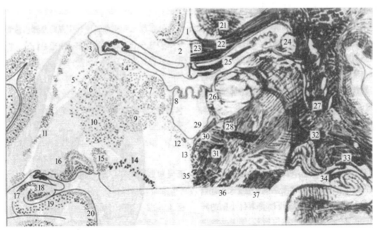

图 2-10 经内、外侧膝状体的切面

1. 扣带回；2. 灰被原基；3. 尾状核尾；4. 背外侧核；5. 丘脑网状核；6. 后外侧核；7. 丘脑内侧核；8. 缰核；9. 中央中核；10. 腹后外侧核；11. 豆状核尾侧部；12. 间质核；13. 动眼神经副核；14. 黑质；15. 内侧膝状体；16. 外侧膝状体；17. 海马；18. 齿状回；19. 下托；20. 内嗅皮质；21. 扣带；22. 外侧纵纹；23. 内侧纵纹；24. 终纹（1）；25. 穹隆脚；26. 丘脑髓纹；27. 内囊豆核后部；28. 缰核脚间束；29. 背侧纵束；30. 内侧纵束；31. 小脑上脚；32. 视辐射；33. 终纹（2）；34. 海马伞；35. 下行的小脑上脚；36. 内侧丘系；37. 大脑脚。

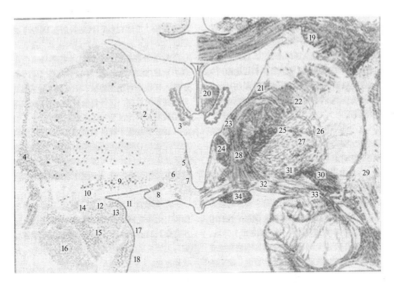

图 2-11 经室间孔、下丘脑及杏仁复合体的切面

1. 透明隔腔；2. 丘脑腹前核；3. 室间孔；4. 屏状核；5. 室旁核；6. 下丘脑外侧区；7. 下丘脑前区；8. 视上核；9. 无名质；10. 终纹床核；11. 半月回；12~16. 杏仁复合体（12. 内侧核；13. 皮质核；14. 副基底核；15. 基底核；16. 外侧核）；17. 环回；18. 海马旁回；19. 上枕额束；20. 穹隆；21. 终纹；22. 尾核苍白纤维；23. 丘脑髓纹；24. 穹隆柱；25. 豆核束；26. 外髓板；27. 内髓板；28. 丘脑下脚；29. 下枕额束；30. 前连合；31. 豆核袢；32. 脚袢；33. 杏仁传出纤维；34. 视束。

1. 腹前核　位于外侧核群的前部。核的内侧部为一些大细胞，接受来自黑质和皮质6区的纤维；外侧核的前部主要接受深感觉冲动，后部主要接受浅感觉冲动。由一些小而不太规则的细胞组成，接受经豆核束和豆核冲动袢传来的苍白球纤维。腹前核还接受小脑核经结合臂传来的纤维、大脑皮质下行纤维的侧支和脑干网状结构的上行纤维、来自丘脑内其他核团（中央中核、束旁核、中线核群等）的传入纤维以及皮质6区至腹前核的大部分纤维。腹前核发出纤维至大脑皮质运动区（6、4区）、岛叶前部和眶回、尾状核、腹外核、板内核群、对侧腹前核等（图2-8）。

2. 腹外核　位于外侧核群的中部，腹前核和腹后外侧核之间。其分为三个亚核即嘴侧部、尾侧部和内侧部。经豆核袢及豆核束接受来自苍白球的纤维，经齿状核—红核—丘脑途径接受来自小脑的纤维。来自黑质网状部的纤维至该核的内侧部。此核内侧部还接受来其他丘脑核团（中央中核、背内侧核、枕核）的纤维。发出投射纤维至中央前回（4、6区），同时也接受来自此部的纤维（图2-8、2-9）。此外，它还与丘脑的内侧核群、背外侧核和枕核有纤维联系。

腹外核与皮质运动区间的联系存在局部定位关系。核的内侧部投至皮质运动区的面区，中央部投至上肢和躯干区，外侧部投至下肢区。

腹外核接受本体感觉冲动，在电生理学上，它的自发活动显示特有的慢波和高电位。在帕金森病患者中发现在此区产生的震颤节律和周围肢体的震颤节律一致，因此，把丘脑的这个区域叫作"震颤源区"。目前，治疗运动障碍的患者，在不考虑其原发病变部位和运动障碍性质的情况下，在腹外核进行实质破坏性损伤，对于控制颅底神经核病变引起的震颤、肌张力增高和运动异常可能是最适宜的位置。

可见，腹外核（腹中间核）和腹前核是联系小脑和黑质-纹状体两个运动调节装置的重要部位，二者又都与皮质运动区有密切联系。

3. 腹后核　分内、外两部，即腹后内侧核和腹后外侧核。腹后内侧核位于正中心核的腹外侧，主要为大细胞，另有少数小细胞。核呈半月形，故又称半月核或弓状核，在其内侧尚有副半月核。腹后外侧核位于腹后内侧核的外侧，并向后上伸延，此核主要由大细胞组成。腹后内侧核接受三叉丘系的纤维。腹后外侧核是内侧丘系和脊髓丘脑束的终点。躯体感觉在此两核具有局部定位关系，来自面及舌的传入纤维止于腹后核的最内下部，来自小腿的纤维止于核的最外上部（图2-12）。由腹后核发出的纤维组成丘脑皮质束投至中央后回（3、1、2区），其中腹后内侧核发出的纤维投至中央后回的面区，腹后外侧核内、外侧部发出的纤维分别投至中央后回的上肢区和下肢区（图2-8、2-9）。此外，有人认为深、浅感觉在腹后核也有定位，核的前部主要接受深感觉冲动，核的后部主要接受浅感觉冲动。

全身一切躯体感觉冲动都终止于腹后核，在此中继后再传至皮质。一般认为，感觉在丘脑已初步产生，这种感觉是情感性的，到达大脑皮质后再进一步进行分辨。

4. 背外侧核和后外侧核　背外侧核位于丘脑的背侧面，紧靠内髓板上缘的外侧，向后续于后外侧核。其皮质下传入纤维来自顶盖前核、上丘及其他丘脑核，特别是腹外侧核和腹后核。背外侧核与扣带回、海马旁回后部及顶叶皮质相联系。

后外侧核位于背外侧核的后方，腹后外侧核的背侧。向后与枕核分界不清，由小

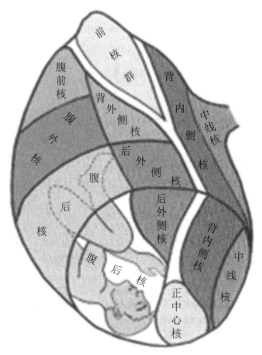

图 2-12　腹后核的功能定位

细胞组成，接受来自上丘的皮质下传入纤维，与顶上小叶有往返的纤维联系，与顶下小叶、扣带回及海马旁回皮质内侧部相联系（图 2-8、2-9）。

5. 网状核　为一薄层大多角形细胞，位于外髓板与内囊之间，覆盖丘脑的全部外侧面，并延至前面，在此似与腹前核融合，向下与丘脑底部的未定带连续。丘脑与大脑皮质的纤维几乎全部穿行网状核，因而使之呈网状而得名。

丘脑网状核（TRN）接受来自大脑皮质、丘脑主要核团及脑干网状结构的纤维，网状核亦发出纤维至相应核团。目前已否认 TRN 有向大脑皮质的弥散性投射。自丘脑投射至皮质特定区的纤维发出侧支终于网状核的特定部位，皮质至丘脑的纤维亦发出侧支至网状核。从功能上看，TRN 可能对大脑皮质与丘脑间的神经活动起整合作用，并影响丘脑和中脑的活动。

（四）板内核群

板内核群是内髓板白质中分散的细胞群，细胞大小不等，边界不清。它包括正中心核、束旁核、旁中央核、中央外侧核、中央内侧核及腹内侧核。其中主要的核为正中心核和束旁核。

1. 正中心核（中央正中核）　是此核群中唯一巨大而边界清晰的细胞群，位于丘脑的中心，背内侧核的腹外侧，腹后核的背内侧。纤维呈网状，细胞散在其中，几乎全被内髓板纤维包绕，唯其内侧与束旁核细胞交错。人类此核最发达。

2. 束旁核　位于正中心核的内侧，背内侧核尾侧部的腹侧，由小细胞组成。由于束旁核与正中心核（中央正中核）之间无明显分界，故常将此两核合称为中央正中束旁核复合体。

3. 旁中央核（中央旁核）：位于内髓板内靠近背内侧核的前部，在后部中央旁核和中央外侧核融合，其内侧缘为背内侧核。

4. 中央外侧核　位于内髓板的外侧部内。

5. 中央内侧核　靠近中央旁核的内侧部。

6. 腹内侧核　为前内侧核向后延续的部分，可达丘间黏合的下方。

板内核群联系广泛，其传入纤维来自脊髓、小脑齿状核与顶核、脑干网状结构、导水管周围灰质以及中缝核群、苍白球、大脑皮质运动区（4、6 区）。其传出纤维至丘脑中线核群、丘脑网状核（TRN）、苍白球、壳及大脑皮质躯体感觉运动区等。板内核群与纹状体的往返联系丰富，而至大脑皮质的纤维弥散而稀少；反之，大脑皮质下行至板内核群者则较丰富。

板内核群、中线核群及丘脑后复合体都与痛传导有关，尤其与慢痛的中枢机制有关。在针刺镇痛机制的研究中，我国学者证明上述核群多涉及痛与镇痛的神经机制。

上述核群属"非特异性丘脑核团"，是上行网状激动系统的组成部分，与觉醒状态及意识水平有关。

神经外科通过破坏或中断丘脑的板内核群来治疗难以控制的疼痛。另外，由于它同苍白球有纤维联系，所以在对扭转痉挛、肌张力障碍采取外科治疗时，也常将此部位一并破坏。

（五）丘脑后核群

丘脑后核群包括丘脑枕核、内侧膝状体、外侧膝状体和膝体上核等。

1. 丘脑枕核　是一较大的核团，它形成了丘脑的后端。其后下方为内、外侧膝状体和中脑的背外侧面。其分为以下三部分。

（1）内侧枕核：位于背内侧部，由致密而均匀的神经元组成。

（2）外侧枕核：位于外侧伸向下方。

（3）下枕核：位于丘脑枕的最下方和外侧，由一个较为均匀的细胞团组成。

丘脑枕核的纤维联系较复杂，迄今到丘脑枕的皮质下传入纤维不十分肯定，但内侧枕核和外侧枕核接受来自上丘及顶盖前区的纤维，而下枕核除了接受来自上丘的纤维还有来自视网膜的传入纤维，并且有完整的视网膜局部的代表区。还有报道下枕核有来自脊髓及下丘脑的传入纤维，来自皮质的传入纤维，来自视皮质纹状区、颞叶、顶叶的联络区，甚至来自前额皮质和躯体感觉区。

丘脑枕核的传出纤维至皮质靶区的分布广泛，近年来的研究发现，发自内侧枕核的传出纤维投射至顶叶的顶下小叶皮质、扣带回后部及颞叶广泛区域，包括海马旁回后部和嗅脑周围皮质，还有报道与前额皮质及额叶眶部皮质间有联系。外侧枕核则与枕叶外纹状区联系，并与颞叶联络区皮质后部以及与顶叶相联系，可能还与内侧前额叶皮质相联系。而下枕核与枕叶的外纹状皮质和纹状皮质有联系，并与额叶后部的视联络区相联系（图 2-8、2-9）。

关于丘脑枕核的功能，下枕核有完整的视网膜局部代表区，外侧枕核与内侧枕核亦有视觉应答细胞，但内侧枕核并非单纯与视觉相关，亦能记录到其他方式的应答，其中有些细胞可能感受多种感觉。这些所投射的皮质联络区有复杂的功能，推测丘脑枕核在调节这些功能方面的作用是十分复杂的。

枕核属于联络核，作用是把来自腹后核的躯体感觉与来自内、外侧膝状体的视、听特殊感觉进行整合，然后再投射至顶叶后部和枕颞区域皮质。枕核的全部功能尚不十分清楚，但最近注意到，破坏枕核用以治疗痉挛是有效的。

2. 内侧膝状体　分上、下两部，上部细胞大而密集，下部细胞小而稀疏。接受外侧丘系和下丘发出的纤维，其投射纤维组成听辐射至颞横回（图2-8）。

另有纤维至丘脑外侧核群及枕核等。内侧膝状体的下部发出纤维至丘脑底部，并至对侧的内侧膝状体。

3. 外侧膝状体　由大细胞的背侧部和小细胞的腹侧部组成。小细胞的腹侧部似乎已与视觉系统无关，而成为丘脑底部成分。主核的切面呈口向内的蹄铁形，含有六层同心排列的细胞，各层间有纤维分隔。在种系发生上，无视交叉的动物此核只有三层细胞，在出现视交叉之后，细胞才演变成六层。交叉和不交叉的纤维各占三层（由外向内第一、四、六层接受来自对侧眼的纤维；第二、三、五层只接受来自同侧眼的纤维）。

外侧膝状体是视束的主要终止点，发出视放射投至距状裂附近的皮质（17区），并接受此区的纤维；还发出纤维经上丘臂至上丘和顶盖前区，另外尚与丘脑的枕核、外侧核群有纤维联系。

二、丘脑的纤维联系和功能

丘脑各核团依其进化的早晚、纤维联系和功能可区分为古丘脑、旧丘脑和新丘脑三类（图2-13）。

（一）古丘脑的纤维联系和功能

古丘脑在种系发生上为丘脑最古老部分，属于丘脑网状结构，故又称丘脑网状系统。主要包括中线核、髓板内核、背内侧核大细胞部、丘脑网状核（TRN）、腹前核。这些核团形体微小，界限不清，纤维联系也难辨认。古丘脑接受脑干网状结构的网状丘脑纤维，其各核团最后经TRN发出大量纤维广泛地投射到整个大脑皮质，构成了上行网状系统（上行非特异性投射系统）的最上部分。古丘脑通过这一系统调节大脑皮质的活动，使其处于清醒状态。中脑、丘脑底部网状结构影响皮质产生广泛的觉醒反应；而丘脑网状系统是对限定的皮质区域产生振奋反应，所以丘脑病变可出现昏睡、昏迷等网状结构受损的症状。

（二）旧丘脑和新丘脑的纤维联系和功能

古丘脑属非特异性投射系统或称弥散性投射系统，是网状上行激动系统的组成部分。与古丘脑的纤维联系和功能不同，旧丘脑和新丘脑多为特异性投射系统，包括丘脑特异性中继核和联合核、特异性传入丘脑纤维束、特异性丘脑与大脑皮质的往返联系。

1. 旧丘脑的纤维联系　旧丘脑在种系发生上为丘脑的较新部分，属于上行特异性投射系统的中继核，也称丘脑中继核。主要包括腹后内、外侧核和内、外侧膝状体。其功能是把各种感觉冲动传递至大脑皮质的特定感觉区，产生各种感觉（表2-2）。

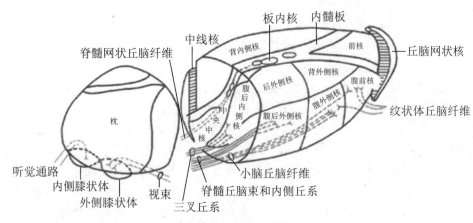

A. 丘脑各核的主要传入纤维

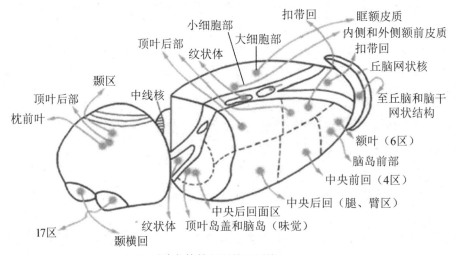

B. 丘脑各核的主要传出纤维

图 2-13 丘脑各核的传入、传出纤维

表 2-2 旧丘脑的纤维联系

中继核名称	传入纤维	传出纤维	大脑皮质投射区
腹后外侧核	内侧丘系 脊髓丘脑束	丘脑皮质束	顶叶皮质 3、1、2 区（中央后回上 2/3 部，深、浅感觉区）
腹后内侧核	三叉神经	丘脑皮质束	顶叶皮质 3、1、2 区（中央后回下 1/3 部，深、浅感觉区）
外侧膝状体	视束	视辐射	枕叶皮质 17 区（距状裂附近皮质，视觉区）
内侧膝状体	外侧丘系	听辐射	颞叶皮质 41 区（颞横回，听觉区）

2. 新丘脑的纤维联系 新丘脑在种系发生上为丘脑的最新部分。包括背内侧核的小细胞部、背外侧核、后外侧核、枕核、腹前核、腹外核和前核群等。这些核团主要

接受丘脑中继核团和其他皮质下中枢的纤维（不直接接受外来的感觉纤维），将其传入的冲动经过整合作用后，再经传出纤维投至大脑皮质某一区域（联络区等），可能与各种感觉在丘脑与大脑皮质之间的联系协调有关，所以又称丘脑联络核。例如丘脑前核群除与丘脑下部之间有往返联系外，尚发出纤维投射至扣带回（23、24 区），与内脏活动调节有关；腹前核和腹外核接受苍白球、小脑齿状核和中脑红核的纤维，发出纤维投至大脑皮质运动区和运动前区（4、6 区），参与皮质对运动的调节；丘脑枕核接受内、外侧膝状体的纤维，并发出纤维投射到大脑皮质顶、枕叶的中间联络区，参与各种感觉的联系功能；背内侧核的小细胞部除与丘脑下部有往返纤维联系外，也与额叶皮质前部和眶部有往返联系，可能与内脏感觉和精神情绪活动有关，背外侧核和后外侧核接受丘脑中继核（主要为外侧核群的腹侧亚群）的纤维，并与顶叶皮质后部（5、7 区）有往返纤维联系（表2-3）。

表 2-3　新丘脑的纤维联系

中继核名称	传入纤维	传出纤维	大脑皮质投射区
丘脑前核	乳头丘脑束	丘脑皮质束	扣带回皮质
背内侧核	丘脑其他核团纤维	丘脑皮质束	额叶前部皮质
背外侧核	丘脑其他核团纤维	丘脑皮质束	顶上小叶皮质
枕核	内、外侧膝状体	丘脑皮质束	顶下小叶、枕叶、颞叶后部

3. 新、旧丘脑的功能　丘脑的功能十分复杂，目前尚不完全清楚。除嗅觉外，一切感觉纤维束在到达大脑皮质之前，都在丘脑特异性中继核内形成突触。例如内侧丘系、脊髓丘脑束、三叉丘系、外侧丘系、视束等，都要终止于丘脑和后丘脑的特异性中继核。虽然嗅觉冲动直接进入嗅觉皮质，但也转而联系丘脑前核。因此丘脑是各种感觉信息传入大脑皮质的入口，来自身体内外的一切感觉冲动都必须通过丘脑。但丘脑不仅仅是承担这种简单中继的驿站作用，更重要的是通过丘脑的联络核群以及广泛的纤维联系，对周围传来的简单冲动进行繁简不等的联络和综合，所以丘脑本身就是复杂的感觉性整合器官。

据报道，粗略的感觉如痛、温、触觉在丘脑以下部分可分别受损，但在丘脑以上，这些感觉已密切融合，不再分开。实际上，感觉在丘脑就已产生，若完全破坏两侧皮质感觉区，丘脑仍能领略痛觉、粗略触觉和温度觉，但这种感觉只是粗浅的质的辨别如对温度觉的冲动，丘脑只能区别冷和热，而到了皮质才进一步分辨冷热的程度。一般称丘脑的感觉为情感性的，基于这种粗略的感觉，因而就可产生痛苦、愉快的情感反应。尤其是对内脏的感觉，几乎无分辨的成分，完全是情感性的，它是产生健康或不适感以及较强的情绪状态的基本因素。而皮质的感觉则是分辨性的，即比较各种刺激的强度、部位以及时间和空间的相互关系，并对刺激加以定位、辨别，以形成形态、大小和质地的概念。对于本体刺激则能判定它的方向、范围和时序。丘脑与皮质间具有广泛的往返联系，因此在丘脑和皮质间形成具有相互作用的潜在回路，在功能上两者是不可分割的，皮质对刺激的分辨有待于丘脑对刺激的整合，而丘脑的情感性感觉也受到皮质的修正和节制。

丘脑腹前核和腹中间核属特异性中继核，是联系黑质-纹状体系统和大脑-小脑回路两个运动调节系统的部位，实现运动信息的整合。背内侧核属特异性中继核，是内脏信息与躯体信息发生复杂整合作用的部位；其与前额皮质的联系，涉及意识性活动和情感的调节；其与纹状体的联系，涉及运动的调节。丘脑前核群属特异性中继核，参与帕佩兹（Papez）回路（海马环路），与记忆活动有关；前核群又参与自主性神经活动的调节。

丘脑和大脑皮质之间，形成具有躯体定位性结构的丘脑辐射，路经内囊的大部分，可分为4组：①丘脑前脚，经内囊前肢，是丘脑内侧核群、前核群、外侧核群前部与额叶之间的联系纤维；②丘脑上脚，经内囊膝部和后肢，是丘脑外侧核群与皮质运动区及顶叶间的联系纤维；③丘脑后脚，经内囊豆状核后部，是丘脑尾侧部，包括视辐射纤维，与枕叶和顶叶后部之间的联系纤维；④丘脑下脚，经内囊豆状核下部，是听辐射纤维等与颞叶及岛叶的联系纤维。在许多丘脑皮质纤维中，保持了信息类型的高度特定性和信息起始部位的精确定位性。

三、丘脑的血液供应

Foix 和 Hillemand（1925 年）等系统地研究了丘脑的动脉血液供应。大脑后动脉、后交通动脉、脉络膜前动脉和脉络膜后动脉供应丘脑（图2-14）。丘脑腹侧部分的静脉回流至基底静脉［又称罗森塔尔（Rosenthal）基底静脉］，基底静脉丘脑的背侧部分则回流到大脑内静脉，两条静脉均汇入大脑大静脉［又称盖仑（Galen）静脉］。

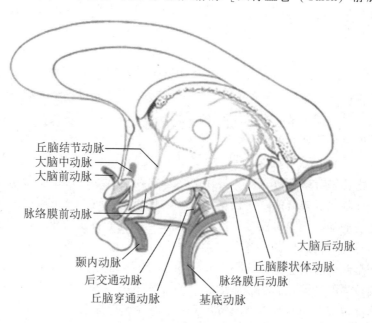

图2-14 丘脑的动脉供血

四、底丘脑核的电生理和临床应用

底丘脑核（Subthalamic nucleus，STN）神经元在正常情况下呈紧张性电活动状态，自发电活动的放电频率为 20~50 Hz，平均放电频率为（42.2±11.6）Hz。其中不规则或簇状的电活动占 58%，而较规则的紧张性放电活动仅占 14%。有些 STN 细胞表现出规则的簇状放电节律，与对侧肢体的 EMG 有非常显著的同步性活动，称之为震颤细胞。这些细胞的放电频率为 23~88 Hz，平均（49.1±15.2）Hz，略高于其他细胞的放电频率。震颤细胞的发现是术中底丘脑核定位的特征性标志，区别于其他的邻近结构。细胞放电频率、模式、幅度及背景噪声是最重要的电生理学观察指标，可据此来准确定位 STN 的位置。通过电生理实验其体部定位：背内侧区代表下肢部，腹外侧区代表面部，上肢部位于二者之间。上肢代表区范围较大，扩展于核团的头尾轴线，所以该部位毁损后常单独累及下肢或合并上肢，而只累及上肢者则罕见。

STN 对黑质致密部（SNc）神经元放电活动有直接调节作用。刺激大脑皮质或脑干脚桥被盖网状核（pedunculopotine reticular tegmental nucleus），由非 N-甲基-D-天冬氨酸（N-methyl-D-aspartic acid，NMDA）受体介导引起致密部放电变化，可能也是通过底丘脑核起作用。SNc 同样也影响 STN 神经元的兴奋性。电生理研究证实，STN 通过谷氨酸（glutamic acid，Glu）刺激 NMDA 受体，对 SNc 的多巴胺能神经元发挥兴奋效应，直接引起黑质致密部爆发型放电，谷氨酸可调节该部位神经元的爆发型簇放电的出现率和放电的频率。说明底丘脑核和黑质致密部之间有着紧密的联系，由此协调锥体外系的功能活动。

由于 STN 与基底节各核团、丘脑及大脑皮层之间有着广泛的联系，在机体运动调节过程中起着关键的作用，被认为是基底节活动的"动力源泉"，它调节锥体外系运动功能的作用日益受到重视。近年来 STN 的毁损术和脑深部电刺激术（deep brain stimulation，DBS）被用来治疗运动障碍性疾病。

DBS 治疗帕金森病被认为是自 1968 年发明左旋多巴后治疗该病的第二个里程碑，已逐步替代毁损术。比较丘脑核、苍白球及底丘脑核等部位的电刺激术效果，认为底丘脑核电刺激术（STN-DBS）治疗帕金森病疗效比较好。双侧 STN-DBS 手术对本病症状的改善非常全面，包括"关"期的运动不能、震颤、僵直、步态和平衡障碍，并且可以消除药物引起的运动并发症，如"开-关"现象和开期异动症等。尤其是在"关"状态下，统一帕金森病评估量表（Unified Parkinson's Disease Rating Scale，UPDRS）运动评分和日常生活活动评分（附表 5）均显著下降。自 1993 年 Pollak 等首次用此方法治疗帕金森病，至今底丘脑核已成为治疗此病最主要的靶点。

DBS 治疗帕金森病的具体机制还不十分明确。目前认为：此类患者底丘脑核多巴胺能神经元丧失，使苍白球（globus pallidus）、黑质网状部（substantia nigra pars reticulata，SNr）传出冲动增加，导致丘脑皮层通路过度抑制，从而引起一系列的表现。在间接通路中底核至苍白球及黑质网状部的兴奋性通路活动增加，进而导致传出冲动增加，电刺激术通过调节底核的兴奋性，纠正基底节传出冲动增加所致的丘脑皮层通路过度抑制，从而改善患者的临床症状，这也是该方法治疗此病的解剖生理依据。

第二节　基底节的解剖及其生理功能

一、基底节的解剖

基底节（basal ganglia）又称基底核，为埋藏在两侧大脑半球深部的一些灰质团块，是锥体外系的主要结构。它是从胚胎端脑神经节小丘发育而来的，是大脑的中心灰质核团，主要包括纹状体、苍白球、豆状核、尾状核、屏状核、底丘脑核、红核及黑核，是一组前脑和上部脑干结构，与丘脑和大脑皮质一起形成复杂的环路，完成运动功能（图2-15）。

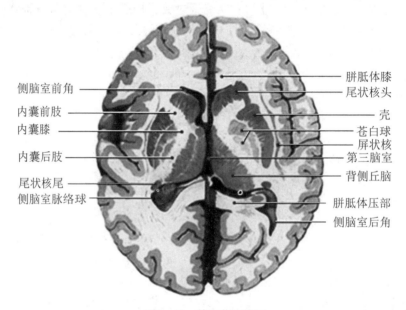

图 2-15　基底节区核团

纹状体是由尾状核和豆状核构成，二者由内囊前肢分隔。豆状核又分为壳核与苍白球，尾状核头和壳核在内囊前肢的下方及周围相融合，此区域被称为纹状体底。现在研究认为纹状体底较大并且是嗅结节深部的主要结构，甚至可能还直达结节的表面。

苍白球与壳核的后中间部分和其他部分通过一纤维板分隔开，其本身又被一纤维板分为内侧部和外侧部。苍白球内侧段又被内部板层细分为不同的细胞亚群，具体功能尚不清楚，可能与苍白球内侧段的输出有关。

苍白球的前极位于前联合后肢的背后侧，苍白球的内侧部和外侧部，尤其是外侧部在前联合的下方发出投射纤维至纹状体腹部。这个区域被当成苍白球外侧部的一部分，过去许多医家称为黑质的一部分，现在研究已被公认为苍白球的腹侧部。

壳核与尾状核合称为新纹状体，苍白球为旧纹状体。尾状核和壳核其实是一个连续的结构，只是被内囊纤维不完全隔开，纹状体的几个部分有着共同的胚胎起源。目前的研究表明，基底节的主要功能为自主运动的控制，同时还参与记忆、情感和学习等高级认知功能。因此基底节的病变可导致多种运动和认知障碍，如帕金森综合征和亨廷顿综合征等。

纹状体：是大脑皮质、丘脑和脑干传出纤维的主要接受者，它的神经元投射到苍白球和黑质。苍白球和黑质两类神经元细胞在组织学上相似，构成基底节的主要传出投射。内侧苍白球在功能上与黑质网状部相关，都以 γ-氨基丁酸作为递质，它们被内囊隔开。黑质致密部位于网状部的背侧，其细胞为多巴胺（DA）能神经元，含有由 DA 氧化聚合的黑色素——神经黑质素，神经和色素在 DA 能神经元细胞体的溶酶体颗粒中聚集，并随着年龄的增长而增多，从而使这一结构呈现黑色。大脑皮质的所有部分都可以传递兴奋性递质谷氨酸，投射到特定的纹状体区域。纹状体还接受来自内侧丘脑传来的兴奋性投射，来自中脑的 DA 能投射，来自中缝核的 5-羟色胺投射等

豆状核：是由壳核和苍白球组合而成的，因其外形近似板栗板，被称豆状核。苍白球在豆状核的内侧部，借外髓板与豆状核外侧的壳核分开，其自身又被内髓板分为外侧与内侧部，其底部凸向外侧，尖指向内侧。豆状核的外侧借薄薄的一层外囊纤维与屏状核相隔。豆状核的内侧邻接内囊，其尖部构成内囊膝部的外界。内囊后肢分隔着豆状核与丘脑，内囊前肢介于壳核与尾状核头部之间。故豆状核的前缘、上缘和后缘都与放射冠（进出大脑皮质的重要传导束所在处）相邻。内囊由传入大脑和由大脑向外传出的神经纤维组成，是人体运动、感觉神经传导束最为集中的部位。

屏状核：外形侧面观略呈豆点状，头部膨大，突入侧脑室前角内，构成侧脑室前角的下外侧壁。在前穿支的上方，尾状核与壳核融合。全长与侧脑室的前角、中央部和后角伴行，分为头、体和尾三部分，尾状核头借内囊膝部与后方的丘脑前端相隔；自头端向后逐渐变细称为体；沿丘脑背侧缘并与丘脑背侧之间以终纹为界，至丘脑后端转向腹侧形成尾部。尾部深入颞叶构成侧脑室下角的上壁，并向前终于尾状核头的下外侧、杏仁核的后方。进入中脑的大脑脚内囊纤维，把尾状核与丘脑分隔开；内囊的豆状核下部和外囊把尾状核与豆状核分开。

屏状核：是一薄层的灰质板，位于壳核与岛叶皮质之间。屏状核与壳核之间为外囊纤维。屏状核的功能目前尚不明确。

底丘脑核：即 Luys 核，为一棱状结构，位于间脑的基部和中脑脚的移行处，中脑大脑脚的背面，正好是内囊转入大脑脚的转折处。目前认为它可能为黑质的延续，在人类中此核较大。

红核：左右各一，位于中脑中线的两侧，黑质的背内侧。横断面呈微红色的圆形核团，接受小脑的神经纤维，并发出红核脊髓束。红核及其联系神经受损时，可引起小脑性动作性震颤或小脑性共济失调。

黑质：在传统意义上认为是中脑上部的一部分，其位于中脑大脑脚的背侧面，贯穿中脑的全长，并向上延伸到间脑的尾侧部，是中脑最大的细胞核团。黑质细胞的变性、减少是帕金森病的主要病理学基础。

从中脑的横切面上看，黑质呈半月形，组织学上把它分为两部分，即背侧的致密部和腹侧的网状部。致密部主要由多巴胺能神经元构成，由大细胞或锥形细胞组成。这些细胞内富含黑色素颗粒，使致密部在切面上呈一暗弧形条带，位于两侧大脑脚内，

在中脑最尾端的腹侧被脑桥核所覆盖。网状部紧靠大脑脚底，此带较宽，由分散的不规则形细胞组成，主要由 γ-氨基丁酸能神经元构成。网状部细胞富含铁元素而不含黑色素，在新鲜标本上呈浅红棕色。网状部本身向上延伸到间脑，位于底丘脑核的腹侧面。目前研究表明，黑质是大脑皮质直接或间接地通过纹状体与网状结构发生联系的中间站。黑质致密部的细胞能合成多巴胺，它是一种介质，与躯体运动功能密切相关，当其含量减少到一定程度时，就出现震颤麻痹症状。大量的临床资料亦证明，帕金森病患者的黑质细胞变性及色素消失是其主要病理改变。在解剖标本上，可以看到帕金森病患者的中脑黑质颜色变淡，色素减少或消失。镜下可见黑质色素细胞明显减少，残存的细胞变性，色素显著减少，有胶质细胞增生，有些细胞质内含有路易（Lewy）体。正常人的黑质细胞可随年龄的增长而减少，到 80 岁时黑质细胞可从原来的 42.5 万个减少到 20 万个左右，而帕金森病患者的黑质细胞数则常 <10 万个。也就是说，当黑质内细胞数减少到某一程度时，即可出现帕金森病的临床表现。

脑干病变引起的肌张力增高以中脑最为明显，中脑病损时表现肌肉僵直，属于去大脑强直的一种，四肢的近端明显，主要在伸肌群。上肢伸直，腕屈曲并内收；下肢伸直，内旋内收，称之为去中脑强直。大脑皮质下白质弥漫性病变如脑炎、重度脑外伤、脑出血时也可出现四肢强直，与去中脑强直的区别点在于前臂屈曲位，其他表现完全与去中脑强直相同，称之为"去皮质强直"。上述诸神经核团，是神经细胞体集中的区域。核团与大脑皮质、核团与核团以及核团与脊髓之间有着广泛的神经联系，组成神经束。在高等动物和人类，这些神经结构与大脑皮质和小脑共同起到控制和调节运动的功能。基底节被称为一组皮层下的运动中枢。

二、基底节的生理功能

基底节的两个传出神经核团——内侧苍白球和黑质网状部，紧张性抑制它们在下丘脑和脑干的靶神经元。这种抑制性传出是由从纹状体到两个传出核团的两条平行通路来调节的，其中一个是直接通路，另一个是间接通路（图 2-16）。直接通路是从纹状体直接投射到内侧苍白球和黑质网状部。间接通路从纹状体通过一条 γ-氨基丁酸能通路到达外侧苍白球，再从外侧苍白球投射到底丘脑核，从底丘脑核通过兴奋性谷氨酸能投射到达传出神经核团。来自底丘脑核的投射是基底节唯一的兴奋性内在联系，其他的都是 γ-氨基丁酸能的抑制性投射。

两个传出核团的神经元高频紧张性放电，当位相性兴奋传入暂时激活从纹状体到苍白球的直接通路时，苍白球中的紧张性兴奋神经元被暂时抑制，从而使丘脑和皮质脱抑制。相反，间接通路的暂时位相性兴奋抑制外侧苍白球，解除对底丘脑核的抑制，导致内侧苍白球的兴奋，增加对丘脑和皮质的抑制。

因此，直接通路在基底节和丘脑间环路中提供正反馈，间接通路为负反馈。这两条传入路径对基底节的两个传出核团以及丘脑的靶核团起着相反的作用。兴奋直接通路使丘脑去抑制，增加丘脑皮质的活动，而兴奋间接通路则进一步抑制丘脑皮质的神经元。结果，兴奋直接通路易化运动，而兴奋间接通路则抑制运动。

两条基底节的传出通路受到从黑质致密部到纹状体的多巴胺能投射的不同影响。

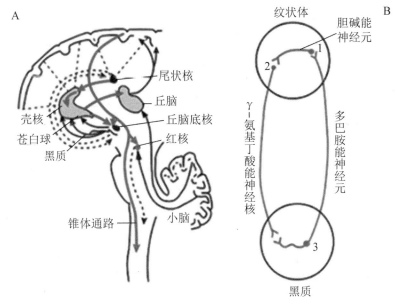

图 2-16　基底节的传出神经核团——内侧苍白球和黑质网状部

直接投射到两个传出核团的纹状体神经元具有 D_1 受体的促进传导，而那些投射到间接通路的神经元具有 D_2 受体的抑制传导。

尽管突触活动不同，两条通路的 DA 能传入却导致相同的效应，即减少对丘脑皮质神经元的抑制从而易化由大脑皮质发起的运动。因此纹状体 DA 的耗竭会导致像帕金森病样运动损害。在苍白球、底丘脑核和黑质中也发现了多巴胺能突触，这些部位以及皮质的多巴胺能活动进一步调节来自纹状体的直接和间接通路。

1. 基底节是连接丘脑和大脑皮质的一个重要部分　过去研究认为基底节仅参与自主运动功能，多数学者以为基底节将它全部的传出经由丘脑投射到运动皮质，好像一个漏斗的形状，对应大脑皮质的不同运动区。近年来研究发现，基底节通过与大脑皮质的相互作用，还参与自主运动以外的多种行为如骨骼肌运动、眼动和认知等。

大量的观察研究证明了基底节的功能具有多样性。第一，实验或疾病造成的基底节损伤导致情感和认知功能的降低；第二，基底节同整个大脑皮质以及海马都有广泛而严密的联系；第三，在动物实验以及人脑成像研究中都发现，广泛的运动和非运动行为同基底节神经元活动及其代谢相关。

基底节是连接丘脑和大脑皮质的平行环路中的重要皮质下组成部分。这些环路在结构和功能上是相互关联的，每一个环路都起始于大脑皮质前额叶的一个特定区并同基底节和丘脑的不同部位相联系，经过丘脑传出再回到额叶的起始部位。骨骼肌运动环路起止于中央前区（包括运动前区、辅助运动区和运动区）；眼动环路起止于额眼区和辅助眼区；前额环路起止于背侧前额部和侧额眶部皮质；边缘环路起止于前扣带区和中央额眶部皮质。新皮质的每一个部位都以高度分隔的方式投射到纹状体的不同区域，联合区投射到尾状核和壳核；感觉运动区投射到大部分中央和尾部壳核；边缘区投射到腹侧纹状体和嗅束。

区分基底节—丘脑皮质环路概念的差别，对于理解基底节功能障碍造成的各种运动功能障碍以及神经精神障碍具有很重要的意义。每个环路又可分成若干个亚环路，如骨骼肌运动环路有以不同中央前区运动区为中心的亚环路，通过不同躯体部位相应的特定路径控制腿、手臂和头面部运动。在每一个亚环路中又有负责运动过程不同方面的不同路径。虽然在纹状体和苍白球之间以及苍白球和底丘脑核之间存在高度分类的联系，但在相邻环路间却很少有重要的会合，一些解剖学证据表明各个环路只是在黑质网状部有一定程度的汇聚。因为运动功能障碍在基底节疾病中表现明显，所以在这里着重谈一下骨骼肌运动环路。在灵长类动物，骨骼肌运动环路起始于大脑皮质中央前区和中央后本体感觉区，大部分投射到壳核，因此壳核是一个集中运动和与运动相关的感觉信息反馈的重要部位。壳核接受来自主要的皮质运动区和运动前区的分类投射。本体感觉区3a、1、2和5区则以重叠方式投射到壳核的运动区。来自每一个皮质区的分类投射对应于壳核躯体特定的运动相关神经元，如壳核背侧区代表腿，腹中区代表头面部，两区之间代表手臂，这些代表区沿壳核头尾轴延伸。壳核传出神经元分类投射到内外侧苍白球的腹尾部和黑质网状部的尾侧部。同样，内侧苍白球和黑质网状部的运动区发送分类投射到特定的丘脑核团，包括三个腹侧核团——腹侧核、腹前核和中央中核。腹侧核和腹前核投射到辅助运动区，腹侧核和中央中核投射到中央前区运动区，由此骨骼肌运动环路闭合。

目前，眼动环路的研究为理解骨骼肌运动环路的运作提供重要的启示。眼动环路参与眼球扫视运动的控制，它起始于额眼区和辅助眼区，投射到尾状核体，尾状核通过直接和间接通路投射到黑质网状部的侧区，最后返回额眼区和上丘。抑制黑质网状部的紧张性活动使上丘深层传出神经元脱抑制，导致对侧非自主性眼球痉挛性运动。同样，抑制黑质网状部的紧张性活动在骨骼肌运动环路中将会使丘脑皮质神经元脱抑制，易化意向性运动。

2. 基底节在运动功能中作用的研究　对于基底节在运动中的作用可通过直接记录灵长类骨骼肌运动环路的神经元活动，特别是内侧苍白球的活动进行研究。快速的刺激触发肢体运动首先引起运动环路中皮质神经元的放电，然后是基底节神经元放电。这些顺序性的放电意味着基底节—丘脑皮质环路发生一系列变化，而这些环路大多数的活动都起始于皮质水平。

在进行某个特定的动作比如肘的屈伸时，内侧苍白球运动相关性神经元平时的高速自发放电使大多数细胞变得更快捷，其余细胞则速度降低。表现位相性放电减少的神经元在运动中起重要作用，它们使腹侧丘脑去抑制，通过兴奋性的丘脑皮质联系易化皮质起始的运动。表现位相性放电增加的神经元起相反的作用，进一步抑制丘脑皮质神经元，抑制那些拮抗或者竞争性的运动。

目前对于内侧苍白球是如何整合直接通路和间接通路的运动相关信号，从而控制基底节的传出还知之甚少。可能是一种特定的自主运动相关信号通过两条通路到达相同的一群苍白球神经元。间接通路的传入像刹车装置一样使动作变得平滑，同时直接通路的传入则易化运动，这种共同调节与基底节调控运动幅度和速度的作用是一致的。然而，与特定动作相关的直接和间接通路传入基底节的传出核团后，经由不同的神经元传出。由此可见，骨骼肌运动环路在调节自主运动中起双重作用，通过直接通路增强意向性运动形式，通过间接通路抑制潜在的拮抗运动形式，这种双重调节作用，使每一个自主运动与各种感觉系统感受到的拮抗力量相匹配。

记录猴子在进行各种运动时骨骼肌运动环路的神经活动，表明在环路的皮质、纹状体和苍白球等相关神经元簇的活动取决于肢体运动的方向，而独立于肌肉活动的方式。这些方向性的细胞占辅助运动区、运动区、壳核和苍白球运动相关神经元的30%～50%。这些神经元是依躯体特定部位进行排列的。但是近年来研究发现，在运动区很多运动相关神经元的放电依赖于肌肉活动的方式，而且训练后的灵长类动物的内侧苍白球手臂相关神经元活动也与运动的幅度和速度有关。

目前关于行为训练和单细胞记录的研究表明，骨骼肌运动环路不仅参与运动的执行也参与运动的准备。在出现一些信息线索设定即将进行的肢体运动的特定方向之后，中央前区（包括运动前皮质、辅助运动区和运动区）的一些神经元放电速度出现明显变化，这些电活动变化在触发运动刺激出现的过程中一直持续存在，说明它们与运动准备的控制相关。

在运动之前，对于运动方向的选择活动也出现在壳核和内侧苍白球。这些结构的神经元或表现运动准备相关性反应或表现运动相关性反应，说明运动的准备和执行在骨骼肌运动环路中是通过不同的亚通路调节的。内侧苍白球接受来自辅助运动区传入的神经元群，倾向表现运动准备相关性反应，而接受来自皮质运动区传入的神经元群倾向表现位相性的运动相关性反应。这些不同的反应形式进一步表明骨骼肌运动环路是由与不同的中央前区（运动皮质、辅助运动区和弓形的运动前区）相联系的不同的亚环路组成，这些亚环路在运动控制和基底节各种运动症状的产生中起不同的作用。

3. 基底节通路失衡导致运动功能障碍　基底节通路失衡导致的运动功能障碍主要表现一是运动减少，以帕金森病为代表，以运动起动障碍及自主运动的幅度和速度减小为特点，伴随肌肉僵直（被动移位阻力增加）和肢体震颤。二是运动过多，以亨廷顿病和偏身投掷症为代表，主要症状为不自主运动和肌张力降低。不自主运动可有多种表现形式：①手足徐动——肢端缓慢地拧扭运动；②舞蹈——肢体和头面部急促而随意的运动；③投掷——近端肢体的大幅度剧烈运动；④肌张力异常——较为持久的姿势异常和在拮抗肌群共同收缩下的缓慢运动。各种不同类型的不自主运动经常联合出现，有时具有共同的原因，如舞蹈和投掷，它们由相同的神经损害造成，只不过舞蹈发生在肢体远端而投掷发生在近端。

近年来，通过全身或局部注射选择性神经毒素诱导运动减少和运动过多的灵长类动物模型，对其各种症状发生的病理机制进行研究。现在两个极端的运动功能障碍都可用基底节—丘脑—皮质运动环路的特定异常来解释。正常的运动行为依赖从纹状体到苍白球的直接和间接通路的精确平衡，如果间接通路的活动超过了直接通路将导致运动减少，相反，间接通路活动的相对不足则导致运动过多。

随着研究的深入，发现基底节核团在反应抑制动作冲动中发挥着重要的作用，研究证实以基底节区病损为主的患者表现出这一能力的明显下降。临床研究发现帕金森病患者在尚未出现明显的智能、精神改变并且运动能力只是轻度受损时，反应抑制能力已经明显下降。

4. 基底节在认知、情感和非运动行为中的作用 基底节的一些环路参与非运动行为。这些环路起始于前额部和皮质的边缘区，对应于纹状体、苍白球和黑质的特定区域。

背侧前额环路起始于 Brodmann 分区的 9 区和 10 区，投射到尾状核头，再通过直接和间接通路投射到内侧苍白球的背中区和黑质网状部。来自这些区域的投射中止于腹前和背中丘脑核团，最终返回到背侧前额区。背侧前额环路广泛参与所谓的"表演功能"，包括认知功能和语言技巧的应用。背侧前额皮质或环路的皮质下区的损伤参与一系列的认知功能相关的行为异常。

侧额眶环路起始于前额环路的侧方，投射到尾状核的腹中部。尾状核以后的路径同背侧前额环路（通过内侧苍白球和黑质网状部到丘脑），最后返回到额眶部皮质。侧额眶部皮质在调节感情作用和适当的社会反应方面起主要作用。破坏这部分区域导致易怒、情感脆弱、对群体信息反应不良等，缺乏诚意沟通。侧眶回皮质及其环路的紊乱还参与强迫的心理和行为异常。

前扣带环路起始于前扣带回，投射到腹侧纹状体。腹侧纹状体也接受来自海马、杏仁核和内嗅皮质的"边缘"传入。腹侧纹状体直接投射到腹侧和嘴中苍白球及嘴背侧黑质网状部，再从那里投射到丘脑背中核团旁中央部分的神经元，最终返回前扣带回。前扣带环路在动机行为上起重要作用，它能通过腹侧背盖区和黑质致密部将增强刺激传入到基底节的广泛区域。这些传入在程式化的学习中起主要作用。损害双侧的前扣带区能导致运动不能性缄默症，以运动始动障碍为特征。

总之，前额皮质和皮质基底节—丘脑—皮质环路的异常不仅参与运动功能障碍也参与理解和感觉障碍。这些障碍可以表现为增强行为（冲动），也可表现为削弱行为（冷漠）。强迫心理和行为可看作是运动过多的一种形式。环路功能障碍参与的情绪障碍可表现为躁狂和抑郁两个极端。DA 和 5-HT 两种生物胺调节环路中的神经活动，在抑郁的发生中起重要作用。

这些观察表明，复杂行为异常的神经机制同运动环路功能障碍相类似。精神分裂症可起自前额环路的调节异常，可看作是"帕金森病思维"。其他的认知和情感症状的机制也同运动异常如肢体震颤、运动功能障碍和肌僵直有相类似之处。

第三节 丘脑与基底节之间的纤维走行

一、大脑皮质起始的通路

大脑皮质通过丘脑控制基底节的活动。皮质—纹状体—苍白球—丘脑—皮质环路是由一系列纤维构成的，这些纤维从大脑皮质不同功能区发出后到达纹状体的不同部位，并通过一连串突触链接到达丘脑，然后返回至大脑皮质。

全部包括新皮质及构成旧皮质和海马结构的颞叶中央区，都投射到纹状体构成皮质纹状体纤维。新皮质的所有区域均参与皮质纹状体的投射，其中主要参与的区域为感觉运动区，参与最少的区域是原始视觉区。研究已经证明从原始视觉皮质发出的皮质纹状体投射纤维不存在。从额叶、颞叶、顶叶发出的投射纤维，范围很广，仅次于感觉运动区到达纹状体的投射纤维。从扣带回和颞叶中央区发出的纤维是到达纹状体的第三大投射纤维。

进入大脑皮质的三个主要区域（感觉运动区、联络皮质、边缘区）的输入纤维，尽管在纹状体有重叠，但这三个区域却是纹状体通过基底节其他区域与丘脑之间联系的三个主要功能区。

纹状体的感觉运动区，是来自大脑感觉运动区的皮质纹状体纤维的终点，它由壳核大部、尾状核头背外侧端构成。联络区接受额叶、顶叶后区和颞叶的神经末梢，是由尾状核头、体、尾以及壳核前极构成的。边缘区由伏隔核、纹状体底部即相邻区域构成，又叫作纹状体腹部，接受来自扣带回、颞叶中央区的神经末梢。在这些区域内部，来自大脑皮质不同区域的纤维，前后左右均有大量汇聚，并互相交叉重叠。从中央前回、中央后回及躯体感觉皮质等区域发出纤维在感觉运动区内汇集。研究发现，在联络区内，即使皮质区相距较远，从皮质区域发出的纤维相互之间亦可紧密相连。

二、丘脑板内核群发出的通路

从丘脑板内核群前组和丘脑其他核群发出的投射纤维，与大脑皮质的感觉运动区、联络区和边缘区发出的投射纤维在纹状体周围相互联系。板内核群接受来自大脑皮质某一区域发出的皮质丘脑束或者相同区域皮质纹状体纤维的中转站发出的最终到达纹状体的纤维。因此，从正中央核发出的纹状体纤维在感觉运动纹状体处汇聚。板内核群的前组与接受从顶颞叶皮质和扣带回皮质发出的皮质纹状体纤维的纹状体区域有关联，它们的投射纤维在尾状核及前核内亦有重叠。并且正中央核及壳核大部，相互之间重叠较多。纹状体板内核群轴突末梢聚集成片，这与纹状体的矩阵结构相一致。在矩阵结构中，丘脑纹状体纤维末梢与皮质纹状体纤维和黑质致密部发出的多巴胺能纤维在尾状核中继细胞处汇聚。丘脑纹状体突触集中于轴突上，与多巴胺能递质无关，这与集中于皮质纹状体纤维树突上的多巴胺能突触不同。从丘脑和皮质向纹状体输出的指令都是兴奋性的。

三、纹状体的输出

纹状体输出的目标主要是苍白球内侧部（globus pallidus internal，GPi）和外侧部（globus pallidus external，GPe）、黑质网状部（SNr）。这三条通路主要从纹状体中间棘状细胞的不同组类发出。纹状体被皮质纹状体纤维、纹状体苍白球纤维、纹状体黑质纤维分成三个主要区域，并使感觉运动区、联络区、边缘区通过经苍白球和黑质的平行走行的纤维相连接。纹状体投射纤维的感觉运动部分主要到达GPe、GPi的腹后外侧部及SNr的大部。联络区的投射纤维主要到达GPe、GPi的前背侧中央部及SNr的有限区域。边缘区的投射纤维到达苍白球腹侧及SNr的有限区域。

四、苍白球和黑质网状部的输出

苍白球外侧部（GPe）的基本输出目标是底丘脑核（STN）。GPe还向苍白球内侧部（GPi）、黑质网状部（SNr）和丘脑网状核（TRN）发出纤维。GPi与基底节和丘脑中继核、板内核之间通过纤维提供联系。丘脑中继核是构成GPi的主要部分，并向额叶的运动前区进行反馈。在GPi向腹外侧核发出的投射纤维中，纤维的外侧部分由腹前外侧核前部发出，纤维的中央部分则由后部发出。这表明通过基底节的感觉运动通路主要位于后部，联络通路则位于前部。有些作者认为后者可延伸到腹前核。边缘区与腹前外侧核的关系尚不清楚，目前认为，苍白球的腹侧向丘脑背中央核的大细胞亚群发出投射纤维。大量的研究资料表明，末梢主要集中于中线结构内，形成板内系统，其与中央亚核群的大细胞核群、中线结构、纹状体、运动前皮质所发出的纤维到达的区域是不同的。

板内核群接受GPi发出的纤维，并主要局限于正中央核群中的小细胞。这些投射纤维，尽管主要来自到达腹前外侧核的纤维，但是分散的，与到达腹前外侧核纤维不同的是局部没有汇聚。GPi也可向丘脑上部的松果体外侧、脑干的脑桥脚被盖部发出纤维。

SNr主要向丘脑、中脑上丘、脑桥脚被盖核发出纤维。这些纤维中，大部分到达丘脑，少部分到达上丘。在丘脑中，黑质输入的终点主要局限于板内核群前组，即旁中央区和中央旁区，并一直到达腹前核群的大细胞亚群及腹前核。腹前核与板内核群类似，包含一大群向纹状体投射纤维，现在认为是腹外侧核的组成部分。SNr主要与丘脑细胞发生联系，并与纹状体构成回路，由此形成皮质下—纹状体—苍白球—丘脑—纹状体环路。这些核群中的其他细胞向额叶前部、扣带回，甚至颞叶也发出纤维，由此形成黑质到达这些区域的中继。由黑质向上丘脑发出的纤维终止于该结构的中层，除向丘脑枕核发出纤维外，丘脑中的层状结构还向板内核群发出纤维，并与SNr发出的纤维重叠，与基底节内另一处皮质下环路相邻。

GPe、GPi和SNr与纹状体相比较，它们的树突及远端轴突位置较低，这在GPe和GPi中尤其明显。研究显示这些通路在细胞水平存在一定程度的分散，这使本来相互平行走行的感觉运动通路、联络区通路、边缘区通路之间汇聚成为可能。

五、底丘脑核的通路

底丘脑核缺乏γ-氨基丁酸能神经元，它的大部分细胞为传出细胞。它们属于前脑传出细胞，但却不能表达多种蛋白激酶。α-Ⅱ型-钙/钙调蛋白激酶，这是一种重要的兴奋性突触的突触前及突触后成分，几乎遍布于前脑的兴奋性突触中。底丘脑核直接或间接通过感觉运动皮质—纹状体—苍白球—下丘脑通路，由感觉运动皮质来控制。

到达底丘脑核的输出皮质有同侧的运动前区/运动区、躯体感觉区，与运动有关的区域占主要优势。来自面部的纤维对应于运动皮质的正中央，而来自上肢的纤维则位于两者之间。到达运动辅助区的输入纤维则与此相反，从额叶及视觉辅助区来的纤维终止于腹侧核群。

感觉运动皮质的输入纤维到达底丘脑核的背侧大部，并从腹侧一较小区域离开，背侧区的大部分与苍白球外侧部（GPe）相连，两者均向该区域发出纤维并接受GPe的反馈，底丘脑核的背侧区向壳核发出纤维即向纹状体的感觉运动区发出纤维。若底丘脑核的背部可以称作感觉运动区，不接受运动皮质输入的腹侧较小区域则可以被称作联络区。因为它的输出主要到达 GPi 黑质网状部（SNr），并与尾状核有联系，中央顶端的一小块区域由于与苍白球腹侧部有联系故叫作边缘区。其他到达底丘脑核的输入纤维来自大脑脚脑桥被盖部、背侧中缝核及黑质致密部（SNc）。

总之，尽管大脑皮质是调控基底节的根源，但对它在基底节—丘脑环路中的作用还没有最终研究清楚，部分原因是关于丘脑皮质的联络尚不清楚，丘脑运动的核的传入神经纤维末梢情况尚不明了，有待进一步探研。

第四节　帕金森病的神经生物学

一、神经递质和多肽的生物学变化

尽管帕金森病的病因和发病机制至今未明，但是有关该病的神经递质传递方面的研究在过去几十年里却取得了丰硕成果。通过对神经递质的研究，可以帮助阐明帕金森病脑内多巴胺能神经元选择性受损的机制，为寻找致病因素和发病机制提供重要线索，促进与该病有关的其他领域的研究，如神经可塑性、生长因子、神经发育的基因调节以及内、外源性神经毒素等。

临床上确定特异性神经递质的缺失对临床诊断和治疗帕金森病有着十分重要的意义。例如，多巴胺替代治疗取得的成功，为立体定向外科手术、胎儿脑组织移植、基因治疗等的发展奠定了生物学基础。

（一）神经递质的定义和分类

要确定一种神经化学物质是否为神经递质，必须符合以下特定条件：①储藏在神经末梢；②轴突刺激后从末梢释放；③释放的量足以产生生物效应；④突触后作用受体参与；⑤有前体存在；⑥在突触区有灭活和代谢机制。如全部符合上述条件，则称之为肯定的神经递质；如符合大部分条件，则为可能的神经递质，如神经 P 物质。

脑内的神经递质十分丰富，按其化学分子结构，可以分为三大类：氨基酸类、单胺类和多肽类（表2-4）。

表2-4　神经递质的分类

氨基酸类	单胺类	多肽类
谷氨酸（Glu）	乙酰胆碱（ACh）	生长抑素（SST）
天冬氨酸（Asp）	多巴胺（DA）	神经紧张素（NT）
γ-氨基丁酸（GABA）	去甲肾上腺素（NE）	神经肽 Y（NPY）
甘氨酸（Gly）	肾上腺素（E）	血管活性肠肽（VIP）
	5-羟色胺（5-HT）	促甲状腺激素释放因子（TRF）
	色氨酸（Trp）	血管紧张素Ⅱ
	腺苷	铃蟾肽（蛙皮素）

氨基酸类	单胺类	多肽类
	色胺	降钙素基因相关肽（CGRP）
		缩宫素（催产素）
		加压素
		强啡肽
		甲脑啡肽（MEK）
		P物质（SP）
		神经缓激肽
		促肾上腺皮质激素释放因子（CRF）
		内皮素（ET）
		缩胆囊素（CCK）

（摘引 Jankovic J，et al. 2002）

随着年龄的增长，脑内神经元的数目、神经网络联系、神经电活动以及神经递质的含量也随之变化。一般认为，老年人基底节中多巴胺能和蓝斑中去甲肾上腺素（norepinephrine，NE）能神经活动明显下降，与此有关的合成酶如酪氨酸羟化酶（tyrosine hydroxylase，TH）和多巴脱羧酶（dopa decarboxylase，DDC）的活性亦降低。乙酰胆碱（ACh）的合成和含量虽然在大脑皮质和海马中有所减少，但在基底节中的变化不明显。5-羟色胺（5-HT）的含量相对稳定，不随年龄的增加而发生明显变化。有趣的是，DA 和 NE 的代谢酶单胺氧化酶（monoamine oxidase，MAO），特别是 B 亚型酶的活性在老年人脑中的含量却增加，加快了这两种神经递质的代谢灭活。老年人选择性神经元和神经递质的降低，可能是产生帕金森病的危险因素之一。

（三）基底节中神经递质的分布

基底节是脑内含有神经递质种类和数量最多的区域。各种主要神经递质所参与的传导通路归纳如下（表2-5）。

表2-5　脑内主要神经递质参与的传导通路

谷氨酸	DA	P物质
皮质—纹状体传导束	黑质—纹状体传导束	纹状体—黑质传导束
底丘脑—苍白球传导束	乙酰胆碱	纹状体—苍白球传导束
底丘脑—黑质传导束	纹状体内传导束	强啡肽
γ-氨基丁酸	5-羟色胺	
苍白球—丘脑传导束	中缝—纹状体传导束	生长抑素
黑质—丘脑传导束	中缝—黑质传导束	纹状体内传导束
黑质—脑干传导束	组胺	

续表

谷氨酸	DA	P 物质
纹状体—苍白球传导束	下丘脑—纹状体传导束	
纹状体—黑质传导束	去甲肾上腺素	
苍白球—黑质传导束	蓝斑—纹状体传导束	
苍白球—底丘脑传导束		

（摘引 Jankovic J, et al, 2002）

基底节不仅参与运动的感受，还参与了运动的计划、记忆和回忆。除了帕金森病直接与基底节有关外，其他一些神经精神疾病如亨廷顿病、风湿性舞蹈病、多系统萎缩、进行性核上性麻痹、抽动秽语综合征、精神分裂症、强迫症、药物成瘾等也都与基底节中神经递质紊乱有关。

参与基底节传入和传出通路的主要神经递质是 ACh、DA、NE、5-HT、γ-氨基丁酸（GABA）和谷氨酸等。到达新纹状体的主要传入神经通路是来自黑质致密部（SNc）的 DA 能神经，此传入通路的影响既有兴奋性作用又有抑制性作用。从前额运动副区、杏仁核和海马到基底节的传入纤维是谷氨酸能神经，属兴奋性。纹状体内的中间传导神经递质是 ACh。而纹状体的主要传出通路由抑制性神经递质 GABA 承担。从纹状体传出的通路有两条：一条是直接通路，到达苍白球内侧部（GPi）；另一条是间接通路，到达苍白球外侧部（GPe）。帕金森病运动障碍的发生机制一般认为是由于黑质 DA 能神经元的退变，减少了对 GABA 能神经元活动的正常抑制，从而该神经递质活动过度，增加了对 GPe 的抑制，致使底丘脑核（STN）对 GPi 的兴奋性作用加强（图 2-17）。

虽然帕金森病脑中多种神经递质受到影响（表 2-6），但其中最主要受影响的还是DA。

表 2-6　帕金森病的神经递质分布特点

神经递质	解剖部位				
	运动皮质	前额和边缘系统皮质	苍白球	纹状体	黑质
DA	↓	↓↓	↓↓↓	↓↓↓	↓↓↓
去甲肾上腺素	↓	↓↓	↓↓	↓	↓
乙酰胆碱	—或↓	↓	—	↑	—或↑
5-羟色胺	—	↓	—或↓	—或↓	—或↓
γ-氨基丁酸	—	—	—或↓	—或↓	—或↓
P 物质	—	—	↓	—或↓	↓↓
神经肽 Y	—	—	—	↑	—
生长抑素	—	—	—	↑	—

续表

神经递质	解剖部位				
	运动皮质	前额和边缘系统皮质	苍白球	纹状体	黑质
强啡肽	—	—	↓	—	↓
缩胆囊素	—	—	↓	—	↓
神经紧张素	—	↓	—	—	—

注：↓—减少；——无变化；↑—增加（摘引 Chase T N，et al. 2000）

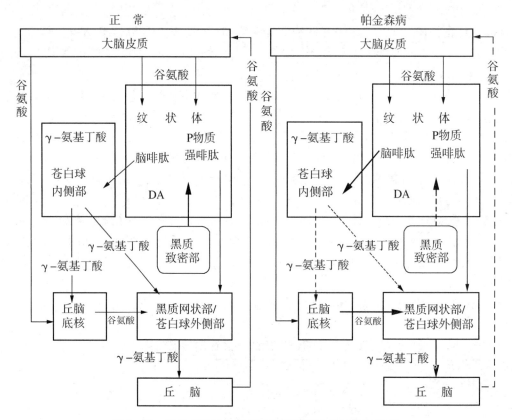

图 2-17　正常人和帕金森病患者的基底节神经传导通路
"正常"图中的粗箭头表示兴奋作用，细箭头表示抑制作用；
"帕金森病"图中箭头增粗表示作用增强，箭头变虚线表示作用减弱。

　　表 2-6 中列举的神经递质变化的资料大多数来自疾病晚期的尸体解剖。有关疾病早期的神经递质变化的资料很少，可能与疾病晚期的变化有所不同。与 DA 能神经递质活动密切相关的递质有 ACh 和 GABA，一般认为，DA 能神经活动对 ACh 有直接和间接的抑制作用。当 DA 能神经元变性时，ACh 活动增加，失去平衡，从而产生临床上的一系列 PD 症状。用增加 DA 神经递质的药物或阻滞 ACh 传递的药物均能改善部分临床症状。

　　1. DA　脑内大约 80% 的 DA 位于黑质纹状体系统，主要在黑质致密区、苍白球和尾核。这些突触前神经元含有丰富的 DA 合成限速酶酪氨酸羟化酶（tyrosine hydroxylase，TH）。DA 的合成原料是酪氨酸，经 TH 羟化作用后生成前体多巴，再经多巴脱羧酶（DDC）脱羧后生成 DA（图 2-18）。

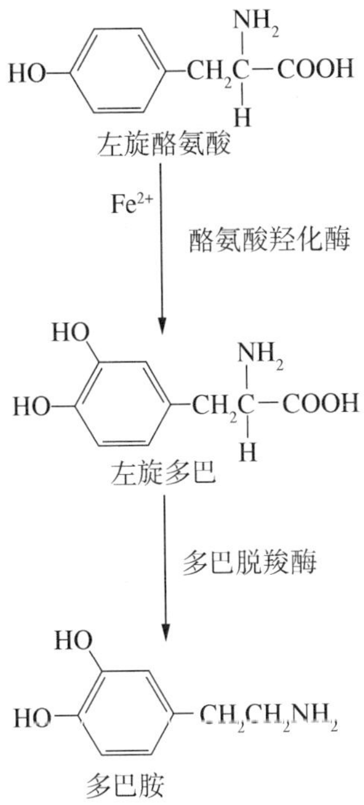

HO─⬡─CH$_2$C─COOH
$\overset{NH_2}{\underset{H}{|}}$

左旋酪氨酸

Fe^{2+}　酪氨酸羟化酶

HO
HO─⬡─CH$_2$C─COOH
$\overset{NH_2}{\underset{H}{|}}$

左旋多巴

多巴脱羧酶

HO
HO─⬡─CH$_2$CH$_2$NH$_2$

多巴胺

图 2-18　多巴胺的合成

DA 的主要代谢产物是高香草酸（homovanillic acid，HVA）和 3,4-二羟苯乙酸（3,4-dihydroxy-phenylacetic acid，DOPAC），主要的代谢酶是单氨氧化酶（MAO）和儿茶酚-O-甲基转移酶（catechol-O-methyl transferase，COMT）（图 2-19）。

DA 一旦从突触前神经末梢释放后，一部分在突触内被 MAO 和 COMT 代谢，大部分则以回摄取的方式被突触前膜摄取，转运到囊泡颗粒中再利用，仅有少部分 DA 滞留在突触间隙，在金属离子的作用下很易自身氧化，形成有毒性的自由基。

帕金森病最显著的生物化学特征是脑内 DA 含量减少。DA 含量在基底节中减少的程度与黑质致密区 DA 能神经元丧失的严重程度密切相关。壳核的 DA 含量减少最严重，达 95%以上；而尾核的 DA 减少较轻，为 70% 左右。DA 含量的减少是长期病变的结果。一般认为，当基底节中 DA 含量减少到 70%以上时，才开始出现临床症状。运动迟缓和强直与黑质-纹状体 DA 含量减少有直接关系。除了黑质-纹状体外，腹侧被盖区（ventral tegmental area，VTA）和边缘系统中的 DA 含量有 30%~50%的减少。伏隔核、嗅球中部、外侧底丘脑核和杏仁核的 DA 含量有较明显下降。其他 DA 分布较少的区域如内嗅皮质、扣带回、海马、额叶亦有一定程度的影响。

伴有痴呆的帕金森病患者，往往腹侧被盖区 DA 能神经元减少程度较无痴呆者严重，说明此区的 DA 变化可能与痴呆有关。边缘系统的 DA 活动一般认为对情绪、注意力、睡眠等有影响，在有抑郁症的帕金森病患者中，其边缘系统的 DA 含量减少明显。

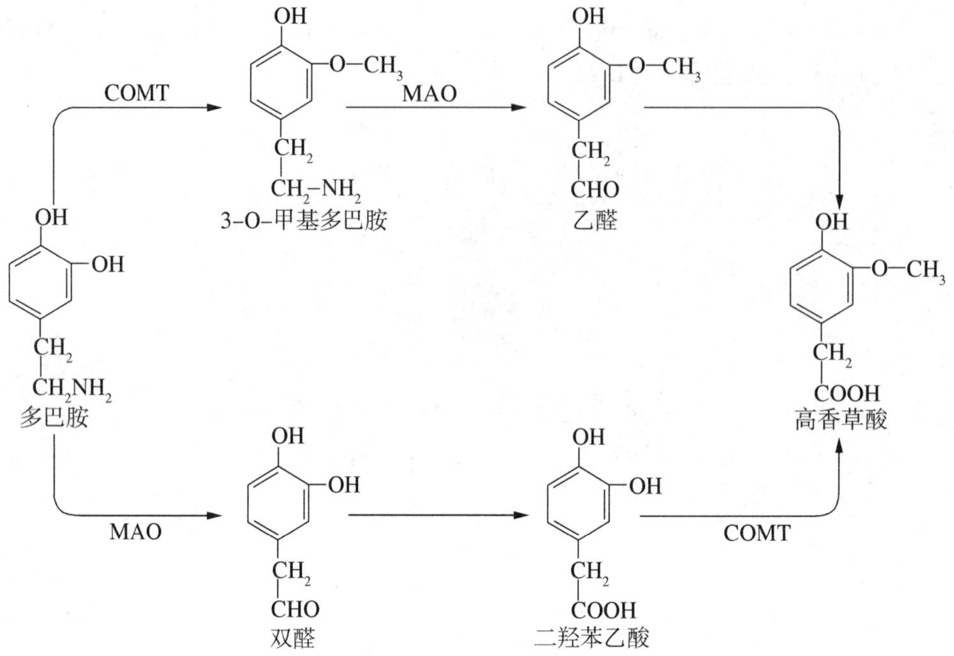

图 2-19 多巴胺的降解

在帕金森病症状出现前相当一段时间内,虽然已经有一定程度的 DA 能神经元变性和 DA 含量减少,但由于脑内代偿机制的存在,残留的 DA 能神经元通过增加 DA 的合成和释放来弥补不足,因而患者可以表现为无临床症状或症状很轻微。此时通过正电子发射断层成像(PET)可以发现基底节中 DA 的代谢率降低;脑脊液检查可以测定 DA 和其主要代谢产物 HVA 的含量,往往 DA 减少程度远远大于 HVA 的减少,而导致 HVA/DA 比率增加,据认为是早期诊断帕金森病的敏感性生化指标。当 DA 能神经元变性持续进展达到一定程度时,代偿能力不足以维持生理需要时,患者就出现明显的临床症状。

2. 去甲肾上腺素　蓝斑是 NE 能神经支配中枢神经系统的主要起源部位,它分布到尾状核、壳核、伏隔核、黑质、丘脑、小脑和脊髓。NE 的中枢神经系统生理功能广泛,在基底节中参与运动调节。NE 的前体是 DA,由 DA-β-羟化酶(DβH)羟化作用后生成。它的主要代谢产物 3-甲氧基-4-羟基苯乙二醇(3-methoxy-4-hydroxy phenylethylene glycol, MHPG)和 3-甲氧基-4-羟基扁桃酸(又称香草扁桃酸,vanillylmandelic acid, VMA),主要代谢酶是 COMT 和 MAO。帕金森病患者纹状体区的 NE 含量轻至中度降低,分布到额前叶皮质和边缘系统的神经虽然变性不严重,但其含量降低程度与伴有痴呆症有一定关联。运动皮质也接受蓝斑来的神经纤维支配,帕金森病患者此区的 NE 也有不同程度的降低,其意义尚不明了。临床上应用 MAO 和 COMT 抑制剂,以减少 DA 和 NE 的降解,增加突触间的浓度,可改善和加强 DA 类的药物治疗。

3. 5-羟色胺(5-HT)　脑中 5-HT 神经分布比较广泛,黑质纹状体中的 5-HT 主要来自中缝核的 5-HT 能神经。纹状体中 5-HT 含量丰富，是仅次于 DA 的单胺类神经递质。它的合成原料是色氨酸，经色氨酸羟化酶羟化后生成 5-羟色氨酸，再经脱羧后生成 5-HT，它的主要代谢产物是 5-羟基吲哚乙酸（5-hydroxyindole acetic acid，5-HIAA）。由于 5-HT 极易代谢，因此脑内测定 5-HT 的含量主要是它的代谢产物 5-HIAA。5-HT 的中枢神经作用比较复杂，主要与行为、生物钟节奏、情绪、精神活动有关。帕金森病患者中缝核的 5-HT 能神经元有轻至中度减少；在纹状体中 5-HT 含量也有所降低，虽然不如 DA 明显，特别是伴有情感障碍的帕金森病患者的 5-HT 含量降低较肯定，并认为这是情感障碍的病理生理基础；在黑质致密区 5-HT 含量亦有中度降低，其意义不明；一般帕金森病患者的脑脊液检查常发现 5-HT 含量轻度减少，但在伴有抑郁症的患者中，脑脊液中 5-HT 含量减少得比较明显。临床治疗合用增加 5-HT 传递的抗抑郁药物虽然对运动障碍帮助不大，但对改善精神活动、睡眠等有益。

4. 乙酰胆碱（ACh）　是脑内分布最为广泛的神经递质，除在周围神经支配肌肉运动外，在中枢神经系统内，它参与学习、记忆、精神活动、生命中枢的控制和调节等；在基底节中，它主要位于纹状体中的中间传导神经元，参与了传入和传出纹状体通路的信息调节，是主要的运动控制神经递质之一。它与 DA-GABA-谷氨酸形成了神经递质的平衡系统，对维持正常的锥体外系活动起着举足轻重的作用。该神经递质的合成原料是胆碱和乙酰辅酶 A，在胆碱乙酰转移酶（choline acetyltransferase，ChAT）的作用下生成。ACh 的降解是通过乙酰胆碱酯酶水解，降解产物为乙酸和胆碱，后者可以再利用。

帕金森病患者的黑质纹状体中 ACh 绝对含量不变或轻度增加，但该系统的神经活动由于 DA 抑制作用的减弱而增强。已明确帕金森病患者前额的胆碱能传出通路有退变，伴有痴呆者更加明显。伏隔核、海马中胆碱能神经元的生化标志 ChAT 的活性降低，与痴呆程度成正比。虽然 10%~15% 的帕金森病患者有不同程度的痴呆，其临床和病理表现上亦有早老性痴呆的一些特点，但往往无典型的老年斑（senile plaques，SPs）和神经原纤维缠结（neurofibrillary tangles，NFTs）。

纹状体的胆碱能中间神经元位于纹状体的基底部，可能参与调节突触前 DA 的释放。临床上应用抗 ACh 能药物治疗帕金森病，除抑制 ACh 的作用外，可能也与增加 DA 释放有关。但对于伴有痴呆症状的帕金森病患者，则不主张应用该类药物。

5. γ-氨基丁酸　GABA 能神经元是纹状体中主要的神经元之一，分带棘和不带棘两种。这些神经元含有丰富的谷氨酸脱羧酶和 GABA。黑质和苍白球是脑中 GABA 含量最高的区域。GABA 是脑内主要的抑制性神经递质，在基底节中与其他神经递质（DA、ACh、谷氨酸）一起参与了锥体外系的运动调节。GABA 的合成原料是谷氨酰胺，经脱羧后生成前体谷氨酸，后者在谷氨酸脱羧酶（glutamate decarboxylase，GAD）作用下脱羧生成 GABA。GPe 的 GABA 能神经传出至底丘脑核的感觉运动区，也传出至 GPi 区。DA 能神经与 GABA 能神经形成突触联系，主要功能是激活 GABA 能神经元的抑制效应。帕金森病患者由于 DA 的激活作用减弱，GABA 能神经的抑制作用也降低，出现了底丘脑核的过度兴奋活动，临床上表现为强直和姿势障碍。测定脑中 GABA 的含量发现，在帕金森病患者尾核中 GABA 的含量减少，但在壳核和苍白球中可能会增加。虽然有报道 GAD 活性在纹状体黑质系统中降低，但这可能是死后酶自身降解的假象。

6. 谷氨酸　是脑内主要的兴奋性氨基酸，也是基底节中主要的兴奋性神经递质。它主要来源于运动皮质，终止于底丘脑核。帕金森病患者由于 GABA 的抑制效应减弱，谷氨酸能神经在底丘脑核的兴奋性增加，DA 能神经元上的谷氨酸受体被激活，导致细胞内钙离子水平增高，进而引起细胞骨架破坏，神经元变性死亡，这是帕金森病患者产生运动障碍的病理生理基础之一。研究发现，含有钙离子结合蛋白的神经元比缺乏此蛋白的神经元更易受损，说明钙离子结合蛋白可以通过阻止胞质内钙离子过度增高从而对神经元起到保护作用。此外，纹状体中谷氨酸能活性也有所增加。但测定患者脑脊液中谷氨酸浓度时发现，帕金森病组较其他疾病对照组无显著变化。死后测定脑中谷氨酸含量，一般认为有轻度增加。

有关其他氨基酸神经递质在帕金森病中的研究报道甚少，结果亦不一致，曾有报道天门冬氨酸、牛磺酸、甘氨酸和丙氨酸在帕金森病患者脑脊液浓度较对照组明显增高，此结果尚需进一步证实。

7. 一氧化氮（nitric oxide，NO）　是近年来新发现的脑内神经递质。它是由 L-精氨酸在一氧化氮合酶（nitric oxide synthase，NOS）的作用下转化为 L-瓜氨酸过程中形成的。在特定条件下，NO 又是自由基，过度的自由基产生会造成神经组织损伤。研究表明，NO 对 DA 能神经元具有很强的毒性作用，其作用机制主要有以下几个方面：①NO 可以引起蛋白质如 DA 代谢的限速酶 TH 的亚硝酸化，从而改变蛋白质的功能；②NO 可使铁蛋白和转铁蛋白的表达分别上调和下调，干扰铁代谢，从而使细胞内铁的含量增高，而铁离子参与具有高度毒性的羟自由基的形成。研究也证实，帕金森病患者黑质内铁含量增高；③NO 还可与超氧阴离子结合形成 3-硝基酪氨酸（ONOO⁻），后者可造成邻近的 DA 能神经元线粒体的损害、脂质过氧化反应、蛋白质氧化和失活等，极易造成细胞死亡。它在基底节生理和病理改变中的作用日益受到重视。在 1-甲基-4-苯基-1，2，3，6-四氢吡啶（1-methyl-4-phenyl-1，2，3，6-tetrahydropyridine，MPTP）制备的 PD 动物模型中，应用 NOS 专一性抑制剂 7-硝基吲哚酮（7-nitroindole）能有效地阻断 MPTP 引起的 DA 能神经元变性，这一保护作用与减少 MPTP 引起的 NO 和 ONOO⁻ 的产生有关。NOS 缺乏的小鼠对 MPTP 神经毒性有抵抗，DA 减少不明显。初步研究显示基底节中 NOS 的活性相对增高，NO 自由基容易与其他过氧化物形成毒性更强的过氧化氮，这可能在一定程度上参与了黑质细胞的病理损伤。

8. 半胱氨酸　近年来的研究发现，用左旋多巴治疗的 PD 患者，与对照组和未经治疗的 PD 患者相比，其血液中半胱氨酸的含量较高。而且左旋多巴治疗 3 个月内就可以发现半胱氨酸水平明显增高。左旋多巴在体内由 S-腺苷甲硫氨酸提供甲基，在 COMT 的作用下经甲基化代谢成 3-O-甲基多巴（3-OMD）。S-腺苷甲硫氨酸去甲基后形成 S 腺苷半胱氨酸，后者水解成半胱氨酸。因此，左旋多巴的代谢在很多阶段与半胱氨酸有关。

研究表明，血液中高浓度的半胱氨酸是大脑萎缩、癫痫、阿尔茨海默病（Alzheimer disease，AD；又叫老年性痴呆）、卒中，以及动脉粥样硬化、血栓形成等血管性疾病的危险因素。体外实验发现，半胱氨酸可以诱发大鼠海马神经元发生凋亡，增加海马神经元对兴奋性和氧化性损伤的易感性。这可能与氧化应激引起的内皮细胞损伤等有关，但半胱氨酸毒性作用的细胞和分子基础至今还不明确。据报道，当血液中半胱氨酸的含量高于 14 μmol/L 时，人的认知功能就会下降 25%。而且半胱氨酸含量高的帕金森病患者其认知功能更差，更容易发生抑郁症。因此，血液中半胱氨酸含量的增高可能是帕金森病等神经退行性疾病的发病机制以及疾病进展的原因之一。

(四) 帕金森病的神经肽变化

许多神经肽已经得到确认，另一些则属于可能的神经递质。总体上看，神经肽在基底节中的含量和分布很高，但其功能和病理生理的研究甚少，与帕金森病的关系尚未明了。

根据神经肽的分布，纹状体可分为纹状小体和基底部。纹状小体内含有脑啡肽、强啡肽、P 物质、血管紧张素；基底部则含有丰富的生长抑素 (somatostatin, SST)、神经肽 Y (neuropeptide Y, NPY)。帕金森病患者脑内多肽的变化多在壳核和黑质，它们是纹状小体的投射靶位。

纹状体中带棘的神经元含有 P 物质，对 DA 能神经活动有兴奋效应。帕金森病患者的黑质致密区和腹侧被盖区中的 P 物质降低 30%~50%，苍白球、尾核和皮质中的变化不甚明显。

帕金森病患者基底节壳核和苍白球的甲脑啡肽和强啡肽含量明显减少，在黑质致密区和腹侧被盖区减少 40%~50%，但尾核和伏隔核的变化不明显。

多巴胺能神经含有神经紧张素，与 DA 能神经的功能联系尚不明确。据报道帕金森病患者黑质中的神经紧张素含量下降，可能系继发于 DA 能神经丧失所致。在海马中亦发现神经紧张素降低，是否与患者的认知障碍有关尚不清楚。

据报道，生长抑素和促肾上腺皮质激素释放因子 (corticotropinreleasing factor, CRF) 在伴有痴呆的帕金森病患者的皮质中明显降低，可能是由于中间神经元丧失的结果。

二、神经受体及多巴胺的摄取和运输

(一) 神经递质受体的概念和分类

受体是细胞膜上的特殊蛋白，其主要功能之一是识别生物信号并产生应答反应。要确定是否为受体，需要三个条件：①细胞膜上特异的结构；②能够与特定的配体结合；③结合后能够产生量性反应。

神经递质受体的分类可根据与受体结合的内源性神经递质的分子结构而分成胆碱受体、DA 受体、GABA 受体、谷氨酸受体等；亦可根据受体的分布分成突触前或突触后、中枢神经或周围神经受体；还可根据生物反应性质分成兴奋性或抑制性受体。此外，从受体分子生物学水平又可将同一受体分成许多亚型。

检查神经递质受体的常用方法是受体结合试验，将放射性核素标记的配体与含有膜受体的组织匀浆孵育，在无标记配体的存在下，进行竞争结合。随后将结合的放射性核素与未结合的放射性核素分离，根据其药理学特性可以计算出受体的数目和亲和状态。

人脑内神经递质受体随着年龄增长而发生变化。有资料表明正常老年人纹状体、大脑皮质和边缘前叶的 DA 受体 D_2 数目减少，但亲和力无改变。肾上腺素能 β 受体在大脑皮质减少 10%，在纹状体减少 20%，在小脑和松果体减少 50%。受体数目的减少可能是由于膜受体结合位点减少、树突变性或整个细胞变性所致。

（二）基底节中神经递质受体的功能及在帕金森病中的变化

基底节中已探明的神经递质受体有 20 多种，其中已知与帕金森病直接有关系的有 DA、ACh、腺苷、谷氨酸和 GABA 等受体。

1. DA 受体　自从 20 世纪 70 年代初发现 DA 受体以来，其研究取得了很大进展。经典的 DA 受体分类是根据其药理特性分为 D_1 和 D_2 两个亚型。D_1 受体激活腺苷酸环化酶，而 D_2 受体激活磷酸肌酸水解酶。抗精神病和抗 PD 的药物作用主要是通过 D_2 受体。应用现代分子生物学技术，现已提纯和克隆 5 种 DA 受体亚型，它们是 D_1、D_2、D_3、D_4 和 D_5（表 2-7）。

表 2-7　DA 受体亚型的分布和功能

亚型	分布和功能
D_1	激活腺苷酸环化酶，用［^{3}H］丁酰苯（butyrophenone）标记。垂体中无 D_1 受体；甲状腺中存在。主要分布在基底节 DA 能神经的突触后受体。对氟哌啶醇、溴隐亭亲和力很低，选择性激动剂是 SKF38393；选择性拮抗剂是 SCH23390。参与某些定型运动
D_2	用［^{3}H］丁酰苯标记，腺垂体中存在。主要分布在基底节 DA 能神经元的突触后和突触前自身受体。选择性激动剂是 LY141865，选择性拮抗剂是舒必利（sulpiride）。DA 和溴隐亭等主要作用于 D_2，与锥体外系运动调节有重要关系
D_3	与 D_2 受体很相似，主要定位在边缘系统，突触后和突触前自身受体均有分布。激动剂普拉克索（pramipexole）主要作用于 D_3，与精神活动和情绪有关
D_4	除对硝西泮有相对高亲和性外，其他神经安定剂对它的亲和性与 D_2、D_3 类似。其生理功能不详
D_5	主要定位于边缘系统，与 D_1 相似可以激活腺苷酸环化酶，对许多神经安定剂有亲和性，DA 对 D_5 的作用强于 D_1。其生理功能不详

（摘引 Sealfon S C，et al. 2000；Gerfen C R，et al. 2000）

DA 受体激动剂最初应用于合并有运动障碍的帕金森病患者，与左旋多巴合用，具有改善症状、减少不良反应及减少左旋多巴用量的作用。近年来发现，DA 受体激动剂还可能具有潜在的神经保护作用，能减少左旋多巴可能带来的毒性，改变 PD 的自然病程。左旋多巴转化为 DA 后，可通过自身氧化代谢生成具有细胞毒的多巴醌和其他自由基。因此，左旋多巴可能会加速 DA 能神经元的变性，具有一定的神经毒性。而 DA 受体激动剂直接作用于 DA 能神经元的受体，反馈性地抑制 DA 的生物合成、释放和代谢，而不参与 DA 的代谢过程，从而减少可能的氧自由基形成。此外，其可能的神经保护作用的机制还涉及以下几个方面：清除自由基、上调清除自由基相关酶的水平、抑制脂质过氧化、抗过氧化氢等抗自由基作用；抗凋亡作用；减少线粒体转运孔的开放，稳定线粒体膜电位及神经营养作用等。

早期的研究结果显示，用 D_1 受体激动剂 SKF38393 疗效不明显，可能由于它的作用强度不够。后来试用新一代 D_1 受体激动剂 Dihydroxide 和 A77636 治疗帕金森病证明有一定效果。

D_2 受体是黑质纹状体 DA 能神经元的主要效应受体。在 DA 能细胞上的 D_2 受体被称为自身受体，主要调节 DA 的合成和释放。用 6-羟基多巴胺（6-hydroxydopamine，6-OHDA）毁损 DA 能神经元，其自身受体消失，但纹状体中的突触后 D_2 受体数目增加并超敏。临床上，未经治疗的帕金森病患者应用正电子发射断层成像（positron emission tomography，PET）检查 D_1 和 D_2 受体的标记位点均有不同程度的增加，可能是由于失神经支配后的代偿性调节。开始应用左旋多巴或 DA 受体激动剂时，往往出现超敏，随着治疗时间的延长，DA 受体特别是 D_2 的敏感性会下降，如长期应用溴隐亭治疗，纹状体中 D_2 受体数目下降，D_1 受体的变化不明显。左旋多巴长期治疗对 DA 受体亦有下调作用，表现在受体的亲和性和位点改变。临床上患者往往出现"开-关"现象和"疗效衰减"现象。

虽然来自实验室的证据表明 DA 受体激动剂具有多种神经保护作用，但目前临床上有关 DA 受体激动剂的神经保护报告还很少，主要是由于缺乏有效的检查手段，没有专门为神经保护设计的临床试验。由于 DA 受体激动剂本身有对症治疗作用，因此单以临床量表很难区分患者的病情好转是由于其神经保护作用还是对症治疗的效果。但可以肯定的是，应用 DA 受体激动剂或早期加用 DA 受体激动剂可延迟左旋多巴的需求，减少左旋多巴应用引起的运动症状波动和运动障碍（异动症）的频率。特别值得一提的是，一项大型双盲对照研究显示，应用普拉克索或左旋多巴的 PD 患者经过 46 个月的随访，多次用单光子发射断层扫描（single-photon emission computed tomography，SPECT）测定患者的 DA 转运蛋白脑功能影像发现，长期应用普拉克索的患者其 SPECT 值降低程度明显比左旋多巴治疗组缓慢。虽然这种影像学检测结果的可靠性仍需进一步证实，但说明普拉克索在临床上有保护 DA 能神经元的作用。

2. 乙酰胆碱受体（AChR）　受体包括烟碱样（N）受体和毒蕈样（M）受体。N 受体与 α-银环蛇毒素有特殊亲和作用，是第一个被提纯和克隆的受体，主要作用于神经肌肉接头。中枢神经中的 N 受体可能与学习、记忆也有关系。M 受体与学习、记忆、行为和运动有密切关系，其受体也已经被克隆。M 受体的阻滞剂最早用来治疗帕金森病，抗 ACh 能药物如苯海索，现在临床仍然应用，并有一定的治疗效果。帕金森病脑内 ACh 受体无显著变化。

3. 腺苷受体　已公认为有两种，分别是 A_1 和 A_2 腺苷受体。它们在基底节中有一定作用，作用于突触前的 A_1 受体可以抑制多种神经递质包括 DA 和谷氨酸的释放，而作用于 DA 能神经末梢上的突触后 A_2 受体，可以增强 DA 合成限速酶 TH 的表达。

4. γ-氨基丁酸（GABA）受体　已知帕金森病患者基底节中 GABA 能神经元活动减弱，GABA 合成酶（谷氨酸脱羧酶，GAD）减少，γ-氨基丁酸受体亚型、受体位点减少。理论上，应用 γ-氨基丁酸受体激动剂可以增强 DA 能神经的活动，但临床上应用 γ-氨基丁酸 β 受体激动剂巴氯芬（baclofen）或混合的 γ-氨基丁酸 α 和 γ-氨基丁酸 β 受体激动剂普洛格柏（progabide）治疗帕金森病时，均未收到理想的效果，这可能与 γ-氨基丁酸受体的药理作用区域太广泛有关。

5. 兴奋性氨基酸受体　分为：①亲离子型，以 AMPA 受体为代表；②亲代谢型，与 G 蛋白偶联，以 AP_4 受体为代表。兴奋性氨基酸以谷氨酸（Glu）和天冬氨酸（Asp）为主。兴奋性氨基酸谷氨酸能神经从大脑皮质发出神经纤维到达纹状体，通过突触后受体影响 DA 和 ACh 的神经活动。显然，兴奋性氨基酸受体在维持 DA-ACh-GABA 的平衡、调节锥体外系运动中起重要作用。另外，兴奋性氨基酸受体的异常增加是造成中枢神经元变性的主要的病理机制之一，在帕金森病患者中的作用引起了关注。动物实验证实，应用抗谷氨酸药物抑制谷氨酸受体可以改善帕金森病动物模型的运动症状，延缓疾病的进展。因此，谷氨酸能系统的异常被认为是帕金森病病理机制之一。临床上试用兴奋性氨基酸受体阻滞剂对改善帕金森病临床症状有一定的辅助疗效。目前，能选择性阻断帕金森病特异性的谷氨酸受体亚型的抗谷氨酸药物被认为有很好的治疗前景，如选择性作用于 NR_2B 亚单位的 NMDA 受体阻滞剂和作用于代谢型谷氨酸受体（metabotropic glutamate receptor，mGluR）5 的阻滞剂等。

6. 5-羟色胺受体　虽不是基底节中的主要神经递质，但在纹状体中含量较高。至少有 6 组受体亚型已经得到分离和克隆，其中有些亚型的药理学特性与 DA 受体交叉重叠。应用该受体的激动剂或阻滞剂对帕金森病的运动症状无多大改变，但可能对情绪、精神状态有一定影响。

7. 受体间的相互作用　①DA/ACh：临床上治疗帕金森病应用 DA 受体激动剂或胆碱 M 受体阻滞剂均能缓解症状，说明 DA 与 ACh 之间有拮抗作用。应用专一性 DA 受体亚型药物进行分析，发现激活 DA 能神经末梢上的 D_2 受体可以直接抑制 ACh 释放，而激活 D_1 受体反而可以间接地协助 ACh 释放。D_1 受体影响 ACh 释放的位点在苍白球，并可能有皮质-纹状体谷氨酸神经传导的参与。②DA/NMDA：在 6-OHDA 单侧毁损大鼠旋转模型中，用选择性多巴胺 D_1 和 D_2 阻滞剂可以分别抑制相应 D_1 和 D_2 受体激动剂所引起的旋转。预先阻滞谷氨酸受体，可以加强 D_1 受体激动剂所引起的旋转，但减少了 D_2 受体激动剂引起的旋转。

（三）帕金森病的 DA 递质摄取和转运的变化

DA 中枢神经元上有回摄取位点，对突触释放和细胞间隙中的 DA 能够主动回摄取，摄取后的 DA 经过包装后可被再利用。实验研究发现，用［^3H］标记的 DA 或马吲哚（mazindol）检测完整细胞或突触体制备的回摄取位点，发现 MPTP 猴模型壳核中的 DA 回摄取位点减少 90% 以上，黑质致密区减少 80% 左右，腹侧被盖区减少 70%，伏隔核减少 27%，与 DA 能神经元减少程度成正比。在帕金森病患者死后脑组织 DA 回摄取研究用［^3H］-GBR-12935 标记发现，在黑质纹状体系统 DA 回摄取位点几乎全部丧失，其减少程度超过了 DA 递质含量减少的程度。在外周血液测定血小板中 DA 回摄取位点，发现帕金森病患者的［^3H］DA 摄取最大速率 V_{max} 和米歇尔常数 K_m 均明显降低，这可作为早期诊断帕金森病的生化指标之一。神经毒物如 MPTP 和 6-OHDA 对 DA 回摄取位点有较高的亲和性，摄取后在细胞内产生毒性效应。阻断 DA 回摄取位点可以明显地抑制 MPTP 和 6-OHDA 的选择性 DA 能神经毒性。临床上已在试用 DA 回摄取阻滞剂，其目的是增加突触间 DA 浓度、增强 DA 作用强度。

DA 转运蛋白（dopamine transporter，DAT）是位于 DA 能神经元突触前细胞体和轴突内的转运蛋白，它的生理作用主要是将新合成的和回摄取的 DA 转运到末梢，经包装后等待释放再利用，是突触间 DA 灭活的主要形式。DAT 也是各种精神兴奋剂（如可卡因）和神经毒性物质（如 MPTP）的作用位点，因此被认为与药物成瘾以及环境毒素所致的帕金森病密切相关，阻断 DA 的递质转运就可以有效地抑制 DA 的神经传递。帕金森病患者死后测定黑质纹状体中 DAT 的 mRNA 水平和蛋白质水平，均有明显降低，并与病程有密切关系。有报道，神经元数量减少 50% 时，DAT 的含量即开始下降，此时也开始出现典型的帕金森病的临床症状。因此纹状体内 DAT 的含量是早期诊断帕金森病的一种高度灵敏性的指标。近来一些研究用［^{123}I］-β-CIT 标记 DAT，通过 PET 显像，可以直接测定帕金森病患者脑内 DA 运输系统的变化。资料表明，在帕金森病发病早期或无临床症状期，［^{123}I］-β-CIT 标记 PET 发现 DAT 已有较显著的变化，而且较检测 DA 受体和回摄取位点更敏感，将来可望成为早期诊断帕金森病的有效的放射学诊断工具。此外，最近研究还发现，在帕金森病早期临床阶段，即可见周围血液中的淋巴细胞内 DAT 的免疫活性下降。

第五节 帕金森病的病理生理

帕金森病的病理学改变主要为黑质和蓝斑核内含黑色素多巴胺能神经元大量丧失（50%～70%），以及路易体、α 突触核蛋白在神经元内的广泛沉积。

基底节为运动系统的一部分，通过与复杂的神经调节环路联络，可产生兴奋或抑制运动系统的作用，参与运动的起始、协调和肌张力的调节。若基底节及与其功能联系的神经核团（例如黑质或底丘脑核）损害，则相应地表现为运动性冲动过多或缺乏和（或）肌张力的改变。

帕金森病是已发现大脑疾病中由于某个单一神经递质减少造成的第一种疾病。20 世纪 50 年代中期 Arvid Carlson 发现 80% 的大脑 DA 在基底节，Oleh Horynekiewicz 发现 19 例帕金森病患者的大脑纹状体特别是壳核缺乏 DA。60 年代早期发现帕金森病大部分是由于黑质致密部 DA 能神经元变性所致。概括起来说，帕金森病的主要病变是大脑切面上中脑黑质、脑桥的蓝斑及迷走神经背壳等处脱色，其中尤以黑质最为显著，外观颜色变浅甚至完全无色。大脑外观无明显改变，脑重量一般在正常范围内。光镜下黑质多巴胺能神经元大量变性丢失，残留的神经元胞质中有路易体形成，还可见病变区有角质细胞增生。黑质神经元变性丢失具有特殊分布区，主要见于致密部的腹外侧部，腹内侧部次之，背侧部较轻。路易体主要见于黑质神经元的胞体中，还可见于蓝斑、迷走神经背侧运动核、丘脑和下丘脑等含有色素的神经元的胞体中。路易体是一种嗜酸性的蛋白包涵体，HE 染色呈圆形，中央为一玻璃样变的核心，该核心可被马森（Masson）三色染色法染成亮红色，但 Nissl 染色不着色，在神经元胞质内一般可见一个或数个大小不一的路易体，其确切的化学成分尚不明确，但通过免疫组化技术知道主要含有 α 突触核蛋白、神经丝蛋白、泛素等数种蛋白成分，其中 α 突触核蛋白是 Lewy 小体的最主要成分，这种蛋白对"散发型"或"特发型"帕金森综合征的产生是否起重要作用，目前尚不明了。Lewy 体是帕金森病最显著的病理标志之一，但其形成机制和病理意义至今仍不明确。

底丘脑核的活性增强，明显抑制丘脑内谷氨酸能神经元，由此引起基底节连接环路起始部的抑制，最后抑制皮质区神经支配。Walter Brikmayer 和 Horynekiewicz 发现静脉注射左旋多巴，帕金森病患者症状出现了意想不到的效果，但很短暂。接下来 George Cotzias 发现逐渐增加左旋多巴的口服剂量患者的临床症状可出现持续性的好转。

William Langston 发现暴露于哌替啶的衍生物 1-甲基-4-苯基-1，2，3，6-四氢吡啶（MPTP）的药物成瘾者会发展为严重的帕金森症候群，这一发现引发了人们对外源性毒素在帕金森病的病理过程中作用的探索及灵长类动物模型发展的研究。根据 MPTP 诱导的灵长类动物帕金森病的病理模型，发现黑质致密部到纹状体的 DA 能传入减少导致间接通路的活动增加和直接通路的活动减少，这是由于 DA 通过 D_1 和 D_2 受体在两条通路中的作用不同造成的。这些变化引起内侧苍白球的活动增加，增加了对丘脑皮质和中脑被盖神经元的抑制，从而导致运动减少。与此同时，实验室发现 MPTP 诱导的猴子间接通路出现明显的神经活动的变化。例如，微电极研究显示外侧苍白球的紧张性活动减少，而底丘脑核和内侧苍白球的活动增加。苍白球紧张性放电的变化可被全身应用 DA 受体激动剂阿扑吗啡逆转。底丘脑核间接通路的过度活动是产生帕金森病症状的重要因素。损伤底丘脑核，减少其对内侧苍白球的兴奋性驱动，可明显改善 MPTP 诱导猴子的帕金森病症状。选择性抑制底丘脑核或内侧苍白球的感觉运动区足以改善 MPTP 诱导动物的主要帕金森病运动症状（运动不能、震颤和僵直）。因此苍白球损毁术是近年来对药物难以控制的晚期患者和出现药源性运动并发症的患者的一种有效治疗方法。MPTP 诱导猴子除了内侧苍白球的紧张性传出增加以外，位相性活动也有变化。基底节传出冲动在放电形式上的变化同放电速度的变化一样重要。最近的研究数据表明震颤是由基底节核团内摆动性放电的同步性增加造成的，不同的放电时空形式和速度会导致各种不同运动功能障碍的临床表现形式。

帕金森病患者纹状体的 DA 水平和基底节核团代谢活动的检测同此类疾病模型猴病理生理模型所显示的情况相同。先前用直接生化测定和目前用正电子发射断层成像（PET）检测 DA 前体物质的摄取都显示帕金森病患者壳核的 DA 摄取水平减少。通过对对侧壳核、扣带回前部、辅助运动区和背侧前额部皮质的血流成像显示帕金森病患者无论在运动时，还是静息状态下突触活动都减少。运动实验中应用 DA 受体激动剂可增加辅助运动区和扣带回前部的血流，若外科损毁此患者的苍白球可恢复辅助运动区和前额区的活动。这些脑影像研究为探讨苍白球、丘脑皮质在运动环路中的重要作用和运动减少、运动迟缓的发生机制提供了有力的证据。

由此可见，帕金森病运动减少的特点是由于兴奋性驱动增加，使内侧苍白球的抑制性传出增加造成的。帕金森病的运动减少和运动迟缓目前已不再被看成是反映基底节功能受损的状态，而是像僵直和震颤一样，反映了未受损结构的过度异常活动的程度。这种异常活动导致的体征可通过减少和损坏其病理性传出而得到改善。

参考文献

[1] BLANDINI F, FANCELLU R, MARTIGNONI E, et al. Plasmahomocysteine and L-

Dopa metabolism in patients with Parkinson disease［J］. Clin Chem, 2001, 47（6）:
1102-1104.

［2］ BLEICH S, RÖMER K, WILTFANG J, et al. Glutamate and the glutamate receptor
system: a targetfor drug action［J］. Int J Geriatr Psychiatry, 2003, 18（Suppl 1）:
S33-40.

［3］ CARONTI B, ANTONINI G, CALDERARO C, et al. Dopaminetransporter immunorea-
ctivity in peripheral blood lymphocytes in Parkinson's disease［J］. J Neural Transm,
2001, 108（7）: 803-807.

［4］ CHASE T N, OH J D. Striatal mechanisms and pathogenesis of parkinsonian signs and
motor complications［J］. Ann Neurol, 2000, 47（4 Suppl 1）: S122-129.

［5］ COOKSON M R. The biochemistry of Parkinson's disease［J］. Annu Rev Biochem,
2005, 74: 29-52.

［6］ GERFEN C R. Molecular effects of dopamine on striatal-projection pathways［J］. Trends
Neurosci, 2000, 23（10 Suppl）: S64-70.

［7］ HARRINGTO K A, AUGOOD S J, Kingsbury A E, et al. Dopamine transporter（DAT）
and synaptic vesicle amine transporter（VMAT2）gene expression in the substantial nigra
of controland Parkinson's disease［J］. Brain Res Mol Brain Res, 1996, 36（1）: 157-
162.

［8］ HUNOT S, HIRSCH E C. Neuroinflammatory processes in Parkinson's disease［J］. Ann
Neurol, 2003, 53（Suppl 3）: S49-58.

［9］ JENNER P. Oxidative stress in Parkinson's disease［J］. Ann Neurol, 2003, 53
（Suppl3）: S26-36.

［10］ PLAYFER J R, HINDLE J V. Parkinson's disease in the older patient［M］. New
York: Oxford University Press, 2001.

［11］ JANKOVIC J J, TOLOSA E. Parkinson's disease and movement disorders［M］.
Philadelphia: Williams & Wilkins, 2002.

［12］ KRUMAN I, CULMSEE C, Chan S L, et al. Homocysteine elicitsa DNA damage
response in neurons that promotes apoptosis and hypersensitivity to excitotoxicity［J］. J
Neurosci, 2000, 20（18）: 6920-6926.

［13］ LE W D, JANKOVIC J, XIE W J, et al.（-）-Deprenyl protection of 1-methyl-4
phenylpyridium ion（MPP+）-induced apoptosis independent of MAO-B inhibition
［J］. Neuroscience Letters, 1997, 224（3）: 197-200.

［14］ LOOPUIJT L D, SCHMIDT W J. The role of NMDA receptors in the slow neuronal
degeneration of Parkinson's disease［J］. Amino Acids, 1998, 14（1-3）: 17-23.

［15］ MARINOM J, VALENTI O, CONN P J. Glutamate receptors and Parkinson's disease:
opportunities forintervention［J］. Drugs Aging, 2003, 20（5）: 377-397.

［16］ O'SUILLEABHAIN P E, SUNG V, HERNANDEZ C, et al. Elevated plasma homocys-
teine level in patients with Parkinson disease: motor, affective, and cognitive associa-

tions［J］. Arch Neurol, 2004, 61（6）: 865-868.

［17］ Parkinson Study Group. A Multicenter assessment of Dopamine Transporter lmaging with Dopascan/Spect in parkinsonism［J］. Neurology, Neurology, 2001, 57（10 Suppl 3）: S52-59.

［18］ RAVENSCROFT P, BROTCHIE J. NMDA receptors in the basal ganglia［J］. J Anat, 2000, 196（Pt 4）: 577-585.

［19］ SCHAPIRA A H. Dopamine agonists and neuroprotection in Parkinson's disease［J］. Eur J Neurol, 2002, 9（Suppl 3）: 7-14.

［20］ SEALFON S C. Dopamine receptors and locombtor responses: molecular aspects［J］. Ann Neurol, 2000, 47（4 Suppl 1）: S12-19.

［21］ JONES H R. 奈特神经系统疾病彩色图谱［M］. 樊东升, 张俊, 译. 北京: 人民卫生出版社, 2009.

［22］ 蒋文华, 刘才栋. 神经解剖学［M］. 上海: 复旦大学出版社, 2002.

［23］ 本版编委会. 格氏解剖学［M］. 38版. 杨琳, 高英茂, 译. 沈阳: 辽宁教育出版社, 1999.

［24］ 吴江. 神经病学［M］. 北京: 人民卫生出版社, 2005.

［25］ 王晓民. 帕金森病神经元损害的分子机制和诊治研究进展［M］//关新民. 医用神经生物学. 北京: 人民卫生出版社, 2002.

［26］ 陈生弟, 王刚. 帕金森病的研究任重而道远［J］. 中华医学杂志, 2008, 88（7）: 433-435.

［27］ ALHEID G F, HEIMER L, SWITZER R C. Basal ganglia［M］// PAXINOS G. The human nervous system. San Diego: Academic, 1990: 483-582.

［28］ HAZRATI L N, PARENT A. The striatopallidal projection displays a high degree of anatomical specificity in the primate［J］. Brain Res, 1992, 592（1-2）: 213-227.

［29］ 坎德尔, 施瓦茨, 杰塞尔, 等. 神经科学原理［M］. 4版. 纽约: 麦格劳-希尔公司, 2000.

［30］ VICTOR M, ROPPER A H. Adams and victor's principles of neurology［M］. 7th ed. New York: McGraw-Hill, 2001.

［31］ Duns P. 神经系统疾病定位诊断学［M］. 刘宗蕙, 徐霓霓, 译. 北京: 海洋出版社, 2006.

［32］ 史玉泉, 周孝达. 实用神经病学［M］. 3版. 上海: 上海科学技术出版社, 2004.

［33］ 郑东明, 孟庆萍, 价剑非, 等. 帕金森病对反应抑制能力的影响［J］. 中国现代医学杂志, 2008, 18（16）: 2370-2373.

［34］ 李勇杰, 庄平, 张宇清, 等. 帕金森病患者丘脑腹外侧核的微电极定位技术［J］. 中华神经外科杂志, 2004, 20（4）: 275-279.

［35］ 孟金兰, 何敏. 帕金森病病因学与发病机制研究进展［J］. 昆明医学院学报, 2003, 24（4）: 38-42.

［36］ 李敬军, 张凯, 马羽, 等. 高频电刺激丘脑底核对偏侧帕金森病猴模型苍白球内

侧部神经元放电的影响 [J]. 中华神经医学杂志，2012，11 (5)：459-463.

[37] 刘岘，刘波，雒晓东，等. 静息状态下帕金森病患者脑部功能连接的 MR 研究 [J]. 中华放射学杂志，2009，43 (3)：253-257.

[38] 黄沛，谭玉燕，陈生弟. 通过帕金森病探讨基底节在学习和记忆中的作用 [J]. 中华神经科杂志，2013，46 (4)：276-278.

[39] 王小川，张家兴. 帕金森病记忆功能障碍及机制 [J]. 中华神经科杂志，2007，40 (12)：852-856.

[40] 芮德源，陈立杰. 临床神经解剖学 [M]. 北京：人民卫生出版社，2007.

第三章　帕金森病的病因与发病机制

帕金森病的发病机制十分复杂，至今尚不完全清楚。目前的研究认为：遗传因素、环境因素、氧化应激、线粒体功能衰竭、兴奋性氨基酸毒性、免疫异常、细胞凋亡、泛素蛋白酶体系统功能障碍和自噬等病理生理机制造成黑质多巴胺能神经元大量变性缺失导致发病。

第一节　现代医学的相关观点

一、遗传因素

1. 家族性　早在 1949 年，Mjones 等人率先进行了帕金森病的遗传学分析，他们发现 194 名帕金森病患者中有 74 名有阳性家族史（占 38.1%），其父母、兄弟姐妹中帕金森病患病率分别为 12% 和 7%，说明该病为常染色体显性遗传，外显率为 60%。1973 年，Martin 等在美国明尼苏达地区调查了一组帕金森病患者的父母和兄弟姐妹中该病流行情况，并与帕金森病患者配偶的父母和兄弟姐妹相比较，结果发现帕金森病患者的父母和兄弟姐妹中此种疾病的患病率明显升高，其遗传率为（40±11）%，并支持帕金森病为多因子遗传的假说。1984 年，Barbeau 等人发现青年帕金森病患者遗传倾向更大，14% 的青年帕金森病患者有阳性家族史，还发现震颤型帕金森病患者的家族中此类疾病的发病率更高，在许多家系中常同时存在着数个原发性震颤患者，遗传方式多为常染色体显性遗传，但以强直为主的患者，家族史少，可能为隐性遗传。1994 年，Lazzarini 调查 80 个育 2 或 3 子的患者家系，其父母和兄弟姐妹患病率相似，亦提示帕金森病是外显率不全的常染色体显性遗传性疾病。1997 年，Polymeropoulos 首先报道了一组意大利和希腊家系显性遗传患者在 4 号染色体共核基因有 2 个点样突变（A30P 和 A53T）。1998 年，Gasser 发现 2 号染色体 2P13 上有病变等位基因点。随着研究的不断深入，日本学者 Kitada 等人确认了 4 号染色体 Parkin 基因突变是青年型常染色体隐性遗传的致病基因。有学者报道约 10% 的帕金森病患者有家族史、遗传方式呈不完全外显率的常染色体显性遗传，其余为散发性帕金森病。尽管带有家族遗传有关疾病基因的患者只占整个帕金森病患者的少数，但还是对研究该病的发病机制提供了重要价值。

综上所述，帕金森病的遗传因素在该病的发病中占据着重要的地位，其遗传方式多为常染色体显性遗传，也可能有外显率不全或隐性遗传。

2. 青少年型　在帕金森病的患者群中，青少年型帕金森病（juvenile parkinsonism）

患者占据着一定的比例，又称青少年型帕金森综合征。其临床特征为 40 岁前发病，约 40% 有家族史，具有帕金森病的典型临床症状，症状左右差别小，与中老年帕金森病相比步行障碍发生率高，小剂量左旋多巴治疗可获得良好疗效，容易出现运动障碍或剂末恶化（end of dose deterioration），发病年龄越年轻越明显，特别在 20 岁前发病的患者，常有睡眠后可自然改善症状的现象发生，所以一日内有症状波动，常有足尖内翻。此类疾病很难与进行性苍白球萎缩症、进行性苍白球黑质萎缩症鉴别。

3. 双生子　在对帕金森病遗传学的研究中，有学者发现，单卵双生子帕金森病患病率显著增高。1983 年，Ward 等进行一项大规模的帕金森病双生子研究，他们对 62 例帕金森病患者及其孪生兄弟进行了调查，结果发现 43 对单卵双生子中有 5 对同患帕金森病，19 对异卵双生子中仅有 1 对同患该病。单卵双生子的患病一致率为 12%，异卵双生为 5.3%，两组双生子的患病一致率无明显差异。1992 年，Burn 在其一项研究中利用能从活体检测出轻微的黑质纹状体多巴胺系统变性的 PET 研究了两组孪生兄弟，发现即使帕金森病患者孪生兄弟无帕金森病的临床表现，也有 2/3 在 PET 检查中发现其脑中存在帕金森样黑质变性。他们也用 18F-Dopa PET 检查了 18 个帕金森病患者的孪生兄弟的黑质纹状体多巴胺系统的功能，结果发现 45% 的单卵双生子和 29% 的异卵双生子 PET 检查中在 2 个标准差范围的黑质功能发生异常，在 3 个标准差范围，单卵双生子的一致率无差异，说明双生子患帕金森病的一致性显著增高。

4. 基因分析　目前有关帕金森病的遗传基因不断被研究证实，继 Polymeropoulos 等人在意大利家族中发现了第一个帕金森病相关基因（SNCA，$PARK_1$）之后，总共命名了 18 个基因。其中，通过连锁分析和全基因组关联研究确定了 $PARK_1 \sim PARK_{15}$ 和 $PARK_{16} \sim PARK_{18}$。在以上基因中，SNCA、$LRRK_2$、$PARK_1N$、DJ-1、$PINK_1$ 和 $ATP13A_2$ 等可引起家族性帕金森病。除此以外，SNCA、$LRRK_2$、MAPT 和 GBA 被认为是帕金森病发病的危险因素。

迄今已确定 $PARK_1 \sim PARK_{10}$ 等 10 个单基因与帕金森病有关，其中已确认 3 个基因产物与家族性帕金森病有关：①α 突触核蛋白为 $PARK_1$ 基因突变，基因定位于 4 号染色体长臂 4q21 ~ q23，α 突触核蛋白可能会增高 DA 能神经细胞对神经毒素敏感性；②Parkin 为 $PARK_2$ 基因突变，定位于 6 号染色体长臂 6q25.2 ~ q27；③泛素蛋白 C 末端羟化酶-L_1 为 $PARK_5$ 基因突变，定位于 4 号染色体短臂 4p14。细胞色素 P450 $2D_6$ 基因和某些线粒体 DNA 突变可能是帕金森病发病易感因素之一，可能使 P450 酶活性下降，使肝脏解毒功能受损，易造成 1-甲基-4-苯基-1，2，3，6-四氢吡啶（MPTP）等毒素对黑质纹状体损害。少数家族性帕金森病与 α 共核蛋白基因及 Parkin 基因突变密切相关。Parkin 基因见于常染色体隐性家族性青年型帕金森综合征。晚发患者研究表明，该基因启动子区 258T/G 多态性位点可能增加中国人晚发帕金森病的发病风险。其对基因 S/N167 多态性与帕金森病发病风险的 Meta 分析结果显示，S/N167 多态性可能增加了东方人群患帕金森病的危险性，对西方人群的影响尚不确定。DJ-1 基因突变首先是在荷兰和意大利两个常染色体隐性遗传的早发帕金森病家系中发现的。现已发现的 DJ-1 突变有 11 种，突变形式包括点突变和大片段缺失。但 DJ-1 的突变频率还是相当低，在散发性早发帕金森病中的突变频率为 1% 左右，而在晚发帕金森病中尚未发现 DJ-1

突变。PINK$_1$基因位于染色体 1p36，基因全长 1.8 kb，共有 8 个外显子，编码 1 个含581 个氨基酸的蛋白，其遗传方式属常染色体隐性遗传。PINK$_1$ 的生理功能及其基因改变在帕金森病发病过程中的作用目前还不清楚。国内尚无这两种基因突变与中国人帕金森病发病之间相互关系研究的报道。

1987 年，我国在广州地区进行的 100 例中国患者及其对照的家族患病率调查，同样提示多因素的病因特征，但帕金森病的遗传度仅为 38%。因此认为，帕金森病是环境危险因素暴露和遗传因素相互作用的结果。

二、环境因素

流行病学调查发现，帕金森病的患病率存在地区差异，所以人们怀疑生存环境中可能存在一些有毒的物质，损伤了大脑的神经元。研究还表明，帕金森病与居住于农村、喝井水等因素存在显著正相关。目前国际上多倾向认为居住在农村，喝井水的人帕金森病患病率高与从事田间劳动者接触农药机会较多有关。长期接触杀虫剂、除草剂或某些工业化学品等可能是帕金森病发病的危险因素。

资料表明，接触含与 MPTP 有相似结构成分的农药百草枯、鱼藤酮等和帕金森病发病有关。Tsui 等对 310 名职业性农药使用者（包括果园主、专业消毒人员等）进行的病例对照研究表明：农药接触是帕金森病肯定的危险因素，其长暴露时间组发病率明显高于短暴露时间组，表明其患病率存在一定的剂量反应关系。Petrovitch 等对瓦胡岛上种植园工作 1~10 年、11~20 年、20 年以上的 1986 名美籍日人进行了长达 30 年之久的随访，研究结果发现：患帕金森病的相对危险度分别为 1.0、1.7、1.9，且均具有统计学意义。由此学者们提出，环境因素与线粒体功能障碍可能存在着一定的关系。

1.1-甲基-4-苯基-1，2，3，6-四氢吡啶（MPTP）的影响　研究认为 MPTP 作为一种脂溶性物质，能透过血-脑脊液屏障进入脑内，主要集中分布在黑质区含有 DA 能神经元的黑色素中。在脑内胶质细胞中含有高浓度单胺氧化酶 B（MAO-B），MPTP 作为单胺氧化酶的底物，被其将该种脂溶性物质代谢的中间产物 MPTP 转变成为 1-甲基-4-苯基吡啶离子（1-methyl-4-pehnyl-pyridine，MPP$^+$），MPP$^+$ 作为 DA 能神经元的多巴胺重吸收系统的基质，通过黑质纹状体末梢而优先聚积，经非特异性能量依赖的亲脂性正离子吸收机制成百倍地聚积于线粒体内，特异性地与线粒体呼吸链复合体 I 结合，选择性损害 DA 能神经元，产生帕金森病症状。除此之外，MPTP 还具有与除草剂百草枯相似的特性，支持其神经毒性是通过自由基产生这一结论。但 MPTP/MPP$^+$ 直接通过代谢产生自由基似乎不太可能，因为这种反应需要高电化学梯度能量。

一些研究结果表明 MPP$^+$ 可能是通过氧化应激参与了细胞损害。已有实验证实MPP$^+$ 能阻滞线粒体复合体 I 活性，造成细胞死亡。在动物实验中还发现该物质可以阻滞三羧酸循环中的 α-酮戊二酸脱氢酶（α-KGDH）活性，α-KGDH 是三羧酸循环（tricarboxylic acid cycle，又称 Krebs 循环）中的关键酶，复合体 I 和此种酶的双重缺陷会严重影响线粒体呼吸链和 ATP 的生物合成。

20 世纪 80 年代初美国加州一些吸毒者因误用一种神经毒物质吡啶类衍生物 MPTP后，出现酷似原发性帕金森病样症状，且其某些病理变化、生化改变、症状和药物治疗反应等与原发性帕金森病相似，给猴注射 MPTP 也出现相似效应。这两件事引发了人们对帕金森病环境病因的思考。

2. 重金属 是指相对密度大于 5 的金属，主要包括金、锰、铅、汞等，此类物质不能被生物降解，与人体内核蛋白质及酶等发生强烈的相互作用，使它们失去活性，同时也可能在体内的器官中蓄积，造成慢性中毒。由于中脑黑质神经元具有蓄积金属元素的特性，长期低浓度重金属可发生慢性中毒。18 世纪的一项研究发现锰矿工人有与帕金森病极其相似的症状后，不断有帕金森病与重金属环境暴露相关的报道。Gorell 等在底特律的研究亦证实了重金属与帕金森病发病的相关性。

3. 其他 目前自然界中还存在大量的化合物，如汽油、汽油的废物、有机氯杀虫剂、油漆、塑料树脂、TIQ 及内源性多巴胺代谢产物 3，4-二羟苯基乙醛等，经研究发现以上物质均能使患帕金森病的危险性增加 2~8 倍。有人通过尸体解剖研究，发现脑组织中含有高浓度的有机氯杀虫剂和脂溶性长效线粒体毒素残留。

综上所述，环境中存在着很多的有毒物质，其中大多数是化学物质，这些化学物质在没有经过处理后会对人体产生巨大的不良反应，尤其是人的脑部，当老年人接触到这一类的物质时，极易罹患帕金森病。

三、氧化应激

氧化应激的概念最早源于人类对衰老的认识。1956 年，英国学者 Harmna 首次提出自由基衰老学说，认为自由基攻击生命大分子造成组织细胞损伤，进而导致机体衰老。1990 年，美国衰老研究权威 Sohal 教授指出自由基衰老学说尚存在缺陷，进而首先提出了氧化应激的概念，人们开始重视诸多与衰老相关性疾病与氧化应激关系的研究。现代生物学定义的氧化应激是指机体在遭受各种可能的有害刺激时，致使体内高活性分子如活性氧自由基（reactive oxygen species，ROS）和活性氮自由基（reactive nitrogen species，RNS）生成过多，ROS 包括超氧阴离子（$\cdot O_2^-$）、羟自由基（$\cdot OH$）和过氧化氢（$\cdot H_2O_2$）等，RNS 包括一氧化氮（NO）、二氧化氮（NO_2）和过氧化亚硝酸盐（$ONOO^-$）等。当自由基总和超出细胞抗氧化能力，出现氧化系统和抗氧化系统失衡，从而导致组织损伤。人体内主要存在两类抗氧化系统，一类是酶抗氧化系统，包括超氧化物歧化酶（superoxide dismutase，SOD）、过氧化氢酶（catalase，CAT）和谷胱甘肽过氧化物酶（glutathione peroxidase，GSH-Px）等；另一类是非酶抗氧化系统，包括谷胱甘肽（glutathione，GSH）、维生素 C、维生素 E、褪黑素、锌和硒等。

氧化应激在帕金森病 DA 能神经元变性中起重要作用，正常情况下，体内抗氧化系统与氧化系统存在平衡，体内自由基能被及时清除。体内自由基主要指的是活性氧（ROS），是分子氧经过线粒体代谢的副产物，能促发氧化应激。体内自由基还包括活性氮自由基（RNS），即一氧化氮（NO）及其代谢产物过氧化亚硝酸盐（peroxynitrite，PN）。NO 能抑制线粒体复合体 I、IV，促进氧化应激；通过与蛋白反应生成 S-亚硝基硫醇，造成脂质过氧化；还能与超氧阴离子作用产生具有氧化活性的分子 PN，PN 也是强有效的氧化剂能够导致 DNA 碎裂及脂质过氧化。ROS 及 RNS 与帕金森病 DA 能神经元变性凋亡密切相关。帕金森病患者体内抗氧化系统减弱，存在氧化性损伤，4-羟基-2，3-丙烯醛和脂质过氧化产生的乙醛，以及核苷氧化产生的8-羟基鸟苷均在帕金森病黑质中发现。同时在帕金森病黑质中出现了凋亡的特征，包括增加的3-末端终聚体染色的DNA，染色质凝聚，不规则的细胞核形态以及凋亡小体。

1. 多巴胺代谢参与氧化应激　帕金森病患者DA能神经元变性丢失导致纹状体内DA含量减少，促进疾病的发生。DA在单胺氧化酶（MAO）作用下生成半醌，伴随着ROS产生，能促发氧化应激。研究发现DA代谢过程中谷胱甘肽（GSH）及其氧化产物谷胱甘肽二硫化物水平明显增高，这些改变说明DA的代谢过程中氧化应激增加。

2. 线粒体功能障碍参与氧化应激　线粒体呼吸链在生物氧化中扮演重要角色，当线粒体呼吸链的结构受损，体内产生的自由基增多，抑制线粒体的复合体I会增加ROS，尤其是过氧化氢的产生。帕金森病患者黑质中发现复合体I活性下降，这与衰老相关的DJ-1、PINK$_1$、Parkin基因及线粒体功能障碍有关。其中DJ-1是线粒体浓缩氧化还原敏感性蛋白，能激发氧化信号，与线粒体抗氧化机制有协同作用。同时研究发现去除Parkin基因的果蝇出现线粒体嵴的碎片及线粒体的凋亡，去除PINK$_1$基因的果蝇亦能出现相似的表现。α突触核蛋白的聚集能导致DA能神经元凋亡与氧化应激有关，α突触核蛋白是路易体的主要构成成分，能增加DA神经元内ROS水平，铁催化的氧化反应能使此蛋白的α螺旋结构转变为β折叠，从而使其易于聚集。α突触核蛋白的突变能促使神经原纤维的产生，神经原纤维具有细胞毒性，加剧DA能神经元的聚集、死亡，与DA结合的α突触核蛋白更能阻止原纤维转化为纤维，加剧此情况的发生。而表达于α突触核蛋白的α-synuclein基因亦能参与氧化应激，促使DA能神经元死亡。研究显示，线粒体功能障碍是帕金森病的致病因素之一。

3. 钙超载与氧化应激　帕金森病中，线粒体氧化应激在很大程度上直接与L型电压门控钙通道（L-voltage-gated calcium channel，L-VGCC）有关。与其他神经元不同，DA神经元具有自律性，在缺乏突触信号传入时依赖L-VGCC可产生2~4 Hz的动作电位，L-VGCC的自主活动调节能够提高DA能神经元对线粒体毒性的敏感性。其中，致使钙离子流入细胞质，导致细胞内钙离子集聚，同时刺激黑质致密部（SNc）DA神经元内DA代谢，伴随左旋多巴负载，产生毒性反应，引起线粒体功能障碍及神经元变性。此外，钙离子进入神经元需要ATP的存储，这进一步增加ATP泵的负担，消耗大量ATP，加重线粒体氧化磷酸化，增加超氧化物的产生。

4. 铁离子参与氧化应激　铁的堆积能激发氧化应激反应，当非结合铁增多时，通过氧化应激产生大量的自由基。Fe^{3+}可与黑色素结合，处于稳定状态，当被还原为Fe^{2+}时，参与自由基的产生。此外，从Fe^{2+}转为Fe^{3+}的芬顿（Fenton）反应中，能产生过氧化氢或分子氧；过氧化氢在Fe^{2+}存在的条件下又通过哈伯·韦斯反应产生具有巨大毒性的羟自由基。帕金森病患者黑质中存在铁的堆积，对DA能神经元及神经胶质细胞具有毒害作用。Madenci等在研究铁代谢与帕金森病的关系中发现，在黑质中铁蛋白和转铁蛋白下降，铁和乳铁蛋白增加，帕金森病症状与血清铁和铁蛋白呈负相关；当帕金森病进展，血清铁和铁蛋白下降。

5. 免疫炎症参与氧化应激　神经炎症及小胶质细胞的激活对黑质DA神经元具有严重危害。帕金森病患者黑质DA能神经元存在炎症反应，花生四烯酸在脂质氧化酶的作用下可生成 ROS，导致氧化损害。小胶质细胞对 DA 能神经元的毒性作用与氧化应激有关，其被激活后能产生大量自由基，如 ROS、RNS 和前炎性因子及前列腺素类前体。环氧化酶（cyclooxygenase，COX）及炎症介质 NO 在帕金森病患者中含量增加。研究发现，在帕金森病患者 SNc 或周围存在 T-细胞渗入，并伴随激活的小神经胶质细胞和星形细胞聚集物。

6. 抗氧化系统功能减弱 抗氧化剂对维持机体对抗氧化性损伤具有重要意义。酶类抗氧化剂主要包括：超氧化物歧化酶（SOD）、过氧化氢酶、谷胱甘肽过氧化物酶（GSH-Px）、谷胱甘肽还原酶（glutathione reductase，GSH-R）；非酶类抗氧化剂主要包括：GSH、维生素 C、维生素 E 等。GSH 水平的下降选择性抑制线粒体复合体 I 进而影响线粒体功能，通过激发 ROS 促发的级联反应影响 DA 能神经元的存活，且此过程与炎症反应有关，GSH 耗竭的早期事件是依赖磷脂酶-A_2 的花生四烯酸的释放，花生四烯酸通过脂氧合酶的作用下自身代谢，同时产生超氧化物自由基。研究发现，帕金森病患者体内抗氧化系统减弱，黑质比纹状体更易受到氧化应激损伤及产生线粒体功能障碍，发生选择性神经变性。Venkateshappa 等通过对黑质及尾状核的氧化状态评估及抗氧化标志物 GSH 代谢酶、神经胶质纤维酸性蛋白表达及线粒体复合体 I 活性的测定，发现随着衰老的发生，相比于尾状核，黑质中存在明显的氧化性蛋白含量增加线粒体复合体 I 活性下降。随着年龄的增加，SOD、GSH-Px、GSH-R、过氧化氢酶及 GSH 总体水平下降。

四、线粒体功能障碍

近年来研究发现，线粒体功能障碍在帕金森病发病中起重要作用。正常细胞在代谢过程中可产生超氧阴离子、过氧化亚硝酸盐（$ONOO^-$）等，并随着年龄的老化、抗氧化系统的衰退而逐渐增多，这些含氧分子极易攻击蛋白质、细胞膜磷脂、DNA 等生物大分子，引起细胞代谢异常从而继发死亡。黑质区多巴胺能神经元自身的高氧化环境使其对活性氧（ROS）更为敏感。研究证实，线粒体功能障碍和活性氧的毒性损伤作用是引起多巴胺能神经元变性的主要原因。

目前，针对线粒体功能障碍导致帕金森病的机制研究不断深入，初始阶段时，对帕金森病患者线粒体功能缺陷认识只是源于对 MPTP 作用机制的研究，认为这类物质通过抑制黑质线粒体呼吸链复合物 I 活性导致帕金森病。除此之外，体外实验证实 MPTP 活性成分 1-甲基-4-苯基吡啶离子（MPP^+）能造成 MES23.5 细胞线粒体膜电势下降，从而导致氧自由基生成增加，线粒体复合物 I 活性降低等，可使黑质细胞对自由基损伤敏感性显著增加。而在多系统萎缩及进行性核上性麻痹患者黑质中尚未发现复合物 I 活性改变，表明帕金森病黑质复合物 I 活性降低可能是帕金森病相对特异性改变。帕金森病患者存在线粒体功能缺陷可能与遗传和环境因素有关，研究提示帕金森病患者存在线粒体 DNA 突变，复合物 I 是由细胞核和线粒体两个基因组编码翻译，两组基因任何片段缺损都可影响复合物的功能。

（一）帕金森病线粒体功能障碍的原因

1. 毒物因素 1-甲基-4-苯基-1，2，3，6-四氢吡啶（MPTP）可导致帕金森综合征的发现，使人们对于环境毒物因素的作用引起重视。一些流行病学调查显示，长期接触除草剂及饮用井水可能增加患帕金森病的危险性。导致该病的化合物中多数都属于 ETC 阻滞剂，多属于异喹诺酮类（isoquinolone）家族，它们可以轻度阻滞线粒体复合体 I 活性。在实验中给动物喂食四氢异喹诺酮（tetraphydroisoquinolone，TIQ）也可造成帕金森病症状，食物中还发现另一种环境毒物咔啉（b-carboline）衍生物，可轻度阻滞线粒体复合体活性。

2. 杀虫剂　与帕金森病的发病密切相关，已有研究表明鱼藤酮神经毒性与线粒体复合体 I 功能障碍和小胶质细胞活化有关。以往研究中发现 NADPH 氧化酶衍生的超氧化可能是小胶质细胞增强鱼藤酮毒性的关键。近期研究发现来自 gp91phox-/-小鼠的多巴胺能神经元对鱼藤酮抵抗力较 gp91phox+/+小鼠强，而来自 gp91phox+/+小鼠的小胶质细胞在细胞培养中可以明显增强鱼藤酮诱导的 DA 能神经元变性。

3. 锰　是一种微量元素，同锌、铜、镁等其他元素一样，该物质对体内许多酶活性非常重要，易在基底节区沉积。过量的锰可导致类帕金森病样症状。锰可以降低MAO 酶活性、阻滞呼吸链，并且在线粒体内聚积、阻止钙内流，还能造成星形胶质细胞功能损害，包括谷氨酸转运受损、糖酵解酶甘油醛-3-磷酸脱氢酶改变、氧化亚氮产生，增加边缘型苯二氮䓬类受体结合位点密度，导致能量代谢、细胞形态改变和氧自由基产生。细胞外谷氨酸可损害星形胶质细胞-神经元的相互作用。

目前关于帕金森病的外源性毒理机制尚缺乏直接证据，因为该病的发展与 MPTP导致的帕金森综合征的疾病发展过程不完全相同，在帕金森病发病机制中外源性毒理还不清楚。由于聚合酶链式反应（polymerase chain reaction，PCR）技术的局限性，它对探测非单个的富含 mtDNA 突变和（或）多态性较好，但对一些低频度的异原浆替换效果较差。

（二）帕金森病线粒体功能障碍与细胞凋亡

目前的研究表明，细胞凋亡与帕金森病线粒体功能障碍之间存在一定的关系。在散发性帕金森病患者中，采用细胞杂交技术研究揭示，mtDNA 编码的功能失调可以单独或联合触发细胞凋亡，促使病理生理过程扩展及兴奋毒性细胞死亡。该过程包括氧化磷酸化功能减低、膜电位下降以及伴随氧化应激的氧自由基增加。虽然帕金森病最初改变可能是线粒体复合体 I 功能障碍，但其细胞死亡不能简单归因于 ATP 缺失。事实上 ATP 缺失不能解释所有该病患者的神经细胞死亡。ETC 微小的功能障碍可以间接解释神经变性疾病晚发及进行性加重的临床特点。

20 世纪 90 年代人们在神经变性疾病及帕金森病中发现了细胞凋亡，细胞凋亡过程非常快，只需数小时，理论上左旋多巴、线粒体复合体 I 阻滞剂及自由基均可造成患者细胞凋亡。一定浓度的 MPP⁺ 可以诱导 PC12 细胞凋亡，但此浓度的 MPP⁺还不足以影响 ATP 水平。细胞凋亡可能参与了帕金森病黑质神经元缺失，这种触发因素可以启动胱天蛋白酶（caspase）级联反应，造成线粒体复合体 I 活性下降及氧化应激。在疾病早期，这种病理过程可以缓慢发展，并造成细胞凋亡，但随着线粒体功能下降及氧自由基不断产生，这种病理过程会加快，造成更多的细胞死亡。

研究发现帕金森病患者黑质区神经元可通过细胞凋亡而加速死亡，这说明线粒体损害在帕金森病发病中的重要性。线粒体功能障碍可能是凋亡的触发因素，而且通过增加细胞兴奋毒性来加速细胞死亡。在各种组织细胞中，导致细胞死亡的线粒体呼吸链阻滞变异程度的大小，取决于组织细胞对氧化磷酸化供应能量需求的依赖程度及代偿能力。在 PC12 细胞中，线粒体复合体Ⅰ及Ⅳ活性大幅度下降可以减慢细胞发育，但并不造成 PC12 细胞显著死亡。例如线粒体肌病患者线粒体复合体Ⅰ活性下降 30% ~ 40%，临床上可以出现肌无力、易疲劳及乳酸血症。但在部分线粒体肌病患者中，其线粒体复合体Ⅰ减退至 10% ~ 20% 时，仍能正常行走。

（三）线粒体功能障碍导致细胞死亡的机制

1. 能量衰竭　是线粒体功能障碍导致细胞死亡的机制之一。生理情况下，只有当机体产生足够能量，细胞才能维持正常代谢。线粒体是体内产生能量的主要来源，其功能障碍必然导致机体 ATP 合成障碍，引起一系列改变。无氧酵解增加，细胞内发生酸中毒，导致细胞内外离子失衡，Na^+、Cl^- 内流增加，水分内流，细胞水肿加重；Ca^{2+} ATPase 功能丧失，Ca^{2+} 内流增加，引起一系列继发性反应导致细胞死亡。ATP 合成不足还可导致组成细胞骨架的蛋白质和脂质降解，使细胞结构完整性遭受破坏。磷脂降解产物如溶血磷脂、自由脂肪酸和花生四烯酸增加，进一步触发或发生氧化代谢，使黑质细胞损伤加重。ATP 合成不足可以诱发兴奋性氨基酸增加，对神经元具有强烈的兴奋毒性作用，导致神经元死亡。

2. 自由基的生成　是线粒体功能障碍导致细胞死亡的重要因素。线粒体呼吸链是体内产生自由基的主要场所，呼吸链中任何部位受到抑制都会使自由基生成增多。帕金森病患者线粒体复合体Ⅰ异常，可导致自由基增多，损害线粒体膜及 mtDNA，加重能量合成障碍，又进一步产生大量自由基，从而形成恶性循环。此外，生成的自由基还可以损害细胞膜，破坏细胞结构的完整性及损害溶酶体膜，引起溶酶体释放，水解细胞内物质，造成黑质细胞死亡。

3. 细胞凋亡　在帕金森病的发病中也起到了一定的作用。近年来关于细胞凋亡的研究逐步深入，它与多系统萎缩、额颞叶痴呆等多种疾病的发生发展有一定的关系，同时证据表明帕金森病患者中存在黑质细胞的凋亡。在应用末端脱氧核苷酸转移酶介导的 dUTP 缺口末端标记（terminal deoxynucleotidyl transferase-mediated dUTP nick-end labeling，TUNEL）法检查帕金森病患者黑质细胞中的 DNA 片段时，7 例晚发性帕金森病患者中有 4 例可见 TUNEL 阳性细胞，而对照组中未见阳性细胞。研究发现线粒体呼吸链抑制剂如 MPP^+ 可导致黑质细胞凋亡。研究表明，线粒体主要是通过诱导凋亡蛋白及 Bcl-2 家族调节凋亡的进程。Newmeyer 在对无细胞体系研究时观察到，细胞核凋亡样的改变必须在线粒体匀浆存在条件下才能出现，从而发现线粒体在凋亡进程中的重要作用。在线粒体内外膜之间含有与凋亡有关的蛋白质，包括细胞色素 C、凋亡诱导因子等。而细胞色素 C 可以激活胱天蛋白酶（caspase）启动凋亡。胞质内的细胞色素 C 在 ATP、dATP 的参与下，与细胞凋亡蛋白酶激活因子-1（apoptotic protease activing factor-1，apaf-1）形成复合体，apaf-1 通过其氨基端和 caspase-9 的功能前区相互作用，导致 caspase-3 激活，后者可进一步激活胱天蛋白酶激活的 DNA 酶（caspase-activated DNase，CAD），最终导致染色体凝集，DNA 断裂，从而发生凋亡。凋亡诱导因子（apoptosis-inducing factor，AIF）可直接使分离的细胞核染色体凝集，将DNA断裂为50 kb左右的片段，并可诱导纯化线粒体释放细胞色素C和胱天蛋白酶。如果将AIF用显微注射方式注射到胞质内，可导致染色体凝集，线粒体膜电位下降。线粒体膜电位下降及线粒体内Ca²⁺增加可导致线粒体通透性转换孔（mitochondrial permeability transition pore，MPTP）开放，MPTP开放可以破坏膜电位，使氧化磷酸化脱偶联，另一方面还可以导致释放AIF。由于线粒体基质渗透压高，水分可通过开放的MPTP进入线粒体内，导致线粒体肿胀。而Bcl-2家族蛋白可以通过多种方式调控凋亡发生。凋亡抑制基因*bcl-2*和*bcl-XL*可直接在线粒体外膜形成一种通道，消除线粒体双层膜间的质子堆积，防止线粒体肿胀；还可抑制氧化磷酸化脱偶联所诱导的线粒体对基质内Ca²⁺的缓冲能力，抑制细胞色素C的释放。凋亡诱导基因*bax*可诱导细胞色素C释放，从而启动线粒体依赖的胱天蛋白酶激活。

4. 多巴胺诱发的神经元自噬现象　可能是非凋亡细胞死亡的主要路径。实验中人们发现100 mmol/L和500 mmol/L浓度的DA可以造成神经元活力40%和60%的下降，24 h后触发细胞自噬现象，主要表现为神经元线粒体聚积、胞质中空泡形成，而细胞膜和核保持完整。多巴胺转运蛋白（dopamine transporter，DAT）抑制剂、抗氧化物质、抗坏血酸盐可以保护神经元的活力。c-Jun氨基端激酶（c-Jun N-terminal kinase，JNK）又被称为应激激活的蛋白激酶（stress-activated protein kinase，SAPK），DA激活氧化应激酶SAPK/JNK、P38，增加了α突触核蛋白表达，细胞活力和α突触核蛋白表达能被抗氧化物质、SAPK/JNK阻滞剂、P38阻滞剂和细胞自噬抑制剂3-甲基腺嘌呤阻滞。这说明氧化应激酶和因子参与了细胞自噬。

五、兴奋性氨基酸毒性

兴奋性氨基酸包括谷氨酸（glutamate）和天门冬氨酸，是中枢神经系统兴奋性神经递质，正常情况下完成兴奋性突触传递和其他生理作用。然而过量的兴奋性氨基酸对神经系统具有神经毒性作用及兴奋性毒性作用。

1957年，Lucas和Newhouse发现了谷氨酸的兴奋性毒性现象，之后有关此类物质的研究沉寂了12年，直到1978年Olney继承和发展了这些科学发现，并首次提出了"兴奋性毒性"这一概念。他认为，谷氨酸通过与受体相互作用，再经由激活的受体来介导它对神经元的兴奋性毒性效应。目前多数学者认为，帕金森病与间接兴奋性毒性密切相关。

（一）谷氨酸及其受体

谷氨酸是哺乳类动物中枢神经系统中最丰富的兴奋性神经递质，几乎占据1/3的快速兴奋性突触（rapid excitatory synapse）。它所介导的神经传递在多种神经功能中发挥重要作用，谷氨酸的过度刺激可能参与卒中（stroke）、癫痫（epilepsy）和神经变性病变（neurodegeneration）的致病过程。

谷氨酸受体基于信号传导途径的不同可分为两组：一组为促离子型谷氨酸受体，它们与阳离子通道直接耦合；一组为促代谢型谷氨酸受体（metabotropic glutamate receptor，mGluR），也称G蛋白偶联受体。促离子型谷氨酸受体又分为三类，以其最有效的人工合成激动剂来命名，分别称为 N-甲基-D-天冬氨酸（N-methyl-D-aspartate，NMDA）受体、α-氨基-3-羟基-5-甲基-4-异噁唑丙酸（α-amino-3-hydroxy-5-methyl-4-isoxazole propionic acid，AMPA）受体和红藻氨酸（kainic acid，KA）受体。其中 NMDA 受体是由一个 $NMDAR_1$（NR_1）亚单位和至少一种 NR_2（NR_2A-NR_2D）亚单位组成的杂合寡聚体；AMPA/KA 受体由 9 种基本亚单位组成，分别为 $GluR_1$~$GluR_7$ 和 KA_1~KA_2，其中 AMPA 受体是 $GluR_1$~$GluR_4$ 亚单位的纯合寡聚体或杂合寡聚体，KA 受体由 $GluR_5$~$GluR_7$ 和 KA_1~KA_2 组成，而天然的 KA 受体可能是 $GluR_6/KA_2$ 的杂合体。促代谢型谷氨酸受体由于氨基酸序列、结合的第二信使和激动剂选择性的不同，也可分为三组：第一组包括 $mGluR_1$ 和 $mGluR_5$，它们能激活磷脂酶 C（phospholipase C）；第二组包括 $mGluR_2$ 和 $mGluR_3$；第三组包括 $mGluR_4$、$mGluR_6$、$mGluR_7$ 和 $mGluR_8$。后两组受体都能抑制腺苷酸环化酶（adenylyl cyclase，AC）的活性。

（二）兴奋性毒性

兴奋性毒性是由于细胞外谷氨酸水平升高使得神经元持续去极化，继而触发一系列细胞内事件，最终导致细胞死亡。这一级联反应包含三个基本事件，即依赖钠内流的事件、依赖钙内流的事件和依赖谷氨酸胞外分泌的事件。它们相对的重要性尚存争议，但普遍认为钠内流可能主导早期坏死事件，钙内流主导延缓的神经变性病事件（delayed neurodege-nerative events），而谷氨酸胞外分泌主导神经退变过程的传播和扩大。兴奋性毒性过程主要由 N-甲基-D-天冬氨酸（NMDA）受体介导，但非该受体介导的兴奋性毒性也不可忽视。

1. NMDA 受体介导的兴奋性毒性

（1）钠内流和兴奋性毒性关系密切：神经元的去极化首先通过激活 AMPA 受体来启动，电压依赖性钠离子通道激活，导致钠内流和进一步的去极化。持续的去极化使得细胞内钠离子浓度升高，为了保持离子平衡，氯离子被动流入，由此造成的渗透压梯度又驱使水分子由细胞外流入细胞内，水的流入使细胞体积增大（渗透性肿胀）和胞质内物质稀释，上述一系列反应的最终结果是细胞溶解和细胞内容物释放至细胞外环境，导致细胞破坏。这一过程可能是可逆的，因为通过去除细胞外的钠离子和氯离子就能够避免这种渗透性肿胀，但并不能阻止细胞死亡，由此也说明它不是兴奋性毒性产生的必需步骤。

（2）钙超载可导致兴奋性毒性发生：细胞内钙离子浓度的升高是兴奋性毒性的继发性触发者。正常情况下，细胞内钙离子水平很低（10~$7 \, mol/L$），细胞内钙超载是细胞外的钙离子内流造成的。研究表明，细胞外的钙离子可以通过三种途径进入细胞内，它既可以通过电压门控钙通道（VGCC）流入，也可以通过开放的 NMDA 受体通道（NMDA receptor channel）进入，而细胞膜上的钠/钙离子交换活性受损，也会导致细胞内的钙离子浓度上升。当细胞过度除极化时，细胞外的钙离子内流，这种初始的钙内流能够诱导细胞内的钙库激活，从而放大了钙内流效应。细胞内游离钙离子浓度的升高会激活多种酶活性和触发其他钙依赖的蛋白间相互作用，最终对细胞稳态造成不良影响，导致神经元死亡。如核酸酶的激活会破坏核内染色质结构和形成 DNA 片段；依赖钙激活的胞质内蛋白酶如钙蛋白酶（calpain），会攻击细胞骨架和其他细胞器；钙依赖的胞质内激酶如蛋白激酶 C（protein kinase C，PKC）会对胞质内蛋白的磷酸化状态进行调整，破坏细胞功能；而由细胞内钙激活的脂肪酶如磷脂酶 A_2（phospholipase A_2），会攻击细胞膜和其他细胞器。当细胞外去极化刺激去除后，这一过程也不能逆转，因此钙超载很可能是促进细胞死亡的不可逆转的关键因素。

（3）谷氨酸胞外分泌可导致兴奋性毒性　谷氨酸通过胞外兴奋性毒性的分泌，向其他神经元扩散，使邻近虚弱的神经元进一步去极化，进而扩大和传播损伤。有三种途径能够导致细胞外谷氨酸浓度升高：其一是细胞溶解，胞质内谷氨酸释放；其二是去极化导致的谷氨酸转运减慢或逆转；其三是钙依赖的突触囊泡进行胞外分泌。

2. 非 NMDA 受体介导的兴奋性毒性　研究表明，非 N-甲基-D-天冬氨酸（NMDA）受体的激活也可能在神经元死亡中发挥一定作用。例如发生在体外培养的脊髓运动神经元中的慢性兴奋性毒性对 NMDA 受体阻滞不敏感，很可能是由 AMPA/KA 受体介导的。有研究提示 AMPA 受体参与这种非 NMDA 受体介导的兴奋性毒性，由此推测，介导兴奋性毒性的主要受体很可能取决于该实验细胞的受体亚型表达类型。在表达钙通透的 AMPA/KA 受体（不含 $GluR_2$ 亚单位）的细胞类型，如海马神经元、某些皮质神经元、小脑浦肯野细胞和运动神经元，这些受体是介导兴奋性毒性的主要受体。确实，将 AMPA/KA 受体激动剂如 KA、软骨藻酸（domoic acid）和使君子氨酸（quisqualic acid）直接注入动物脑中，能产生兴奋性毒性损伤，而且在体内这种兴奋性毒性和 NMDA 受体激动剂介导的一样强大和普遍存在。但需要指出的是，内源性谷氨酸可能是此类受体激动剂发挥毒性的一个不可忽视的因素，因为 KA 的毒性效应依赖于完整的谷氨酸能神经支配。体外培养的小脑颗粒细胞的兴奋性毒性实验也为此提供证据。NMDA 受体拮抗剂能削弱软骨藻酸（选择性 AMPA/KA 受体激动剂）的毒性，而 AMPA/KA 受体拮抗剂却不能，说明这种兴奋性毒性是由于 NMDA 受体的激活而不是直接的 AMPA/KA 受体介导所产生的。而且与 NMDA 受体激动剂不同，AMPA/KA 受体激动剂介导的是凋亡而不是坏死，这与 AMPA/KA 受体介导的是持续的低水平的兴奋性毒性损伤这一观点相吻合。

近年来研究显示，促代谢型谷氨酸受体（mGluR）也可能参与兴奋性毒性过程。研究发现，激活第一组 mGluR 能够提高神经元的兴奋性和促进谷氨酸的释放，而第二组和第三组的某些成员可能通过发挥自身受体作用来抑制谷氨酸的释放。因此激活第二组和第三组受体通常被认为能够抵抗谷氨酸毒性；而第一组受体的拮抗剂也显示出神经保护作用，然而其激动剂的作用却不尽相同，它们或起神经保护作用或是呈现神经毒性效应。

3. 自由基和兴奋性毒性　自由基是兴奋性毒性过程中的第三位接力者，它是细胞内游离钙水平改变的产物。钙依赖的磷脂酶 A_2、一氧化氮合酶（nitric oxide synthase，NOS）和黄嘌呤氧化酶（xanthinoxidase，XO）的激活以及线粒体的氧化功能紊乱都能产生自由基。自由基对细胞器的破坏是致死性的，它对膜上的脂肪酸进行化学攻击能造成脂质过氧化，还能联合钙依赖的脂肪酶共同攻击膜成分，破坏细胞膜和导致细胞溶解。自由基对线粒体的攻击直接危及细胞内能量的产生，它也能破坏线粒体 DNA 和核 DNA。体内外实验表明，抗氧化剂、自由基捕获剂和 NOS 抑制剂能够削弱兴奋性毒性，也强调了自由基在介导兴奋性毒性中的重要作用。

4. 细胞凋亡与兴奋性毒性　细胞凋亡是指维持内环境稳定，由基因控制的细胞自主有序的死亡，它在调节细胞周期中起至关重要的作用。胚胎形成、机体成熟和老化中都存在凋亡机制。然而，不适当地启动凋亡会导致神经变性改变。凋亡的特征是核内染色质浓缩、细胞容积变小以及细胞膜皱缩和脱落，这与兴奋性毒性破坏造成的渗透性肿胀导致空泡形成和细胞溶解的典型坏死征象形成对比。很长一段时间里，凋亡和坏死被认为是两个互相排斥的二选一过程，兴奋性毒性被视为神经元坏死的典型代表。然而，最近的研究发现，这两个过程实质上是互补的，垂死的神经元可以从一方转向另一方。决定细胞最终命运的关键因素是细胞内的钙离子浓度，钙离子浓度中度升高趋向于凋亡，而更高的浓度则导致坏死。将红藻氨酸（KA）注入大鼠脑内，尸检可以观察到凋亡的组织病理征象。体内实验也表明，AMPA/KA 受体激活是较 NMDA 受体激活更有效的凋亡诱导信号，这与前者所表现的更为持久缓慢的兴奋性毒性的特征相吻合。在小鼠的大脑缺血模型中，抑制凋亡基因 bax 的表达或过表达抗凋亡基因都有一定的抗损伤作用。但凋亡是与兴奋性损伤平行发生的还是兴奋性毒性的结果仍不能确定。

（三）帕金森病和兴奋性毒性

帕金森病的发病机制与兴奋性氨基酸毒性、细胞凋亡、炎症反应等有着密切的关系。

1. 帕金森病和谷氨酸兴奋性毒性　基底节的谷氨酸能支配黑质多巴胺能神经元上的谷氨酸受体，基底节的谷氨酸能通路包括大量的皮质纹状体投射、丘脑纹状体投射、皮质到底丘脑核（STN）和黑质致密部（SNc）的传入，以及 STN 对苍白球内侧部（GPi）、黑质网状部（SNr）和 SNc 的兴奋性传入，它们在基底节生理功能的执行中发挥重要作用，同时也可能参与基底节的变性病变。SNc 的多巴胺（DA）能神经元上存在 NMDA 受体和 mGluR$_1$，为谷氨酸兴奋性毒性机制参与帕金森病的发病提供了有力证据。

2. 帕金森病和直接兴奋性毒性　基底节环路学说表明，间接通路中谷氨酸能通路的过度激活是帕金森病患者的一个致病因素。底丘脑核（STN）的过度激活和簇状放电对该病的影响也都得到证实。而且，手术干预如毁损输出核和 STN 及对 STN 进行脑深部电刺激（DBS）都显示出了对帕金森病患者的确切疗效，更是有力地支持这一观点。事实上，已经发现 STN 的谷氨酸能投射纤维也支配黑质致密部（SNc），且该部位的多巴胺能神经元上存在 NMDA 受体。因此，STN 的过度激活释放过量的谷氨酸，通过作用于 NMDA 受体，有可能加速神经变性病变。帕金森病的神经毒性模型已证实，通过对该核进行电刺激从而抑制 STN 的过度激活，有可能延缓疾病的进展，但这一效应在人体中还没有得到证实。

3. 帕金森病和间接兴奋性毒性　另有学者认为，直接兴奋性毒性机制在慢性神经变性病变中不起作用，而间接兴奋性毒性假说有可能部分解释帕金森病患者的多巴胺能神经元变性。他们认为，线粒体功能障碍导致能量产生不足，神经元不能维持正常的静息膜电位，由此导致去极化，继而镁离子阻滞解除，NMDA 受体激活，使得正常水平的谷氨酸也能产生兴奋性毒性。帕金森病的选择性多巴胺能神经元易感性被认为与它们对氧化应激的高度敏感有关。多巴胺通过单胺氧化酶 B（MAO-B）代谢途径产生大量的活性氧，由于黑质细胞中存在大量的高价铁离子，这些活性氧便进入芬顿（Fenton）型自由基生产循环。患者的黑质中所见到大量的脂质过氧化也是高水平氧化应激的见证。因此，这种自由基机制可能在帕金森病的病理过程中发挥关键作用。黑质细胞一旦被氧化应激损伤就会对慢性兴奋性毒性更加敏感。帕金森病多巴胺能神经元存在潜在的代谢缺陷，尤其是线粒体代谢缺陷，进一步支持慢性兴奋性毒性学说。

六、免疫异常

中脑区域的炎症及免疫反应也是帕金森病重要的病理变化之一。临床研究发现帕金森病患者细胞免疫功能及白细胞介素-1（interleukin-1，IL-1）活性降低明显。McRae-Degueurce 等报道帕金森病患者的脑脊液存在抗 DA 能神经元抗体。细胞培养发现，其血浆及脑脊液能抑制大鼠中脑多巴胺能神经元功能及生长。将帕金森病患者的血 IgG 立体定向注入大鼠一侧黑质，发现黑质酪氨酸羟化酶（TH）及 DA 能神经元明显减少，说明可能启动或参与免疫介导的黑质细胞损伤。

（一）炎症反应

自 1978 年 Elizan 提出虫媒病毒感染可能与帕金森病发病有关以来，不少学者提出病原体感染在帕金森病的病因中有一定作用。TakaIlashi 等认为流感病毒 A 感染在帕金森病患者路易体形成和黑质神经元死亡中有重要作用，抗 E-B（Epstein-Barr）病毒的单克隆抗体与 α 突触核蛋白（共核蛋白）有交叉反应，日本脑炎病毒也能够诱导出帕金森病大鼠模型。但是到目前为止，尚无确切证据证实感染是诱发帕金森病发病的病因，与病原体有关的抗体的出现，可能是机体非特异性免疫功能紊乱的表现。

近 20 多年的研究表明，炎症参与了帕金森病的发病，小胶质细胞的激活，生成并释放大量 NO、TNF-α 等炎症因子，是帕金森病等神经退行性疾病的共同病理机制。

脑细胞主要包括神经元和神经胶质细胞。神经胶质细胞包括小胶质细胞和星形胶质细胞等。小胶质细胞是具有吞噬和免疫活性的细胞；星形胶质细胞与血管内皮细胞是构成血脑屏障的基础，并且它能调控细胞外神经递质的水平和血液流动。通常大脑被认为是"免疫特赦器官"，因为非病理状态下一方面有血脑屏障的保护，另一方面神经胶质细胞维持在静息状态，抗原被主动抑制，免疫活性较低下。当伤害性刺激导致的外周炎症反应发生时，大量炎症因子通过各种途径进入脑组织，激活神经胶质细胞，产生一系列免疫反应。这样，中枢神经内过量的炎症物质如 IL-1β、IL-6、肿瘤坏死因子（tumor necrosis factor，TNF）-α、干扰素（interferon，IFN）-γ、COX-2、补体等产生。外周炎症因子进入脑组织的途径可能有：①血脑屏障受损，通透性增强；②血脑屏障中的免疫分子直接激活产生炎性物质；③血脑屏障特异性受体（如 CD_{200} 受体等）主动转运炎症因子；④神经通路炎症因子通过级联效应（主要由核因子-κB 信号转导通路介导），进一步引起致炎物质的大量产生。炎症反应本身是机体的一种保护机制，包括致炎和抗炎两个方面，若致炎因素大于抗炎因素，机体就表现出炎性状态。过量的炎症物质作用于神经细胞，引起神经炎症。研究显示，老年人特别是合并有心血管疾病和糖尿病等疾病的患者更易发生神经炎症。另外大量炎症因子的释放引起诱导型一氧化氮合酶（iNOS 或 NOS_2）表达，释放具有神经毒性的自由基如 NO 等，导致强烈的氧化应激反应，造成神经细胞的损伤、死亡。

脂多糖（lipopolysaccharides，LPS）位于革兰氏阴性细菌的细胞外膜，是一种细菌内毒素，对神经元没有直接的毒性作用，只有当小胶质细胞存在时，才能对神经元产生损伤。在体和离体的实验都证实，LPS 所致小胶质细胞的激活能导致多巴胺能神经元慢性、进行性的死亡。而且最初的刺激消失以后，小胶质细胞仍然能够维持在活化状态，持续性生成和释放炎症因子，形成恶性循环，最终产生难以控制的神经毒性作用。黑质部位小胶质细胞的数量是脑内其他部位的 4~5 倍，因此该部位对炎症刺激更为敏感，一旦小胶质细胞的过度激活呈现出慢性、持续性状态，将导致该部位多巴胺能神经元细胞严重受损甚至死亡。

（二）中枢免疫异常

过去认为，脑是免疫豁免器官，缺乏免疫反应。但是，近年来越来越多的证据表明，许多中枢神经系统退行性疾病如帕金森病、阿尔茨海默病和多发性硬化等都伴有中枢免疫功能异常。发生于疾病早期的神经元退行性变可以激活脑内的免疫反应，免疫功能异常也参与了神经元的变性坏死。帕金森病的中枢免疫异常主要表现为小胶质的过度激活和特定脑区细胞因子水平升高。

1. 小胶质过度激活　小胶质是中枢神经系统具有吞噬和免疫活性的细胞，在中枢神经系统的免疫调节中发挥核心作用。小胶质的形态和功能具有可塑性，在静止状态为分支状，受到损伤信号刺激后体积增大，突起伸长、增多，成为高度分支化的小胶质，继而演变为活化的小胶质和脑巨噬细胞，同时其功能发生改变。细胞表面表达的 CR_3 补体受体和 MHC 分子水平上调，合成和分泌细胞因子速度加快。McGeer 等在尸检研究中发现，在帕金森病患者黑质中存在大量活化的 HLA-DR 阳性小胶质，胞内含有黑色素碎片；在死亡的和即将死亡的神经元周围可见活化的小胶质正在吞噬多巴胺能神经元和突触。在 1-甲基-4-苯基-1，2，3，6-四氢吡啶（MPTP）腹腔注射诱导的帕金森病小鼠模型中，注射后 1~14 d 黑质出现活跃的小胶质增生、活化淋巴细胞浸润及明显的嗜细胞现象，说明它们参与了神经元变性过程的早期阶段。

活化的小胶质可以吞噬、清除死亡的神经元碎片，分泌一系列促炎因子，促进创伤修复和组织再生。但是炎症反应的持续进行，促炎因子水平不断升高也会产生有害作用，引起神经元的不可逆损伤。小胶质在脑组织分布的密度不同，黑质区的密度远远高于其他脑区，对脂多糖活化小胶质细胞引起的神经元损伤也更加敏感。帕金森病患者多巴胺能神经元不同亚群受损伤的严重程度不同，中脑边缘系统多巴胺能神经元死亡的严重程度远低于中脑黑质，在黑质致密斑中，小胶质细胞反应在神经元变性最明显的亚带也最为显著。这些证据显示，小胶质细胞的活化增生在多巴胺能神经元的选择性死亡中有重要作用。研究发现，脂多糖及帕金森病患者血清 IgG 均能诱导培养的小胶质细胞活化，引起一同培养的胎鼠中脑细胞和 MES23.5 细胞损伤，而在缺乏小胶质细胞的培养基中 TH 阳性细胞不受影响。在 MPTP 诱导的帕金森小鼠模型中，米诺环素（minocycline，一种四环素衍生物）对黑质纹状体通路的多巴胺能神经元及神经纤维具有神经保护作用，且这种保护作用是通过抑制小胶质细胞活化产生的，与干扰可诱导的一氧化氮合成酶合成及 MPTP 代谢无关。

崩解的神经元、细胞因子、抗体等都能诱导小胶质细胞增生、活化。小胶质细胞活化后，可以促进一些毒性细胞因子如 TNF-α、白细胞介素-1β（interleukin-1β，IL-1β）、IFN-γ 等及反应性氧化物（·H_2O_2，·O_2^-，·NO 等）的释放，继而引起自由基生成增加和线粒体功能障碍，并可作为免疫递呈细胞启动免疫应答，加重和扩大神经元的损伤。

2. 细胞因子水平升高　中枢神经系统损伤和疾病过程常常伴有细胞因子水平升高。从外周进入中枢的免疫细胞可以分泌大量细胞因子，中枢神经系统的神经元和神经胶质细胞受到损伤因素刺激后也可以分泌细胞因子。细胞因子的一过性升高可以促进神经营养因子的合成与分泌，但在中枢神经系统退变性疾病中，细胞因子水平持续升高又会对神经元产生损伤作用。

帕金森病黑质纹状体区发生明显改变的细胞因子主要有 TNF-α、IL-1β 和 IFN-γ。Hirsch 等发现，帕金森病患者黑质中 TNF-α、IL-1β 和 IFN-γ 水平是对照组的 7.6～15.7 倍。Hunot 等也证实帕金森病患者黑质表达 TNF-α、IL-1β 和 IFN-γ 的胶质细胞密度明显增高。细胞因子不仅对神经元产生毒性作用，同时刺激未活化的小胶质细胞活化，扩大并增殖胶质细胞反应，形成正反馈，使炎症反应持续进行。

TNF-α 是最重要的对多巴胺能神经元具有潜在毒性作用的细胞因子。帕金森病患者脑脊液和纹状体中 TNF-α 水平显著高于对照组，而且帕金森病患者黑质多巴胺能神经元表面 TNF-α 水平升高。TNF-α 能诱导胶质细胞释放一氧化氮、花生四烯酸、谷氨酸等神经毒性物质，促进炎症因子合成，扩大炎症反应，并影响细胞内 Ca^{2+} 平衡，加重细胞损伤。TNF-α、IL-1β 结合可通过巯基蛋白酶途径导致细胞凋亡。Hunot 等也发现，帕金森病患者黑质中伴随 TNF-α 水平增高，NF-κB（一种重要细胞信号转导因子）核转位水平升高 70 倍，并且死亡的多巴胺能神经元具有凋亡特征，这些证据都说明 TNF-α 参与了神经元凋亡的信号转导。IL-1β 在正常脑组织中表达极低，而帕金森病患者黑质中可以观察到大量 IL-1β 阳性的小胶质细胞，说明多巴胺能神经元可能暴露于这种细胞因子的毒性作用下。McGeer 等报道 IL-1β 基因多态性与帕金森病的发病风险相关。IL-1β 和 IFN-γ 对神经元的毒性作用都与促进一氧化氮和自由基生成有关。

此外，有报道帕金森病患者黑质及脑脊液中 IL-2、IL-4、IL-6、转化生长因子 transforming grouth factor，TGF-α、TGF-β₁ 及 TGF-β₂ 也显著升高。虽然这些细胞因子对神经元的作用尚不能确定，但具有调节和刺激免疫细胞功能的作用，可能影响帕金森病的发病及病程进展。

（三）外周免疫异常

帕金森病患者外周血中也存在免疫状态异常，目前认为是继发于神经元变性的一种免疫功能紊乱。

1. 淋巴细胞亚群改变　帕金森病患者淋巴细胞亚群的改变主要表现在 T 淋巴细胞亚群紊乱。在帕金森病患者外周血中，CD4⁺、CD45RA⁺ "初始" T 细胞比例下降，而 CD4⁺、CD45RO⁺ "记忆" T 细胞比例升高；而且帕金森病患者脑脊液和外周血中 γ⁺、

δ⁺T 细胞比例较其他中枢神经系统疾病及紧张性头痛的患者明显升高。Bas 等报道帕金森病患者外周血中"辅助"T 细胞数量减少，其中 CD4⁺、CD45RA⁺T 细胞较 CD4⁺、CD29⁺T 细胞减少更明显，同时伴有 B 淋巴细胞数量增加及 CD4⁺、CD25⁺T 细胞活化增加，这些改变与左旋多巴治疗无关；在动物实验中，MTPT 的代谢产物 MPP⁺ 也能引起大鼠外周血 CD4⁺、CD25⁺T 细胞活化增加。李文昌等研究了 36 例帕金森病患者外周血免疫状态改变发现，CD3⁺、CD4⁺T 细胞减少，而 CD8⁺T 细胞增加，CD4⁺ 与 CD8⁺T 细胞的比值也降低。

T 淋巴细胞亚群的改变直接影响外周血细胞因子水平。研究报道帕金森病患者外周血单核细胞分泌的 TNF-α、IL-1α、IL-1β、IL-6、单核/巨噬细胞分泌的 TNF-α 及注射脂多糖刺激外周血单核细胞分泌的干扰素-1 水平均显著下降，并与患者的 Hoehn-Yahr 分级（附表 3）呈正相关，说明细胞因子生成功能受损可能随疾病进展而发展。另外有研究显示帕金森病患者外周血单核细胞分泌的 TNF-α、IL-6 和 IFN-1 水平升高，IL-2 水平下降，经左旋多巴治疗后可有部分逆转。

尽管帕金森病患者外周血淋巴细胞亚群的改变可能是一种继发的非特异性免疫功能紊乱，但是 T 细胞与细胞因子生成和免疫调节密切相关，其功能紊乱可以进一步影响机体的免疫状态，加重疾病的进展。

2. 自然杀伤细胞（natural killer cell，NK）的作用　NK 是具有非特异性杀伤作用的第三类淋巴细胞。有作者研究了 48 例不同年龄和不同病情帕金森病患者的 NK 活性，发现 6 例 60 岁以下帕金森病患者的 NK 活性显著低于同年龄组的健康对照组和年龄较大帕金森病患者，而 19 例严重帕金森病患者（Hoehn-Yahr 分级 4~5 级）的 NK 活性则显著高于 29 例病情较轻的帕金森病患者（Hoehn-Yahr 分级 1~3 级），说明 NK 活性与疾病的严重程度有关。NK 具有免疫调节作用，其活性低对控制病情进展不利。在严重帕金森病患者出现 NK 活性增高可能是因为多巴胺能神经元发生了抗体依赖细胞毒作用（antibody-dependent cell-mediated cytotoxicity，ADCC）。NK 可阻断神经元损伤、细胞因子或其他信号活化，发挥其杀伤作用。在异体移植中脑多巴胺能神经元的实验中发现，经 IL-2 活化的 NK 能通过抗体依赖细胞毒作用杀死 50% 的豚鼠胚胎中脑细胞。

3. 补体参与　补体介导的细胞毒作用也是细胞损伤的重要机制之一。将帕金森病患者的血清进行热灭活后加入培养的多巴胺能神经元中，酪氨酸羟化酶阳性神经元的数目并无明显改变，但加入重组补体后，高亲和力多巴胺的摄取显著下降，TH 阳性神经元的数目明显减少，表明帕金森病患者血清能够通过补体介导的细胞毒作用造成多巴胺能神经元损伤。

（四）自身免疫机制

帕金森病患者中枢及外周血中都发现各种抗体水平的升高。McRae 曾报道在临床确诊的帕金森病患者脑脊液中存在抗大鼠多巴胺能神经元的抗体，IgG 的鞘内合成率也增高。Dahlstrom 证实体外培养的多巴胺能神经元的生长及功能能够被帕金森病患者脑脊液中提取的 IgG 所抑制。Chen 等将帕金森病患者血清中提取的 IgG 立体定向注入成年大鼠单侧黑质，使注射侧 TH 阳性细胞数较对侧减少 50%，而对照组仅减少 18%。部分帕金森病患者脑脊液中还发现了抗多巴胺 D₂ 受体的抗体。Zappia 等发现帕金森病患

者血清中抗 GM_1-神经节苷脂抗体 IgM 升高。抗多巴胺抗体，抗 hsp65 和 hsp70 抗体，以及抗神经系统 GFAP 和 MP-65 抗体水平升高也有报道。

帕金森病患者特异性抗体的产生，目前认为是死亡、崩解的神经元释放大量抗原成分刺激机体免疫系统产生的，而抗体介导的自身免疫反应又加重神经元的死亡，触发下一个恶性循环。研究还发现，帕金森病患者 IgG 可以通过小胶质细胞表面的 Fcγ 受体诱导小胶质细胞活化，加重多巴胺能神经元的损伤。因此，尽管自身免疫反应不是帕金森病的病因，但它促进了病情的进展。

综上所述，炎症/免疫反应是帕金森病的一个重要的病理特征，它与多巴胺能神经元变性密切相关。这些炎症/免疫反应是否仅作为对变性坏死的细胞起清除作用，还是在原有的神经细胞损伤基础上放大了损伤作用，抑或是诱发神经损伤，目前尚无结论。在治疗方面，一些实验性研究和临床试验表明，应用一些抗炎症药物，可以减少神经毒引起的多巴胺能神经元变性坏死。

七、细胞凋亡

1995 年，Agid 检测帕金森病患者黑质多巴胺能神经元凋亡形态学和生化特征，发现许多患者脑内的多巴胺能神经元有细胞凋亡特征性病变，存在 TNF-α 受体和 *BCL-2* 原癌基因表达，说明细胞凋亡可能是 DA 能神经元变性的基本步骤。

研究显示，凋亡途径有可能介导了帕金森病患者黑质细胞的死亡，而这可能与 DA 能神经元富含 DA 这一特性有关。实验表明，DA 或者左旋多巴能诱导神经元或非神经元出现凋亡的形态学和生化学特征性改变，在大鼠纹状体内注射 DA 的实验也有类似发现。帕金森病患者黑质纹状体内 DA 代谢加速，在单胺氧化酶（MAO）作用下产生过氧化氢（H_2O_2）、醛和氨，诱发的氧化应激反应参与 DNA 损伤。Daily 等人发现在 DA 诱导的细胞凋亡中有 P53 转录因子的参与，尽管 P53 蛋白水平没有明显升高，但是磷酸化的 P53 却明显增多，而且该研究认为 DA 只有在 P53 被激活后才能诱发 DNA 降解。DA 诱导的凋亡伴随 BAX 蛋白明显升高，此结果表明 P53 可能激活了 *BAX* 基因的转录翻译。过表达 BCL-2 可以拮抗 BAX 的激活，并阻止 DA 诱导的凋亡。

6-羟基多巴胺（6-OHDA）是制备体内或体外黑质变性实验模型最常用的一种神经毒素。该物质的致细胞凋亡作用最先由 Walkinshaw 和 Waters 证明，他们发现神经生长因子（nerve growth factor，NGF）诱导分化的儿茶酚胺能使 PC12 细胞在低浓度的 6-OHDA 作用下，形态和生化上出现了凋亡的特征性改变。形态上，PC12 细胞表现出细胞皱缩、染色质凝集等；生化上，出现 DNA 断裂。6-OHDA 的致凋亡作用在中脑 DA 能细胞、小脑颗粒细胞中也都得到证实。体内实验显示：SD 大鼠在内侧前脑束注射低剂量 6-OHDA 后的 1~14 d，可以观察到 DA 能的 TUNEL 阳性标记细胞具有细胞皱缩、核固缩等典型的凋亡特征。在发育小鼠，纹状体内注射 6-OHDA 也会导致黑质细胞的凋亡。P53 转录因子可以在各种神经毒素的作用下诱导表达，而且可以调节与凋亡有关基因的表达。已经证明在 PC12 细胞中，6-OHDA 可以诱导 P53 表达增加。6-OHDA 处理的大鼠黑质也有 P53 免疫反应的增强。P53 能调节 BCL-2 家族蛋白的表达，尤其是 BAX 和 BCL-2，前者表达增加，后者表达下降。在 6-OHDA 处理的 PC12 细胞有 BAX

蛋白的升高，可继发线粒体膜电位改变、细胞色素 C 释放和半胱氨酸蛋白酶的激活。PC12 细胞或皮质原代细胞过表达 BCL-2 能有效拮抗 6-OHDA 的毒性。体内实验，以单纯疱疹病毒为载体，表达 BCL-2 可预防 6-OHDA 诱导的神经元变性。而且胱天蛋白酶的抑制剂也能有效地拮抗 6-OHDA 的毒性。

1-甲基-4-苯基-1，2，3，6-四氢吡啶（MPTP）和 1-甲基-4-苯基吡啶离子（MPP$^+$）也是制备帕金森病模型的经典毒物。很多研究提示 MPP$^+$能诱导多种细胞的凋亡，如神经母细胞瘤 SH-SY5Y 细胞、中脑 DA 能神经元细胞、小脑颗粒细胞、GH$_3$ 垂体细胞等。MPTP 处理的小鼠，其黑质致密部也有细胞凋亡，P53、BCL-2、胱天蛋白酶可能参与了 MPTP 诱导的凋亡。MPTP 处理的小鼠，其黑质部 BAX 的 mRNA 和蛋白水平均升高。*BAX* 基因缺陷的小鼠对神经毒素有耐受性。相反，BCL-2 过表达有保护作用，药物或基因修饰使得 BCL-2 和 BCL-XL 水平降低会增强 MPTP 的毒性。这些改变继发性损害线粒体膜电位，可抑制 MPP$^+$诱导的细胞凋亡。MPTP 诱导的线粒体膜电位的下降也可能受 Par-4 的影响，它是一个 38 kD 的蛋白，在 MPTP 处理的猴和小鼠黑质其表达都有升高，且抑制其活性可以保护线粒体功能和抵抗铁离子毒性，所以它也可能是调节黑质神经元凋亡的一个重要因子。

目前发现的多个家族性致病基因与凋亡都存在一定的关系，凋亡在家族性帕金森病的发病中也可能发挥作用。

1. 凋亡与 α 突触核蛋白　Dauer 等人研究显示降低 α 突触核蛋白的表达能预防 MPTP 诱导的神经元变性，相反，中脑胚胎细胞过表达 α 突触核蛋白将使细胞凋亡增加 1 倍。而且，α 突触核蛋白过量表达能诱导线粒体内形成 α 突触核蛋白阳性包涵体结构并增加自由基的生成。有人认为突变 α 突触核蛋白能增加帕金森病患者黑质 DA 能神经元对一系列毒素的易感性。研究证实，在 NT-2/D$_1$ 和 SK-N-MC 细胞中氧化损伤的标志物（脂质过氧化、3-硝基酪氨酸等）基础水平升高与过表达突变的 α 突触核蛋白有关，且过表达能增强细胞对各种致凋亡刺激的易感性，如血清剥夺、H$_2$O$_2$ 处理、给予 MPP$^+$或蛋白酶体抑制剂乳胞素（lactacystin）等。

2. 凋亡与 Parkin 基因　Parkin 是常染色体隐性遗传性青少年帕金森病（autosomal recessive juvenile parkinsonism，AR-JP）的致病基因，尽管大量的研究在寻找 Parkin 的底物，但所找到的底物中没有一个是在 DA 能细胞中特异性表达的，所以 Parkin 功能丧失后通过何种机制导致 DA 能神经元死亡还不明确。在 DA 能 SH-SY5Y 细胞系中，降低 Parkin 表达，由于没有了 Parkin 的保护作用，多巴和 DA 自身氧化，导致 DA 代谢物的堆积和胱天蛋白酶的激活，从而引起该细胞的凋亡。另有研究，在 SH-SY5Y 细胞中过表达 Parkin 可以减少 DA 或 6-OHDA 诱导的细胞凋亡。Parkin 能显著减弱 JNK 途径和胱天蛋白酶的激活，亦能降低 ROS 水平，而与帕金森病相关的突变型 Parkin 蛋白表达会削弱野生型 Parkin 蛋白的细胞保护作用。这些结果表明 Parkin 可能通过减弱氧化应激、阻止 JNK/胱天蛋白酶途径的激活而发挥拮抗 DA 毒性的作用。

内质网是蛋白质正确折叠、安装和运输的场所，又是细胞内钙贮存器。钙平衡紊乱、突变蛋白质表达等情况引起内质网腔内未折叠、错误折叠蛋白聚集，导致内质网应激（endoplasmic reticulum stress，ERS）。动物实验中发现长时程的 ERS 可激活

caspase-12，继而引起胱天蛋白酶级联反应，导致细胞凋亡。泛素-蛋白酶体途径（ubiquitin-proteasome pathway，UPP）在与内质网有关的膜蛋白和分泌蛋白的降解中发挥重要作用。未折叠和错误折叠的蛋白进入胞质，经泛素激活酶（E_1）、泛素结合酶（E_2）、泛素连接酶（E_3）泛素化后，被20S蛋白酶体降解，这种降解称为内质网相关降解（endoplasmic reticulum-associated degradation，ERAD）。在家族性帕金森病，与UPP相关的各种基因的突变，如突触核蛋白突变导致大量突变蛋白质聚集、Parkin和UCH-L$_1$基因突变不能及时降解未折叠及错误折叠的蛋白质，均可导致ERS。Parkin相关内皮素受体样受体（Parkin-associated endothelin receptor-like receptor，Pael-R）是Parkin的底物，Takahashi等人在SH-SY5Y细胞系过表达Pael-R，用蛋白酶体抑制剂乳胞素诱导其聚集。免疫荧光研究发现加用抑制剂6 h后出现Pael-R的聚集，延长接触时间会出现Pael-R的聚集体，当这些聚集体形成时，细胞变圆、皱缩、死亡。在AR-JP患者脑组织中也发现了不溶性Pael-R明显升高，因此推测AR-JP可能的发病机制是：由于Parkin功能的丧失，导致其未折叠的底物在ER聚集，引起ERS，通过激活细胞色素C和（或）胱天蛋白酶途径，导致DA能神经元凋亡。

3. 凋亡与DJ-1基因　DJ-1基因突变可导致常染色体隐性遗传的早发型帕金森病（autosomal recessive early onset parkinsonism，AR-EOP）。已有研究发现DJ-1具有调节基因转录的作用，如超氧化物歧化酶3（SOD_3）、τ蛋白（tau protein）的表达等和抗氧化应激的作用。虽然DJ-1能清除ROS，但是仅仅如此不能达到其抗氧化应激的作用。Junn等人筛选出DJ-1的相互作用蛋白Daxx，这是一种死亡蛋白，DJ-1通过把Daxx限制在核内，阻止其进入胞质激活效应酶——凋亡信号调节激酶Ⅰ（apoptotic signal-regulated kinase Ⅰ），进而阻止了其触发的细胞凋亡反应，而致病基因L166P突变这种功能缺陷，用RNA干扰降低DJ-1的表达，对氧化应激、内质网应激、蛋白酶体抑制导致的细胞凋亡具有协同作用。过表达野生型的DJ-1可以拮抗H_2O_2的促细胞凋亡作用，而L166P突变的该基因无此功能。这些结果表明DJ-1拮抗神经毒素诱导的各种应激、保护细胞功能的丢失可能是其突变导致帕金森病的原因。

4. 凋亡与PINK1（PTEN-induced kinase-1）基因　PINK1基因突变被认为与常染色体隐性遗传的早发型帕金森病有关。Agnes等用人和鼠的神经元细胞系转染野生型或者突变型的PINK1，发现过表达野生型的PINK1能减轻毒素诱导的caspase-3的激活，且caspase-9、7的水平也显著降低，而突变型的抗凋亡作用却大大减弱。笔者认为野生型PINK1的抗凋亡作用可能是通过抑制细胞色素C从线粒体中释放，进而阻止了下游胱天蛋白酶的激活。也有研究发现用小干扰RNA（siRNA）降低PINK1的表达，能加重MPP^+、鱼藤酮诱导的细胞凋亡。以上研究说明PINK1通过抗凋亡来保护DA能神经元。

八、泛素蛋白酶体系统功能障碍

由泛素（ubiquitin）介导的蛋白降解功能受损被认为可能是帕金森病发病的共同分子机制，即泛素-蛋白酶体途径（UPP）。泛素-蛋白酶体系统（ubiquitin-proteasome system，UPS）可选择性地降解细胞内的蛋白质，是人体一条重要的非溶酶体降解途径，在多种细胞周期性增殖及凋亡相关蛋白的降解中发挥重要作用。在许多神经系统变性疾病如阿尔茨海默病（Alzheimer disease，AD）、亨廷顿病（Huntington disease，HD）、肌萎缩性侧索硬化（amyotrophic lateral sclerosis，ALS）等患者脑组织中，发现有蛋白聚集体，这些聚集体通常含有泛素化的蛋白和 UPS 组分。这进一步证明了 UPS 在神经变性疾病发病中的重要作用。

（一）泛素–蛋白酶体系统的组成

泛素–蛋白酶体系统（UPS）由两组重要的功能酶组成：一组是将靶蛋白泛素化，包括泛素激活酶（E_1）、泛素结合酶（E_2）和泛素连接酶（E_3），E_1 在 ATP 作用下，激活泛素分子并将其转移给 E_2 形成 E_2–泛素复合体，E_3 识别靶蛋白，E_2–泛素复合体将泛素分子通过 E_3 转接或直接结合到靶蛋白的赖氨酸残基（lys-）上，以上过程可以重复进行，形成多聚泛素链；另一组是去泛素化酶（deubiquitinase，DUB），包括泛素羧基末端水解酶（ubiquitin carboxyl–terminal hydrolase，UCH）和泛素特异性蛋白酶（ubiquitin–specific protease，USP）。前者主要水解与靶蛋白结合的或者游离的多聚泛素链，后者水解单个泛素分子与蛋白结合的肽键或者 2 个泛素分子间的肽键，水解的游离单个泛素分子可以循环利用。

多聚泛素链标记的靶蛋白最终被 26S 蛋白酶体识别降解。26S 蛋白酶体是真核细胞内 ATP 依赖的由多个亚单位组成的蛋白降解系统，有多种催化酶解活性，包括 1 个中心催化器（core particle，CP），即 20S 蛋白酶体；2 个调节亚单位（regulatory particles，RP），被命名为 PA700（或 19S）。2 个 RP 分别连接到 CP 的末端，组成有活性的降解系统。CP 是一个桶状的结构，由 28 个亚单位按顺序纵向堆积组成 2 个 β 内环和 2 个 α 外环，每个内环的 3 个 β 亚单位（$β_1$，$β_2$，$β_3$）有多种酶催化功能，这些 β 亚单位是整个系统的催化核心，位于两个 β 内环的内表面，靶蛋白必须经过由 2 个 α 外环组成的狭窄"入口"。PA700 由基底复合体和顶盖复合体组成，基底复合体靠近 20S 蛋白酶体，有 6 个 ATP 酶位点和 2 个调解部分，在 ATP 供能时能与 20S 蛋白酶体的 α 外环结合，使"入口"打开，同时使靶蛋白伸展，协助其进入催化位点。顶盖复合体离 20S 蛋白酶体较远，含有多个非 ATP 酶的亚单位，主要作用是识别靶蛋白、去泛素化、与 E_3 等蛋白相互作用。

（二）泛素–蛋白酶体系统与路易体

帕金森病的病理性标志是路易体，最初是在散发性帕金森病患者中发现的。它是一种嗜酸性蛋白包涵体，由一个致密核心和周围的纤维晕组成。核心主要由脂质构成，而周围的纤维晕主要由纤维丝和多种未被降解的蛋白形成。主要的蛋白成分包括 α 突触核蛋白、泛素、蛋白酶体亚单位、UCH–L_1、Parkin 等。虽然路易体被发现已有数十年，但它的形成机制和病理意义并不十分明确。当异常、突变、氧化修饰的蛋白超过了细胞的降解能力或者 UPS 本身功能受损都可以导致这些蛋白聚集，而 α 突触核蛋白过量表达或突变也能削弱 UPS 的功能，因此 UPS 功能丢失可导致蛋白聚集，反过来聚集体又可以损害 UPS 功能，形成恶性循环。故在路易体的病理意义上，目前较认可的观点是：初期路易体将这些毒性蛋白隔离包裹起来，是对细胞的一种保护作用，但是当过量的毒性蛋白堆积时，会触发恶性反馈循环，对细胞造成毒性损害。

（三）泛素-蛋白酶体系统与家族性帕金森病

泛素蛋白与家族性帕金森病的发病关系密切，α 突触核蛋白、Parkin、UCH-L$_1$、DJ-1 等基因突变已被确认与家族性帕金森病有关，而且它们都指向同一种分子机制，那么，它们是怎么起作用的呢？

1. 泛素蛋白与 α 突触核蛋白　α 突触核蛋白是一种突触前蛋白，具体的生理功能还不清楚。野生型 α 突触核蛋白是单体型，过量表达时可聚集形成纤维丝，它的两种突变类型 A53T、A30P 能导致常染色体显性遗传性帕金森病。体外实验表明，α 突触核蛋白可以通过 UPS 降解，抑制 UPS 会导致泛素化 α 突触核蛋白的聚集。野生型和突变型 α 突触核蛋白 A53T 都可以被 UPS 降解，但是后者的降解速度明显变慢。进一步的实验证明，过量表达野生型或突变型 α 突触核蛋白会削弱 UPS 的功能，而且使神经元对蛋白酶体抑制剂和线粒体依赖性的凋亡更敏感，其中可能的分子机制是：野生型 α 突触核蛋白能与 26S 蛋白酶体的调节亚单位 PA700 的亚基 Tat 结合蛋白-1（Tat binding protein-1，TBP-1）相互作用，增强 PA700 对蛋白酶体的活化，而过表达野生型或者突变型 crsynuclein 会削弱这种活化、降低蛋白酶体的活性，从而减弱细胞对蛋白酶体抑制剂的耐受性，导致线粒体损害和细胞凋亡。也有研究证明，硝基化的 α 突触核蛋白能促进未被修饰的 α 突触核蛋白形成纤维丝，而后者难以被 UPS 降解，且能抑制 UPS 的功能。但是目前还不能确定 α 突触核蛋白在生理状态下是否会被 UPS 降解，因为其泛素依赖和非依赖的更新途径都有报道，除了 UPS，还可以通过溶酶体、自我吞噬和胞质内酶如钙蛋白酶-1（calpain-1）降解。

2. 泛素蛋白与 Parkin　Parkin 基因突变是 1998 年在日本常染色体隐性遗传少年型帕金森病（AR-JP）患者中发现的。此后的研究发现约 50% 的早发型帕金森病存在 Parkin 基因突变，包括多种点突变和缺失突变。Parkin 是一个由 465 个氨基酸残基组成的蛋白，其氨基端有泛素样结构域（ubiquitin-like domain，UBL）、羧基端有 2 个环指模序（RING finger motif）。迄今为止发现的大多数点突变都发生在环指模序中，说明这是重要的功能域。Parkin 具有泛素连接酶（E$_3$）功能，研究发现，它能与泛素结合酶（E$_2$）UbcH$_7$ 和 UbcH$_8$ 相互作用，促进底物泛素化。在泛素化过程中，环指模序促进 E$_2$ 组分的循环再利用，而 UBL 在协助泛素化靶蛋白转运至 26S 蛋白酶体的过程中发挥作用。环指模序部位突变，Parkin 不能与 UbcH$_7$ 和 UbcH$_8$ 相互作用，阻碍了泛素化，使靶蛋白堆积，对细胞产生毒性。Parkin 作用的底物包括：细胞分裂调控相关蛋白（cell division control related protein-1，CDCrel-1）、Parkin 相关内皮受体样受体 Pael-R、22 kD 的糖基化 α 突触核蛋白、synphilin-1 等。Parkin 突变会影响 CDCrel-1 对 DA 释放的调节。Pael-R 在含酪氨酸羟化酶的细胞内高水平表达，过表达会形成错误折叠的蛋白在细胞内沉积，通过未折叠蛋白应激（unfolded protein response，UPR）诱导细胞死亡；在 AR-JP 患者中，黑质 DA 能神经元内有不溶性 Pael-R 的聚集。Parkin 促进 Pael-R 的泛素化降解，共表达 Parkin 和 Pael-R 能减少 UPR 造成的细胞死亡。α 突触核蛋白的一种 22 kD 糖基化的形式和 synphilin-1 确认是 Parkin 的底物，而且过表达 Parkin 可以缓解突变 α 突触核蛋白和 UPS 抑制剂的毒性。这些发现表明 Parkin 基因突变使 UPS 清除异常蛋白质的功能受损，蛋白积聚可导致 DA 能神经元死亡。但是敲除

Parkin 基因的小鼠并没有发现 Parkin 底物的聚集，所以这些底物被 UPS 降解时 Parkin 究竟发挥多大作用值得商榷。但也有人认为 Parkin 活性下降影响 UPS 对底物的泛素化，而蛋白的泛素化是路易体形成的必要条件。缺乏路易体的保护作用可能是 AR-JP 早发的原因。

3. 泛素蛋白与 UCH-L$_1$　UCH-L$_1$ 是一种重要的泛素羧基末端水解酶，1998 年 Leroy 等人在一个德国家系中发现 UCH-L$_1$ 的 I93M 突变，呈常染色体显性遗传。UCH-L$_1$ 主要有三种功能：①水解功能，主要水解以 lys-48 方式连接的多聚泛素链，使泛素分子循环利用，I93M 突变 UCH-L$_1$ 水解功能下降 50%，其活性下降影响异常蛋白质的清除，这可能是神经元变性的原因之一。但是 UCH-L$_1$ 的异构体 UCH-L$_3$ 的水解功能远远强于 UCH-L$_1$，理论上 UCH-L$_3$ 可以代偿 UCH-L$_1$ 活性下降对 UPS 的损伤，提示 UCH-L$_1$ 的水解功能可能在帕金森病发病中不起主导作用。②非 ATP 依赖的 lys-63 泛素连接酶功能，该连接方式不会被 26S 蛋白酶体识别降解，容易使蛋白聚集。研究发现 UCH-L$_1$ 的 18 位残基并不是保守的，而是存在一个 S18Y 的多态性，这种多态性具有保护作用，能降低帕金森病的发病率。相应的理论依据是：底物蛋白的 63 位赖氨酸残基上的泛素化链不能被 26S 蛋白酶体识别降解，故容易聚集在细胞内产生毒性，Liu 等人用 α 突触核蛋白作为底物，证明了 S18Y 的这种 lys-63 泛素连接功能下降，而野生型和突变型（I93M）的这种连接功能没有明显区别，所以 S18Y 有可能通过这种机制发挥其保护作用。③稳定单个泛素分子的水平，调节其在细胞内的降解。靶蛋白的泛素化需要一定的泛素分子水平，如果泛素分子被过量降解，则影响泛素化。而 UCH-L$_1$ 能通过调节泛素分子的降解稳定其水平，突变的 UCH-L$_1$ 则没有这种功能。

4. 泛素蛋白与 DJ-1　DJ-1 基因是新近确认的一个与常染色体隐性遗传性早发型帕金森病有关的基因。它编码的 DJ-1 蛋白由 189 个氨基酸残基组成，功能还不很明确。DJ-1 与细菌热休克蛋白 HSP31 同源，可能通过与未折叠蛋白中间体相互作用从而降低蛋白的错误折叠。另有研究显示，DJ-1 具有抗氧化作用，能够保护或挽救被氧化应激损伤的蛋白。DJ-1 的功能可能是通过小泛素样修饰蛋白（small ubiquitin-like modified proteins，SUMP）调节的。引起早发型帕金森病是 DJ-1 的 L166p 突变，早期的研究提示这种突变仍保持活性，只是比野生型 DJ-1 更容易被 UPS 系统识别降解。在这个过程中，UPS 可能因为过度清除了这种仍有活性的突变蛋白而参与了该疾病的发病机制。

（四）泛素-蛋白酶体系统与散发性帕金森病

越来越多的证据证明 UPS 与散发性帕金森病相关，且与散发性帕金森病的主要致病途径氧化应激、线粒体功能障碍之间有着重要的联系。随着年龄的增长，越来越多的氧化损伤蛋白倾向聚集，而 UPS 清除这些蛋白的能力下降可能是散发性帕金森病发病的一个广泛基础机制。散发性帕金森病中脑黑质中 UPS 的三种主要酶 E$_1$、E$_2$、E$_3$ 活性有明显下降，与线粒体复合体 I 的活性下降相一致；帕金森病患者黑质部位 20S 中心催化器的 α 亚单位有缺失，26S 蛋白酶体的催化活性明显下降，其两个调节复合体 19S/PA700 调节效率也明显下降。散发性帕金森病患者残存神经元内路易体为大量未被降解的错误折叠或氧化修饰的蛋白，这些蛋白不易被 UPS 降解。其中路易体的主要

成分为 α 突触核蛋白，有研究表明，线粒体损害产生氧化应激，氧化应激引起 crsynuclein 的过量表达和酪氨酸硝基化，超过了 UPS 的降解能力或者交联形成二聚体从而不易被降解。通过对 UPS 的底物和组分的研究，有学者提出蛋白水解应激和蛋白清除障碍是其中的关键，而富含 DA 的神经元对此更易感，原因在于 DA 的自身氧化使得氧化损伤的蛋白更多。

（五）泛素-蛋白酶体系统与帕金森病动物模型

帕金森病患者存在 UPS 功能受损，这种损害是原发性还是继发性改变目前还不甚明了。6-OHDA 或 MPTP 处理的帕金森病动物模型出现选择性黑质纹状体神经元凋亡，MPTP 处理后有 α 突触核蛋白水平升高，缓慢持续注射 MPTP 可形成包涵体。给小鼠注射除草剂百草枯可导致 α 突触核蛋白水平升高并形成包涵体，但是它对黑质纹状体神经元选择性损伤不明显。目前为止还没有对这些动物模型中 UPS 的损伤进行深入研究。

在大鼠，线粒体复合体 I 特异性抑制剂鱼藤酮诱导选择性 DA 能神经元变性坏死、形成富含 α 突触核蛋白的胞质包涵体，与帕金森病的病理特征相符合。给予鱼藤酮，线粒体复合体 I 受抑制，ATP 水平下降，α 突触核蛋白聚集，去除鱼藤酮后，随着 ATP 水平恢复，细胞内 α 突触核蛋白聚集消失，蛋白酶体的抑制剂可阻止这一反应。为了进一步了解 UPS 与帕金森病发病机制之间的关系，研究者检测了鱼藤酮大鼠模型大脑皮质、纹状体和腹侧中脑（VBM）区域的 20S 蛋白酶体的功能，结果发现在 VBM 区域有明显的功能降低，且泛素连接的靶蛋白在该区域也相应显著升高。UPS 功能损伤可能是由于线粒体受抑制，不能提供足量 ATP 或者产生大量自由基氧化损伤包括 UPS 的蛋白亚基在内的蛋白。体外实验证实，鱼藤酮处理的中脑原代细胞内 UPS 功能受损主要是由于 ATP 的大量减少。然而，慢性接触低剂量鱼藤酮，对 ATP 生成影响较小，却能显著提高细胞内自由基的水平，这时神经元的凋亡可能是自由基发挥主要作用。另有实验证明：用鱼藤酮抑制神经母细胞瘤 SH-SY5Y 的线粒体复合体 I，引起包括 UPS 各组分的蛋白氧化修饰功能障碍。E_1 通过硫酯键与泛素结合，E_1 含硫基的活性位点被氧化，可抑制 E_1 的活性。同时氧化应激使谷胱甘肽水平降低，后者又可降低 E_1 活性，抑制蛋白泛素化反应。因此，线粒体抑制、氧化应激，可损害 UPS，最终导致神经元变性死亡。

同时发现，注射神经毒素的帕金森病模型在研究散发性帕金森病的发病机制及治疗中发挥了重要作用，在帕金森病的病理生理发生、发展过程的研究中却存在很大的局限性。而根据家族性帕金森病的突变基因制备的转基因或基因敲除小鼠和果蝇模型能为帕金森病的深入研究提供更好的平台。转基因的小鼠过表达野生型或突变型 α 突触核蛋白可出现帕金森病的一系列特征性症状，如 DA 能神经元变性、富含 α 突触核蛋白和泛素分子的细胞内包涵体形成、运动症状等。但与帕金森病不太符合的是这些包涵体中没有纤维丝，在细胞核内也没有出现类似包涵体。在过表达 Parkin 的果蝇模型中，它能保护过表达 α 突触核蛋白、Pael-R 诱导的 DA 能神经元的选择性丢失。在过表达 α 突触核蛋白的果蝇动物模型中，Parkin 过表达能大量减少 α 突触核蛋白阳性包涵体的数目。虽然 Parkin 敲除小鼠并没有出现预想中的底物聚集体，但是蛋白组学研究发现，一些参与线粒体氧化磷酸化和保护中脑腹侧神经元免受氧化应激损伤的蛋白水平下降，说明 Parkin 可能在调节线粒体的正常功能中发挥作用。在 Parkin 敲除的小鼠和果蝇模型中检测到线粒体功能障碍和氧化应激增强，而没有出现明显的 DA 能神经元死亡，说明在 AR-JP 患者，可能首先出现线粒体功能损伤，继而触发 DA 能神经元的死亡。Parkin 的底物范围很广，有较大的对抗各种毒性应激的能力，说明其可能通过线粒体保护、UPS 保护等多种途径发挥作用。

总之，相当多证据证明 UPS 功能损伤在帕金森病发病机制中发挥作用。家族性帕金森病的致病基因多直接或间接与 UPS 有关；散发性帕金森病有 α 突触核蛋白的聚集、线粒体功能障碍、氧化应激和 UPS 受损；帕金森病的动物和细胞模型证明氧化应激和 α 突触核蛋白的过表达会降低 UPS 的功能，且 UPS 的抑制剂可以导致 α 突触核蛋白的聚集。对 UPS 调节及其损伤后功能改变的进一步研究可能会给帕金森病的治疗开拓一片新天地。

九、自噬

近年来越来越多的实验证明，自噬 - 溶酶体途径（autophagy - lysosome pathway，ALP）通过参与降解错误折叠和聚集蛋白过程，在帕金森病等神经变性疾病的发生、发展过程中发挥着重要的作用。

最早发现自噬与帕金森病相关性是通过透射电镜发现患者的脑中存在自噬体的积聚，许多与帕金森病发病有关的基因相关蛋白影响了机体对自噬功能的调控。研究发现自噬相关蛋白 LC₃ 聚集在路易体上，同时还观察到有 α 突触核蛋白类物质存在，说明自噬-溶酶体系统参与了路易体的形成。Western-blot 方法检测帕金森病患者的 LC_3-Ⅱ蛋白含量有增高，可惜的是由于样本量较少，并没有达到统计学意义。在帕金森病患者的尸检中也发现自噬泡存在于 LBS 中。在 1-甲基-4-苯基-1，2，3，6-四氢吡啶（MPTP）的帕金森病动物模型中，小鼠出现了溶酶体功能的破坏和溶酶体水解酶的释放。在另外一个研究中也发现溶酶体的标志性物质组织蛋白酶 D 和 LAMP-1 都出现了下降，该变化在路易体聚集的神经元上尤为明显。这些实验结果提示帕金森病患者黑质部位自噬泡的大量存在很可能是由于溶酶体功能异常所致。帕金森病患者脑部自噬标志物的检测发现，Atg7 水平是下降的，mTOR 水平是上升的，这就表示自噬过程受到了抑制，结合之前的结果推测自噬是存在的，但是相关的下游很可能出现了功能异常。在另外一项研究中发现，路易体痴呆（dementia with Lewy bodies，DLB）患者脑部的 LC_3-Ⅱ 和 Beclin-1 水平是上升的。

研究已证实抑制自噬可加剧 α 突触核蛋白积聚从而导致细胞死亡，而用自噬诱导剂西罗莫司（sirolimus）诱导自噬可促进 α 突触核蛋白的降解和细胞生长，还证实自噬参与了老龄小鼠多巴胺能神经元对鱼藤酮神经毒性的易感性。另外有研究证实过表达自噬相关蛋白 Beclin-1 能减少 α 突触核蛋白的聚集，减轻神经病理改变，而且在神经退行性疾病的模型中证实自噬诱导剂西罗莫司对此具有保护作用，这些研究都表明诱导自噬能减少错误折叠蛋白的聚集，对神经退行性疾病起到保护作用。

当泛素蛋白酶体系统（UPS）不能有效降解相关蛋白或机体受到氧化应激需降解更多的异常蛋白时，自噬水平将会上调，该过程对于清除细胞内 α 突触核蛋白等错误折叠蛋白相当重要。流行病学研究发现，DJ-1、Parkin、PINK$_1$、LRRK$_2$ 及 α 突触核蛋白的 A53T 和 A30P 等与家族性帕金森病发病有关的基因都与自噬通路有关，许多在体和离体的实验也证实自噬参与神经退行性疾病的发病。研究发现，帕金森病模型小鼠黑质部位 α 突触核蛋白出现病理性蓄积，推测黑质部位很可能存在自噬功能障碍，而老龄状态下本身存在着自噬缺陷和自噬水平的下调。

自噬是细胞维持其存活的主要应激反应，在受损神经元或伴有疾病相关基因突变的神经元内，出现自噬泡数量的增加，这可以被认为是神经元自身的保护作用，将有利于其功能修复和对受损细胞器的清除，促进其存活。然而，也有些研究发现自噬促进了神经元的死亡，特别是神经元急性损伤的时候。LPS 腹腔注射导致黑质慢性神经炎症和多巴胺能神经元慢性、进行性死亡的过程中，很可能出现黑质多巴胺能神经元的自噬功能障碍。

1. 自噬与 α 突触核蛋白降解　目前，神经变性疾病可被归类为蛋白质构象疾病（protein conformational disorders，PCD）。近年来的研究显示，当一种或一组特定的蛋白出现变构或错误折叠并在细胞内以引起细胞损伤并最终导致细胞死亡的毒性结构形式积聚时，通过自噬可以在溶酶体体内清除细胞内受损或无用的成分。而自噬功能障碍会引起变构蛋白的量与细胞内质量控制系统处理能力的失衡，可能是导致这些变构或错误折叠的易聚蛋白在受损神经元内积聚的主要原因。

研究发现，在帕金森病等神经退行性疾病中出现了泛素蛋白酶体功能抑制，自噬-溶酶体途径和泛素蛋白酶体系统（UPS）是降解错误折叠和聚集蛋白的两条主要途径。这两条途径的作用底物、能力和参与的分子机制完全不同，当蛋白酶体系统不能有效降解相关蛋白或机体受到氧化应激需降解更多的异常蛋白时自噬水平将会上调，而且 UPS 和分子伴侣介导的自噬（chaperone-mediated autophagy，CMA）的功能出现阻滞时会出现大自噬水平的上调。该过程对于清除细胞内错误折叠蛋白相当重要，受到越来越多研究者的关注。

帕金森病另外一个重要的病理特点是胞质内路易体的沉积，α 突触核蛋白是包涵体路易体的主要成分，虽然只在不足 2% 的帕金森病患者中发现了突变蛋白，细胞内非突变 α 突触核蛋白的增加同样可以导致疾病的发生，这些结果都支持 α 突触核蛋白在帕金森病的发病中起关键作用的论点。自噬（大自噬）是 α 突触核蛋白最主要的降解途径，而且能降解所有形式的 α 突触核蛋白。Webb 等人用稳定转染的 PC12 细胞模型来研究 α 突触核蛋白的降解途径时发现聚集的 α 突触核蛋白主要通过自噬清除，而可溶性形式的则通过蛋白酶体系统有效地降解，可溶性的 α 突触核蛋白可以通过 CMA 在溶酶体内降解。由于致病性的 α 突触核蛋白突变体不能被转运到溶酶体，所以尽管对溶酶体具有高亲和力，也不能通过 CMA 而降解。自噬水平的代偿性增加有利于维持正常的蛋白降解和胞液中有毒性和聚集的 α 突触核蛋白的清除，但这会使得细胞对应激因子变得更加易感，且对氧化应激等应激状态的反应能力降低，而且很可能大自噬最终无力维持细胞内环境的平衡，对神经元造成的毒性变得更加明显，最终导致细胞死亡。决定大自噬代偿持续时间长短的因素尚不清楚，神经变性疾病进展性的疾病特点就提示自噬的代偿会达到一个饱和点，此时降解突变易聚集蛋白的能力是超负荷的或者并发有自噬通路的缺陷。由变构蛋白直接所致或尤其是由受损神经元内氧化应激的增加所致的初期损伤可能也会导致大自噬障碍。

为了研究 α 突触核蛋白和帕金森病之间的关系，许多 α 突触核蛋白病理改变的细胞和动物模型得以建立，在稳定表达 A53T 的 P_{12} 细胞上构建 α 突触核蛋白，将导致自噬泡的聚集，同时溶酶体功能出现了下降，这就表明在表达 A53T 的 P_{12} 细胞溶酶体降解长寿命蛋白的能力受到了损害。有实验表明通过药物抑制自噬具有保护作用，但也有在体和离体的实验表明通过西罗莫司、过表达 Atg7 或 Beclin-1 诱导自噬均可以逆转由 α 突触核蛋白造成的病理改变。两种不同结果很可能与观察时间不同有关，需进一步更细致的研究来证实。

2. 自噬与 UCH-L$_1$ 泛素羧基末端水解酶 L$_1$（ubiquitin carboxyl-terminal hydrolase L$_1$，UCH-L$_1$）是一种含 223 个氨基酸的蛋白质，仅在一些组织中表达，包括大脑、睾丸、卵巢以及某些肿瘤的周边组织。UCH-L$_1$ 在神经元中大量表达，占大脑总蛋白的 1%~2%。UCH-L$_1$ 与帕金森病和其他神经退行性疾病相关联。突变型 UCH-L$_1^{193M}$ 是家族性帕金森病发生的诱因，它参与了对分子伴侣介导的自噬调节。有报道证实，UCH-L$_1^{193M}$ 与渐行性的多巴胺能神经元的丢失相关。突变型的 UCH-L$_1$ 能与 CMA 底物溶酶体相关的膜蛋白-2A（lysosome-associated membrane protein 2A，LAMP-2A）和热休克同源蛋白 70（Hsc70）高度亲和从而抑制 CMA。在细胞内 UCH-L$_1$ 的突变型 UCH-L$_1^{193M}$ 不规则地与 CMA 底物、LAMP-2A、HSC70 及热休克蛋白 90（heat-shock protein 90，Hsp90）相互作用，增加 α 突触核蛋白表达水平。这些研究表明了 UCH-L$_1$ 的突变通过调节 α 突触核蛋白从而促进帕金森病的病发。

LAMP-2A 是以一种复合物的分子伴侣的形式存在的，与 HSC70 类似，能够作为溶酶体膜 CMA 的受体。自噬抑制剂 3-甲基腺嘌呤（3-methyladenine，3-MA）刺激细胞后，检测发现 UCH-L$_1$ 的降解被显著抑制了。与野生型 UCH-L$_1$ 相比，UCH-L$_1^{193M}$ 能够增加与 LAMP-2A 的相互作用。UCH-L$_1$ 与 CMA 的异常作用也能够导致 α 突触核蛋白的累积，而 UCH-L$_1$ 的突变型 UCH-L$_1^{193M}$ 有可能促进帕金森病的发病。在散发性帕金森病患者的大脑中，氧化/羧基化的水平是升高的，而 UCH-L$_1$ 是羧基化的一个主要的靶点。羧基化的 UCH-L$_1$ 能使 UCH-L$_1$ 与 LAMP-2A、HSC70 和 Hsp90 的相互作用异常增加，因此，羧基化的 UCH-L$_1$ 可能成为潜在的治疗散发性帕金森病的治疗靶点。

3. 自噬与 LRRK$_2$ 遗传性家族帕金森病发病的相关基因富含亮氨酸重复激酶 2（leucine-rich repeat kinase 2，LRRK$_2$），可能与自噬相关。

LRRK$_2$ 是最为常见的能够诱发晚期帕金森的致病因子，它存在于包括皮质、纹状体、海马、小脑及黑质多巴胺能神经元在内的大脑特定区域。在散发性帕金森病的路易体和神经突触中，LRRK$_2$ 表达增加。突变型 LRRK$_2$ 能直接或间接地与环境因子和其他帕金森病相关基因相互作用，从而诱导蛋白质的聚集和神经元死亡。

细胞转染 G2019S LRRK$_2$ 突变型使神经元的自噬泡显著增加。这主要的自噬组件 LC$_3$ 或 Atg$_7$ 会反向影响神经突触上 G2019SLRRK$_2$ 的表达，表明突变型 LRRK$_2$ 对神经突触中自噬活性起到重要的作用。在携带 A53T α 突触核蛋白突变型转基因小鼠中，LRRK$_2$ 的过表达则会加速神经退行性改变及 α 突触核蛋白的累积。增强 LRRK$_2$ 蛋白活性能引起神经突触简化和缩短，同时，敲低 LRRK₂ 表达能够增强神经突触产生。RNA 干扰敲低 LRRK₂ 会增强细胞自噬活性。LRRK₂ 突变型 R1441C 诱导细胞的胞吞和细胞自噬途径交叉的自噬平衡受损。由此可见，LRRK₂ 在调节细胞自噬中起到关键的作用。

4. 自噬与 PINK₁　线粒体是细胞内氧化磷酸化的场所，能为机体细胞生命活动提供能量，也是活性氧（ROS）产生的主要场所。失去功能的线粒体能够选择性地被自噬所吞噬，被称为线粒体自噬，细胞自噬通过不同的途径提供给细胞营养物质。

帕金森病的相关基因 PINK₁ 和 Parkin 在线粒体自噬中起到重要作用。在 PINK₁/Parkin 介导线粒体自噬中，PINK₁ 参与了家族性帕金森病的诱发，在线粒体内膜中 PINK₁ 在电压依赖的蛋白水解中维持着低水平的状态，也能被早老素相关菱形样蛋白（presenilin associated rhomboid likeprotein，PARL）所介导。在线粒体中 PARL 缺失能够抑制 PINK₁ 的降解。当线粒体膜消失，长链形式的 PINK₁ 在线粒体膜外累积起来。由此，线粒体的损伤变得更加容易，PINK₁ 迅速累积，随后 PINK₁ 在线粒体中吸引 Parkin 诱导线粒体自噬的发生。内源性的 PINK₁ 与外膜易位酶（translocase of outer membrane，TOM）形成的复合物选择性地使线粒体去极化，而 PINK₁ 易位整合到外膜保持与 TOM 联合。在各自的细胞器中可诱导 PINK₁ 定位到缺乏 TOM 复合物的过氧化物酶体或者溶酶体，吸引 Parkin 并且激活泛素连接酶活性。Parkin 编码基因的突变是常染色体隐性帕金森病的主要病因，其表达产物帕金蛋白可作为 E₃ 的连接酶，破坏泛素化的蛋白酶或者溶酶体。

自噬促进蛋白 Ambra₁ 与 Parkin 一样，在成年小鼠的大脑中广泛表达，包括中脑多巴胺能神经元。Ambra₁ 可以与 Parkin 相互作用，而延长线粒体去极化能够加强 Parkin 与 Ambra₁ 之间的相互作用。Ambra₁ 参与了 Parkin 依赖的核群线粒体去极化，活化了围绕线粒体的 PtdIns3K 复合物，并促进选择性自噬清除过程。

PINK₁ 与 Beclin-1 相互作用以及过表达的 PINK₁ 能够显著地增加基础水平的自噬和饥饿诱导的细胞自噬。突变型的 PINK₁W437X 被证实能够削弱 PINK₁ 与 Beclin-1 的相互作用以及其诱导自噬的能力。

5. 自噬与 DJ-1　DJ-1 是一种与帕金森病和癌症相关的蛋白，编码 DJ-1 基因的 PARK₇ 定位于染色体 1p36 位，外显子缺失或点突变与单基因遗传早发性常染色体隐性遗传形式的帕金森病相关。

在氧化环境中，DJ-1 与 PINK₁/Parkin 能够维持线粒体的功能。DJ-1 的缺失能够增加活性氧敏感度及线粒体复合体Ⅰ抑制。而 DJ-1 的缺失增强了自噬，表明了 DJ-1 功能可能促进了自噬的调节或者减轻了活性氧下游的影响，ROS 则能够上调自噬。氧化应激能够作为 DJ-1、PINK₁ 以及 Parkin 活化的影响因素。

DJ-1 能够调节细胞器稳态。线粒体产生 ROS 后，DJ-1 淬灭 ROS 从而阻滞细胞死亡，保护了线粒体和溶酶体的完整性。在生理条件下，增加线粒体内 ROS 水平及减少金属基质蛋白酶（matrix metalloproteinase，MMP），DJ-1 缺失使功能受损的线粒体聚集，溶酶体活性及自噬基底水平降低，线粒体动态连接减少，能够干扰自噬清除受损的线粒体，使得受损线粒体大量聚集，从而诱发帕金森病。

十、信号转导通路

近年来，随着分子生物学研究的飞速发展，有关细胞信号转导系统的研究成为医学领域的热点。研究发现，帕金森病的发生与细胞信号转导通路的障碍密切相关。细胞信号转导通路由帕金森病基因和相关蛋白质构成，可参与细胞分化、增殖及其凋亡活动等，从分子基础上决定帕金森病的发病。它主要包括丝裂原活化蛋白激酶（mitogen-activated protein kinases，MAPK）通路，核因子 κB（nuclear factor-κB，NF-κB）通路，一氧化氮（NO）、一氧化氮合酶（NOS）通路及蛋白激酶 C（PKC）通路等。细胞信号转导途径的异常与 DA 能神经元活性及神经元凋亡存在明显关系。

1. MAPK 通路　MAPK 是一种含有丝氨酸/苏氨酸的蛋白激酶，广泛分布于胞质中。MAPK 通路主要包括胞外信号蛋白调节激酶（extracellular signal regulated kinase，ERK）通路、c-Jun 氨基端激酶（JNK）通路、P38 通路等 3 条途径。通过转录因子磷酸化，进而改变基因表达水平，参与神经损伤的发生及其修复。

（1）ERK 通路：ERK 在体内广泛分布，调控机体的发育、生长、细胞迁移及成熟，对多种神经及精神类疾病的病理发生及发展有重要作用。MAPK/ERK 对细胞的分化增殖及恶性转化均有调节作用，参与形成脑内长时程增强及突触的塑造。研究证实，长期使用左旋多巴，可显著增强帕金森病大鼠纹状体 $ERK_{1/2}$ 磷酸化水平，使 ERK 通路激活。作用于突触结构蛋白，活化下游不同底物，参与改变突触和神经元的可塑性，最终改变行为学。而 $ERK_{1/2}$ 磷酸化主要发生在损伤侧纹状体，进而说明 ERK 通路参与帕金森病运动并发症的发生，与纹状体上多巴胺受体超敏及受体后反应关系密切，临床给予抑制 ERK 通路药物可能有助于治疗帕金森病运动并发症。

（2）P38 通路：P38 是重要的细胞内信号酶，是 MAPK 的重要组成部分，参与介导细胞免疫、炎症、凋亡、氧化应激等病理生理改变。P38 的激活与 PC12 神经元的凋亡一致，具有持续 P38 活性的 PC12 神经元可出现明显的细胞凋亡，提示 P38/MAPK 参与调控细胞凋亡。而帕金森病发病虽与多种因素相关，但最终结果是中脑黑质多巴胺能神经元的凋亡。实验表明，细胞凋亡中含有许多促凋亡因子，如细胞色素 C 及胱天蛋白酶（caspase）。胱天蛋白酶家族蛋白具有天冬氨酸特异酶和胱天蛋白酶切位点，降解底物，使细胞形态学发生改变，介导凋亡。细胞色素 C 可调控胱天蛋白酶凋亡机制，功能异常时诱导凋亡。亦有研究发现，在 MPTP 模型小鼠中，P38/MAPK 信号通路可能激活 NF-κB 和环氧化酶-2（COX-2），损伤黑质多巴胺神经元，诱导帕金森病发生，证明 P38/MAPK 参与帕金森病的发病。P38/MAPK 可通过增强表达原癌基因 *c-myc*，介导 Fas/FasL 凋亡，使 c-Jun 和 c-Fos 激活，诱导 BAX 转位及 P53 表达等参与细胞的凋亡。而作用于 P38 通路的药物可减轻帕金森病多巴胺神经元的损伤，可能与减少炎症反应、降低细胞凋亡有关。

（3）JNK 通路：JNK 信号通路参与调节细胞生长、凋亡周期，在应激的生理过程中扮演重要角色。JNK 信号通路在未激活时主要存在于胞质，激活后迅速表达，通过参与介导 caspase-3，促进 COX-2 的表达，调节释放细胞色素 C，减少线粒体复合体 I，增加活性氧等途径，造成纹状体运动区域的多巴胺能神经元凋亡。①JNK 通路与线粒体功能障碍及氧化应激：JNK 通路的氧化激活受 DJ-1 因子的影响，而 DJ-1 基因有抵抗线粒体氧化应激、减少线粒体复合体Ⅰ的形成、清除过氧化氢及促进细胞内谷胱甘肽合成的作用。防止 JNK 通路的激活，从而减少帕金森病的发生。当 DJ-1 基因表达减少或突变时，会造成细胞生理功能的缺失。当 DA 功能缺失时，其产生的 6-羟基多巴胺和神经黑素可造成呼吸链损伤，ATP 生成减少，最终细胞死亡于能量不够，帕金森病发病增加。②JNK 通路与内质网错误折叠及聚集：帕金森病等神经变性疾病的脑组织中均有蛋白质的异常沉积，这些异常聚集的蛋白质造成细胞变性，ATP 酶分解受阻，使神经元损伤。泛素-蛋白酶体是细胞内清除蛋白质的主要途径，当其功能受损时，会造成内质网降解功能丧失，使蛋白质局部降解或折叠后反复降解，造成局部累积。有报道证明，散发的帕金森病模型研究中，异常蛋白质聚集可激活 JNK 通路，介导细胞凋亡，造成帕金森病的发病。③JNK 通路与细胞凋亡：细胞凋亡与氧化应激、线粒体功能障碍等均有联系，胱天蛋白酶是细胞凋亡的关键酶，而细胞色素 C 的释放是细胞凋亡的关键步骤。体外模型中可利用乳胞素激活 ASK-1，介导 JNK 和 c-Jun 磷酸化，使 JNK 通路激活，从而释放出细胞色素 C，并激活 caspase-3 和 caspase-9，导致多巴胺神经元凋亡，给予 JNK 通路抑制剂 SP00125 后，可减轻凋亡现象。④JNK 通路与 K_{ATP} 通道：近年研究发现，以小胶质细胞过度激活为主要表现方式的炎症反应亦参与帕金森病发病。而 K_{ATP} 离子通道被激活后，可降低黑质和纹状体中 NOS 的活性剂 mRNA 的水平，造成 TNF-α 的产生及表达减少，抑制细胞凋亡。埃他卡林（iptakalim）是新型的钾离子开放剂，用其处理经鱼藤酮损害的小神经胶质细胞后，其线粒体膜上的钾离子通道被打开，c-Jun 的磷酸化显著减少，使得 JNK 信号通路被抑制，细胞凋亡停止。说明 K_{ATP} 离子通道的开放可能会抑制小胶质细胞的炎症反应，进而抑制 JNK 信号通路，减少帕金森病的发病。

2. NF-κB 通路　NF-κB 包括 RelA、RelB、CRel、P105/P50 和 P100/P52 等，主要通过两种激活方式参与信号通路的调节。一种是依赖于 NIK-IKKα/β 的 IκBα 磷酸化及降解，另一种是依赖于 ERK 和 P38/MAPK 磷酸化的转位。NF-κB 在帕金森病患者的多巴胺神经元中是增加的，RelA 核转录位在帕金森病患者尸体的黑质多巴胺神经元中存在很强的表达。神经炎症在帕金森病的发病机制中起重要作用，NF-κB 可参与外周炎症反应，调控 B 细胞的增生、增殖及凋亡，在 T 细胞分化的不同阶段起重要作用，而且参与树突细胞（dendritic cell，DC）的活性抑制，减少炎症损伤及凋亡。在帕金森病患者大脑中，LB 的形成与被磷酸化的 IκBα NF-κB 抑制剂及 SCF 复合物（Skpl-Cull-F-box 蛋白）β-TrCP pIκBα 的泛素连接酶相关，NF-κB 调节 P53 的表达，进而调节细胞凋亡。成神经细胞经 1-甲基-4-苯基.吡啶离子（MPP⁺）处理后，发现 P53 表达增加，出现 caspase-3 的裂解及以 DNA 断裂其核形态学变化为主要特点的细胞凋亡，所以 NF-κB 通过调控 P53 的表达，进而调节细胞凋亡，参与帕金森病发病。

3. NO、NOS 通路　NO 是由 L-精氨酸和氧反应产生，NOS 是其合成最关键的限速酶，其中 iNOS 为诱导型关键酶。NO 参与介导多种神经毒素，而这些神经毒素可导致包括帕金森病在内的多种神经退行性疾病。在帕金森病患者的中脑黑质及脑脊液中，iNOS 均有显著增加，而 NO 的产生受 iNOS 的调节。NO 与 O_2 结合后，生成的过氧亚硝酸盐有剧毒。免疫炎症参与 NO、NOS 通路，巨噬细胞可产生 iNOS，使 NO 的合成增加，而小胶质星形细胞产生 NOS 后，可增加组织中的肿瘤坏死因子-α 受体-1（TNF-αR-1）及其 TNF-α 表达。神经元上 TNF-αR-1 被结合后，可使 pro-caspase-8 被活化，引起胱天蛋白酶级联反应，调控凋亡。NO 对线粒体呼吸链亦有破坏作用，消耗能量，破坏细胞膜内外电位，产生神经毒性，使多巴胺神经元损伤变性。NO 是帕金森病多种发病机制的重要组成成分，与其他信号转导通路亦有联系。当细胞受鱼藤酮刺激后，JNK 信号通路被激活，进一步激活 iNOS，使 NO 的产生增加，所以 JNK 通路可调控 NO 的产生。中脑黑质多巴胺能神经元变性丢失受 iNOS 的严重影响，而 iNOS 的表达受 p38 的调控，在转录和翻译水平上，iNOS 的表达受到 P38 的快速调节，进而调控多巴胺神经元的凋亡。

4. PKC 通路　蛋白激酶 C（PKC）是一组磷脂依赖型蛋白丝氨酸/苏氨酸激酶，是 G 蛋白偶联受体系统中的效应物。在非活性状态下是水溶性的，游离存在于胞质溶胶中，激活后成为膜结合的酶。至今，已在哺乳动物组织中发现了 PKC δ、ε、βⅡ、βⅠ、α 及 γ 等 12 种亚型，是重要的细胞内信号转导分子，广泛存在于人体的各种组织细胞中。静息状态下 PKC 以无活性形式存在于胞质中，在有丝分裂刺激物、炎性刺激物和应激作用下可被激活。活化后可使多种蛋白的丝氨酸、苏氨酸发生磷酸化，通过蛋白磷酸化后生物活性的改变而完成细胞对外源性信号的应答，从而在介导细胞分裂、增殖、凋亡、细胞骨架蛋白的重塑、离子通道的调节及细胞分泌等方面发挥着重要作用。1977 年发现 PKC 后，人们认为它是 Ca^{2+} 激活蛋白酶类，但很快就发现它可以被酯类代谢产物 DAG 激活。1982 年又发现它能被佛波酯（phorbol esters，PMA）激活。PKC 各亚型具有组织分布和功能的特异性。研究表明 PKC 激活剂有时能抑制细胞凋亡，有时又能刺激细胞凋亡；而 PKC 抑制剂的作用也具有双向性。为什么不同的 PKC 亚型对细胞凋亡的调节具有双相作用其机制尚不太清楚，可能与 PKC 亚型的特异性有关。不同的细胞系，PKC 亚型的表达及其在细胞内的定位均不相同，接受不同的药物所产生的反应也不一样。

（1）生物学特征：目前，在哺乳动物细胞中发现了 12 个亚单位，在非哺乳动物中也发现了几个不同的异构体。根据不同亚单位在结构和功能上的特点，将 PKC 分为经典 PKC（cPKC）、新型 PKC（nPKC）和非典型 PKC（aPKC）三组。cPKC 包括 α、βⅠ、βⅡ 及 γ 亚型，分子量在 76~78 kD，其中 βⅠ 和 βⅡ 有高度的同源性，是由同一 mRNA 的不同剪接而成；nPKC 包括 δ、ε、η（L）和 θ 亚型，分子量在 77~83 kD；aPKC 包括 ζ 和 λ 亚型组成，分子量约为 67 kD。这些亚单位在不同组织中的分布不同，功能亦有所差异（表 3-1）。最近又发现了 PKCμ，它可能是一个新的亚型。另外，与 PKC 相关的一些激酶（PRK），如 PRK_1~PRK_3，被命名为 PKN，也属于 PKC 家族。cPKC 在体内、外均可被辅助因子磷脂酰丝氨酸（phosphatidylserine，PS）激活，且该过程依赖 Ca^{2+}。DAG 也与之结合并将其激活，还可增强 PS 的特异性和 Ca^{2+} 亲和力。nPKCs 也可被 DAG 激活，但不需要 Ca^{2+} 参与。aPKC 及 PKCμ/PKD 的激活均需辅助因子 PS 的协同，但 DAG 及 Ca^{2+} 均不能将其激活。

表 3-1　PKC 亚型在哺乳类动物体内的分布

分类	氨基酸残基数	分子量/D	激活分子	分布的组织
α	672	76 799	PS、Ca^{2+}、DG、FFA、LysoPC	分布广泛
βⅠ	671	76 790	PS、Ca^{2+}、DG、FFA、LysoPC	特定组织
βⅡ	673	76 933	PS、Ca^{2+}、DG、FFA、LysoPC	大部分组织
γ	697	78 366	PS、Ca^{2+}、DG、FFA、LysoPC	中枢神经系统
δ	673	77 517	PS、DG	分布广泛
ε	737	83 474	PS、DG、FFA	脑及其他组织
η（L）	683	77 972	？	心脏、皮肤及肺
θ	707	81 571	？	骨骼肌
ζ	592	67 740	PS、FFA	分布广泛
λ	458	67 200	？	卵巢、睾丸等

注：PS—磷脂酰丝氨酸（phosphatidylserine）；DG—二酰甘油（diacylglycerol）；FFA—游离脂肪酸（free fatty acid），这里主要指顺式不饱和脂肪酸（cis-unsaturated fatty acid）；LysoPC—溶血磷脂胆碱（lysophosphatidylcholine）

（2）PKC 结构与功能的关系：自从认识到 PKC 是脂类相关的酶以来，人们用了 10 年的时间才搞清楚磷脂酰肌醇在 PKC 活化过程中的重要作用，认识到 PKC 与磷脂酰肌醇的作用位点与其功能有一定的关系，并且确定了催化区的一个主要片段，它是体内磷脂酰肌醇的主要作用位点。PKC βⅡ 的第 500 个氨基酸位点苏氨酸的磷酸化是酶激活的限速步骤，对 PKC α 的研究也观察到类似的结果。这个苏氨酸片段和周围的基序不仅在 PKC 中高度保守，在其他许多蛋白激酶中也存在，而 PKC 的激活需要这个位点的磷酸化。将 PKC β 第 500 个氨基酸位点苏氨酸替换成苯丙氨酸，可使激酶失活，而替换成类似磷脂类作用的谷氨酸，可产生相似的酶活性。最近的一项研究表明在体内新型和非典型蛋白激酶中的苏氨酸位点是高度保守的，而这个位点的替换则会导致该酶的失活。蛋白激酶无法自身磷酸化，需要一个上游蛋白激酶的激活。Parker 等证实磷脂酰肌醇依赖的激酶-1（帕金森病 K-1）是此蛋白激酶的上游酶。帕金森病 K-1 显示出与 p70s6-激酶相同的活性从而引起蛋白激酶的激活。PKC ζ 和 PKC δ 同样在相应的第 410 位苏氨酸和第 505 位苏氨酸位点磷酸化，在体内外均引起酶的激活。在激活细胞中帕金森病 K-1 与 PI3-K、PtdIns-3，4-P2 和 PtdIns-3，4，5-P3 的结合引起蛋白激酶由胞质向胞膜的转移。有趣的是 PKC ζ 在体内的磷酸化和激活都需要 PtdIns-3，4，5-P3，表明这种蛋白激酶在 PI3-K 信号传导中发挥重要作用。PKC δ 的磷酸化和激活也需要 PtdIns-3，4，5-P3 和帕金森病 K-1。由于蛋白激酶激活位点附近的序列在蛋白激酶家族成员中高度保守，所以帕金森病 K-1 可能是蛋白激酶上游的激酶，但此点有待于进一步证实。上述机理表明假性底物结合到活性位置，覆盖了激活位点，而 DAG 和脂类的结合可以减轻这种抑制并暴露激活位点从而引起磷酸化和激活。蛋白激酶激活位点磷酸化后，在催化中心同时发生磷酸化过程。对 PKC 的研究表明，这是由于 PKC

自身的磷酸化而不是上游酶的激活作用。除 PKC 外，这些片段在所有哺乳动物的蛋白激酶中均高度保守。值得一提的是在 PKC ζ 和 PKC λ 中，C-末端第二个氨基酸被谷氨酸替代后，可以增强磷酸化的过程。PKC 的 C-末端可以自身磷酸化，与其他蛋白激酶（如 Akt/PKB 和 p7OS6 激酶）类似，在 Akt/PKB 中，它被第二个上游酶磷酸化，此酶被暂称为帕金森病 K-2，其作用还未被证实。蛋白激酶的调节各有不同，PKC α 和 PKC βⅡ 由帕金森病 K-1 磷酸化，而 PKC ζ 可能是刺激信号作用在胞膜上引起磷酸化。人们从 PKC6 δ C1 区的晶体衍射图中观察到其结构包括两个 β 片层，构成配体结合沟。研究人员将佛波酯连接到 C1 区，并没引起明显的结构变化，而是通过改变 C1 区的疏水性而增加了与胞膜的亲和性。与 PKC 中其他未结合佛波酯的 C1 区比较，发现它们缺少必要的与配体结合位点形成疏水面的区域。尽管蛋白激酶的 C2 区结构尚不知晓，但已知与其结构类似的磷酸酶 C 不同，突触结合蛋白（synaptotagmin）的 C2 区晶体衍射图，此结构包括许多 β 片层形成一个 Ca^{2+} 结合"口袋"。二价离子的结合引起变构导致酶的磷酸化。虽然蛋白激酶的催化结构并不完全清楚，但它与蛋白激酶 A 的高度相似性为 PKC βⅡ 和 PKC α 的研究提供了理想模型。

（3）帕金森病相关 PKC 亚型：PKC δ 是新型 PKC 亚家族中的成员，参与细胞凋亡过程，它既调节凋亡相关蛋白的功能和表达，又是凋亡过程中主要效应蛋白脱天蛋白酶的靶点。在脑组织，尤其在纹状体和黑质致密部等 DA 神经区域表达水平很高，在中枢神经系统的表达是随年龄增长而增加。这些证据说明 PKC δ 的激活可能是一个帕金森病的致病位点，可能参与了帕金森病患者体内神经元变性。PKC δ 能被多种因素激活，包括离子射线、抗癌因子、活性氧、紫外线、生长因子和细胞因子等。从分子机制来看，PKC δ 可通过其激活环和近 C 端等特定位点的磷酸化和 caspase-3 对 PKC δ 的剪切作用激活，进而通过与蛋白激酶的相互作用、线粒体转位作用及核转位等通路在细胞凋亡调控中发挥着重要作用。有学者证实，PKC δ 参与由各种环境毒素诱导的 DA 神经元的凋亡，并认为其分子机制是 PKC δ 的蛋白酶解激活所致。然而，这些诱导神经细胞凋亡的分子机制是否与 PKC δ 的磷酸化表达增加有关，迄今尚未见报道。

PKC ε 也是新型 PKC 亚家族中的成员。在所有新型 PKC 中，PKC ε 在中枢神经系统中含量最为丰富，能够介导神经元多种效应。活化的 PKC ε 可由细胞质向膜转位，激活 ERK，活化后的 ERK 进入核内，促进多种转录因子的磷酸化，参与细胞增殖与分化的调控，增强转录活性，稳定和保护线粒体功能，通过激活 PKC ε/$ERK_{1/2}$ 通路，具有细胞保护作用。在代谢性应激条件下，G 蛋白偶联受体启动一系列细胞内信号转导通路，激活磷脂酶，细胞膜上的膜磷脂经磷脂酶 C（phospholipase C，PLC）水解生成 3-磷酸肌醇（inositol-1，4，5-triphosphate，IP_3）和 DAG，导致细胞内 Ca^{2+} 内流增加，PKC ε 活化，保护神经元。神经元经苯异丙基腺苷（腺苷受体 A_1 激动剂）处理 6 h 后，引起 PKC ε 活化，而 PKC ε 特异性抑制剂则阻断了腺苷诱导的神经保护作用。研究显示，PKC ε 通过和 MAPK 家族成员形成功能性模块来维持线粒体功能，包括抑制 Bcl-2 相关凋亡蛋白活性。在代谢应激条件下，PKC ε 通过直接磷酸化及调节其内化过程来调节线粒体 ATP 敏感钾通道（mK^{+}_{ATP}），进而维持线粒体膜电位及能量，降低 Ca^{2+} 内流。综上，PKC ε 一方面通过激活 ERK，维持线粒体功能，另一方面参与调节腺苷诱导的

mK^+_{ATP}通道功能，进而发挥脑保护作用。

PKCε作为新型 PKC 家族中的一员，广泛参与各种细胞功能的调节。作为信息分子，PKCε在多种细胞外刺激因素诱导的胞内信号转导通路中发挥重要作用，如 MAPK 通路、NF-κB 的活化和核糖体 S6 蛋白激酶通路等也可直接进入核内发挥作用。许多研究表明，PKCε的激活机制具有组织细胞特异性。应用 6-OHDA 和 PKCε抑制剂作用 MES23.5 细胞后，PKCε磷酸化水平和铁调节蛋白（IRP_1）水平分别升高和降低，提示 6-OHDA 能够通过激活 PKCε使其磷酸化水平增高，进而上调 IRP_1 蛋白水平，PKCε是 6-OHDA 发挥毒性作用的关键点之一，磷酸化激活的 PKCε可以决定多巴胺能神经细胞的生存状态。因此，PKCε与帕金森病发病密切相关，特异性地抑制 PKCε磷酸化激活可能会减少 6-OHDA 引起的多巴胺能神经元的损伤。

PKCγ存在于脑组织及脊髓中，尤其在海马锥体细胞及小脑浦肯野细胞中表达丰富，参与调节突触可塑性，包括长时程增强效应及长时程抑制效应。PKCγ与帕金森病的发病关系主要通过参与一正反馈回路活化 NMDAR，加重钙超载及线粒体功能障碍，最终导致细胞凋亡。研究数据显示 PKC 调节 NMDAR 活性：一是通过直接磷酸化 NR_1 受体亚型，二是通过调节相关支架蛋白或 Src 家族酪氨酸激酶活性。而 PKCγ可能是通过和 NMDAR 亚型相互作用来调节突触后兴奋毒性信号传导。研究发现，随着 PKC 活化时间延长，PKCγ开始失活，下调。而进一步研究发现，PKCγ在脑内可呈现双重作用。在脑损伤早期及永久性损伤后，随着 DAG 及胞内 Ca^{2+} 增加，PKCγ被激活，通过调节 NMDAR 功能，引起 Ca^{2+} 超载及细胞死亡；而脑损伤恢复期 PKCγ可能发挥相反作用，介导保护性信号传导过程，降低细胞死亡。

目前，帕金森病的发病机制为多因素共同作用的结果，与环境因素、年龄因素、神经免疫、细胞凋亡、线粒体氧化应激等均有相关性，各种信号转导通路通过参与调控免疫、炎症、凋亡等，从分子水平为帕金森病的发生进行进一步的阐述。目前帕金森病的治疗以临床改善症状为主，深入研究各种信号转导通路与帕金森病发生发展的关系及各信号转导通路之间的相互联系，可以从分子水平上为帕金森病的临床诊疗提供更深广的思路。

第二节　中医学的相关理论

一、病因

疾病的发生、发展和变化，是在一定病因条件下邪正斗争的结果。中医强调"正气存内，邪不可干；邪之所凑，其气必虚""风雨寒热，不得虚，邪不能独伤人"，同时也强调"必有因加而发"。

帕金森病的发生发展过程主要是由外因和内因双重因素引起。病邪侵害和正气虚弱都是必不可少的因素。邪气与正气的斗争贯穿于疾病过程的始终，两者互相联系又相互斗争，是推动疾病发展的动力。邪气与正气的斗争以及它们之间的力量对比常常影响着疾病的发展方向和转归。中医学在重视邪气对疾病发生重要作用的同时，更重视正气在强身健体、阻止疾病发生中的作用，两者都可以起决定作用。

1. 外因 六淫邪气在帕金森病的发生过程中起一定的作用。《素问·至真要大论》曰"诸暴强直，皆属于风"，此处的风主要指外风。明代楼英《医学纲目·颤振》说"风颤者，以风入于肝脏经络，上气不守正位，故使头招面摇，手足颤掉也""此证多由风热相合，亦有风寒所中者，亦有风夹湿痰者，治各不同也"，指出外感风、寒、湿之邪，壅阻经络，以致气血运行不利，筋脉失养，拘挛抽搐而发此病；外感温热之邪，或寒邪郁而化热，热邪消灼津液，筋脉失于濡养；或热入营血，引动肝风，均可引发此病。

2. 内因 正气亏虚在帕金森病的发病过程中起主导地位。一般情况下，若人体脏腑功能正常，气血充盈，卫外固密，常足以抗御邪气的侵袭，病邪便难以入侵，即使邪气侵入，亦能驱邪外出。因此，一般不易发病，即使发病也较轻浅易愈。然而，当正气不足或邪气的致病能力超过正气抗病能力的限度时，邪正之间的力量对比表现为邪盛正衰，正气无力抗邪，感邪后又不能及时驱邪外出，也无力尽快修复病邪对机体造成的损伤，及时调节紊乱的机能活动，于是发生疾病。导致正气亏虚原因有许多，多见于禀赋不足、年老体虚、情志过极、饮食不节、劳逸失当、久病体虚等因素。

（1）年老体虚：帕金森病多见于中老年人，《素问·阴阳应象大论》曰："年四十而阴气自半也，起居衰矣。"王肯堂《证治准绳·颤振》指出："此病壮年鲜有，中年以后乃有之，老年尤多。夫老年阴血不足，少水不能制盛火，极为难治。"这主要与年老体弱，五脏俱虚，脾虚运化失司，水谷不化精微反而聚湿生痰，或成糟粕，导致气血生化乏源，筋脉失于濡养；肝主筋，肾主骨，肝肾阴虚，筋脉失养，髓减脑消，故而神机失用；另一方面，肝体阴而用阳，肾水不能滋养肝木，阴不制阳，肝风内动，扰动筋脉。

（2）情志过极：怒伤肝，思伤脾，喜伤心，悲伤肺，恐伤肾，五志过极则伤及五脏六腑。《素问·至真要大论》曰"诸风掉眩，皆属于肝"，情志失调，郁怒伤肝，肝气郁结不畅，气滞则血瘀，筋脉失养；《医碥·颤振》言"风火盛而脾虚，则不能行其津液，而痰湿亦停聚"。此乃肝郁化火生风，风阳暴涨，窜经入络，扰动筋脉；或因肝木克土，脾虚不运，津液失于输布而聚湿生痰，痰浊壅阻经络，筋脉失养。若思虑太过，则损伤心脾，气血化源不足，筋脉失养。

（3）饮食不节：恣食膏粱厚味或嗜酒成癖，损伤脾胃，运化水液功能失常，聚湿生痰，痰浊阻滞经络，而致筋脉失养；或痰浊瘀而化热，痰热互结而动风；或因饥饱无常，过食生冷，损伤脾胃，运化饮食精微功能失常，气血生化乏源，致使筋脉失养而发为颤证。

（4）劳逸失当：行役劳苦，动作不休，使肌肉筋膜损伤疲极；或房事劳欲太过，肝肾亏虚，阴血暗损，虚风内动；或贪逸少动，使气缓脾滞而气血日减，筋脉失于调畅而不得任持自主，发为颤证。

（5）久病体虚：罹患沉疴，久病体弱，脏腑功能紊乱，气血阴阳不足，筋脉失养，虚风内动；或久病及肾，病及肾精，肝肾精血亏虚，筋脉失养，发为颤证。

中医学历来重视病因在帕金森病的发生、发展变化过程中的作用，认为帕金森病的任何临床症状和体征都是在某种病因的影响和作用下，患者产生的一种异常反应。在整体观念的指导下，中医探求病因，除了了解帕金森病的发病过程中可能作为病因的客观条件外，主要以临床表现为依据，通过分析病证的症状、体征来推求具体病因，为治疗用药提供依据。所以，中医学不但研究帕金森病的病因形成和致病特点，同时也探讨各种病因所致帕金森病的临床特征，这样才能更好地指导帕金森病的诊断与治疗。

二、病机

病机是指疾病发生、发展与变化的机制。"病机"二字，前人解释为"病之机要""病之机栝"，含有疾病之关键的意思。由于病机是用中医理论分析疾病现象，从而得出的对疾病内在、本质、规律性的认识，是防治疾病的依据，因此受到历代医家的极大重视。

帕金森病病机复杂，几千年来经过历代医家对本病的不断深入研究，认为本病病机关键在于脏气渐衰，髓海失充，筋脉失荣，肢体失养，证属本虚标实，虚在肝、脾、肾、气、血，实为风、火、痰、瘀。

（一）从脏腑论病机

1. 从肝论病机　肝为罢极之本，魂之居也，其华在爪，其充在筋，以生血气，其味酸，其色苍，为阴中之少阳，通于春气。《格致余论·阳有余阴不足论》说："主闭藏者肾也，司疏泄者肝也。"《素问·五藏生成》说"人卧血归于肝"，王冰注释说"肝藏血，心行之，人动则血运于诸经，人静则血归于肝脏。何者？肝主血海故也"。《素问·灵兰秘典论》说："肝者，将军之官，谋虑出焉。"肝与自然界春气相通应，《素问·四气调神大论》说："春三月，此为发陈，天地俱生，万物以荣。"《素问·至真要大论》曰："诸风掉眩，皆属于肝。""诸暴强直，皆属于风。"《素问·五常政大论》有"其病摇动""掉眩巅疾""掉振鼓栗"等描述，阐述本病以肢体动摇为其主要症状，属风象，与肝、肾相关；明代楼英《医学纲目·颤振》说"颤，摇也；振，动也。风火相乘，动摇之象，比之瘛疭，其势为缓"，还指出"风颤者，以风入于肝脏经络，上气不守正位，故使头招面摇，手足颤掉也"。同样指出本病病理因素为风，与肝密切相关。肝藏血、主筋，筋的活动有赖于肝血的滋养，《素问·五藏生成》说："肝受血而能视，足受血而能步，掌受血而能握，指受血而能摄。"肝血不足，筋脉失养，则关节拘急，手足震颤。《临证指南医案·肝风》有肝"体阴而用阳"之说，肝主疏泄，肝气升发，喜条达而恶抑郁，因而情志过极，郁而化火耗伤肝阴；或热病后期，耗伤肝阴；或肾阴不足，累及肝阴，以致肝失濡养，筋脉失润，筋膜挛急，虚风内动，则见手足蠕动。素体阳亢，耗伤阴液，或肝肾不足，阴不制阳，阳亢化风，风动筋脉拘急，阴亏筋脉失养，则肢体震颤。若肝主疏泄功能失常，导致一身气机紊乱，气血运行不畅，筋脉失养，而致肢体拘急颤动。

2. 以肾论病机　《素问·六节藏象论》曰："肾者，主蛰，封藏之本，精之处也；其华在发，其充在骨，为阴中之少阴。"肾主藏精，主水，主纳气。由于肾藏先天之精，主生殖，为人体生命之本源，故称肾为"先天之本"。肾精化肾气，肾气分阴阳，肾阴与肾阳能资助、促进、协调全身脏腑之阴阳，故肾又称为"五脏阴阳之本"。肾藏精，主蛰，又称为封藏之本。《素问·上古天真论》说："肾者主水，受五脏六腑之精而藏之。"由于肝肾在先天共同起源于生殖之精，在后天又共同受肾所藏的先后天综合之精的充养。肝藏血，肾藏精，精血同生，故肝和肾相互滋养，肝肾相生。《素问·阴阳应象大论》说："肾生骨髓，髓生肝。"《素问·上古天真论》曰："丈夫……五八，肾气衰，发堕齿槁；六八，阳气衰竭于上，面焦，发鬓斑白；七八，肝气衰，筋不能动，天癸竭，精少，肾脏衰，形体皆极；八八，则齿发去。肾者主水，受五脏六腑之精而藏之，故五脏盛，乃能泻。今五脏皆衰，筋骨解堕，天癸尽矣。"又肾为"五脏阴阳之本"，所以当年老体衰、房事不节、久病体虚等各种原因引起肾精亏虚时，水不涵木，累及肝之阴津精血，而致筋脉失养，肢体颤掉。肾为一身阴阳气之本，"五脏之阳气，非此不能发""五脏之阴气，非此不能滋"，故而肾的阴阳不足时，亦能导致其余脏腑的阴阳亏虚，此时外邪侵袭或五邪内生，因而发病。《素问·阴阳应象大论》曰"肾生骨髓"，《素问·痿论》说"肾主身之骨髓"，都说明肾主髓的生理机能。《素问·脉要精微论》曰："骨者髓之府，不能久立，行则振掉，骨将惫矣。"肾精不足，髓生化无源，骨与筋膜失养，遂发此病。《灵枢·海论》说："脑为髓之海。"《素问·五藏生成》说："诸髓者，皆属于脑。"《灵枢·经脉》说："人始生，先成精，精成而脑髓生。"肾主藏精生髓，而脑为髓海，主神志思维，司机体运动。肾精不足，化髓不足，髓海空虚，脑窍失养而致脑失其用。

3. 以脾论病机　《素问·六节藏象论》曰："脾、胃、大肠、小肠、三焦、膀胱者，仓廪之本，营之居也，名曰器，能化糟粕，转味而入出者也；其华在唇四白，其充在肌，其味甘，其色黄，此至阴之类，通于土气。"《素问·玉机真藏论》云："脾脉者，土也，孤脏以灌四傍者也。"《医原》云"脾有一分之阳，能消一分之水谷；脾有十分之阳，能消十分之水谷"，指出脾主运化，统摄血液。脾胃同居中焦，是对饮食物进行消化、吸收并输布其精微的主要脏器。人出生后，生命活动的继续和气血津液的生化和充实，都赖于脾胃运化的水谷精微，故称脾为"后天之本"。脾气的运动特点是主升。脾为太阴湿土，主运化水液，故喜燥恶湿。《素问·至真要大论》说："筋骨掉眩清厥，甚则入脾。"《医碥·颤振》曰："颤，摇也，振，战动也，亦风火摇撼之象。……风木盛则脾土虚，脾为四肢之本，四肢乃脾之末，故曰风淫末疾。风火盛而脾虚，则不能行其津液，而痰湿亦停聚，当兼去痰……"《医宗己任编·战振栗》说："大抵气血俱虚，不能养荣筋骨，故为之振摇而不能主持也。"这些均指出帕金森病的病机与脾的运化功能密切相关。恣食膏粱厚味或嗜酒成癖，损伤脾胃，运化水液功能失常，聚湿成痰，痰浊壅阻经络，气血运行不畅，筋脉失养；或痰浊瘀而化热，痰热生风，均可致肢体颤掉。饥饱无常、过食生冷或寒邪直中、湿邪困脾，损伤脾胃，运化水谷精微功能失常，气血化生不足，筋脉失养；或因气血亏虚，血行无力而致瘀，痰瘀互结，引动肝风，肝风携痰瘀上扰神明，则发震颤不止；或血虚生风，筋脉不能自持，随风而动，而发肢体颤抖摇动。

4. 以脑论病机　《类证治裁·卷三》说："脑为元神之府，精髓之海，实记忆所凭也。"《医林改错》说："灵机记性不在心而在脑。"《医易一理》曰："人身能知觉运动，及能记忆古今，应对万物者，无非脑之权也。"这些都指出脑可以主宰生命活动、精神活动和感觉运动。《存存斋医话》云"脑散动觉之气，厥用在筋，第脑距身远，不及引脉以达百肢，复得颈节脊髓，连脑为一，因遍及焉……又从脊髓出筋十三偶，各有细路旁分，无肤不及，其以皮肤接处，稍变似肤，始缘以导气入肤，充满周身，无弗达矣"，说明脑及脑络与四肢百骸之间的具体连接及运行路径，形象地描述了脑与肢体的关系。《医学衷中参西录》言"人之脑髓空者……知觉运动俱废，因脑髓之质，原为神经之本源也"，说明脑髓空虚，不能进行正常的生命活动，可出现肢体运动功能障碍等症状。《内经》云"肾生髓""诸髓者，皆属于脑"。因此，各种原因导致的脾胃运化功能失常，不能运化水谷精微，后天不养先天，髓生不足，脑主生命活动失常，导致肢体运动功能障碍。近代亦有医家提出"颤证病位在外在筋，在内在脑"的观点，与现代医学对帕金森病的研究一脉相承。

5. 以心论病机　《素问·灵兰秘典论》曰："心者，君主之官，神明出焉。"《灵枢·邪客》记载："心者，五脏六腑之大主也。"心主血脉，心气推动和调控血液在脉道中运行，流注全身，发挥营养和滋润作用。心气推动血液运行，若心气不足，血液运行无力而瘀阻脉道，筋脉失养；若"奉心化赤"功能失常，心血生成不足，则脏腑形体失去濡养，肢体拘急摇动；若心阴亏虚，阴虚火旺，炼液成痰，痰火互结，痰热化风，则肢体随风颤振。《素问·六节藏象论》曰："心者……其充在血脉。"脉为血之府，是容纳和运输血液的通道，心之阴阳协调共济，使脉道通利。若心气不充或阴阳失调，则经脉壅塞不通，血行不畅，筋脉失养，而致肢体震颤。

6. 以肺论病机　《素问·灵兰秘典论》记载："肺者，相傅之官，治节出焉。"《灵枢·决气》曰："上焦开发，宣五谷味，熏肤，充身，泽毛，若雾露之溉。"《灵枢·痈疽》云："上焦出气，以温分肉而养骨节，通腠理。"肺失宣发，则体内浊气不能排除，脾所传输的津液及水谷精微，不能布散全身；若肺失肃降，不能吸入自然界之清气，不能将宗气向下布散至脐下以资元气。水谷精微及津液不能向下布散，脏腑浊液不能下输肾与膀胱。《素问·经脉别论》称肺"通调水道"。肺主行水，是指肺气的宣发肃降功能推动和调节全身水液的输布和排泄。若肺之功能失调，水液代谢失常，则水液停聚，痰浊阻滞，血行不畅，筋脉失养，而发此病。《素问·经脉别论》"脾气散精，上归于肺……水精四布，五经并行"，则说明肺生理功能失调，可引起体内水谷精微输布障碍，而使筋脉失养，肢体拘急。

（二）从内生邪气论病机

帕金森病在发展的过程中，因脏腑经络及津液的功能失常而产生的化风、化湿、化火等类似六淫邪气的病理变化并不是致病因素，而是由于气血津液、脏腑等生理功能失调所引起的综合性病理变化。

1. 内风　帕金森病以震颤为突出症状，也常是首发症状。大多自一侧上肢的远端开始，然后逐渐发展到同侧下肢及对侧上下肢、下颌、口唇、舌及头部。一般来说，上肢的震颤比下肢重，震颤的特点有节律性。手指的节律性震颤，形成所谓的"搓丸样动作"。静止时明显，随意运动时减轻，故名"静止性震颤"。当情绪激动时加重，入睡后则震颤完全停止。中医认为这多是由风气内动引起，即"内风"所引起。"内风"是体内阳气亢逆变动而生风的一种病理变化。因其病变似外感六淫中风邪之性，故名之。由于"内风"与肝的关系较为密切，故又称之为肝风内动。

在疾病发展过程中，或阳热亢盛，或阴虚不能制阳，致阳升无制，风气内动。故内风是一身阳气之变动，肝风内动以眩晕、肢麻、震颤、抽搐等症状为基本特征。风胜则动，因其具有"动摇不定"的特点，临床上称之为动风。帕金森病的风气内动有虚实之分，主要有肝阳化风、阴虚风动和血虚生风等。

（1）肝阳化风：帕金森病患者由于情志所伤，劳力、劳神或房劳过度，耗伤肝肾之阴，以致阴虚阳亢，水不涵木，浮阳不潜，久之则阳愈浮而阴愈亏，终至阴不敛阳，肝之阳气升动而无制，便亢而化风，形成风气内动。临床可见筋惕肉瞤、肢麻震颤、眩晕欲仆，或半身不遂。

（2）阴虚风动：帕金森病患者亦可因体内痰浊瘀阻，气机不畅，瘀而化热，耗伤阴津，导致阴津亏损，或由于久病耗伤，阴液大亏所致。主要病机是阴液枯竭，无以濡养筋脉，筋脉失养，则变生内风，此属虚风内动。临床可见筋挛肉瞤、手足蠕动，以及阴液亏损之候。

（3）血虚生风：若脾胃功能失常，生血不足，或久病耗伤营血，肝血不足，筋脉失养，或血不荣络，则虚风内动。临床可见肢体麻木不仁、筋肉跳动，甚则手足拘挛不伸等症以及阴血亏虚之候。

此外，尚有血燥生风，多由久病耗血；或年老精亏血少；或长期营养缺乏，生血不足；或瘀血内结，新血生化障碍所致。其病机是津枯血少，失润化燥，肌肤失于濡养，经脉气血失于调和，血燥动而生风。临床可见皮肤干燥或肌肤甲错，且有皮肤瘙痒或落屑等症。

内风则自内而生，多由脏腑功能失调所致，与心肝脾肾有关，尤其是与肝的关系最为密切。其临床表现以眩晕、肢麻、震颤、抽搐等为主要特征。

2. 内湿　有不少帕金森病患者的首发症状是肌强直。具体表现为肢体无力、发硬、不灵活，多从一侧上肢或下肢开始，以后逐渐累及同侧及对侧上下肢，躯干、面部、颈部的肌肉也可受累，但患肢肌力并不减弱。所以并非真正的麻痹，而是肌张力增强所致。在关节做被动运动时，由于肌张力增高一致，感到均匀的阻力，称为"铅管样强直"。若患者合并震颤，则在伸屈肢体时可感到在均匀的阻力上出现断续的停顿，如齿轮在转动一样，而称为"齿轮样强直"。此外，还有些患者运动迟缓，经常呆坐，较少移动躯体或交换体位。由于肌张力增强和运动减少，出现震颤麻痹的特殊面容、姿势和步态。患者面部表情呆板，眨眼减少，而形成所谓的"面具脸"。头部前倾，躯干俯屈，上臂内收，肘关节屈曲，腕关节伸直，手指内收，拇指对掌，指间关节伸直，髋及膝关节均略为弯曲。行走时表现为起步困难，但一迈步后，即以极小的步伐向前冲去，越走越快，不能即时停步或转弯，称为"慌张步态"。走路时，两上肢屈曲，几乎不见摆动，精细动作较难完成，表现为书写困难，所写的字弯曲不正，越写越小，则称之为"写字过小症"。中医认为这均与体内痰湿内生密切相关。痰湿内生是由于脾不运湿，肾不主水，输布排泄津液的功能障碍，从而引起水湿痰浊蓄积停滞的病理变化。由于内生之湿多因脾虚，故又称之为脾虚生湿。内湿的产生，多由于素体肥胖，痰湿过盛；或因恣食生冷，过食肥甘，内伤脾胃，致使脾失健运不能为胃行其津液，津液的输布发生障碍所致。水津不化，聚而成湿，停而为痰，留而为饮，积而成水。因此，脾的运化失职是湿浊内生的关键。

脾主运化有赖于肾阳的温煦和气化。内湿不仅是因为脾阳虚衰，津液不化，且与肾有密切关系。肾主水液，肾阳为诸阳之本，故在肾阳虚衰时，必然伤及脾，使脾失运化而导致湿浊内生。反之，由于湿为阴邪，湿盛则可损伤阳气，因之湿浊内困，久之亦必损及脾阳肾阳，而致阳虚湿盛之证。

湿性重着黏滞，痰性滑利，机体内外无所不至，易阻遏气机，其临床表现亦随湿邪阻滞部位的不同而各异。若湿邪留滞经脉之间，症见僵硬强直，手不持物，动作迟缓、振掉等。

3. 内火　帕金森病患者大多数亦伴有自主神经功能紊乱症状，如多汗、皮脂溢出增多、皮肤发红、发热等。中医认为这是内火所致。帕金森病患者所生内火多因阴虚阳亢、气血郁滞或由于病邪郁结而产生。火与热同类，均属于阳，故有"火为热之极，热为火之渐"之说。因此，火与热在病机与临床表现上是基本一致的，唯在程度上有所差异。

（1）邪郁化火：帕金森病患者邪郁化火多是体内的病理性代谢产物，如痰浊、瘀血和食积等郁而化火。邪郁化火的主要机理，实质上是由这些因素导致机体阳气郁滞，生热化火，实热内结所致。

（2）五志之火：系五志过极化火，多指因精神情志的刺激，影响机体阴阳、气血和脏腑的生理平衡，造成气机郁结，气郁日久则从阳化热，火热内生，肝郁气滞，气郁化火，发为"肝火"。

（3）阴虚火旺：阴虚火旺属虚火，多由精亏血少，阴液大伤，阴虚阳亢而致。一般来说，阴虚内热多见全身性的虚热征象。

因此，帕金森病患者火热内生的病理不外虚实两端。实火者，多因邪郁化火、五志化火等。其病势急速，病程较短，多表现为面赤、口渴喜冷、小便黄赤、大便秘结、甚则昏迷，舌红苔黄燥、脉数等症。虚火则多因精亏血少，阴虚不能制阳，虚阳上亢所致。其病势缓慢，病程较长。临床主要表现为五心烦热、午后颧红、失眠盗汗、口燥咽干、眩晕、耳鸣、舌红少苔、脉细数等症。

总之，在帕金森病的发展过程中，脏腑功能紊乱可产生风、湿、火（热）等病理变化。内风与肝有关，虽有虚实之分，但帕金森病的内风多属虚，如肝阳化风、阴虚风动、血虚生风等。肝阳化风和阴虚风动的病理基础均为肝肾阴虚，然肝阳化风多见于内伤杂病之中，以水不涵木、阴虚阳亢、上盛下虚为特征。而阴虚风动，多见于温热病后期，真阴亏损，肝失所养，精血不足，邪少虚多，虚风内动，故临床上以手足蠕动为主，且伴神倦、舌绛少苔、脉虚等为特征。血虚生风，则因血不养筋，故以麻木、肉困、筋挛为特征。内湿主要是由脾的运化功能失健所致，即脾虚生湿，其病理表现以水湿内停为主。火热内生也是帕金森病患者临床上常见的病理现象。内火有虚实之分，通过脏腑的阴阳失调而表现出来。虚火和实火的主要区别在于：虚火有明显的阴虚内热之证，热象较实火更为缓和，而伤津不显，结合临床其他症状不难区别。

（三）从经络论病机

经络是人体气血运行的通路，有联络脏腑、沟通四肢九窍的作用。从而使人体的五脏六腑、四肢百骸、五官九窍、皮肉筋骨等组织器官保持相对的协调统一，完成正常的生理活动。正如《灵枢·海论》言："夫十二经脉者，内属于脏腑，外络于肢节。"《医门法律·络脉论》言："十二经生十二络，十二络生一百八十系络。"经络由经脉和络脉组成。络脉包括十五络脉和浮络、孙络等。而孙络之间又相互络合进行气血交换，从而使十二经脉气血由线状流行逐渐扩展为面状弥散，充分发挥营卫气血津液对周身的渗灌、濡养作用。

络病学说是中医学术理论体系的重要组成部分，络病广泛存在于各种难治性疾病中的病理状态。《内经》提出了络脉与络病的概念，《伤寒杂病论》首次制订了络病治疗方药，奠定了络病临床诊治的基础。清代叶天士提出了久病入络、久痛入络的络病病机，并广泛用于指导卒中、症积、顽疾、痹症等临床治疗；还指出："医不知络脉治法，所谓愈究愈穷矣"。由此可见络病学说在中医发展史上有举足轻重的地位。

国内亦有医家提出以经络论帕金森病的病机，认为络脉主气血运行，遍布五脏六腑、四肢百骸，且将经络分为气络和脉络两大部分。气络运行经气，脉络运行血液，二者分别发挥着"气主煦之，血主濡之"的正常生理功能。将病变责之于气血，将脑之气络喻为中枢神经。清代王清任则把人的忆、视、听、嗅、言、行等感官功能皆归属于脑，即"灵机记性不在心在脑"。精能化气，气能化神，神是指生命活动，包括思维、运动等总的外在表现。因而，中医气的功能包括了现代医学脑的中枢神经功能。明代《入镜经》明确指出："其脊中生髓，上至于脑，下至尾骶，其两旁附肋骨，每节两向皆有细络一道，内连腹中，与心肺系，五脏通。"由此可见，古人所说的气络包括从脑髓发出的神经，分布到全身包括了内脏四肢直至皮肤；将脑之脉络喻为脑血管，中医将脉归为奇恒之腑，其形态学特点为"中空有腔"。"脉者血之腑也"即指血管。同样，脑的脉络与脑血管的概念也是一致的，脉络比西医血管系统更具内涵。络脉无处不在，能将运行的血液，送达脑部及全身各处，从而发挥"血主濡之"的生理功能。《素问·骨空论》有云：督脉贯脊，交巅入络脑。只有血液在血管中正常运行才能保持大脑足够的血供，才能使神经维持正常的生理功能，正所谓"血脉和利，精神乃居"。

若人体感邪，经络则是病邪传注的通道。当体表受到邪时，可以通过经络传入内脏，由于经络之间又相互贯连，病邪亦可以从一脏传入他脏。络脉是气血运行的通道，且体细而数多面广。因此，若络脉功能失常，则气血运行不畅。而血病以虚和瘀为主，血虚则四肢百骸失于濡养，即为"不荣"；血瘀则络脉壅阻，血行不畅，即为"不通"。无论是"不荣"与"不通"均可导致筋脉失养，拘急而颤动；瘀血久而化热，热极动风，肢体颤掉。近年有关帕金森病的脑部血流情况的研究报告均有一个共同点，即都认为帕金森病病程中伴有大脑的血供减少。这与经络气血运行不足或运行不畅致筋脉失养而发病相符。所以，医家们根据络病病理实质提出治疗络病的根本之法在于畅通络脉，即以"络以通为用"为第一治疗原则。

无论从脏腑、内生邪气还是从经络讨论帕金森病的病机，本病的基本病机为"肝风内动，筋脉失养"，病理因素为"风、火、痰、瘀"，病理性质总属本虚标实。

参考文献

[1] 孙广仁. 中医基础理论（新世纪第二版）[M]. 北京：中国中医药出版社，2007.

[2] 朱文峰. 中医诊断学（新世纪第二版）[M]. 北京：中国中医药出版社，2007.

[3] 周仲瑛. 中医内科学（新世纪第二版）[M]. 北京：中国中医药出版社，2007.

[4] 杨进平，吴林，温慧娟，等. 浅议从中医五脏理论调治帕金森病 [J]. 广西中医学院学报，2012，15（2）：1-2.

[5] 张晓霞，吴之煌. 运用络病理论探讨帕金森病中医病理机制及治疗 [J]. 北京中医药，2011，2，30（2）：115-117.

[6] 王维治. 神经病学 [M]. 北京：人民卫生出版社，2006.

[7] 陈生弟. 帕金森病 [M]. 北京：人民卫生出版社，2006.

[8] 史玉泉. 实用神经病学 [M]. 3版. 上海：上海科学技术出版社，2005.

[9] 吴江，贾建平，崔丽英. 神经病学 [M]. 北京：人民卫生出版社，2005.

[10] 王晓民. 帕金森病神经元损害的分子机制和诊治研究进展 [M]//关新民. 医用神经生物学. 北京：人民卫生出版社，2002.

[11] 石际俊，刘康永，杨亚萍，等. 自噬在帕金森病发病中的作用 [J]. 生理科学进展，2009，40（1）：67-71.

[12] 刘康永，刘春风，钱进军，等. 突变型 α-核突触蛋白的自噬性降解途径和可能机制 [J]. 中华神经科杂志，2008，41（1）：51-55.

[13] 何丹，高琪乐，柳四新，等. 湖南汉族帕金森病患者血清 DJ-1 蛋白表达水平检测及分析 [J]. 中国医师杂志，2014，16（7）：934-936.

[14] 董丽果，牟英峰，崔桂云，等. 帕金森病的遗传学及临床病理特点研究进展 [J]. 中国实用神经疾病杂志，2013，16（9）：86-89.

[15] 段纪俊，曾晶，孙惠玲，等. 全球疾病负担的环境因素归因研究 [J]. 中国社会医学杂志，2008，25（5）：301-303.

[16] 蒋雨平，孙旭红. 环境和职业危险因素与帕金森病 [J]. 中国临床神经科学，2012，20（5）：551-555.

[17] 马晓伟，李晓丽，张忠霞，等. 1-甲基-4-苯基-1、2、3、6-四氢吡啶的神经毒性与帕金森病 [J]. 中国老年学杂志，2013，33（12）：6350-6353.

[18] 任今鹏，任惠民，蒋雨平，等. 百草枯所致帕金森病小鼠黑质纹状体通路多巴胺转运体减少 [J]. 中国临床神经科学，2002，10（1）：53-56.

[19] 王洋，刘建祥，朱飞奇，等. 重金属暴露与帕金森病的相关性分析 [J]. 中国实用神经疾病杂志，2014，12：16-17.

[20] 蒋雨平，孙旭红. 环境和职业危险因素与帕金森病 [J]. 中国临床神经科学，2012，20（5）：551-555.

[21] 汪锡金，张煜，陈生弟. 帕金森病发病机制与治疗研究十年进展 [J]. 中国现代神经疾病杂志，2010，10（1）：36.

[22] 张颖，胡国华. 线粒体呼吸链功能异常在帕金森病中作用的研究进展 [J]. 中风

与神经疾病杂志，2010，27（1）：89.

[23] 马耀华，王雪晶，荆婧.1-甲基-4-苯基吡啶离子调控线粒体自噬对线粒体氧化应激损伤的影响［J］.国际神经病学神经外科学杂志，2012，39（6）：489-493.

[24] 丁正同，蒋雯巍，蒋雨平.帕金森病与线粒体功能障碍［J］.中国临床神经科学，2000，3（2）：145-147.

[25] 孙作厘，贾军，虞芬，等.帕金森病基底节神经递质失衡的研究进展［J］.生理科学进展，2011，42（6）：427-430.

[26] 肖勤，翁中芳，张琼，等.左旋多巴对帕金森病大鼠血清兴奋性氨基酸及抗氧化指标的影响［J］.临床神经疾病杂志，2003，16（2）：69-71.

[27] 金雪红，包士尧.粉防己碱联合还原型谷胱甘肽对帕金森病大鼠纹状体兴奋性氨基酸的影响［J］.中国实用神经疾病杂志，2010，14（7）：1-4.

[28] 汪锡金，陈生弟，刘卫国，等.免疫机制与帕金森病关系的研［J］.临床神经病学杂志.2014，17（3）：241-243.

[29] 晓录，于顺，陈彪，等.帕金森病病因蛋白质：α-突触核蛋白对酪氨酸羟化酶活性的影响［J］.中国临床康复，2005，9（13）：34-36.

[30] 阮怀珍，蔡文琴.医学神经生物学基础［M］.西安：第四军医大学出版社，2006.

[31] 尤玥，李子建.帕金森病的免疫治疗研究新进展［J］.中国老年保健医学，2014，（4）：68-69.

[32] 毕铁琳，付秀娟，周翔宇.帕金森病的免疫学研究进展［J］.中国老年学杂志，2013，23（8）：4096-4097.

[33] 杨云鹏.帕金森病的免疫治疗研究进展［J］.国际神经病学神经外科学杂志，2012，39（2）：184-187.

[34] 张颖，杨艺敏，白晶，等.氧化修饰蛋白质在帕金森病发病机制中的作用［J］.中国老年学杂志，2010，30（14）：2022-2024.

[35] 张艳超，张男，刁建萍.α-突触核蛋白与帕金森病［J］.人人健康（医学导刊），2008，5：65-66.

[36] 王尔松，江澄川.帕金森病的蛋白质组学研究进展［J］.临床神经外科杂志，2007，4（2）：90-932.

[37] 王岚，孙圣刚，曹学兵，等.内质网应激及其相关性凋亡在多巴胺能神经元选择性变性死亡中的作用［J］.中华老年医学杂志，2006，25（11）：863-867.

[38] 王立真，朱兴族.帕金森病致病的分子研究进展［J］.中国药理学通报，2004，20（10）：1081-1085.

[39] 王岚，孙圣刚，曹学兵，等.泛素蛋白酶体抑制剂诱发多巴胺能神经元内质网应激反应及其凋亡的作用［J］.中风与神经疾病杂志，2006，23（5）：516-519.

[40] 张瑜，常明，韩威，等.钙激活蛋白酶与蛋白酶体抑制剂诱导细胞凋亡的机［J］.中国老年学杂志，2008，28（1）：26-28.

[41] 张颖，高鹏，许颖，等.泛素蛋白酶体系统与帕金森病［J］.中国老年学杂志，

2011，31（17）：3424-3427.

［42］周海燕，陈生弟．泛素蛋白酶体系统功能障碍与帕金森病［J］.临床神经病学杂志，2007，20（4）：313-315.

［43］张克忠，王坚，丁正同，等．蛋白酶体在脑黑质变性和 Lewy 小体形成中的作用［J］.中华老年医学杂志，2004，23（4）：259-262.

第四章 帕金森病的临床表现及分级与评分

第一节 帕金森病的临床表现

一、帕金森病的早期临床症状

帕金森病早期的临床症状通常不典型，而常常被诊断为脑血管病、特发性震颤、骨科疾病等，直到临床症状逐渐进展、增多，最后表现为帕金森病的典型运动症状时才被诊断。因此，我们不仅要熟悉帕金森病典型的临床表现，而且还要认识其早期的不典型临床表现，才有助于在早期作出正确的诊断。

大多数患者注意到的临床症状可能是震颤，医生可以通过仔细询问病史发现一些比震颤更早的临床症状。虽然这些早期临床症状不能明确诊断帕金森病，但会有助于诊断或排除帕金森病。

1. 轻度震颤 大多数帕金森病患者早期会感到一种内在的震颤或发抖的感觉，几乎一半的患者阐述这种感觉在一侧下肢或上肢发生或在他们的腹部出现，但是医生和患者都看不到这种抖动或者震颤。

2. 行走时摆臂不能 人在行走时会自然地前后摆动上肢，但在早期的帕金森病患者中会有一侧上肢摆动消失者。当他们行走时这一侧上肢呈现弯曲状态，下肢的流畅性运动通常会消失，能感到下肢拖曳或无力，行走的节律也有所改变。

3. 不安腿与易疲惫 大约一半患者在早期有患侧肢体难以描述的疼痛、麻木、胀或酸等不适感，而且这种不适感大多在劳累后休息时发生或明显加重。经捶打、按摩后可以得到缓解，酷似不安腿综合征的表现。另外，一部分患者还会出现患侧肢体易疲劳感，特别是上肢的肩关节、腕关节，下肢的膝关节及踝关节，当劳累后这些部位可以出现难以发现的轻微震颤。

4. 手笨拙 日常工作时手的灵活性下降，表现为使用电脑键盘困难或者感到从口袋掏出钱包或钥匙时动作笨拙。

5. 平衡失调 早期的帕金森病患者可能感到其双脚的稳定性有轻微的变化，不能迅速转动身体，单脚站立穿裤、鞋或袜时困难，可能在无明显诱因的情况下摔倒在地。

6. 驼背姿势 轻微的驼背可出现在帕金森病患者中的早期，这种临床表现也可能是正常人老化的一种表现。

7. 语言 发声无力及言语减少。

8. 冻肩　早期的帕金森病可能引起颈、肩、背、四肢的各种疼痛。由于逐渐增加的僵硬和迟钝症状而导致冻肩，这些症状会逐渐地限制肩关节的正常活动范围。

9. 足痉挛　这种痉挛被认为是肌张力障碍所致。早期的帕金森病患者，人们会注意到晨起时足痉挛现象，伴或不伴疼痛症状。

10. 感觉异常　患侧肢体关节处出现无缘由的蚁行感、烧灼感、胀痛、瘙痒、麻木及刺痛，以腕及踝部为主，开始常常为游走性或间歇性，后期往往表现为固定性。这种异常症状可以一直持续，但与运动障碍不成平行性关系。电生理检查主要是体感、皮层诱发电位有皮层延搁和传导延迟及潜伏期延长。

11. 面部表情变化　瞬目减少，面部表情缺乏。

12. 嗅觉　不能正常辨别味道。

13. 其他　颈项或肢体疼痛、无力、麻木、不适。

二、帕金森病运动症状的临床表现

在临床上，以震颤、肌强直及运动减少为帕金森病的三大主要症状，加之自主功能障碍、精神障碍、姿势反射障碍等共存，形成了极具特征性的临床征象。

1. 静止性震颤　是帕金森病的典型症状，患者在静止的状况下，出现不自主的颤抖，随意运动时可以终止或减轻。震颤是由于机体促动肌-拮抗肌交替收缩所致，常常为帕金森病的首发症状，见于约90%的病例。主要表现为缓慢、节律性震颤，通常以一侧手部4～8 Hz的静止性"搓丸样"或"摆动样"震颤。多见于腕部、手指、足关节等四肢远端部位，且大多呈"N"字形进展，即从一侧手指开始，逐渐波及同侧整个上肢、下肢，然后发展到对侧上肢、下肢的顺序进展。上肢、下肢都有震颤的时候，上肢的震颤幅度一般比下肢大，有时波及舌、口唇、下颚、咽喉部及头部，尤其具有特征性的是拇指和其他各指之间产生的节律性震颤酷似"搓药丸样动作"。"搓丸样动作"一般出现在疾病早期，少数患者可以合并出现姿势性震颤。在发病的早期，震颤呈间歇性出现，晚期多为经常性（包括动作性震颤及静止性震颤），即患者在随意动作时也不减轻。通过强烈的意志力可以暂时地抑制震颤出现，但持续时间较短。一般来说帕金森病患者的震颤与一天的日程没有关系，但在兴奋状态下和不同睡眠阶段对震颤都有很大的影响，如激动、焦虑、生气或性兴奋时都会使震颤加重，但这种加重是暂时性的，当患者情绪稳定回到原来的状态后，震颤也随之恢复到原来的状态。所以，患者没有必要通过有意识地抑制自己的情绪，如尽量避免兴奋性或过度悲伤来控制疾病。睡眠也可以影响震颤，当帕金森病患者睡熟后，震颤一般会完全消失，醒后震颤就会再次出现。

尽管震颤是帕金森病患者的典型表现，会影响到日常活动，但是它不会使患者丧失劳动的能力。对患者来讲，震颤更多的是一种困扰，能够引起他人对你不必要的注意，这就使得一些帕金森病患者常常把震颤看作疾病的治疗核心及中心问题，但事实上运动迟缓及肌强直才是真正使他们的生活能力下降甚至造成残疾的原因。

2. 肌强直　是锥体外系病变所致肌肉张力增高的结果，包括伸肌及屈肌肌张力的同时增高。肌强直是帕金森病最重要的症状之一，见于95%以上的病例。临床上在做关节被动运动时，增高的肌张力始终保持一致而感到有均匀的阻力称之为"铅管样强直"。如患者同时合并有震颤，则在伸屈肢体时可以感到均匀的阻力上会出现断断续续的停顿，好像齿轮在转动一样，称之为"齿轮样强直"。患者常感到面部、颈部、躯干及四肢的肌肉发硬，肢体活动时有无力、沉重和费力感，这也是帕金森病患者主诉为笨拙和疼痛的主要原因。因为这些肌肉强直，患者可以出现特殊姿态：腕关节伸直、前臂内收、肘关节屈曲、双手置于前方、头部前倾、躯干俯曲，下肢的膝关节和髋关节略微弯曲。肌强直症状较严重者，常引起患者疼痛，如腰痛及肩周痛，容易被误诊为风湿病或其他骨科疾病。发病早期，医生通过以下的临床试验有助于发现轻微的肌强直。

（1）让患者活动对侧肢体，可以感到被检测肢体肌强直比较明显。

（2）头坠落试验，患者平卧，快速撤离枕头的时候可见患者的头部缓慢下落，而不是快速落下。

（3）让患者把双肘部放置于桌面上，使前臂与桌面垂直，令患者把双臂及腕部肌肉充分放松，正常人此时腕部与前臂约呈90°屈曲，而帕金森病患者腕关节或多或少地保持伸直，好像树立的路标，称之为"路标现象"。

3. 运动迟缓　由于随意运动的减少及运动幅度的减小，导致启动困难和动作缓慢，加上肌张力增高，可以引起一系列运动障碍等症状。其基本特征为随意运动的异常，如运动变换困难，突然终止或运动不连贯，特别是翻身、起床、起步、步行、方向变换等动作迟缓，见于90%左右的病例。面部表情缺失，眼球瞬目少，常凝视，如"面具脸"。在疾病的初期，主要表现为精细活动困难。由于手指肌肉和上臂肌强直，患者的上肢往往不能做精细的动作，如扣纽扣、系鞋带、使用工具如螺丝刀以及行走的时候上肢摆动减少等。书写也逐渐变得困难，歪斜不整，笔迹弯曲，越写越小，我们称之为称"写字过小症"或"小写症"。此外，可以见到不协调、阶段状的眼球运动，辐辏反射不充分，协同运动障碍，步行时上肢摆动减少，两侧上肢难以同时做两种不同的动作，这常常是帕金森病早期的特征性临床症状。咽部肌肉运动迟缓可出现语音低沉单调，言语缓慢；口、咽、腭的肌肉运动障碍，使唾液难以咽下而导致大量流涎，甚至吞咽困难。目前，临床普遍认为肌强直与动作徐缓的症状常平行出现，这是患者致残的主要病因。有的患者肌强直症状比较轻，而动作徐缓显著。还有一些患者尽管在平地行走缓慢，但却可以比较协调地上下楼梯，地面上的障碍物也可以顺利地跨过去。

4. 姿势步态障碍　指平衡功能减退、姿势反射消失引起的姿势步态不稳、易跌跤。这一症状是病情进展的重要标志，对治疗反应不佳，是致残的重要原因。在疾病早期，表现为走路时患侧下肢拖曳，上肢摆臂幅度减小或消失。随着病情的进展，步伐逐渐变小变慢，启动、转弯或跨越障碍时步态障碍尤为明显。自坐位、卧位起立困难，有时行走中全身僵住，不能动弹，称为"冻结（freezing）"现象。有时迈步后，以极小的步伐越走越快，不能及时止步，称为前冲步态或慌张步态（festinating gait）。疾病晚期，患者卧床后不能自行翻身，坐下后不能自行站立，日常生活亦不能自理。

此外，在帕金森病的晚期，构音障碍、吞咽困难等也是影响患者生活能力的运动症状。有60%~90%的患者存在不同程度的构音障碍，至少一半的帕金森病患者有不同程度的吞咽障碍。目前，帕金森病吞咽障碍的病理生理学研究结果提示，外周和中枢两种机制影响食管和口咽的功能，迷走运动背核受累可能引起控制吞咽的肌肉及食管的功能失调，导致吞咽困难。此外，除了帕金森病本身造成吞咽障碍以外，还有一些手术后造成的吞咽障碍，其结果比前者更加严重，而且抗帕金森病药物对它无效。其原因是双侧苍白球切开术或其他手术方式造成的假性延髓麻痹（又称假性球麻痹），是一种器质性的损害，很难恢复。这种情况除了慢慢恢复和功能锻炼之外，没有什么特别好的治疗措施。另外，言语障碍也是帕金森病患者的常见症状，表现为说话不清，言语音调平淡，没有抑扬顿挫，节奏单调等。常和吞咽困难、构音障碍并发存在。

三、帕金森病非运动症状的临床表现

近些年来，很多非运动症状（non-motor symptoms，NMS）如睡眠障碍、痴呆、抑郁、嗅觉减退、自主神经功能不全等困扰着患者的日常生活，从而严重影响患者的生活质量。常常被患者认为与帕金森病无关，致使一些患者在就诊时不向医生诉说这些临床症状。有些非运动症状不仅可以出现在帕金森病早期，而且可能成为帕金森病的首发症状，甚至出现在疾病之前。非运动症状在整个病程中的作用和效应是相当复杂的，一项长达15~18年关于帕金森病非左旋多巴反应性非运动症状的前瞻性研究显示，非运动症状也是帕金森病最具致残性的症状之一。所以，尽早发现这些非运动症状并及时给予有效的治疗对提高患者的生活质量十分关键。

帕金森病患者的非运动症状涉及多系统功能损害，主要包括神经精神障碍、自主神经功能不全及感觉症状。

1. 神经精神障碍　主要表现为精神障碍、认知功能障碍及行为障碍三个方面。

（1）精神障碍：关于帕金森病精神障碍症状的报道，最早是在1817年，帕金森在他的一篇论著中曾提到帕金森病的晚期会出现轻度谵妄。从20世纪70年代开始应用多巴胺受体激动药和左旋多巴治疗帕金森病以来，关于帕金森病患者精神症状的报道逐渐增多。开始人们普遍认为是抗帕金森病药物的副作用，但近年来，越来越多的学者认为，帕金森病精神障碍的发生与帕金森病本身有关系。由于帕金森病相关的神经生化代谢变化也参与了其发生、发展的过程，因而目前多数学者的观点是：帕金森病伴发精神症状的机制复杂，可能与多巴胺能和其他神经递质的改变，包括皮质下、神经元和神经突触以及大脑皮质结构、边缘系统等。此外，帕金森病伴发精神症状与使用多巴胺药物有关。

帕金森病伴发精神症状的发生率比较高，诊断尚缺乏统一标准。流行病学和病理生理学的研究很少报道，外国文献报道超过60%。帕金森病伴随精神症状的特征性症状为至少存在一项下列症状：错误的存在性感觉、知觉错误、妄想、幻觉等且出现在帕金森病以后。精神症状复发或者持续至少1个月，症状不能以其他引起帕金森综合征的病因解释，比如精神分裂症、路易体痴呆、妄想症、情感分裂性的精神障碍、伴有精神症状的心境障碍或常见的医学状态包括谵妄等。

视幻觉是最常见的症状，其形象逼真，为动物或者人，非生命性物质少见。听幻

觉内容则丰富多变，或为威胁的声音，或为华美乐章，或为朦胧耳语。视幻觉可与听幻觉相伴出现，很少单独出现。幻觉常呈间断性，每次持续时间数秒至数分钟不等，发生频率每周一次至每日数次，在夜晚或独处时多发。精神症状通常发生于出现痴呆的晚期帕金森病患者，提示帕金森病患者可能存在潜在的皮质下路易体形成，最终导致了阵发性幻觉的发生。①抑郁：关于帕金森病伴发抑郁发病率的各家报道不一致，Ring 等认为抑郁的发生率在 10%~60%，中国的研究大多在 4%~70%，平均为 40%，目前比较公认的观点是帕金森病的抑郁发生率为 40%~50%，这可能与所应用的诊断标准不一致有关。抑郁比其他慢性病更为常见，其性质属于"内因性"还是"反应性"尚有争论。女性比男性多，可能比运动症状出现得早。大部分患者以轻度到中度为多，中、重度仅占总抑郁的 11.8% 左右。帕金森病患者抑郁的发生与病情及病程有关系，病程越长，病情越严重，抑郁的发生率就越高。许多研究认为，帕金森病的抑郁并非单纯由患者心理反应所导致，而与非多巴胺能神经元生化改变有关，是一种器质性抑郁。随着病情的进展，影响了去甲肾上腺素和 5-羟色胺能神经元及其通路，单胺类神经递质含量下降，从而导致了抑郁。同时，随着运动障碍的逐渐加重及病情进展，患者日常生活能力下降，影响了患者的情绪。此外，因躯体疾病而产生的心理反应对抑郁的发生也有一定作用。关于帕金森病伴发抑郁的危险因素，一些研究显示，女性、既往有抑郁病史及抑郁家族史、发病年龄较低（55 岁以前）、病情进展快、疾病或功能障碍严重、对疾病的感知程度等都是可能的危险因素，强直-少动型的帕金森病患者似乎更容易伴发抑郁。帕金森病伴发的抑郁主要表现为无力（常感到乏力或疲劳，缺乏主动性）、缺乏快感（无愉悦感）、情感淡漠和消极。这些表现与传统的抑郁症状（如无助感、沮丧、负罪感、悔罪感、悲观情绪等）有所不同，患者常常否认自己存在抑郁。临床上医生应高度重视帕金森病患者的抑郁情绪变化，在药物治疗运动症状的基础上，恰当地给予抗抑郁治疗和心理疏导，对提高此类患者的生活质量是非常重要的。②焦虑：焦虑障碍在帕金森病患者的发病率可以达到 40%。帕金森病患者的焦虑障碍通常表现为惊恐发作、社交恐惧和广泛性焦虑障碍，并且有 14%~65% 的帕金森病患者有抑郁和焦虑症状共存。焦虑常常发生在运动症状的"关"期，也可以独立波动。惊恐发作是发作性的焦虑爆发，特征是恐惧、出汗、胸部不适、呼吸困难、濒死感、哽噎和头晕。但此时要注意和心脏病相鉴别，有时心脏病和惊恐发作可以共存。一些研究显示，抑郁障碍和焦虑在出现运动症状波动和左侧肢体患病的患者中更容易出现。③情感淡漠：目前情感淡漠被确定为帕金森病的一个特征性症状，独立于疲乏、嗜睡和抑郁，是帕金森病比较常见的神经精神障碍之一，临床工作中常因认识不足被忽视。有的学者认为引起乏力、性功能障碍、淡漠及抑郁的原因是睾酮缺乏。动机的缺乏是情感淡漠的核心特点，这种缺乏既不是因为意识水平的下降、情绪的低落或认知的损害，也不是因为外部环境的巨大改变或自身生理情况（如瘫痪）引起的。情感淡漠是一种与额叶和（或）皮质下结构损害有关的综合征，其与脑的其他结构区有着广泛的神经联系，该环路中任何一个区域的病变都可能引起相似的功能缺损。研究证实，帕金森病情感淡漠多发生于受教育程度较低、年龄较大、每天应用较多抗精神病药物和左旋多巴剂量较大的患者。目前公认的情感淡漠的诊断标准：第一，与患者既往的功能活动水平或与其年龄、文化水平不相应的动机缺乏。第二，下列三个领域中每个领域至少存在一个症状：目标指向行为活动减少（缺乏努力、启动行为活动依赖别人）；目标指向的认知活动减少（对个人问题关注缺乏、学习新知识的兴趣减低）；目标指向行为活动的伴随反应减低，即情绪减低（情感无变化、对正性或负性事件缺乏情感反应）。第三，上述症状引起临床上显著的社会功能下降。第四，不存在意识水平的下降或物质使用导致的生理反应，如药物或毒品。帕金森病患者在就诊时，往往不会主动地表达其抑郁、情感淡漠等精神方面的症状。因此，医生应主动向患者及其家属询问相关病史，以求对患者病情做出正确评估，早期诊断，早期干预。

（2）认知功能障碍：认知是机体认识和获取知识的智能加工过程，涉及学习、记忆、语言、思维、精神、情感等一系列随意、心理和社会行为。认知障碍指与上述学习记忆以及思维判断有关的大脑高级智能加工过程出现异常，从而引起学习、记忆障碍，同时伴有失语或失用或失认或失行等改变的病理过程。它包括记忆、语言、视空间、执行、计算和理解判断等方面。认知障碍是指上述几项认知功能中的一项或多项受损，当上述认知领域有 2 项或以上受累，并影响个体的日常或社会能力时，可诊断为痴呆。帕金森病患者最常见合并的认知功能障碍是痴呆和人格改变。①痴呆：由于无统一的评定标准，发生率高低的报道也不一。Brown 等报道为 15%~20%，但多数患者的年龄已老，极难排除合并老年性痴呆症。痴呆程度不同，轻者需依靠神经心理测验才能发现，重者可以为完全性痴呆。认知障碍是进行性的，但与老年性痴呆病相比，程度相对较轻，且进展较慢。Cummings 提出帕金森病所致的痴呆可分为三种：较轻的皮质下痴呆；认知障碍较广泛而严重的痴呆；严重的皮质及皮质下痴呆，可涉及基底节及合并老年性痴呆病变。帕金森病所致痴呆属于额叶纹状体功能障碍，主要表现为解决问题、注意和记忆能力受损，视觉空间常有障碍。注意力分配障碍，可集中注意于某一种事物，但转移困难。言语与非言语记忆、短时及长时记忆包括对听觉、视觉和躯体感觉的记忆均可受损。Tayler 提出记忆障碍是由于患者难以自动组合事物过程所致，与老年性痴呆症的遗忘症不同。言语流畅性受影响，有言语迟缓的表现。韦氏（Wechsler）成人智力测验中的图片排列常有困难。有人认为帕金森病患者可有概念综合功能和逻辑分析的障碍。部分患者思维迟缓，可能与情感淡漠及注意力减退有关。有学者认为，帕金森病引起的痴呆还可能有下列特点：起病早，痴呆症状较轻或仅引起运动障碍，疗效好；起病迟，对智能影响较明显，且进展快，疗效差。痴呆与病变处于何侧的关系报道不一，有学者认为病变在左侧者痴呆较重，也有的学者认为两侧病变者较严重。②人格改变：帕金森病患者常可出现人格改变，如易激惹、固执、自我为中心、好争论、多疑等。有学者认为具有某些人格特征的人易患帕金森病。

（3）行为障碍：是各种心理过程障碍的结果，可由各种原因产生。按其表现分为精神运动性抑制与精神运动性兴奋两类。精神运动性兴奋或称行为兴奋，指动作和行为的大量增多，如果这种增多与当时的思想感情是协调的，同时身体各部分的动作也是协调的，则称为协调性兴奋。情绪激动时的兴奋、轻度躁狂时的兴奋都属于此类。另一种称为不协调性兴奋，表现为思想感情与其动作行为不协调。精神运动性抑制表现为动作和行为减少到影响日常活动的程度。

睡眠障碍（somnipathy）指睡眠-觉醒过程中表现出来的各种功能障碍，是帕金森病患者的常见症状，精神运动性抑制与精神运动性兴奋的表现均可见到，包括各种原因导致的失眠、睡眠呼吸障碍、过度嗜睡及睡眠行为异常等。可通过询问详细的病史，包括用药史、精神疾病史、睡眠史、目前用药情况等，必要时结合多导睡眠图检查来了解其睡眠情况，采取行为和药物等综合治疗手段，改善患者睡眠状况。①睡眠障碍的原因：帕金森病患者睡眠障碍的发病机制尚不完全清楚。有资料表明健康老人与老年帕金森病患者相比，睡眠障碍的患病率无显著性差异，但睡眠障碍的形式和严重程度存在明显不同。因此，帕金森病患者的睡眠障碍不能完全用年龄来解释。帕金森病黑质多巴胺能神经元丢失，导致脑内递质失衡，这是引起睡眠障碍的生理基础。随着疾病进展，运动症状如姿势平衡障碍、运动迟缓、僵直和震颤逐渐加重，帕金森病的非运动症状如夜尿频多、抑郁、焦虑、多汗等同时严重影响着帕金森病患者的睡眠。很多抗帕金森病药物也有改变帕金森病患者睡眠习惯的作用，如各种多巴胺能制剂对睡眠有双重作用。②睡眠障碍的分类：根据帕金森病患者的睡眠障碍机理及临床表现，可分为觉醒障碍及睡眠障碍两大类。③睡眠障碍的主要临床表现：入睡和维持睡眠困难，帕金森病患者出现最早、持续最久的睡眠异常是断续睡眠。其特点是每晚醒2~5次，并有30%~40%的时间处于清醒状态。发病可能与梦魇、夜尿过多、床上翻身困难、精神抑郁、肢体疼痛以及帕金森病药物使用不当等有关。入睡困难常见于有抑郁、焦虑等精神症状的帕金森病患者。睡眠异常运动行为包括下肢不安腿综合征（restless legs syndrome，RLS）和周期性腿动（periodic limb movement，PLM）。帕金森病患者出现周期性腿动和下肢不安腿综合征可能是由于多巴胺能药物的作用所导致。快眼动期睡眠行为障碍（rapid eye movement sleep behavior disorder，RBD）是快速眼动睡眠（rapid eye movement sleep，REM）与暴力性梦境内容有关的自发性运动行为障碍，快眼动期睡眠行为障碍在帕金森病患者中发病率高，常导致床旁的伤害或自伤，而患者醒后不能回忆。与睡眠相关的呼吸障碍可表现为夜间憋醒、睡眠呼吸暂停、潮式呼吸等，多导睡眠图是诊断与睡眠相关呼吸障碍的重要手段。④觉醒障碍的主要临床表现：日间睡眠过多（excessive daytime sleepiness，EDS），白天瞌睡、夜间清醒。睡眠发作（sleep attacks），即突然发生的不能控制的睡眠，与发作性睡病相类似，表现为发作性的、无征兆的、不可抗拒的睡眠，一般持续几秒钟。

　　2. 自主神经功能不全　自主神经系统又称植物神经系统，是整个神经系统的一个重要组成部分。它主要支配内脏器官的平滑肌、腺体和心肌的神经，主要分布于内脏、血管、腺体以及其他平滑肌。根据其功能、形态的不同，又分为交感神经及副交感神经两部分。心血管、内脏和腺体等都受交感及副交感神经这两种功能相反的神经的双重支配。

　　在帕金森病患者的非运动症状中，自主神经功能不全也比较常见。目前国际上对帕金森病患者自主神经功能不全发生率的报道众说纷纭，从14%~80%不等，外国有研究发现疾病严重、高龄及高剂量服用多巴胺药物的患者有较多的自主神经功能异常。帕金森病患者的自主神经功能不全主要表现为流涎、便秘、多汗、脂溢性皮炎、性功能障碍、吞咽困难、尿失禁、直立性低血压等。近年来科学研究发现，路易体亦出现在迷走神经背核、下丘脑、副交感神经及交感神经节自主神经丛等。当这些部位多巴胺能神经元受累时，可造成不同形式的自主神经功能不全。随着疾病的进展，帕金森病患者的自主神经功能不全进行性加重，其原因可能是中枢神经系统神经元的广泛退变累及迷走神经背核、下丘脑等部位的多巴胺能神经元而出现相应的自主神经症状。此外，随着病情的加重，帕金森病患者支配心脏的交感神经及副交感神经丛也会出现路易体、胶质细胞增生及神经细胞的脱失而出现心血管方面的功能障碍。下面是几项常见自主神经功能不全的临床表现。

（1）便秘：帕金森病患者最常见的非运动症状之一是便秘，并且可以先于帕金森病之前出现。每周排便两次以下的帕金森病患者占30%左右；以排便费力、便不尽为主要表现的排便困难占约70%；还有一些患者因粪便嵌顿出现腹胀、腹痛。一项关于6 790例男性患者排便习惯长达24年的前瞻性研究发现，原发性便秘（每天排便少于一次）的男性十年后患帕金森病的比例是正常人的3倍。但是，该研究没有涉及女性患者，因此，关于女性便秘患者中帕金森病的发病率是否也会增加还有待于进一步研究。在支持便秘可以早于帕金森病症状出现之前的研究中，一项关于12例帕金森病患者中有10例便秘出现早于帕金森病诊断16年。目前关于帕金森病患者便秘发生的病理机制仍未完全清楚，考虑可能有以下因素。①疾病因素：帕金森病导致的肌张力增高，影响到胃肠道，导致胃肠平滑肌高度紧张，运动减慢，相互协调不良，从而引起相应症状，也可能与肛门、直肠的肌紧张收缩，以及盆腔平滑肌、耻骨直肠肌功能不良引起的肠麻痹有关。另外，帕金森病患者的迷走神经背核发生退行性变性，导致自主神经功能紊乱，从而加重胃肠功能障碍。②药物因素：抗帕金森病药物使胃和肠腔内的多巴活化为多巴胺，经羟基化后形成去甲肾上腺素，进一步地降低结肠的运动功能，导致结肠传导时间延长，形成慢传输便秘。而有些治疗帕金森病药物本身也会加重胃肠道的功能障碍，比如左旋多巴可以使胃肠道的运动功能减慢，对胃肠道运动有抑制作用。另外，多巴胺激动药、抗胆碱能药物等药物也可导致肠道运动减慢而加重便秘。③其他：帕金森病患者活动少，行动迟缓，有一些甚至长期卧床，胃肠蠕动功能减弱，从而产生或加重便秘。老年人的直肠壁弹性差，牵拉感受器应激性迟钝，不能对到达直肠的粪便及时产生排便反射，导致排便困难。饮食中摄入膳食纤维素过少或饮水较少，粪便水分被过分吸收，导致大便干燥而排出困难。

（2）排尿障碍：由副交感纤维组成的盆神经支配膀胱逼尿肌，含有躯体神经成分的阴部神经支配尿道外括约肌，能够受自主意识控制。交感神经支配尿道内括约肌和膀胱三角区。排尿的初级中枢在骶髓，同时在大脑皮质和脑干有排尿的易化和控制中枢。蓄尿功能由脊髓控制，而排尿功能是由脊髓—脑干—脊髓共同支配。在脑干—脑桥背盖处存在排尿中枢，发出的冲动可使蓄尿—排出活动同期存在，受损时将引起括约肌—逼尿肌协同失调，导致严重的流出道梗阻。健康人的蓄尿功能与中脑导水管周围的白质、扣带回、视丘下部、脑桥及两侧额叶有关系。排尿功能与中脑导水管周围的灰质、视丘下部、脑桥及前额叶有关。有75%左右的帕金森病患者有不同程度的排尿障碍，包括尿频（白天排尿8次以上）、尿潴留、夜尿增多（夜间排尿2次以上）、淋漓不尽或尿急等。帕金森病引起的排尿障碍与纹状体多巴胺能神经元减少有关。

因此，在排尿障碍早期给予左旋多巴对运动障碍和排尿障碍均有所改善。但同时，使用左旋多巴时要注意，大剂量的左旋多巴容易使病情加重，有引起闭塞性障碍的可能性。若通过对帕金森病的治疗，症状不见好转，则应该考虑是否并发有其他系统的疾病，应该及时到泌尿科就诊，采取相应对症治疗。

（3）直立性低血压：指由于自主神经功能紊乱，患者从坐或卧位站起时血压降低20~30 mmHg，呼吸和心率不加快，而产生晕厥或头晕。其原因在于：①帕金森病患者累及自主神经系统可以导致直立性低血压；②抗帕金森病药物如多巴胺受体激动药等引起。

（4）性功能障碍：目前有关帕金森病性功能障碍的研究多针对男性，尚缺乏针对女性患者的相关研究资料。有 1/3 左右的帕金森病患者有不同程度的勃起障碍，疾病早期多表现为难以维持勃起状态，晚期多为勃起不能。阳痿也可能是帕金森病患者早期症状之一。而抗胆碱药可能导致或加重阳痿。此外，有些帕金森病患者发现自己在性接触上出现问题，其原因为帕金森病的运动症状导致其灵活性下降，改变体位也比较困难，而且随着兴奋性的增加，震颤也会随着加重，从而影响到性生活。

3. 感觉症状

（1）嗅觉障碍：嗅觉系统主要有嗅皮质、嗅球和嗅上皮三部分组成。嗅皮质为嗅觉高级中枢，分为初级嗅皮质和次级嗅皮质；嗅球位于前颅窝底，是嗅觉通路的第一中转站；嗅上皮位于鼻腔黏膜。初级嗅皮质是指内嗅区，接受来自初级嗅皮质的纤维，而不直接接受嗅球或嗅束来的纤维，发出纤维主要放射到海马。次级嗅皮质包括前梨状区和杏仁周区，直接接受嗅球和前嗅核的纤维。在非运动障碍的症状中，嗅觉障碍常常发生比较早，而其发生率甚至超过静止性震颤这一特征性症状，一项多中心研究结果提示，96.7%的帕金森病患者或多或少存在嗅觉功能障碍。

帕金森病患者的嗅觉障碍是 1975 年由 Johnson 和 Ansari 首先提出的，是运动症状出现前的重要标志。Ziemssen 等对 30 例无明显诱因出现嗅觉减退或嗅觉丧失的患者进行检测，发现 1 例统一帕金森病评估量表运动评分异常，11 例黑质超声检测存在回声增强，这种回声改变提示可能存在帕金森病，最后对其中 10 例进行了多巴胺转运蛋白扫描检查，发现 5 例存在多巴胺转运蛋白减少，其中 3 例相继发展为帕金森病。Braak 等提出了帕金森病临床症状出现之前的神经病理分级，1 级是嗅前核和嗅球受累，出现路易体和 α 突触核蛋白聚集引起嗅觉障碍，提出嗅觉障碍在帕金森病临床前期或早期为常见的临床症状的可能原因（至于 2 级、3 级，目前还没有明确的结论，在此暂不叙述）。因此，嗅觉检测对亚临床期及临床早期诊断帕金森病有一定的价值。

多巴胺作为一种重要的神经递质，除大量存在于黑质纹状体系统外，还存在于边缘系统（包括嗅中枢）、嗅球等部位。黑质和嗅觉通路之间存在多巴胺能神经纤维联系，多巴胺在嗅觉传递的不同水平发挥了重要的作用，而且多巴胺在嗅觉信息的整合和传导过程中均起了重要的作用。在帕金森病患者中，由于中脑黑质的多巴胺能神经元变性坏死，使多巴胺的合成明显减少，从而影响嗅觉信息的整合和传导，引起嗅觉障碍。

（2）疼痛：大多数人都认为帕金森病与疼痛无关，但事实相反，很多长期患有帕金森病的患者对此深有体会。比起帕金森病的典型运动症状和非运动症状，疼痛受到的关注程度不够，但许多类型的疼痛和该病确实相关联。患者常诉背部和颈部疼痛，且疼痛常常辐射到臀部或肩膀，主要是由运动迟缓和僵直造成的异常姿势以及四肢及躯干的灵活性下降导致的。肩周疼痛是比较常见的，它是患者肩部运动迟缓和缺乏自发正常运动的结果。另外，足部抽搐是一个与帕金森病相关疼痛的一个特殊类型，清晨第一次醒来的时候经常发生这种情况，这可能与此时抗帕金森病药物水平较低有关。如果疼痛出现在抗帕金森病药物水平低的时候，那么通过采用一种药物或增加剂量可能会有所帮助。如果疼痛症状与抗帕金森病药物的时间没有关系，可以服用镇痛药（如对乙酰氨基酚、布洛芬）来减轻症状。

具备以上非运动症状典型临床表现及体征的患者诊断并不困难，早期帕金森病症状及体征不典型，容易被误诊为颈椎病、脑血管病等延误治疗，直接影响患者生活质量及预后。

第二节　帕金森病的临床分级与评分

判定疾病的轻重程度有利于制订治疗方案、判定疗效和评估疾病预后。目前对帕金森病患者病情轻重的判断尚无明确的客观评价指标，主要靠临床表现来衡量。根据病情的严重程度，可将帕金森病分为早、中、晚三期，最常见的方法是量表评估，临床常用的帕金森病分级和评分量表有以下几种。

1. Hoehn-Yahr 分级量表（附表 2）　简称 H-Y 分级量表，是一个用来记录帕金森病病情的分级表。1967 年，Melvin Yahr 和 Margaret Hoehn 在美国 *Neurology* 刊物上发表了此表，提出将帕金森病分为 5 级。①1~2 级（早期）：患者已经出现帕金森病症状，但症状比较轻，时间比较短，一般不影响社交、生活和工作。②3 级（中期）：患者的临床症状和体征逐渐加重，已经影响到患者的社交活动和日常生活，需要进入治疗的阶段。该期患者可能逐渐丧失处理经济、家庭、社会事务能力和日常生活能力。此阶段可选用起效快、针对性强的药物干预。③4~5 级（晚期）：患者的临床症状越来越重，甚至致残，运动症状和非运动症状严重地折磨着患者，生活质量明显下降。这时，药物效果往往很差，且出现许多不良反应，故应采取多途径综合治疗，除了药物外，还可以采用外科手术治疗帮助控制症状；结合心理疏导改善患者的不良心理定势；同时需要科学的家庭护理来改善和提高患者的生活质量。

2. 修订的 Hoehn-Yahr 分级量表（附表 3）　近年来，临床上对 Hoehn-Yahr 分级量表进行了修订，在原表的基础上加入了 0 级、1.5 级和 2.5 级，以利于评估患者的障碍级别。Hoehn-Yahr 分级在 2.5 级之前，可尝试服用药物治疗；在 2.5~4 级，可考虑做脑起搏器手术。如果是药物无法控制的震颤，1 级也可考虑手术治疗。5 级时手术时机已晚，手术和药物的治疗效果差。此时要加强护理，预防压疮、呛咳、食物误吸等并发症。修订的 Hoehn-Yahr 分级量表简单明确，操作性强，评估内容包括了日常生活和运动功能，可有效地显示病情进展情况。

3. Webster 评分量表（附表 4）　1968 年，由 Webster 首次提出，后经过改良，现已被广泛用于帕金森病患者症状轻重的评估。国内常用改良的 Webster 评分量表，共有十大症状：①双手动作减少（包括书写能力）；②强直；③姿势；④行走时上肢摆动；⑤步态；⑥震颤；⑦面容；⑧坐、起立运动；⑨言语；⑩自我照顾。每个症状分为4个等级，即：正常记 0 分，轻度不正常记 1 分，中度不正常记 2 分，重度不正常记 3 分。评分越高，说明对症状改善越不明显，评分越低，说明对症状改善越明显。总分在 1~10 分者为轻度障碍，11~20 分者为中等障碍，21~30 分者为重症障碍。用于判断疗效时，则可按照（治疗前分数-治疗后分数）/治疗前分数×100%，得数 0 为无效，1%~19% 为稍有进步，20%~49% 为进步，50%~90% 为明显进步，100% 为痊愈。

4. 统一帕金森病评估量表（UPDRS，附表 5）　是国际帕金森病及运动障碍疾病协会制定的帕金森病评估量表，目前国际上普遍采用的是 2008 版。其内容包括四大部分：①精神、行为和情绪（4 个条目）；②日常生活活动（13 个条目）；③运动功能（14 个条目）；④治疗的并发症（11 个条目）。每个条目按 0~4 分五个等级或 0~1 分两个等级计分评价。分值越高，症状越严重。UPDRS 评分的 0~50 分、51~100 分、101~199 分相当于 Hoehn-Yahr 分级的 1~2 级、3 级、4~5 级。

UPDRS 评分项目多，较为繁琐，但能较为全面地反映帕金森病患者的状况。与 Webster 评分量表和 Hoehn-Yahr 分级量表相比，UPDRS 对帕金森病患者的日常活动评分尤其是运动检查更加详细，补充了帕金森病患者智力和情感障碍及既往病史中由于美多巴、金刚烷胺等药物引起的不良反应，避免了 Webster 评分量表无法区别单侧或双侧症状的缺点，能更好地了解病情的轻重，还能更加直观地了解手术后患者肢体震颤、僵直的改善及手脚灵活性的改变，明确评分时患者的开关状态，了解药物的疗效。作为帕金森病的一种常规分级评分方法，UPDRS 是疾病全程管理的不可或缺的重要工具。

5. Schwab 和 England 日常生活活动分级评分量表（附表 6）　是由 R. S. Schwab 和 A. C. England 等人在 1969 年开发的一种描述 PD 患者日常生活能力的量表。主要从依赖性、日常能力等方面对帕金森病患者进行评价，分为十一级，活动度（0~100%）越小表明患者症状越重。

参考文献

［1］ RING H A, BENCH C J, TRIMBLE M R, et al. Depression in Parkinson's disease. A positron emission study ［J］. Br J Psychiatry, 1994, 165（3）：333-339.

［2］ BROWN P, OLIVER E, DENING K H. Supporting family carers via the Admiral Nurse Dementia Helpline：reflection on a case study ［J］. Nurs Older People, 2020, 32（5）：16-20.

［3］ CUMMINGS J L. Intellectual impairment in Parkinson's disease：clinical, pathologic, and biochemical correlates ［J］. J Geriatr Psychiatry Neurol, 1988, 1（1）：24-36.

［4］ ANSARI K A, JOHNSON A. Olfactory function in patients with Parkinson's disease ［J］. Chron Dis, 1975, 28（9）：493-497.

［5］ ZIEMSSEN T, REICHMANN H. Non-motor dysfunction in Parkinson's disease ［J］. Parkinsonism Relat Disord, 2007, 13（6）：323-332.

［6］ BRAAK H, GHEBREMEDHIN E, RÜB U, et al. Stages in the development of Parkinson's disease-related pathology ［J］. Cell Tissue Res, 2004, 318 (1)：121-134.

［7］ 陈晨，石斌. 帕金森病防治问答 ［M］. 北京：人民军医出版社，2013.

［8］ 赵长地，张璇，田梅. 帕金森病防治340问 ［M］. 北京：金盾出版社，2014.

［9］ 陈生弟，陈彪，王刚. 帕金森病 ［M］. 北京：中国医药科技出版社，2011.

［10］ 贾树红，陈海波. 帕金森病的非运动症状 ［J］. 中国康复理论与实践，2009，15 (7)：635-637.

［11］ 王超，黄辉，赵德明. 帕金森病的非运动症状及其研究进展 ［J］. 安徽医学，2010，32 (10)：1795-1797.

［12］ 金鳞毅，骆晓峰，高峻涛. 帕金森病的非运动障碍研究进展 ［J］. 吉林医药学院学报，2011，32 (1)：36-40.

［13］ 贾建平，陈生弟. 神经病学 ［M］. 8版. 北京：人民卫生出版社，2018.

［14］ 徐一心，陈秋惠，张医芝. 帕金森病认知功能障碍研究进展 ［J］. 中国老年学杂志，2017，12 (24)：6303-6306.

［15］ 张春朝. 帕金森病非运动症状的研究进展 ［J］. 中国社区医生，2018，34 (11)：89.

［16］ 欧阳强. 帕金森病的临床表现及相关治疗进展 ［J］. 医药前沿，2016，6 (34)：9-11.

［17］ 马腾云，韩顺昌，冯娟. 帕金森病轻度认知功能障碍的研究进展 ［J］. 山东医药，2015，55 (23)：93-95.

［18］ 周梦，司理想，陈创，等. 帕金森病相关焦虑障碍的发病机制及治疗研究进展 ［J］. 中国老年医学，2018，38 (3)：753-756.

［19］ 魏丹，刘金玲，薛龙星，等. 帕金森病感觉障碍研究进展 ［J］. 中国实用神经疾病杂志，2018，21 (4)：456-458.

［20］ 王美华，靳令经. 帕金森病的异常姿势研究进展 ［J］. 同济大学学报（医学版），2017，38 (6)：113-116.

第五章　帕金森病的影像学

第一节　概　述

近几十年来，磁共振成像（magnetic resonance imaging，MRI）、计算机体层成像（computed tomography，CT）等新技术的应用给神经影像学带来了一场革命。神经影像学检查可分为形态影像学和功能影像学两大类。前者包括 X 线、CT、MRI 等，后者包括磁共振波谱（magnetic resonance spectroscopy，MRS）、正电子发射计算机断层成像（positron emission tomography，PET）、单光子发射计算机断层成像（single-photon emission computed tomography，SPECT）等。CT 可以清晰地显示能引起继发性帕金森病的基底节脑梗死、颅内肿瘤和硬膜下血肿等，MRI 在显现颅脑结构方面则更胜一等。多系统萎缩和进行性核上性麻痹等帕金森叠加综合征由于壳核内铁沉积增多，在 MRI 上显示为低信号。然而，绝大多数原发性帕金森病患者的病变基础是锥体外系功能障碍，其结构并没有明显异常，因而 CT、MRI 对原发性帕金森病的帮助不大。SPECT 和 PET 是两种无损害功能影像手段，不仅能显示脏器的结构，更重要的还能反映脏器的功能，在帕金森病的诊断中显示出重要的应用价值。

SPECT 是把核素应用于 CT 的一种新的诊断技术，使得脏器显像由原来的二维图像（平面）发展为三维图像（立体）。SPECT 与 CT 的区别在于：CT 利用 X 线穿透人体，根据不同组织对 X 线衰减的不同而成像，它主要反映脏器的结构；SPECT 则利用进入人体特定部位的放射性核素发出的射线而成像，是一种功能性显像。SPECT 系统主要由探头、计算机和显像设备三大部分组成。其基本原理是把能够发出纯 γ-光子的放射性核素，如 ^{99m}Tc（锝）、^{123}I（碘）、^{131}I（碘）、^{131}Xe（氙）、^{68}Ga（镓）、^{201}Tl（铊）等核素注入体内，用显像仪准直器的探头对准所要检查的部位，于体外各角度探测被检部位发出的 γ 射线，通过光电倍增管将光电脉冲放大转化为信号，经计算机连续采集信息进行图像处理和重建，最后以三维显像技术使所需脏器成像，可获得任何角度的切面图像。PET 是研究人体内生理过程和生化变化的有效手段，它将发射正电子的放射性核素及其各类标记示踪化合物，如 ^{15}O（半衰期 2.1 min）、^{13}N（半衰期 10 min）、^{11}C（半衰期 20 min）、^{18}F（半衰期 10 min）等引入体内，通过 γ 探测器在体外采集放射性核素的立体分布，并经计算机处理和重建而得到脏器的断层图像。注入体内的放射性示踪物，其在脑组织局部放射性的数值除了反映感兴趣区的生理功能以外，还受到多因素的影响，这些因素包括放射性示踪物在血液中的浓度、血脑屏障的通透性、放射性标记代谢物的积聚及放射活性的衰变。这些因素对 PET 成像的影响和重要性，随着被观察局部组织的不同和放射性示踪物的不同而存在差异，于是形成了各种各样的数学模型（mathematical models），将 PET 的影像数据转换成相应的生理参数，来了解局部组织的生理和病理状态下的功能，PET 能测定人体内的化学反应率，在化学分子水平上识别疾病。通过 PET 测定，可以在脏器发生结构变化或临床出现症状、体征之前显示脏器功能发生改变的阶段，故有助于对疾病的早期诊断。

PET 和 SPECT 功能显像的应用主要分为局部血流显像、代谢显像和受体显像三类。SPECT 局部脑血流显像使用的放射性示踪物有 ^{99m}Tc-HM-PAO、^{99m}Tc-ECD、I-IMP 等，它们是小分子、非极性的脂溶性物质，在脑内的分布与脑组织的血流成正比，能浓集于血流丰富的脑组织并能较长时间地滞留，脑血流 PET 显像则利用 ^{15}O-H$_2$O、^{13}NH$_3$、^{18}F-6-氟-9-苄基嘌呤等的放射性示踪物。脑灌流显像对于脑梗死的早期诊断、癫痫灶的定位及阿尔茨海默病（AD）的诊断均有临床应用价值。代谢显像主要应用 PET 显像，选用 ^{18}F-氟代脱氧葡萄糖（^{18}F-fluorodeoxyglucose，^{18}F-FDG）作为示踪物可测定脑组织各个区域的葡萄糖代谢率，选用 ^{18}F-多巴（^{18}F-Fluorodopa，FDOPA）作为示踪物则可以了解神经递质的前体 L-多巴在脑内代谢的情况，这种代谢功能显像可应用于痴呆、帕金森病、中风和癫痫的诊断和鉴别诊断。脑内不同受体的显像可用 SPECT 和 PET，其发展主要取决于与受体特异性结合示踪剂的开发。目前已能进行阿片受体显像、5-羟色胺受体显像、乙酰胆碱受体显像、毒蕈碱胆碱能受体显像和多巴胺受体显像等，其中后者与帕金森病密切相关。受体功能显像有助于了解不同疾病状态下受体的功能，可用于帕金森病等疾病的诊断和鉴别诊断。

PET 和 SPECT 都是功能显像的手段，但两者也有区别。PET 应用的是 ^{11}C、^{13}N、^{15}O、^{18}F 等发射正电子的放射性核素，优点在于可有效地纠正组织衰减，防止辐射弥散和具有较高的敏感性，应用的核素标记配体属于内在标记，不影响配体的药物动力学，有利于定量分析。但由于这些放射性核素的半衰期很短，需加速器生产，且 PET 设备过于昂贵，所以其临床应用受限。SPECT 利用的是普通能发射 γ 射线的核素和相对便宜的核素医用照相机，除断层显像以外也可以用于常规的照相检查，包括静态显像、动态显像和全身扫描。随着 SPECT 设备的不断改进和更多放射性示踪物的开发，SPECT 将会得到更广泛的应用。

第二节　神经功能显像

近年来，随着各种新型显像剂的问世，神经功能显像在帕金森病的诊断、鉴别诊断和疗效评价中起着越来越大的作用。

一、^{18}F-多巴

^{18}F-多巴（^{18}F-fluorodopa，FDOPA）分子中的氟选用的是正电子发射型放射性核素 ^{18}F（氟）。同时，^{18}F 标记的示踪剂具有较长的半衰期，适合进行临床诊断的 PET-CT 显像。

在帕金森病和与之相联系的运动失调疾病中，^{18}F-多巴正电子发射计算机断层成像（PET）显像最早应用于多巴胺能神经末梢功能检测。静脉注射^{18}F-多巴后 30~90 min，显像剂在纹状体聚集的速度主要反映多巴胺能神经末梢多巴脱羧酶的活性。利用感兴趣区与组织本底的比值方法能够获得^{18}F-多巴在纹状体聚集的量，这种定量参数在疾病的诊断、鉴别诊断中起着重要作用。

1. 帕金森病的诊断及鉴别诊断 研究证明帕金森病患者^{18}F-多巴摄取减少 50%，与之对应黑质致密部腹外侧多巴胺能神经元损失达 60%~80%。晚期壳核多巴胺含量降低 90% 以上，纹状体^{18}F-多巴的摄取量主要反映黑质纹状体多巴胺能神经末梢的密度，而与内源性多巴胺含量无关。对早期偏侧帕金森病患者的研究发现，受累肢体对侧壳核^{18}F-多巴摄取减少 30%，表明当黑质多巴胺能神经元缺失达 30% 左右时，帕金森病症状就可能出现。

帕金森综合征单独根据临床症状很难与典型帕金森病区分开，利用^{18}F-多巴 PET 显像进行鉴别诊断有一定意义。在自发的帕金森病早期阶段的患者中，^{18}F-多巴的摄取相对的被贮存在壳核的前部和尾状核。相反，非典型帕金森神经功能障碍综合征的患者，多系统萎缩在尾状核和壳核可以观察到^{18}F-多巴的摄取相对减少。然而，在临床的早期阶段，多巴胺能的局部断层解剖并不能够把多系统萎缩与自发帕金森病区别开来。有文献报道在其他帕金森病神经功能障碍的运动失调疾病如黑质纹状体变性、进行性核上麻痹、威尔逊病（Wilson disease，肝豆状核变性病）和肌萎缩侧索硬化症（amyotrophic lateral sclerosis，ALS）帕金森病综合征中纹状体^{18}F-多巴的摄取相对减少。另外，偏位的帕金森病神经功能障碍综合征如偏侧震颤麻痹——偏侧萎缩综合征和皮质基底神经核变性，在基底节区^{18}F-多巴的摄取在患侧肢体的对侧表现出相对减少。

2. 帕金森病进展程度评价 虽然临床上评估帕金森病严重程度的评分标准逐渐完善、精确，但主观上评分和客观上完成操作的时间受到所服药物的影响，而且疾病不同症状的发展速度也不一致，临床评分尚需考虑这些不均一因素。^{18}F-多巴 PET 显像不需考虑药物治疗的影响，是客观评价帕金森病进展程度的有效方法。在早期的研究过程中，Bhatt 等用^{18}F-多巴 PET 显像在 9 例帕金森病患者和 7 例正常对照组中检查疾病进展情况，结果显示，两组纹状体或颞顶的比率每年下降 5%，这一过程被称作是疾病的缓慢进展。在接下来的研究中，Vingerhoets 等发现 16 例帕金森病患者每年纹状体或颞顶的比率下降 7.8%，而 10 例正常患者仅下降 3%。Morrish 等发现 17 例帕金森病患者每年的下降比率达 14%，而正常对照组^{18}F-多巴的摄取量没有明显的变化。可见，帕金森病进展的速率是很快的，在不同的阶段其进展的速率也是不同的，^{18}F-多巴 PET 显像能在不同阶段客观的评价这一进展过程。

3. 移植术疗效评价 Remy 等报道了 5 例帕金森病患者经过单侧壳核的胚胎组织植入后，壳核部位摄取^{18}F-多巴有明显增加，且与临床改善程度相关。Sawle 等也报道 2 例帕金森病患者经过单侧壳核的胚胎组织植入后，^{18}F-多巴 PET 图像显示移植部位有^{18}F-多巴的摄取增加，而没有移植的纹状体部位^{18}F-多巴摄取减少。近来，有学者报道了帕金森病晚期的患者其双侧壳核经过胚胎黑质组织植入后，双侧壳核部位仍有明显^{18}F-多巴摄取增加。表明移植的多巴胺能神经元存活，同时也表明^{18}F-多巴 PET 显像摄取增加，是活体评价移植神经元存活与否的一个客观指标。

二、^{11}C-SCH23390 和 ^{11}C-Raclopride

^{11}C-SCH23390 和 ^{11}C-Raclopride 是多巴胺受体（D_1、D_2 受体）的两种示踪剂。在纹状体内利用选择性地与 D_1 受体、D_2 受体相结合的配体，PET 显像能够提供一种定量的方法，这种方法能直观地反映出多巴胺受体的分布。多巴胺受体的分布与帕金森病的进展和抗帕金森神经功能障碍药物的治疗有关。

1. D_2 受体临床应用研究　^{11}C-Raclopride PET 显像证实正常人 D_2 受体每年以0.6%的速度下降，说明纹状体的传递神经元也随着正常的衰老呈进行性减低。已有研究证实，帕金森病治疗过程中与突触后的多巴胺受体相联系的多巴胺能神经末梢功能的降低可能是异常运动并发症发生的原因。在早期未治疗的帕金森病患者患侧身体的壳核部位，纹状体多巴胺 D_2 受体结合物会相对增加，即所谓多巴胺受体的上调效应。但壳核部位最初的多巴胺 D_2 受体的过高调节会随着疾病严重程度的增加而减少，疾病晚期 D_2 受体与放射性配体结合的量将会低于正常对照组。另外，帕金森病患者长期使用多巴制剂后，也将逆转这种上调效应，纹状体多巴胺受体数目可能减少。

帕金森病患者纹状体 D_2 受体密度不仅与病程和病情的严重度有关，还与病变部位、并发症及服用的药物种类有关。因此，在临床诊断和鉴别诊断中，需认真予以考虑。

2. D_1 受体临床应用研究　^{11}C-SCH23390 PET 显像显示帕金森病 D_1 受体分布尚处于初级阶段，究竟帕金森病 D_1 受体分布的变化有怎样的临床意义尚没有一个可靠的结论，但通过一些临床研究可以观察到如下现象：未治疗的早期帕金森病患者和正常人之间 D_1 受体的量没有明显区别，长期治疗和未治疗的帕金森病患者在尾状核和壳核区 D_1 受体的量也没有明显的差别。而黑质纹状体变性的患者在壳核后部 D_1 受体的量有明显的降低，已经发展为随意运动的帕金森病患者的尾状核及壳核区 D_1 受体含量也有不是很明显地降低。将来通过对 D_1 受体、D_2 受体进一步研究，有可能对左旋多巴的反应机制及随意运动障碍有更进一步的理解，对帕金森病的诊断及鉴别诊断有一定的帮助。

三、^{18}F-FDG

^{18}F-FDG 即 ^{18}F-氟代脱氧葡萄糖（^{18}F-fluorodeoxyglucose），是天然的葡萄糖类似物。PET 是一种断层闪烁显像技术，它通过探测引入机体的正电子核素发生衰变时释放出的正电子所发射的湮没光子来反映示踪剂在机体局部组织内的分布。^{18}F-FDG PET是通过利用放射性核素标记的葡萄糖类似物，即 ^{18}F-FDG，来显示不同组织的糖利用率的一种断层显像技术。^{18}F-FDG PET 显像可以反映黑质纹状体多巴胺能神经系统功能，有研究报道帕金森病患者基底节区 ^{18}F-FDG 代谢轻度增高。虽然 ^{18}F-FDG PET 显像诊断帕金森病的特异性不高，但有助于帕金森病和非典型性帕金森病的鉴别诊断。另外，成比例的纵切面图即偏离-份额法（shift-share method，SSM）模型的应用有助于对帕金森病整体脑功能的研究。

1. 鉴别诊断　对怀疑是非典型帕金森病的患者进行 ^{18}F-FDG PET 显像检查可能对

诊断有所帮助。研究人员发现尾状核、豆状核及丘脑代谢的综合性评估能准确区分典型和非典型帕金森病。这个结论表明，在帕金森神经功能障碍的鉴别诊断中，^{18}F-FDG PET 显像是很有帮助的临床辅助检查。尤其是非典型帕金森病在药物及外科治疗都没有明显改善且患者有将要发展成为典型帕金森病的时候，鉴别诊断显得更为重要。

2. 疾病进展程度评价　帕金森病患者局部脑代谢率的测定对评价疾病的严重程度和其进展速度比综合的模式敏感性低，综合的模式是定量测定大脑相互作用区间相关网络表达。SSM 模型的建立使在疾病的状态下探测和定量局部脑组织之间的功能性联系成为可能。在帕金森神经功能障碍的最初研究中，发现帕金森病患者脑代谢方面没有明显的异常，然而，应用 SSM 模式发现帕金森病患者的豆状核和丘脑代谢增高，而且豆状核和丘脑代谢增高与额侧和旁中央皮质区的代谢减低相联系。应用 SSM 模式后，帕金森病患者的评分异常地增高，患者的评分和标准化的临床运动级别相关。SSM 模型的应用将能更准确、更客观、更全面地评价帕金森病患者脑组织的异常状态，对于制订治疗方案，疗效评价相当有意义。

3. 苍白球切开术疗效评价　定量 ^{18}F-FDG PET 功能性脑显像对于帕金森病患者苍白球切开术后的疗效判定有意义。Eidelberg 等研究了苍白球切开术 8 例帕金森病患者，术前及术后 6 个月都进行了 ^{18}F-FDG PET 脑显像，术后的扫描结果显示丘脑的代谢明显降低，同时伴有与丘脑相联系的运动皮质区代谢增加，术后临床上评价患者肢体活动的改善与扫描观察到的代谢改变相关。苍白球切开术能够较大程度上调整脑组织之间潜在的功能联系，应用了 SSM 模型分析局部脑葡萄糖代谢的差别。非常相似的帕金森病患者纵切面图应用 SSM 模型后发现其代谢有明显差别，术后局部断层显示豆状核和手术同侧的丘脑代谢减低，这种代谢的变化与临床上肢体的脑内移植评分有关。研究结果提示：即使距病灶较远区域的脑组织及手术同侧的皮质区域也能够通过苍白球切开术调整，而 ^{18}F-FDG PET 功能性脑显像则是评价苍白球切开术前、后脑组织功能及代谢的变化的一种客观指标。

应用 PET 进行帕金森病脑功能显像具有广阔的应用前景，但 PET 显像价格昂贵，因此很多帕金森病患者也进行单光子发射计算机断层扫描脑功能显像，显像剂主要有 ^{123}I-B-CIT、^{123}I-IPT、^{123}I-FP-CIT、^{99}Tc^{m}TRODAT-1 等。Knudsen 等研究显示 ^{123}I-B-CIT 单光子发射计算机断层扫描脑显像在鉴别非典型帕金森病和多系统萎缩病有一定意义，多巴胺转运蛋白和 D_2 受体结合率在非典型帕金森病明显高于多系统萎缩。

功能性脑显像能够在正常及病理状态下研究基底神经核的作用。帕金森病患者在局部的代谢、血流量都有不同程度的变化，各种新型显像剂的问世及 PET 技术的应用使医生有了更好的条件分析帕金森病。目前，功能性脑显像在帕金森病的诊断、鉴别诊断、药物及手术疗效评价方面起着很重要的作用，虽某些方面还没有达到很成熟，但随着研究的深入，这项技术将日趋成熟。

第三节　MRI 在帕金森病诊断中的应用及波谱分析

一、诊断应用

随着神经影像学的发展，帕金森病的神经影像表现也越来越受到关注。MRI 新技术的应用使研究深入到细胞代谢水平，对理解帕金森病及帕金森综合征的病理生理变化、早期诊断、预防和治疗效果的判断均有重要意义。

1. 脑萎缩和 T_2 加权像（T_2-weighted images，T_2WI）脑室周围白质高信号　随着 MRI 的问世，帕金森病的 MRI 表现日益受到医学界学者的关注。Stern 等报道帕金森病患者 MRI 显示的皮质下和侧脑室周围的片状长 T_2 信号病灶较正常对照组增多，Ley 等发现帕金森病患者 T_2WI 的白质高信号改变以前头部更明显。现有试验证实 MRI 检查发现帕金森病患者除脑实质萎缩及脑室系统扩大外，在侧脑室周围的白质内出现小片状长 T_2WI 信号改变。帕金森病出现脑萎缩和 T_2WI 下脑室周围高信号改变机制尚不清楚，帕金森病患者的年龄一般较大，脑萎缩的程度一般认为与年龄相关。但有关帕金森病脑萎缩的定量分析研究表明帕金森病的萎缩程度与正常对照组相比没有明显差异，说明其脑萎缩的出现不能单纯用年龄解释。关于其 T_2WI 下脑室周围的白质高信号改变，有人认为可能是继发于灰质病变的沃勒（Wallerian）变性，此种变性导致脑室周围白质小灶性脱髓鞘改变。一般认为脑室周围白质高信号（white matter hyperintensities，WMH）与脑血管危险因素无关，但与年龄有明显相关性。帕金森病患者 T_2WI 的白质高信号与脑萎缩的发生率均高于正常老年人，脑室周围白质高信号的发生率可能与帕金森病病情严重程度有关，帕金森病患者合并脑室周围白质高信号提示更快地神经变性过程。然而 WMH 对帕金森病的临床表现的影响还没有被阐明，白质高信号与脑萎缩这两种改变均缺乏特异性。

2. MRI 体积测量在帕金森病形态学改变上的意义及在早期诊断上的作用　在 T_2WI 上，由于脑组织的黑质致密部中存在高浓度的铁，具有顺磁效应可缩短 T_2 弛豫时间，故黑质致密部呈现较低信号。而黑质网状部中铁浓度较致密部低，故信号强度相对较高，呈现等信号。这种表现已被相应平面的组织学切片所证实，因此可以通过磁共振 T_2 加权中黑质致密部和网状部信号的差异来测量黑质致密部的宽度。

国外学者 Duguid 等于 1986 年首先运用常规 MRI 对帕金森病患者进行 SNc 宽度测量的研究，发现帕金森病患者的 SNc 宽度比正常对照组明显变窄。此后，Mauricio 和 Moriwaka 等的研究结果也与此相似。帕金森病患者 SNc 宽度变窄的病理机制可能是：①帕金森病患者的 SNc 黑质多巴胺能神经元细胞变性和死亡致 SNc 的萎缩；②铁代谢紊乱，铁在 SNc 的沉积，铁诱导的氧化应激及氧自由基生成促使多巴胺能神经元变性。大量影像学、生化分析及病理研究表明帕金森病患者 SNc 内铁水平增高，SNc 的铁病理性沉积。也有研究报道帕金森病患者的黑质致密部的宽度和黑质体积与正常对照组比较没有明显变化，研究采用的方法也有所不同。Oikawa 等认为质子加权 SE 序列能比 T_2WI 更准确显示黑质致密部宽度，其显示的黑质致密部新月形灰质高信号区域与尸检结果相符。通过质子加权 SE 序列的研究发现帕金森病患者 SNc 宽度与健康对照组比较并无显著性差异。也有研究采用三维重组技术测量帕金森病患者的黑质体积，发现研究组与正常对照组并无明显差异。出现研究结果的差异可能与 SNc 和大脑脚底纤维相互混杂交叉导致 MRI 难以精确描绘出黑质边界，黑质内小胶质细胞增生，黑质体积过小导致容易忽略细微改变等因素相关。也有利用 3T 磁共振成像系统对帕金森病患者和正常对照组者分别进行 3D-FSPGR 的 T_1WI 序列扫描，并通过三维容积重组的方法测量出全脑体积、双侧尾状核、壳核、苍白球以及黑质的体积，并对体积值进行标化处理。比较分析早期、晚期帕金森病组和对照组之间的差异。结果显示：早期和晚期帕金森病的壳核、晚期帕金森病的苍白球形态上已出现萎缩，尾状核、黑质没有明显萎缩。壳核的体积测量可能为早期帕金森病的诊断提供一种有效的方法，且壳核的体积与帕金森病的分级负相关。综上所述，在常规 MRI 上测量 SNc 宽度及黑质-纹状体各核团体积的测量，可以为帕金森病的诊断和治疗提供比较客观的依据。

3. MRI 用于帕金森病脑铁含量的研究

（1）MRI 检测脑铁含量的病理基础和机制：近来研究提示，帕金森病有脑铁代谢紊乱，脑内铁含量增加，特别是黑质（SN）区铁含量显著增加，SN 铁水平的增加与帕金森病病程相一致。已有研究证实，SN 铁增加可诱导自由基参与多巴胺能神经元变性。铁蛋白是脑铁储存的主要形式，而且在锥体外系灰质核团中显著存在，特别在苍白球和 SN 显著存在。铁蛋白影响磁化率，实际类似于超顺磁性造影剂的作用。因其磁化率很大，使局部磁场不均匀，弥散相位不能很快积聚，因此造成 T_2WI 显示为信号减低，且 T_2 时间缩短与铁蛋白浓度呈线性正相关。铁蛋白含量与 T_2 弛豫时间和 MRI 图像信号强度（$r = 0.98$）呈很高的线性相关性。外国学者经组织病理学证实脑铁增加是造成 T_2WI 信号缩短的主要原因。因此，MRI 可以检测具有顺磁性脑铁的含量。

室温条件下铁蛋白表现为一种顺磁性物质，其顺磁效应能缩短 T_2 弛豫时间，且 T_2 弛豫时间缩短与铁蛋白浓度呈正相关，因此 MRI 能通过测量 T_2 弛豫时间检测脑内铁含量。国外研究显示帕金森病 SNc 的 T_2 弛豫时间较正常显著缩短。自 20 世纪 90 年代中期，临床医生和研究者观察到脑内高铁区与 MRI 信号强度有关。制作动物模型研究脑铁的分布方法较为成熟，对 6 只成年狐猴在高场磁共振条件下（4.7T MRI）进行脑铁分布及经 Perls 染色的脑组织切片进行比较研究发现，中老年组狐猴脑苍白球和黑质区域见多量铁沉积，壳核区有少量的铁沉积，而尾状核和丘脑区未见明显染色。而且 T_2WI 上苍白球、黑质和壳核的信号减低程度与铁沉积的含量呈正相关。高铁区比如苍白球在 T_2WI 上表现为低信号，铁含量越高，T_2WI 上的信号越低。铁还可以影响 T_2WI 和弥散加权图的信号，铁蛋白类似于超顺磁性造影剂的作用，因其磁化率很大，使局部磁场不均匀，弥散相位不能很快积聚，从而造成 T_2WI 显示为信号减低。但是铁蛋白对 T_1 弛豫时间的影响很小。

（2）利用磁共振对脑铁进行量化研究的探索：

1）R_2 和脑铁的关系：对于健康志愿者的研究数据表明灰质区 R_2 值与铁含量之间成线性关联。有学者研究显示健康志愿者的脑 R_2 值与年龄之间的关联同样适用于脑铁含量与年龄之间的关系。但是 R_2 值与脑铁分布之间的关联在下面两种情况下会出现偏差：一种是当健康志愿者的灰白质均被考虑时，另一种是在各种退行性病变如亨廷顿舞蹈病、帕金森病患者等。这是因为虽然 R_2 值受脑铁沉积量的影响，但是脑组织中含水量也会影响 R_2 值。在一些患者的脑组织中（比如帕金森病患者的黑质和亨廷顿舞蹈病患者的壳核部分）由于神经元的丧失，局部水含量减低，从而导致 R_2 值相应减低，减弱了局部铁效应。

2）场强依赖性横向弛豫率（field dependent rate increase，FDRI）与脑铁：FDRI 是用于测量铁蛋白的特异性指标。为了克服 R_2 值的局限性，Bartzokis 等采用 FDRI 来测量脑铁沉积量。FDRI 是通过计算两种磁场强度下（如 1.5T 和 0.5T 场强下）R_2 值的差异所得。Bartzokis 研究报道阿尔茨海默病和帕金森病患者基底节区的 FDRI 值较正常对照组增高。FDRI 值与正常成人的脑铁沉积量之间也有很强的关联。

（3）磁敏感加权成像与脑铁的关系：磁敏感加权成像（susceptibility weighted imaging，SWI）利用局部组织之间相位差异来显示脑铁的分布。SWI 提供了除 T_1 加权、T_2 加权、质子密度加权和水分子扩散程度对比之外的另外一种对比度，是一项可以反映组织磁化属性新的对比度增强技术。因为脂肪、铁、钙化、去氧血红蛋白等物质的组织磁化属性与邻近的背景组织明显不同，在幅度图像的后处理中结合相位掩模（phase mask）技术可以提高幅度图像的相位对比，从而使能够引起磁敏感效应的物质明显显示，因此称为磁敏感成像。简单地讲，SWI 是利用磁场中物质间磁化率差异来成像。铁蛋白是顺磁性物质，铁沉积与正常脑组织之间的磁敏感性差异形成一个局部的小梯度场，使相位角发生偏转。相位变化值与这个局部小磁场相关，这个局部小磁场导致自旋失相，引起信号丢失，在相位图上呈低信号改变。相位信号强度（ω）计算公式：$\omega = -r\Delta Bt$，r 代表回旋比，是一个旋转粒子的磁矩与其内部角动量之比；B 代表某组织产生的磁场；t 代表获得数据的时间，在梯度脉冲序列中就是指回波时间 TE。相位图的一个重要特点就是它不受幅度的影响得到磁场变化图。因此，它是测量局部磁场变化的很好方法。

综上所述，可以相信磁敏感成像相位图和 R_2 是显示脑铁分布的最好方法，而 R_1 和 R_2 是重要补充手段。运用 MRI 准确测量脑铁含量还有待进一步发展。获得组织内铁致病的临界含量是今后的研究重点。随着铁螯合药物的出现，此研究还有更重要的临床应用价值。这类药物可以祛除铁蛋白和低分子化合物中的铁，将可能干预减低脑铁蛋白的水平，抑制其氧化反应，进而可能提供一种延缓与病理性铁蛋白沉积相关病变发病的新方法。同样重要的应用价值还表现在量化铁的研究可以确定达到一定对比效果需要多少含铁对比剂。随着磁共振检查技术和设备的发展，MRI 对脑铁代谢紊乱有关的多种疾病发生机理、诊断、预防和治疗及治疗效果的评估等方面有着广阔的应用前景。可能对确定这类病变的高危人群提供了一种重要的方法，并且可能进行症状前期的干预和治疗。

二、波谱分析

功能性影像学（PET、SPECT、MRS）可应用于评估帕金森综合征患者体内多巴胺受体及纹状体神经元的功能，说明典型及非典型综合征功能障碍的特征，其中磁共振波谱（MRS）的应用有助于开拓帕金森病研究的新领域。

MRS 是在 MRI 形态诊断的基础上，从代谢方面对病变进一步研究，可以无创性检测活体组织器官能量代谢，并能对某些特定化合物进行定量分析，从分子水平反映组织代谢的情况。其基本原理是依据化学位移和 J 耦合两种物理现象，其中以氢质子波谱和磷波谱的应用最广泛。MRS 一个很重要的特点是可以对代谢物进行定量分析。峰的高度代表共振信号强度，峰的宽度代表共振频率，利用峰的高和宽可以计算峰下面积。各代谢物的峰下面积与所测代谢物的含量成正比。其中两种代谢物峰下面积的比值，即半定量法检测代谢物浓度最常用。

目前应用于 MRS 检测的核素有 ^{1}H、^{13}C、^{19}F、^{23}Na、^{31}P，应用于临床的主要有两种，即 ^{31}P、^{1}H。因 ^{13}C 需要注射，降低了 MRS 作为无创性检查的优势，所以在研究中很少应用。

^{1}H 可测定脑内 N-乙酰天冬氨酸（NAA）、肌酸（Cr）、磷酸肌酸（PCr 或 CRE）、胆碱（Cho）、肌醇（MI 或 Ino）、谷氨酰胺（Gln）、谷氨酸盐（Glu）、葡萄糖（G）、乳酸（lactate）和酮体（K）的含量，其中 NAA、Cho、Cr 是三种常见的代谢物质。^{31}P 可检测磷酸肌酸（PCr）、无机磷（Pi）、磷酸单酯（phosphomonoester，PME）、磷酸双酯（phosphodiester，PDE）、α-ATP、β-ATP 和 γ-ATP 的含量及细胞内的 pH 值，广泛应用于脑组织能量代谢及酸碱平衡的分析。能量代谢测定方面，^{31}P-MRS 通过测定 pH、ATP、PCr，^{1}H-MRS 通过测定 Lac 的改变来反映脑内能量代谢。

NAA 在脑内主要存在于神经元内，而星形胶质细胞和少突胶质细胞中，Cho 和 Cr 的浓度明显高于其他细胞，所以 NAA 含量下降常提示神经元的缺失和破坏，而 Cho 和 Cr 含量增高常提示神经胶质增生。应用 ^{1}H 检测黑质、壳核、苍白球等处的 NAA/Cr 或 NAA/（Cr+Cho），可以为黑质纹状体系统神经元变性提供依据。因而 MRS 的应用有助于开拓帕金森病研究的新领域。

帕金森病的主要病理改变是中脑黑质致密部中多巴胺能神经元破坏。如果能将磁共振波谱分析兴趣区局限在黑质最为理想，但黑质体积小，在横断面上黑质呈较扁弧条状，受部分容积效应影响大，且信号受周围脑脊液和血管的影响，所以，目前的 H-MRS 很难直接准确测定黑质本身的代谢物变化。陈薇等通过当地 20 例早期帕金森病患者行黑质区 MRS 研究，得出结果是黑质区域 NAA，NAA/Cr，NAA/Cho 均显著减少。她认为黑质区域的波谱分析可以客观反映早期帕金森病的病理生理改变，但是并没有分析黑质区域波谱检查技术的局限性。李鹏等报道通过利用改良的质子波谱技术对帕金森病黑质代谢的研究，但是应用也不多。帕金森在纹状体的病理改变类似于黑质，也存在多巴胺能神经元的破坏和丢失，且基底节区域的解剖部位决定了进行波谱分析时局部磁场的均匀性，更多的文献也倾向对基底节区域的代谢变化进行波谱分析。为了排除混杂因素的影响，在临床研究中采用了与健康人对照的研究方法，分析帕金森病脑内不同部位 NAA/Cho 或 NAA/Cr 比值的变化。

多体素波谱是质子波谱技术的一大进展，一次采集可以获得多个部位的谱线信息，信息量丰富且很大程度上节约了检查时间；多体素质子波谱技术体素块容积小，可以避免周围脑组织的部分容积效应的影响，从而提高检测结果的准确度；一次采集可以获得多个部位的信息，也有利于个体左右侧病变的自身对照以及弥漫性病变的检出和病情的评估。所以多体素波谱检查方法适用于帕金森病患者的病情判断。

目前有关帕金森病质子波谱的研究部位多在黑质—纹状体。郑旭宁等研究发现，帕金森病患者双侧壳核 NAA/Cr+Cho 明显减低，且以症状对侧壳核下降明显，说明单侧症状帕金森病的对侧壳核早期就可能存在神经元的缺失或神经胶质的增生，提示壳核磁共振波谱分析可作为帕金森病早期或亚临床诊断的线索之一。陈薇等通过研究得出这样的结论：波谱检查可反映早期帕金森病患者存在神经元功能障碍，并揭示早期帕金森病黑质—纹状体的病理及生化改变，为帕金森病的早期诊断和治疗效果的评估提供客观依据。邢永红等发现早中晚期帕金森病患者壳核的 NAA/Cr 比值均低于对照组（P<0.05），说明帕金森病患者壳核区存在神经元功能破坏和神经元缺失。NAA/Cr 比值的下降有助于了解该区域神经元破坏的情况及对帕金森病的诊断。

Holshouser 通过对没有服用过药物治疗的早期帕金森病患者进行 MRS 检查，发现纹状体内 NAA/Cho 比值降低，说明纹状体部位有神经元破坏。而服用左旋多巴制剂后，纹状体中 NAA/Cho 比值接近正常，说明多巴制剂有助于神经元功能的恢复，可使纹状体内下降的 NAA/Cho 出现逆转。如果这结论能够被今后大组病例采用前瞻性研究予以证实，那么 NAA/Cho 比值则可能成为纹状体神经功能可否逆转的标志和临床检测帕金森病严重程度的客观指标。

也有人对帕金森病患者的额叶和枕叶的代谢变化做了研究。邢永红等利用氢质子磁共振波谱技术研究帕金森病患者额叶的代谢变化及意义。测定双侧额叶 N-乙酰天门冬氨酸/肌酸（NAA/Cr）、N-乙酰天门冬氨酸/胆碱复合物（NAA/Cho）和胆碱复合物/肌酸（Cho/Cr）比值。结果发现 Hoehn-Yahr 分级 ≥3 级的重症帕金森病患者症状严重侧肢体的对侧额叶 NAA/Cr 比值显著低于症状轻组和对照组（P<0.05）。他认为重症帕金森病患者额叶区域 NAA/Cr 比值较轻症帕金森病及对照组明显减低，额叶处 NAA/Cr 比值的变化有助于反映帕金森病的病情严重程度。国外有学者在帕金森病患者的枕叶检测出乳酸信号增强，推断帕金森病发病可能与氧化能量代谢障碍有关。但其他研究否认了基底节区及各脑叶中有乳酸信号的改变，因此黑质及纹状体等区域的氧化能量代谢是否存在障碍目前还很难定论。

多数学者认为波谱技术在原发性帕金森病和帕金森综合征的鉴别诊断中有一定的应用价值。临床中与帕金森病难鉴别的帕金森综合征主要包括进行性核上性麻痹（progressive supranuclear palsy，PSP）和多系统萎缩（multiple system atrophy，MSA）。尤其病变的早期阶段，上述几种病变的脑常规 MRI 没有明显特征性改变，对帕金森病和帕金森综合征的鉴别困难。相关研究表明，在 MSA 和进行性核上性麻痹患者的壳核和苍白球中 NAA/Cho 和 NAA/Cr 比值显著低于对照组和帕金森病组。所以，在利用常规磁共振扫描难以对帕金森病与 MSA 或进行性核上性麻痹做出鉴别诊断时，如果 H-MRS 检测出基底节区 NAA 浓度明显下降，则可能支持 MSA 或进行性核上性麻痹的诊断；如果检测基底节区 NAA 浓度接近正常，则更倾向支持对帕金森病的诊断。

总之，波谱技术在帕金森病及帕金森综合征中的应用及其发展主要体现在以下方面。

1. 单体素波谱系检查　单个兴趣区的波谱，体素的位置选择很重要。帕金森病的病理改变主要位于黑质、苍白球、纹状体（尾状核和壳核）以及蓝斑内，表现为多巴胺能神经元的丢失以及残留的黑质神经元中出现路易体。帕金森病的研究中多数选择黑质及纹状体区，帕金森病的病理改变主要与这些部位有关。而在帕金森综合征的研究中，选择部位还应包括枕叶皮层、颞顶叶皮层和额叶皮层等，因常见的帕金森综合征（进行性核上性麻痹、多系统萎缩、皮层基底节变性、血管性帕金森综合征等）的病理改变与这些部位有关。

　　2. 多体素波谱　是波谱技术的一大发展，一次采集中可获多个部位的谱线，有利于弥漫性病变的检出，少数学者已将这一技术应用于帕金森病及帕金森综合征。

　　3. 磁共振波谱成像术（magnetic resonance spectroscopy imaging，MRSI）　又称化学位移成像（chemical shift imaging，CSI），是 MRS 和 MRI 技术相结合，可同时获得多体素波谱和代谢分布图。MRSI 可立体显示代谢分布图，用以研究多发颅内病变及较大的异源性病变，MRSI 所示的乳酸及 NAA 的分布图可以提供脑内获得性损害的范围和程度，尤其应用于缺血性疾病，可提示可能恢复的病变区或半影区。同样在脑肿瘤治疗中，可定量地检测瘤周水肿及其累及到的实质。MRSI（CSI）在一层或更多层的脑组织中，可同时从多个体素中获得多个波谱，波谱成像可以显示成每一个体素的谱线或一幅代谢图，这些谱线图与常规 MRI 相似，可简单显示出水或脂肪的空间分布，但仅有少数报道。

参考资料

［1］马静萍，辛惠春，张生林. 帕金森病的 MRI 与临床的关系［J］. 山西医药杂志，2000，29（1）：7-8.

［2］STERN M B，BRAFFMAN B H，SKOLLNICK B E，et al. Magnetic resonance imaging in Parkinson's disease and Parkinsonian syndrome［J］. Neurology，1989，39（11）：1524-1526.

［3］LEY D，PRUVO J P，PARENT M，et al. Could Wallerian degeneration con tribute to "liuko-araiosis" in subjects free of any vascular disorder? ［J］. J Neurol Neurosurg Psychiatry，1991，54（1）：46-50.

［4］DUGUID J R，DE LAPAZ R，DEGROOT J. Magnetic resonance imaging of the midbrain in Parkinson's disease［J］. Ann Neurol，1986，20（6）：744-747.

［5］OIKAWA H，SASAKI M，TAMAKAWA Y，et al. The substantia nigra in Parkinson's disease：proton denstiy-weighted spin-echo and fast short in versiontime in version recovery MR findings［J］. AJNR，2002，23（10）：1747-1756.

［6］BARTZOKIS G，CUMMINGS J L，MARKHAM C H，et al. MRI evaluation of brain iron in earlier and later-onset Parkinson's disease and normal subjects［J］. Magn Reson Imag，1999，17（2）：213-222.

［7］BARTZOKIS G，TISHLER T A，LU P H，et al. Brain ferritin iron may influence age- and gender-related risks of neurodegeneration［J］. Neurobiol Aging，2007，28（3）：

414-423.

[8] BHATT M H, SNOW B J, MARTIN W R, et al. Positron emission tomography suggests that the rate of progression of idiopathic parkinsonism is slow [J]. Ann Neurol, 1991, 29 (6): 673-677.

[9] VINGERHOETS F J, SNOW B J, LEE C S, et al. Longitudinal fluorodopa positron emission tomographic studies of the evolution of idiopathic parkinsonism [J]. Ann Neurol, 1994, 36 (5): 759-764.

[10] MORRISH P K, SAWLE G V, BROOKS D J. An [18F] dopa-PET and clinical study of the rate of progression in Parkinson's disease [J]. Brain, 1996, 119 (Pt2): 585-591.

[11] REMY P, SAMSON Y, HANTRAYE P, et al. Clinical correlates of [18F] fluorodopa uptake in five grafted parkinsonian patients [J]. Ann Neurol, 1995, 38 (4): 580-588.

[12] SAWLE G V, BLOOMFIELD P M, BJÖRKLUND A, et al. Transplantation of fetal dopamine neurons in Parkinson's disease: PET [18F] 6-L-fluorodopa studies in two patients with putaminal implants [J]. Ann Neurol, 1992, 31 (2): 166-173.

[13] EIDELBERG D, MOELLER J R, ISHIKAWA T, et al. Regional metabolic correlates of surgical outcome following unilateral pallidotomy for Parkinson's disease [J]. Ann Neurol, 1996, 39 (4): 450-459.

[14] KNUDSEN G M, KARLSBORG M, THOMSEN G, et al. Imaging of dopamine transporters and D2 receptors in patients with Parkinson's disease and multiple system atrophy [J]. Eur J Nucl Med Mol Imaging, 2004, 31 (12): 1631-1638.

[15] STERN M B, BRAFFMAN B H, SKOLLNICK B E, et al. Magnetic resonance imaging in Parkinson's disease and Parkinsonian syndrome [J]. Neurology, 1989, 39 (11): 1524-1526.

[16] HOLSHOUSER B A, KOMU M, MOLLER H E, et al. Localized proton NMR pec troscopy inthe stratum of patients with idiopathic Parkinson's disease: a multicentre pilot study [J]. Magn Reson Med, 1995, 33 (5): 589-594.

[17] 许东峰, 雷益, 夏军, 等. 帕金森病的诊断及其影像学表现 [J]. 海南医学, 2018, 29 (3): 381-384.

[18] 沈绪, 朱晓玲. MRI 检查在诊断帕金森病中的应用价值 [J]. 当代医药论丛, 2018, 16 (2): 21-22.

[19] 李鹏, 王伟, 古燕, 等. 改良质子波谱技术观察帕金森病患者黑质内神经代谢的改变 [J]. 中国临床康复, 2006, 09 (10): 112-114.

[20] 陈薇, 谢惠君, 汪剑. 磁共振波谱分析在帕金森病早期诊断应用中的价值 [J]. 中国临床康复, 2004, 01 (8): 34-35.

[21] 郑旭宁, 朱雄超, 阮凌翔, 等. 原发单侧症状帕金森病双侧壳核磁共振波谱研究 [J]. 中华神经科杂志, 2004, 2 (37): 37-40.

［22］邢永红，张本恕，张云亭，等. 帕金森病患者壳核质子磁共振波谱研究［J］. 天津医药，2007，35（8）：581-584.

［23］邢永红，张本恕，张云亭，等. 帕金森病患者额叶质子磁共振波谱研究［J］. 天津医科大学学报，2007，13（2）：240-243.

［24］朱珍，耿道颖，等. 帕金森病 MRI 白质高信号研究［J］. 中国康复理论与实践，2005，11（10）：834-837.

［25］李郁欣，耿道颖，蒋雨平，等. 基底节、黑质的 MRI 体积测量在帕金森病中的应用研究［J］. 中国医学计算机成像杂志，2006，12（1）：6-10.

［26］程永清，沙志涛，田有勇. 帕金森病的影像学诊断［J］. 神经损伤与功能重建，2016，11（2）：153-154.

［27］龙慧. 帕金森病患者头颅磁共振与经颅多普勒超声检查分析探讨［J］. 影像研究与医学应用，2017，1（12）：150-151.

［28］邓霞，魏彩霞，潘治斌，等. 功能磁共振在帕金森病非运动症状诊断中的应用［J］. 中国老年医学，2016，36（1）：200-207.

［29］邓霞，潘治斌，徐仁佃. 功能磁共振成像在帕金森病鉴别诊断和运动疗效评估中的应用［J］. 中国老年医学，2015，35（22）：6607-6611.

［30］郝颖楠，王萍. 磁敏感加权成像在帕金森病诊断中的应用研究［J］. 世界临床医学，2016，10（3）：180-184.

［31］姚岱辛，段虎斌. 帕金森病的影像学诊断研究进展［J］. 基层医学论坛，2018，22（7）：983-985.

［32］薛丽欣，张建芸，许二赫. 帕金森病早期诊断的影像学检查［J］. 神经疾病与精神卫生，2017，17（12）：851-853.

第六章　帕金森病的分类、诊断及鉴别诊断

第一节　帕金森病的分类

一、按临床分型分类

1984 年 10 月全国锥体外系会议临床分型将帕金森病分为原发性帕金森病、症状性帕金森综合征、继发性帕金森综合征、继发性症状性帕金森综合征，并且统一制定了原发性帕金森病和继发性帕金森综合征的诊断原则。

1. 原发性帕金森病

（1）按病程分型：

1）良性型：病程较长，平均 12 年，运动症状波动和精神症状出现较迟。

2）恶性型：病程较短，平均 4 年，运动症状波动和精神症状出现较早。

（2）按症状分型：

1）震颤型，称为 A 型。

2）少动和强直型，称为 B 型。

3）震颤和僵直型，称为 C 型。

4）震颤少动和强直伴痴呆型。

5）震颤少动和强直不伴痴呆型。

（3）按遗传分型：

1）家族性帕金森病。

2）少年型帕金森病。

2. 继发性帕金森综合征、症状性帕金森综合征

（1）感染性（包括慢性病毒感染）：脑炎后帕金森综合征（嗜睡性脑炎、其他脑炎等）。

（2）中毒性（一氧化碳、锰、二硫化碳、氢化物、甲醇等）。

（3）药物性（抗精神病药物如吩噻嗪类、丁酰苯系、萝芙木生物碱及 A-甲基多巴等）。

（4）脑血管疾病。

（5）脑肿瘤（特别是脑部中线肿瘤）。

（6）脑外伤。

（7）中脑空洞。

（8）代谢性（甲状旁腺功能减退、基底节钙化、慢性肝脑变性等）。

3. 继发性症状性帕金森综合征（异质性系统变性）

（1）进行性核上性麻痹。

（2）纹状体黑质变性。

（3）皮层齿状核黑质变性。

（4）橄榄脑桥小脑萎缩。

（5）夏伊-德拉格（Shy-Drager）综合征。

（6）痴呆：包括关岛型肌萎缩侧索硬化-帕金森综合征-痴呆复合征（Guamanicm amyotrophic lateral sclerosis Parkinsonism dementia complex，Guam-ALS-PDC）、克罗伊茨费尔特-雅各布病（Creutzfeldt-Jakob disease，又称皮质-纹状体-脊髓变性）、阿尔茨海默病及皮克（Pick）病、正常颅压脑积水。

（7）遗传性疾病：包括肝豆状核变性、哈勒沃登-施帕茨病（Hallervorden-Spatz disease，HSD；又称苍白球黑质红核色素变性）、亨廷顿（Huntington）病、脊髓小脑黑质变性等。

二、按病因分类

1. 原发性帕金森病　病因不明，包括少年型帕金森病、帕金森病。

2. 继发性帕金森综合征　可见于药物损伤、颅脑外伤、脑血管病变、中毒、感染及其他疾病引起的脑损伤等。

3. 遗传变异性帕金森综合征　包括HSD、散发性橄榄体脑桥小脑萎缩（olivo-ponto-cerebellar atrophy，OPCA）及脊髓小脑变性、家族性帕金森综合征伴周围神经病、亨廷顿（Huntington）病、舞蹈症-棘红细胞增多症、家族性基底节钙化常染色体显性遗传路易（Lewy）体病。

4. 帕金森叠加综合征　夏伊-德拉格（Shy-Drager）综合征、偏身萎缩-帕金森综合征、纹状体黑质变性（striatonigral degeneration，SND）、关岛型肌萎缩侧索硬化-帕金森综合征-痴呆复合征（Guam-ALS-PDC）、皮质基底节变性、进行性核上性麻痹等。

三、国外的分类

1. 原发性帕金森病　可根据病程、主要临床表现和遗传性等特征分为若干型。

2. 继发性帕金森病

（1）药物引起的：

1）多巴胺受体阻滞剂；

2）多巴胺拮抗剂；

3）锂；

4）氟桂利嗪、桂利嗪、硫氮䓬酮。

（2）偏侧萎缩-偏侧帕金森病。

（3）脑积水：

1）正常颅压脑积水；

2）非交通性脑积水。

（4）缺氧。

（5）感染：

1）霉菌；

2）艾滋病；

3）细胞内玻璃样包涵体病；

4）亚急性硬化性脑炎；

5）脑炎后。

（6）代谢性：

1）低钙帕金森病；

2）慢性肝豆状核变性。

（7）副新生物帕金森病。

（8）心理源性。

（9）中脑空洞症。

（10）外伤。

（11）中毒：

1）MPTP 中毒；

2）一氧化碳中毒；

3）氰化物中毒；

4）锰中毒；

5）甲醇中毒；

6）二硫化碳中毒。

（12）肿瘤。

（13）血管：

1）多梗死；

2）宾斯旺格（Binswanger）病。

3. 帕金森叠加综合征

（1）皮质-基底节变性。

（2）痴呆综合征：

1）阿尔茨海默（Alzheimer）病；

2）皮质弥漫性路易（Lewy）体病；

3）皮克（Pick）病。

（3）关岛型肌萎缩侧索硬化-帕金森综合征-痴呆复合征。

（4）多系统萎缩综合征：

1）纹状体黑质变性；

2）夏伊-德拉格（Shy-Drager）综合征；

3）散发性橄榄体脑桥小脑萎缩（OPCA）；

4）运动神经元病-帕金森病综合征。

（5）进行性苍白球萎缩。

（6）进行性核上性麻痹。

4. 遗传变性疾病

（1）脂肪蛋白质-脂褐素病

（2）格斯特曼-施特劳斯勒尔-沙因克尔（Gerstmann-Straussler-Scheinker）综合征。

（3）哈勒沃登-施帕茨（Hallervorden-Spatz）病。

（4）X连锁隐性遗传肌张力障碍帕金森综合征。

（5）马查多-约瑟夫（Machado-Joseph）病。

（6）亨廷顿（Huntington）病。

（7）线粒体细胞病变伴纹状体坏死。

（8）神经棘红细胞增多症。

（9）家族性橄榄脑桥小脑萎缩。

（10）丘脑痴呆综合征。

（11）威尔逊（Wilson）病。

第二节　帕金森病的诊断与鉴别诊断

一、西医诊断

对典型帕金森病根据发病年龄，隐袭起病、缓慢进展的病程特征以及肌张力增高、静止性震颤、运动迟缓三大主征，特别是静止性震颤及对左旋多巴治疗反应良好，以及起病与症状体征的不对称性诊断并不困难。但对于不典型的患者和早期患者（如只有一个主征）的诊断准确性较差，死后病理诊断与临床诊断的符合率只有85%左右。尤其对于帕金森病的临床症状与其他各种原因引起的帕金森综合征有相似之处，更容易误诊。帕金森病与其他帕金森综合征的治疗原则不同，错误的诊断必然给治疗带来困难。因此，正确鉴别帕金森病与其他帕金森综合征具有重要的临床意义。目前临床诊断主要是依赖对患者运动功能的体检和对多巴胺制剂的反应来确定。所以在疾病的早期，特别是对那些症状不典型的患者，仍然有18%～23%的误诊率。经测定，基底节区多巴胺消耗80%～90%才会出现帕金森病的临床症状。因而提出检测基底节区的多巴胺运转蛋白（DAT），有可能成为帕金森病早期甚至亚临床诊断的客观指标。近10年来，国内外对帕金森病的病理和病理生理、临床表现、诊断技术等方面有了更深入、全面的认识。下面介绍帕金森病的诊断标准（中华医学会神经病学分会帕金森病及运动障碍学组、中国医师协会神经内科医师分会帕金森病及运动障碍专业委员会《中国帕金森病的诊断标准》2016版）。

（一）帕金森综合征的诊断标准

帕金森综合征（parkinsonism）诊断的确立是诊断帕金森病的先决条件。诊断帕金森综合征基于3个核心运动症状，即必备运动迟缓和至少存在静止性震颤或肌强直

2 项症状的 1 项，上述症状必须是显而易见的，且与其他干扰因素无关。对所有核心运动症状的检查必须按照统一帕金森病评估量表（UPDRS）中所描述的方法进行。值得注意的是，国际运动障碍学会帕金森病综合评估量表（Movement Disorder Society-Sponsored Revision Unified Parkinson's Disease Rating Scale，MDS-UPDRS；附表 8）仅能作为评估病情的手段，不能单纯地通过该量表中各项的分值来界定帕金森综合征。

（二）帕金森综合征的核心运动症状

1. 运动迟缓　即运动缓慢和在持续运动中运动幅度或速度的下降（或者逐渐出现迟疑、犹豫或暂停）。该项可通过 MDS-UPDRS 中手指拍打（对指试验）、手部运动（握拳试验）、手部旋前旋后运动（轮替试验）、脚趾拍地运动和脚部灵活性来评定。在可以出现运动迟缓症状的各个部位（包括发声、面部、步态、中轴、四肢）中，肢体运动迟缓是确立帕金森综合征诊断所必需的。

2. 肌强直　即当患者处于放松体位时，四肢及颈部主要关节的被动运动缓慢。强直特指"铅管样"抵抗，不伴有"铅管样"抵抗而单独出现的"齿轮样"强直是不满足强直的最低判定标准的。

3. 静止性震颤　即肢体处于完全静止状态时出现 $4\sim6$ Hz 震颤（运动起始后被抑制）。可在问诊和体检中以 MDS-UPDRS 中静止性震颤的幅度和持续性为标准判断。单独的运动性和姿势性震颤（MDS-UPDRS 中手部的姿势性震颤和动作性震颤）不满足帕金森综合征的诊断标准。

（三）帕金森病的诊断

一旦患者被明确诊断存在帕金森综合征表现，可按照以下标准进行临床诊断。

1. 临床确诊的帕金森病　需要具备：①不存在绝对排除标准（absolute exclusion criteria）；②至少存在 2 条支持标准（supportive criteria）；③没有警示征象（red flags）。

2. 临床很可能的帕金森病　需要具备：①不符合绝对排除标准。②如果出现警示征象则需要通过支持标准来抵消：如果出现 1 条警示征象，必须需要至少 1 条支持标准抵消；如果出现 2 条警示征象，必须需要至少 2 条支持标准抵消；如果出现 2 条以上警示征象，则诊断不能成立。

（四）支持标准、绝对排除标准和警示征象

1. 支持标准

（1）患者对多巴胺能药物的治疗明确且显著有效。在初始治疗期间，患者的功能可恢复或接近至正常水平。在没有明确记录的情况下，初始治疗的显著应答可定义为以下两种情况：①药物剂量增加时症状显著改善，剂量减少时症状显著加重；②存在明确且显著的开/关期症状波动，并在某种程度上包括可预测的剂末现象。

（2）出现左旋多巴诱导的异动症。

（3）临床体检观察到单个肢体的静止性震颤（既往或本次检查）。

（4）以下辅助检测阳性有助于鉴别帕金森病与非典型性帕金森综合征：存在嗅觉减退或丧失，或头颅超声显示黑质异常高回声（>20 mm^2），或心脏间碘苄胍闪烁显像法显示心脏去交感神经支配。

2. 绝对排除标准　出现下列任何 1 项即可排除帕金森病的诊断（但不应将有明确

其他原因引起的症状算入其中，如外伤等）。

（1）存在明确的小脑性共济失调，或者小脑性眼动异常（持续的凝视诱发的眼震、巨大方波跳动、超节律扫视）。

（2）出现向下的垂直性核上性凝视麻痹，或者向下的垂直性扫视选择性减慢。

（3）在发病后 5 年内，患者被诊断为高度怀疑的行为变异型额颞叶痴呆或原发性进行性失语。

（4）发病 3 年后仍局限于下肢的帕金森样症状。

（5）多巴胺受体阻滞剂或多巴胺耗竭剂治疗诱导的帕金森综合征，其剂量和时程与药物性帕金森综合征相一致。

（6）尽管病情为中等严重程度（根据 MDS-UPDRS，评定肌强直或运动迟缓的计分大于 2 分），但患者对高剂量（不少于 600 mg/d）左旋多巴治疗缺乏显著的治疗应答。

（7）存在明确的皮质复合感觉丧失（如在主要感觉器官完整的情况下出现皮肤书写觉和实体辨别觉损害），以及存在明确的肢体观念运动性失用或进行性失语。

（8）分子神经影像学检查突触前多巴胺能系统功能正常。

（9）存在明确可导致帕金森综合征或疑似与患者症状相关的其他疾病，或者基于全面诊断评估，由专业医师判断其可能为其他综合征，而非帕金森病。

3. 警示征象

（1）发病后 5 年内出现快速进展的步态障碍，以至于需要经常使用轮椅。

（2）运动症状或体征在发病后 5 年内或 5 年以上完全不进展，除非这种病情的稳定是与治疗相关。

（3）发病后 5 年内出现延髓麻痹症状，表现为严重的发音困难、构音障碍或吞咽困难（需进食较软的食物，或通过鼻胃管、胃造瘘进食）。

（4）发病后 5 年内出现吸气性呼吸功能障碍，即在白天或夜间出现吸气性喘鸣或者频繁的吸气性叹息。

（5）发病后 5 年内出现严重的自主神经功能障碍，包括：①直立性低血压，即在站起后 3 min 内，收缩压下降至少 30 mmHg（1 mmHg＝0.133 kPa）或舒张压下降至少 20 mmHg，并排除脱水、药物或其他可能解释自主神经功能障碍的疾病；②发病后 5 年内出现严重的尿潴留或尿失禁（不包括女性长期存在的低容量压力性尿失禁），且不是简单的功能性尿失禁（如不能及时如厕）。对于男性患者，尿潴留必须不是由前列腺疾病所致，且伴发勃起障碍。

（6）发病后 3 年内由于平衡障碍导致反复（>1 次/年）跌倒。

（7）发病后 10 年内出现不成比例的颈部前倾或手足挛缩。

（8）发病后 5 年内不出现任何一种常见的非运动症状，包括嗅觉减退、睡眠障碍（睡眠维持性失眠、日间过度嗜睡、快动眼期睡眠行为障碍）、自主神经功能障碍（便秘、日间尿急、症状性直立性低血压）、精神障碍（抑郁、焦虑、幻觉）。

（9）出现其他原因不能解释的锥体束征。

（10）起病或病程中表现为双侧对称性的帕金森综合征症状，没有任何侧别优势，且客观体检亦未观察到明显的侧别性。

帕金森病诊断流程如图 6-1 所示。

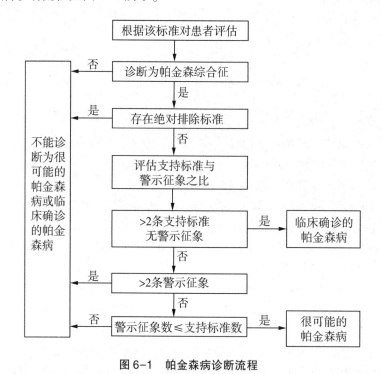

图 6-1　帕金森病诊断流程

二、西医鉴别诊断及其注意事项

帕金森病不仅表现出静止性震颤、肌强直、运动迟缓和姿势步态障碍等主要症状，还有许多非运动症状与进行性核上性麻痹、多系统萎缩、特发性震颤等疾病临床症状相似，使得帕金森病的准确诊断存在着一定的困难。帕金森病早期的临床表现多种多样，包括运动症状和非运动症状，并且有些症状不典型，容易误诊和漏诊。所以，重点介绍容易与帕金森病混淆的一些疾病及注意事项。

（一）鉴别诊断

1. 脑炎后帕金森综合征　即通常所说的昏睡性脑炎所致的帕金森综合征，已近70年未见报道。近年报道病毒性脑炎患者可伴有帕金森病样症状，但有明显感染症状，可同时伴有肢体瘫痪、神经麻痹、昏迷、抽搐等神经损害症状，脑脊液可有细胞数轻中度增高、蛋白增高、糖减低等。病情缓解后其帕金森病样症状随之缓解，可与帕金森病鉴别。

2. 特发性震颤　1/3 左右的患者有家族史，起病年龄较轻，在普通人群中发病率为 0.3%~1.7%，并且随着年龄增长而增加。40 岁以上人群的发病率增至 5.5%，65 岁以上人群的发病率为 10.2%左右，男女之间的发病率并无显著差异。有相关文献报道，在芬兰 40 岁以上人群的患病率为 5.55%左右，70~79 岁人群的患病率为 12.6%左右；在美国密西西比州 70~90 岁人群的患病率为 40~69 岁人群的 10 倍。特发性震颤是临床常见的运动障碍性疾病，呈常染色体显性遗传，动作性或姿势性震颤是唯一表现，长期不进展或缓慢进展。目前认为，年龄是特发性震颤重要的危险因素，患病率随年龄增长而增加，起病缓慢。本病的震颤为动作性或姿势性，常见于手，其次为下颌、头部、肢体的不自主震颤，极少的患者出现下肢震颤，无肌强直和少动；在精神紧张、注意力集中、饥饿、疲劳时加重，频率可低可高，低频率者似帕金森病震颤，高频率者似甲状腺功能亢进。多数病例在饮酒后暂时消失，次日加重，这也是特发性震颤的特征，可与帕金森病鉴别。

3. 肝豆状核变性（hepatolenticular degeneration，HLD）　又称威尔逊（Wilson）病，常染色体隐性遗传的铜代谢障碍疾病。通常发生于儿童和青少年期，少数成年期发病，发病年龄多在5~35岁，男性稍多于女性。病情缓慢发展，可有阶段性缓解或加重，亦有进展迅速者。临床表现上，神经症状以锥体外系损害为突出表现，以舞蹈样动作、手足徐动和肌张力障碍为主，并有面部怪容、张口流涎、吞咽困难、构音障碍、运动迟缓、震颤、肌强直等。疾病进展还可有广泛的神经系统损害，出现小脑性共济失调、病理征、腱反射亢进、假性延髓麻痹（假性球麻痹）、癫痫发作，以及大脑皮质、下丘脑损害体征。精神症状表现为注意力和记忆力减退、智能障碍、反应迟钝、情绪不稳，常伴有强笑、傻笑，也可伴有冲动行为或人格改变。而角膜色素环（K-F环）是本病的重要体征，出现率达95%以上。K-F环位于巩膜与角膜交界处，呈绿褐色或暗棕色，宽约1.3 mm，是铜在后弹力膜沉积而成。

肝豆状核变性的发病率极低，许多医生从未亲眼看到过一个肝豆状核变性患者。45岁以下的患者如表现有少见的神经系统症状，包括震颤、肌张力异常、僵直、动作缓慢或行走困难，就应考虑肝豆状核变性的可能。震颤可以表现为静止或姿势性的，但不像帕金森病的震颤那样缓慢而有节律性。由于和帕金森病患者相比，肝豆状核变性患者年轻，极少可能误诊，也容易鉴别。

4. 进行性核上性麻痹（progressive supranuclear palsy，PSP）　本病也多发于中老年人，可有震颤、肌僵直等锥体外系症状，是一种少见的神经系统变性疾病。临床症状以运动迟缓、锥体外系肌僵直、假性延髓麻痹（假性球麻痹）、步态共济失调、垂直型核上性眼肌麻痹和额颞叶痴呆为主要特征，但震颤不明显，对左旋多巴治疗反应差。进行性核上性麻痹的临床表现变异较大，且无特异的实验室检查，极易与帕金森病相混淆。但本病突出的肌强直以躯干为重、眼球凝视障碍、肢体肌肉受累轻而较好地保持了肢体的灵活性、颈部伸张肌力增高致颈项过伸与帕金森病颈项屈曲显然不同，均可与帕金森病相鉴别。

5. 药物性帕金森病综合征　过量服用氟哌啶醇、氯丙嗪、利舍平及其他抗抑郁药物均可引起锥体外系症状，因有明显的服药史，并于停药后减轻，可资鉴别。

6. Shy-Drager 综合征　临床常有锥体外系症状，但因有突出的自主神经症状，如直立性低血压、晕厥、膀胱及性功能障碍、左旋多巴制剂治疗无效等，可与帕金森病鉴别。

7. 原发性震颤　指没有脑器质性病变的功能性震颤和生理性震颤（肉眼不易觉察）。功能性震颤包括：①生理性震颤加强（肉眼可见），多呈姿势性震颤，与肾上腺素能的调节反应增强有关；也见于某些内分泌疾病，如低血糖、甲状腺功能亢进、嗜铬细胞瘤。②乙醇中毒和可卡因以及一些药物的不良反应。癔症性震颤，多有心因性诱因，分散注意力可缓解震颤。③其他：做精细动作时和情绪紧张时出现的震颤。良性震颤临床上无运动减少、肌强直和姿势异常等帕金森病的特征性表现。

除此而外，还应与特发性震颤及伴发帕金森表现的其他神经变性疾病鉴别。

（二）鉴别诊断中的注意事项

帕金森病的典型特征也可见于其他运动障碍疾病，故在鉴别诊断中需要注意以下问题。

1. 静止性震颤　频率为 4~6 Hz，可见于 70%～90% 的帕金森病，也可发生于 55% 的弥漫性路易体病（diffuse Lewy body disease，DLBD），17% 的进行性核上性麻痹（PSP）和 29% 的皮质基底节变性（corticobasal degeneration，CBD）。

2. 僵直和运动减少　若以头部和躯干性分布为主则见于 PSP，若始于一侧则见于 72%～75% 帕金森病。

3. 一定程度的不对称　见于 27%～56% 的多系统萎缩（MSA）和 19%～50% 的 PSP，也是 CBD 的典型特征。

4. 左旋多巴的抵抗　很少见，早期帕金森病对左旋多巴治疗反应较弱。帕金森叠加综合征患者用左旋多巴治疗可有短暂反应，见于 75% 的 MSA，35% 的 PSP 和 87% 的 DLBD，约 1/3 患者能保持治疗反应直至死亡。

5. 运动波动和异动　不仅见于帕金森病，也可发生在 MSA。早期运动波动是 MSA 的临床指征，帕金森病发病年龄多大于 MSA。

6. 不规则的肌张力障碍　见于 2% 帕金森病，尤其是青少年发病的帕金森病，也是左旋多巴反应性肌张力障碍和 $PARK_2$ 基因突变帕金森病的典型特征。

7. 病理证实的帕金森病　也可以有不典型特征，如早期出现严重的痴呆，早期出现严重的自主神经功能不全，失用，波动性谵妄状态，局灶肌张力障碍和肌阵挛等。

三、中医诊断

帕金森病属于中医颤证范畴，是以头部或肢体摇动颤抖，不能自制为主要临床表现的一种病证。轻者表现为头摇动或者手足微颤；重者可见头部振摇，肢体颤动不止，甚则肢节拘急，失去生活自理能力，又称"振掉""颤振""震颤"。纵观中医对本病的描述，多以震颤等症状为主。对病名、分类诊断，直到孙一奎在《赤水玄珠》才有较为详细的论述。新中国成立前我国人口平均寿命较低，新中国成立后我国经济水平不断提高，人均寿命增加，本病的发病率也随之上升。

1991 年 11 月，第三届中华全国中医学会老年脑病学术研讨会对颤证进行了进一步论述研讨，并发表了《中医老年颤证诊断和疗效评定标准（试行）》。根据此试行草案及有关中医、中西医结合诊治颤证的有关文献，综合病史、病因、临床表现因素等，将颤证的诊断、分型及鉴别诊断详述如下。

（一）病名诊断

1. 主症　头部及肢体颤抖、摇动，不能自制，少动，肢体拘痉，颈背僵直。

2. 兼症　神志呆滞，言语艰涩，缓慢不清，动作笨拙，活动减少，口角流涎，多汗，失眠，便秘，智力减退或精神障碍等症状，生活自理能力降低。

3. 发病年龄　在 55 岁以上。

4. 发病诱因　可有明显诱因，如感受外邪，中毒或脑病病变，也可无诱因。

5. 发病过程　慢性起病或进行性加重。

具有主症 2 个以上，慢性起病或进行性加重，结合年龄、诱因等特点可确诊为老年颤证。

（二）证候分型

1. 风阳内动证　肢体颤动粗大，程度较重，不能自制，眩晕耳鸣，面赤烦躁，易激动，心情紧张或激动时震颤加重，伴有肢体麻木，口苦而干，言语迟缓不清，流涎，尿赤，大便干结。舌质红，苔黄，脉弦。

2. 痰热风动证　头摇不止，肢麻震颤，重则手不能提物，头晕目眩，胸脘痞闷，口苦口黏，甚者吐痰涎。舌体胖大，有齿痕，舌质红，舌苔黄腻，脉弦滑数。

3. 气血亏虚证　头摇肢颤，面色㿠白，表情淡漠，神疲乏力，动则气短，神呆懒言，步态不稳，头晕，自汗，心悸健忘，纳呆，或口角流涎。舌体胖大，舌质淡红，舌苔薄白滑，脉沉濡无力或沉细弱。

4. 阴虚风动证　头摇肢颤，持物不稳，腰膝酸软，失眠心烦，头晕耳鸣，常伴有记忆力下降，白昼嗜睡多梦，夜间易醒，常兼有神呆，痴傻，啼笑无常，言语失序，甚至幻听幻嗅，纳差，舌质红，舌苔薄白，或红绛无苔，脉象细数。

5. 阳气虚衰证　头摇肢颤，筋脉拘挛，畏寒肢冷，四肢麻木，心悸懒言，动则气短，自汗，小便清长或自遗，大便溏。舌质淡，苔薄白，脉沉细无力。

四、中医鉴别诊断

1. 颤证与瘈疭　瘈疭即抽搐，多见于急性热病或某些慢性疾病急性发作，抽搐多呈持续性，有时伴短暂性间歇，手足屈伸牵引，弛纵交替，部分患者可有发热，两目上视，神昏等症状；而颤证则是一种慢性过程，以头颈、手足不自主颤动、振摇为主要症状，手足颤抖动作幅度小，频率较快，无肢体抽搐牵引和发热、神昏等症状，再结合病史分析，二者不难鉴别。

2. 颤证与痉证　痉证肢体抽搐幅度大，抽搐多呈持续性，有时伴短阵性间歇，手足屈伸牵引，弛纵交替，部分患者可有发热，两目上视，神昏等症状；颤证是一种慢性疾病过程，以头颈、手足不自主颤动、振摇为主要症状，手足颤抖动作幅度小，频率较快，多呈持续性，无发热、神昏等症状，结合病史症状不难鉴别。

3. 颤证与风痱病　风痱病是一组起病形式隐袭而缓慢，渐进性加重，以运动失调为主要临床表现，伴有构音困难，智力低下的慢性虚损性疾病（相当于西医的各种共济失调症，尤其类似于小脑共济失调症）。而颤证则是一种慢性过程，以头颈、手足不自主颤动、振摇为主要症状，手足颤抖动作幅度小，频率较快，一般无构音困难，智力低下。再结合病史分析，二者不难鉴别。

4. 颤证与青少年颤证　青少年颤证是一种急性或慢性起病，常由先天禀赋不足引起的铜代谢障碍，临床以进行性加重的肢体震颤，肢体拘痉，言语謇涩，精神障碍，肝硬化及角膜色素环等为主要表现的疾病（相当于西医肝豆状核变性）。而颤证以头颈、手足不自主颤动、振摇为主要症状，手足颤抖动作幅度小，频率较快，一般中老人发病。再结合病史症状不难鉴别。

5. 颤证与舞动病　舞动病是一组急性起病，年龄不限，由风湿痹症、中毒或中风病等引起，临床表现以一种无规律、无节奏、无意义、无自主、奇形怪状的头部、躯干、四肢舞蹈、多动或扭转运动的病证（相当于西医的舞蹈病、扭转痉挛、手足徐动症）。颤证多因肢体僵硬，筋脉拘急而行动迟缓、活动不灵活，少动，多伴有肢体、头颈的不自主震颤。结合病史分析，不难鉴别。

6. 颤证与痿证　痿证多为筋脉迟缓不收，软弱无力而行动困难，甚至瘫痪，部分患者伴有肌肉萎缩，睑废，视歧，声嘶低暗，抬头无力，甚则影响呼吸、吞咽等，发病前有感冒、腹泻病史；颤证多因肢体僵硬，筋脉拘急而行动迟缓、活动不灵活，肢体力量正常，无肌肉萎缩，多伴有肢体、头颈的不自主震颤，可鉴别。

7. 颤证与中风　中风多有眩晕、头痛、心悸等病史，常突然发病，以偏侧肢体麻木无力为主，多伴有口舌㖞斜、言语不利等，重则突然昏仆，不省人事，中风后患侧肢体亦可见筋脉拘挛，但无震颤，且健侧肢体正常，行走呈偏瘫步态；颤证可累及双侧肢体，且出现肢体、头颈部震颤，面具脸等，行走呈慌张步态，根据病史、症状可鉴别。

参考文献

[1] 中华医学会神经病学分会帕金森病及运动障碍学组，中国医师协会神经内科医师分会帕金森病及运动障碍专业委员会．中国帕金森病的诊断标准（2016版）[J]．中华神经科杂志，2016，49（4）：268-271．

[2] 中华全国中医学会老年医学会．中医老年颤证诊断和疗效评定标准（试行）[J]．北京中医学院学报，1992，15（4）：39-41．

[3] 穆杭．帕金森病的临床诊断与治疗干预研究 [J]．世界临床医学，2017，11（2）：17．

[4] 朱淼．关于帕金森病的临床诊断与治疗的分析 [J]．医药前沿，2015，5（16）：136-137．

[5] 高中宝，王洁，王炜，等．帕金森病诊断与治疗新进展 [J]．中国现代神经疾病杂志，2015，15（10）：777-781．

[6] 郑婵新，王大成．帕金森病的早期诊断及神经保护治疗研究进展 [J]．国际老年医学杂志，2017，38（3）：126-129．

[7] 汤森路透．疾病综述：帕金森病 [J]．国际药学研究杂志，2015，42（3）：338-344．

[8] 李延峰．帕金森病的诊断和治疗进展 [J]．中国神经免疫学和神经病学杂志，2017，4（1）：1-6．

[9] 应浩杰，王运良．非典型帕金森病的诊断和治疗 [J]．中国实用神经疾病杂志，2017，20（17）：114-116．

[10] 贾建平，陈生弟．神经病学 [M]．8版．北京：人民卫生出版社，2018．

第七章　帕金森病的药物治疗

现有的医疗技术虽不能治愈帕金森病，但能较好地改善临床症状，控制和延缓疾病的发展速度。帕金森病的治疗方法和手段虽然有多种，但药物治疗是首选，且是整个治疗过程中的主要治疗手段。帕金森病药物治疗的重点是合理选用药物，平衡疗效与不良反应，从而达到最理想的治疗目标——有效改善症状，提高工作能力和生活质量。

第一节　概　述

2020 年《中国帕金森病治疗指南（第四版）》（以下简称"四版指南"）提出帕金森病应综合治疗，采取多学科治疗模式，全程管理。其中，综合治疗包括运动症状和非运动症状治疗，多学科治疗模式包括药物治疗、手术治疗、肉毒素治疗、运动疗法、心理干预及照料护理。同时应立足当前、长期管理、长期获益。帕金森病应早诊断、早治疗。早期帕金森病可选择疾病修饰疗法和症状治疗。中晚期帕金森病临床表现极其复杂，其中有疾病本身的进展，也有药物不良反应或运动并发症的因素参与，治疗继续力求改善运动症状，妥善处理一些运动并发症和非运动症状。

一、药物治疗原则

1. 评估病情，分期论治　四版指南把帕金森病分成不同阶段进行治疗，不同阶段有不同的治疗原则，不能一概而论。根据 Hoehn-Yahr 分级标准，按照患者的病情及进展阶段将帕金森病分为早、中、晚期，选择不同的治疗方案及药物，以期达到最理想的治疗目标。一般来讲，帕金森病的治疗目标分三个层次：①对年轻的早期帕金森病患者的治疗目标是保持或恢复工作能力，此即第一目标。这类患者按 Hoehn-Yahr 分级多处于 1~2.5 级。②对中晚期帕金森病患者的治疗目标是保持或恢复生活自理能力，此即第二目标。这类患者按 Hoehn-Yahr 分级多处于 3 级。③对晚期帕金森病患者的治疗目标是减轻痛苦，延长生命，此即第三目标。这类患者按 Hoehn-Yahr 分级多处于 4~5 级。

2. 规范化原则　主要是指合理选择起始用药时机、剂量和疗程等。帕金森病需要终身治疗，也要分阶段治疗，不同阶段、不同人群使用药物不同。治疗不仅要立足当前，并且需要全程管理，规范治疗以达到长期获益。

3. 综合化原则　帕金森病是一种慢性进展性疾病，需要长期用药治疗，单一用药难以达到长期稳定的治疗效果。若一味加大剂量，又会增加不良反应，联合其他抗帕金森病药物，力求达到疗效最佳、维持时间更长、运动并发症发生率最低的目标，维持患者较为满意的生活质量，延长患者的生存期。另外，中晚期患者常会出现不同程度的并发症，除药物治疗外，还应联合手术治疗、运动与康复治疗、针灸治疗、心理干预及日常生活护理等综合治疗，以提高临床疗效。

4. 个体化原则　强调个体化治疗是获得良好疗效的关键。由于患者的临床症状各不相同，对治疗的敏感度也存在一定差异，而且在不同病情阶段对治疗的需求也不尽相同。因此，要根据患者年龄、疾病严重程度、症状类型、就业状况、有无认知障碍、有无共病、患者的意愿、经济承受能力，以及治疗后的反应如是否有效、起效时间、作用维持时间、"开期"延长和"关期"缩短时间、有无不良反应及并发症等，结合医生的治疗经验，制订有效的治疗方案，以期达到理想的疗效。

二、用药原则

疾病的运动症状和非运动症状都会影响患者的日常生活及工作能力，因此药物治疗应以有效改善症状、避免或降低不良反应、提高工作能力和生活质量为目标，提倡早期诊断、早期治疗，坚持"剂量滴定"以避免产生药物急性不良反应，遵循循证医学证据，强调个体化特点，根据患者的疾病特点选择用药，力求实现"尽可能以最小剂量达到满意临床效果"的用药原则。进行抗帕金森病药物治疗时，特别是使用左旋多巴及大剂量多巴胺受体激动剂时不能突然停药，以免发生撤药恶性综合征。

三、药物治疗流程

帕金森病的分期治疗是根据病情的发展来制订治疗方案。即使对没有功能损害或者轻微损害的早期患者，也应该选用合适的治疗。

图 7-1 是依据临床症状、不同年龄及病情发展情况推荐的药物治疗流程。

四、药物治疗方案

1. 早期帕金森病的药物治疗　根据临床症状严重程度不同，将 Hoehn-Yahr 分级 1~2.5 级定义为早期帕金森病。帕金森病一旦发生将随时间推移而渐进性加重，疾病早期阶段的进展速度较后期阶段进展快，故一旦早期诊断，应开始早期治疗，争取掌握疾病修饰时机，对于疾病治疗的长程管理有重要作用。早期治疗包括非药物治疗和药物治疗。一般早期药物治疗多以单药为主，但也常采用两种不同作用机制的药物小剂量联合应用，力求疗效最佳，维持时间更长，而急性不良反应和运动并发症发生率更低。

（1）早期帕金森病的疾病修饰疗法：疾病修饰治疗的药物具备可能的疾病修饰作用和改善症状的作用；症状性治疗的药物能够明显改善症状，同时部分药物也可能兼有一定的疾病修饰作用。疾病修饰治疗的目的是既能延缓疾病的进展，又能改善患者的症状。目前，临床上疾病修饰作用的药物尚缺乏循证医学证据，可能有疾病修饰作用的药物主要包括单胺氧化酶 B 型抑制剂（MAO-BI）和多巴胺受体激动剂（DAs），常用药物包括雷沙吉兰、司来吉兰和罗匹尼罗。

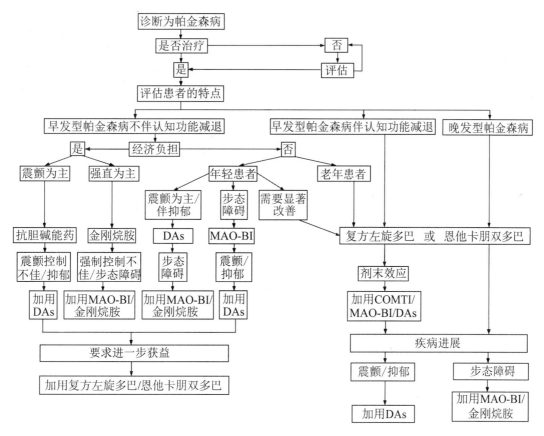

图 7-1　帕金森病的药物治疗流程

DAs—多巴胺受体激动剂（dopamine receptor agonists）；MAO-BI—单胺氧化酶 B 型抑制剂（monoamine oxidase type B inhibitor）；COMTI—儿茶酚-O-甲基转移酶抑制剂（catechol-O-methyltransferase inhibitor）。

（2）早期帕金森病的症状治疗（图 7-2）：目前临床上有多种可有效改善帕金森病的药物。每一类药物都有各自的优势和不足，在临床选择药物时应充分考虑到以患者为中心，根据患者的自身情况，如发病年龄、临床症状、疾病严重程度、进展速度、共患病、工作及生活环境等进行药物选择和调整。早期常用药物包括复方左旋多巴（多巴丝肼、卡比双多巴）、DAs（普拉克索、罗匹尼罗、吡贝地尔、罗替高汀和阿扑吗啡）、MAO-BI（雷沙吉兰）、COMTI（恩他卡朋、托卡朋、奥匹卡朋和恩他卡朋双多巴片）、抗胆碱能药物（苯海索）、金刚烷胺（常释片和缓释片）。

2. 中晚期帕金森病的药物治疗　根据临床症状严重程度不同，将 Hoehn-Yahr 分级 3~5 级定义为中晚期帕金森病。由于晚期帕金森病的临床表现极其复杂，有疾病本身的进展，也有药物不良反应或运动并发症的因素参与。因此，对中晚期帕金森病患者的治疗，既要继续力求改善运动症状，又要妥善处理运动并发症和非运动症状（图 7-3）。

（1）运动症状及姿势平衡障碍的治疗：疾病进入中晚期阶段，运动症状进一步加

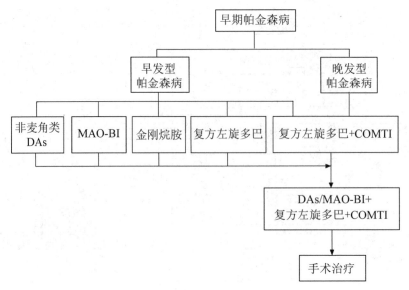

图 7-2　早期帕金森病药物治疗方案

DAs—多巴胺受体激动剂；MAO-BI—单胺氧化酶 B 型抑制剂；COMTI—儿茶酚-O-甲基转移酶抑制剂。

重，行动迟缓更加严重，日常生活能力明显降低，出现姿势平衡障碍、冻结步态，容易跌倒。力求改善上述症状则需增加在用药物的剂量或添加尚未使用的不同作用机制的抗帕金森病药物，可以根据临床症状学（震颤还是强直少动为突出），以及对在用多种药物中哪一药物剂量相对偏低或治疗反应相对更敏感的药物而增加剂量或添加药物。冻结步态是帕金森病患者摔跤的最常见原因，易在变换体位如起身、开步和转身时发生，目前尚缺乏有效的治疗措施，调整药物剂量或添加药物偶尔奏效，部分患者对增加复方左旋多巴剂量或添加 MAO-BI 和金刚烷胺可能奏效。

（2）运动并发症的治疗：运动并发症（症状波动和异动症）是帕金森病中晚期阶段的常见症状，严重影响患者的生活质量，给临床治疗带来较棘手的难题。通过提供持续性多巴胺能刺激（continuous dopaminergic stimulation，CDS）的药物或手段可以对运动并发症起到延缓和治疗的作用，调整服药次数、剂量或添加药物可能改善症状，以及手术治疗如脑深部电刺激（deep brain stimulation，DBS）亦有效。

3. 非运动症状的治疗　帕金森病的非运动症状主要包括睡眠障碍、感觉障碍、自主神经功能障碍和精神及认知障碍。非运动症状在整个帕金森病的各个阶段都可能出现，某些非运动症状，如嗅觉减退、快速眼球运动期睡眠行为异常（rapid eye movement sleep behavior disorder，RBD）、便秘和抑郁可以比运动症状出现得更早。非运动症状也可以随着运动波动而波动。非运动症状严重影响患者的生活质量，因此在管理帕金森病患者运动症状的同时也需要管理患者的非运动症状。

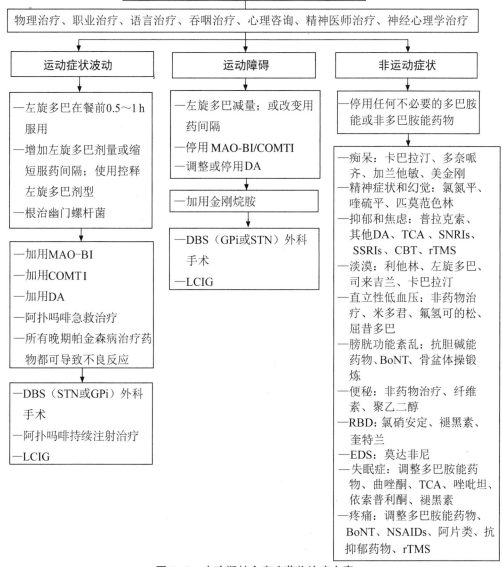

图 7-3 中晚期帕金森病药物治疗方案

MAO-BI—单胺氧化酶 B 型抑制剂；COMTI—儿茶酚-O-甲基转移酶抑制剂；DA—多巴胺；DBS—脑深部电刺激；LCIG—左旋多巴-卡比多巴肠凝胶（levodopa-carbidopa intestinal gel）；STN—底丘脑核；GPi—苍白球；TCA—三环类抗抑郁药（tricyclic antidepressants）；SNRIs—5-羟色胺和去甲肾上腺素再摄取抑制剂（serotonin and norepinephrine reuptake inhibitors）；SSRIs—选择性 5-羟色胺再摄取抑制剂（selective serotonin reuptake inhibitors）；CBT—认知行为疗法（cognitive behavioral therapy）；rTMS—重复经颅磁刺激（repeated transcranial magnetic stimulation）；RBD—快速眼动睡眠行为障碍（rapid eye movement sleep behavior disorder, REM sleep behavior disorder）；EDS—白日过度嗜睡（excessive drowsiness）；BoNT—肉毒毒素（botulinum toxin）；NSAIDs—非甾体抗炎药（nonsteroidal anti-inflammatory drugs）。

五、治疗药物选择

1. 以震颤为主的帕金森病药物选择　见图7-4。

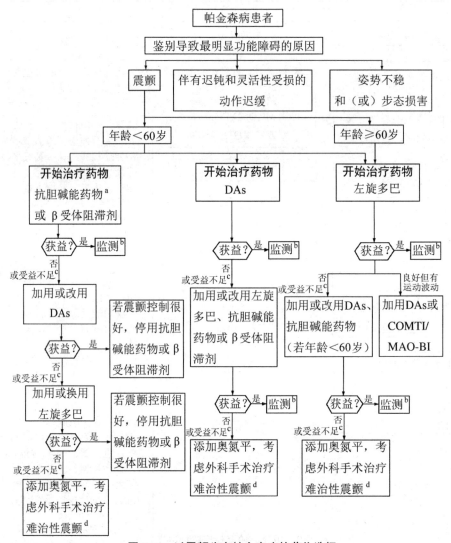

图 7-4　以震颤为主帕金森病的药物选择

DAs—多巴胺受体激动剂；COMTI—儿茶酚-O-甲基转移酶抑制剂；MAO-BI—单胺氧化酶 B型抑制剂。

注：a—抗胆碱能药物的使用并无随机临床试验证据支持，为经验用药。b—如果之前的步骤中有多个治疗选择，那么在症状控制不良的时候应返回到之前的步骤，试用其他的治疗选择。只有当之前步骤的所有治疗选择均不能有效控制症状时，才可以前进至程序图的下一步骤。c—受益不足是指虽然初始治疗方案可改善帕金森病症状，但是患者仍然持续性或间歇性地出现致残性或产生严重困扰的症状。在这些病例中，应增加患者现有药物的剂量（未到最大剂量时）或者添加另一种药物。如果完全无获益，则应停止现有治疗方案，换用另外方案。d—针对难治性震颤的手术方案包括脑深部电刺激术（DBS）或神经破坏术（如丘脑切开术）。

2. 以动作迟缓为主的帕金森病药物选择 见图 7-5。

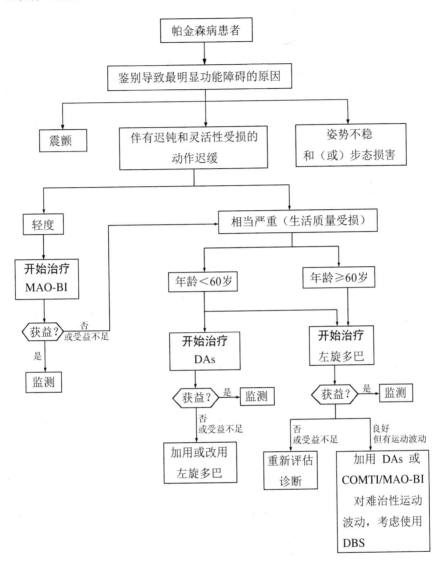

图 7-5 明显动作迟缓和敏捷程度损害帕金森病的药物选择

DAs—多巴胺受体激动剂；COMTI—儿茶酚-O-甲基转移酶抑制剂；MAO-BI—单胺氧化酶 B 型抑制剂；DBS—脑深部电刺激术。

3. 以步态异常为主的帕金森病药物选择　见图 7-6。

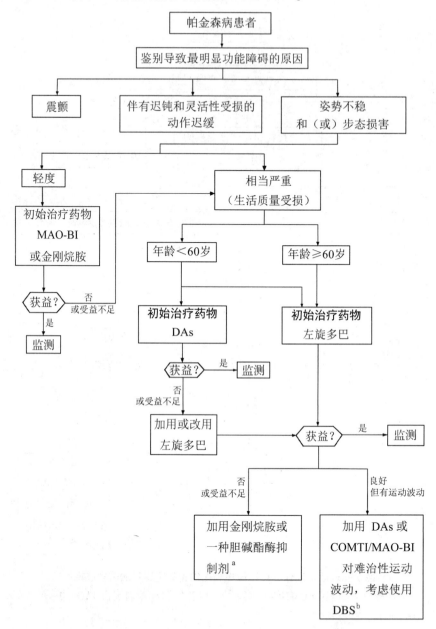

图 7-6　明显姿势障碍和步态异常帕金森病的药物选择

DAs—多巴胺受体激动剂；COMTI—儿茶酚-O-甲基转移酶抑制剂；

MAO-BI—单胺氧化酶 B 型抑制剂；DBS—脑深部电刺激术。

注：a—持续姿势步态障碍包括"冻结"现象、姿势保持障碍和跌倒。该症对除多巴胺能药物以外的其他治疗反应均不佳。可考虑在持续应用多巴胺能药物的同时，加用金刚烷胺或胆碱酯酶抑制剂以改善帕金森病的其他症状。b—如运动症状波动难以被药物治疗缓解，且姿势障碍和（或）步态异常仍对左旋多巴治疗有反应，可考虑行 DBS。

4. 以症状波动为主的帕金森病药物选择　见图 7-7。

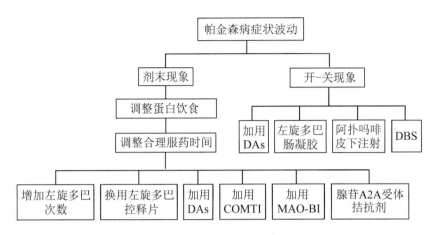

图 7-7　症状波动的药物选择

DAs—多巴胺受体激动剂；COMTI—儿茶酚-O-甲基转移酶抑制剂；MAO-BI—单胺氧化酶 B 型抑制剂；DBS—脑深部电刺激术。

5. 以异动症为主的帕金森病药物选择　见图 7-8。

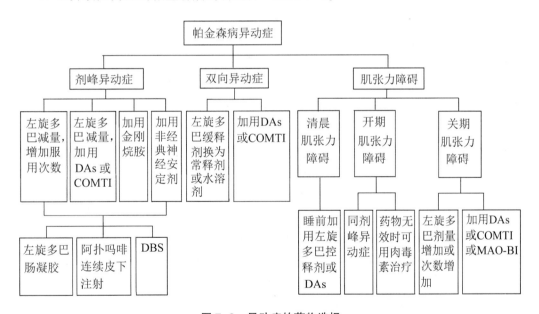

图 7-8　异动症的药物选择

DAs—多巴胺受体激动剂；COMTI—儿茶酚-O-甲基转移酶抑制剂；MAO-BI—单胺氧化酶 B 型抑制剂；DBS—脑深部电刺激术。

6. 非运动症状治疗　在管理帕金森病患者运动症状的同时，要求管理患者的非运动症状。前期涉及类型多，可随着症状波动而波动，可出现在各个阶段，且严重影响生活质量。有些非运动症状如嗅觉减退、快速眼球运动期睡眠行为异常、便秘和抑郁可以比运动症状出现得更早。常见的非运动症状有：睡眠障碍、感觉障碍、自主神经功能障碍、精神及认知障碍等。

（1）睡眠障碍治疗：60%~90%帕金森病患者伴有睡眠障碍，睡眠障碍是最常见的非运动症状，也是常见的帕金森病夜间症状之一。其包括失眠、快速眼动睡眠障碍（rapid eye movement sleep disorder，REM）、白天过度嗜睡（excessive daytime sleepiness，EDS）和不宁腿综合征（restless legs Syndrome，RLS）。其中约50%或以上的患者伴有RBD，伴RBD患者的处理首先是防护，发作频繁可在睡前给予氯硝西泮或褪黑素，氯硝西泮伴有增加跌倒的风险，一般不作为首选。失眠和睡眠片段化是最常见的睡眠障碍，首先要排除可能影响夜间睡眠的抗帕金森药物，如司来吉兰和金刚烷胺都可能导致失眠，尤其在傍晚服用者，首先纠正服药时间，司来吉兰需在早晨、中午服用，金刚烷胺需在下午4时前服用；若无改善，则需减量甚至停药。若与药物无关则多数与帕金森病夜间运动症状有关，也可能是原发性疾病所致。若与患者的夜间运动症状有关，主要是多巴胺能药物的夜间血药浓度过低，因此加用DAs（尤其是缓释片）、复方左旋多巴缓释片、COMTI能改善患者的睡眠质量。若是EDS要考虑是否存在夜间的睡眠障碍，RBD、失眠患者常常合并EDS，此外也与抗帕金森药物DAs或左旋多巴应用有关。如果患者在每次服药后出现嗜睡，提示药物过量，适当减小剂量有助于改善EDS；如果不能改善，可以换用另一种DAs或者可将左旋多巴缓释片替代常释剂，可能得到改善；也可以尝试使用司来吉兰。对顽固性EDS患者可以使用精神兴奋剂莫达菲尼。帕金森患者也常伴有RLS，治疗优先推荐DAs，在入睡前2 h内选用DAs如普拉克索、罗匹尼罗和罗替高汀治疗十分有效，或有复方左旋多巴也可奏效。

（2）感觉障碍治疗：最常见的感觉障碍主要包括嗅觉减退、疼痛或麻木。90%以上患者存在嗅觉减退，且多发生在运动症状之前多年，可是目前尚缺乏有效措施能够改善嗅觉障碍。40%~85%的帕金森病患者伴随疼痛，疼痛的临床表现和潜在病因各不相同，其中肌肉骨骼疼痛被认为是最常见的，疼痛可以是疾病本身引起，也可以是伴随骨关节病变所致。疼痛治疗的第一步是优化多巴胺能药物。特别是症状波动性的疼痛，如果抗帕金森药物治疗"开"期疼痛或麻木减轻或消失，"关"期复现，则提示由帕金森病所致，可以调整多巴胺能药物治疗以延长"开"期，约30%患者经多巴胺能药物治疗后缓解疼痛。反之则有其他共病或原因引起，可以予以相应的治疗，如非阿片类（多乙酰氨基酚和非甾体消炎药）和阿片类镇痛剂（羟考酮）、抗惊厥药（普瑞巴林和加巴喷丁）和抗抑郁药（度洛西汀）。通常采用非阿片类和阿片类镇痛剂治疗肌肉骨骼疼痛，抗惊厥药和抗抑郁药治疗神经痛。

（3）自主神经功能障碍治疗：最常见的自主神经功能障碍包括便秘、泌尿障碍和位置性低血压等。对于便秘，摄入足够的液体、水果、蔬菜、纤维素或其他温和的导泻药，如乳果糖、龙荟丸、大黄片等能改善便秘；也可加用胃蠕动药，如多潘立酮、莫沙必利等；以及增加运动。需要停用抗胆碱能药。对泌尿障碍中的尿频、尿急和急迫性尿失禁的治疗，可采用外周抗胆碱能药，如奥昔布宁、溴丙胺太林、托特罗定和莨菪碱等；而对逼尿肌无反射者则给予胆碱能制剂（但需慎用，因会加重帕金森的运动症状）；若出现尿潴留，应采取间歇性清洁导尿，若由前列腺增生肥大引起，严重者必要时可行手术治疗。位置性低血压患者应增加盐和水的摄入量；睡眠时抬高头位，不要平卧；可穿弹力裤；不要快速地从卧位或坐位起立；首选 α 肾上腺素能激动剂米多君（midodrine）治疗，且最有效；也可以使用屈昔多巴和选择性外周多巴胺受体拮抗剂多潘立酮。

（4）精神及认知障碍治疗：最常见的精神及认知障碍包括抑郁和（或）焦虑、幻觉和妄想、冲动强迫行为和认知减退及痴呆。首先需要甄别可能是由抗帕金森病药物诱发，还是由疾病本身导致。若是前者因素则需根据最易诱发的概率而依次逐减或停用如下抗帕金森病药物：抗胆碱能药、金刚烷胺、单胺氧化酶 B 型抑制剂（MAO-BI）和多巴胺受体激动剂（DAs）；若仍有必要，最后减少复方左旋多巴剂量；但要警惕可能带来加重帕金森病运动症状的后果。如果药物调整效果不理想，则提示可能是后者因素，就要考虑对症用药。

1）抑郁、焦虑和淡漠：约 35% 的患者伴随抑郁，31% 的患者伴随焦虑，其中抑郁伴焦虑的类型居多。抑郁可以表现为"关"期抑郁，也可与运动症状无明确相关性，治疗策略包括心理咨询、药物干预和重复经颅磁刺激（repetitive transcranial magnetic stimmulation，rTMS）。当抑郁影响生活质量和日常生活时，可加用 DAs、抗抑郁药物［包括五羟色胺再摄取抑制剂（selective serotonin reuptake inhibitors，SSRIs）、五羟色胺去甲肾上腺素再摄取抑制剂（serotonin and noradrenaline reuptake inhibitors，SNRIs）或三环类抗抑郁药（tricyclic antidepressants，TACs）］。中国抑郁障碍防治指南中，SSRIs 和 SNRIs 可有效治疗抑郁（A 级）。目前，DAs 类中的普拉克索和 SNRIs 药物文拉法辛证据较充分（MDS 指南：证据有效，临床有用）；TCAs 药物中的去甲替林和地昔帕明改善抑郁症状证据其次（MDS 指南：证据可能有效，临床可能有用），但需要注意的是 TCAs 药物存在胆碱能不良反应和心律失常的不良反应，不建议用于认知受损的老年患者；其他 SSRIs 和 SNRIs 类药物如西酞普兰、帕罗西汀、舍曲林、氟西汀和 TCAs 药物阿米替尼临床疗效结果不一（MDS 循证：证据不充分，临床可能有用）。但需注意，SSRI 在某些患者中偶尔会加重运动症状；西酞普兰日剂量 20 mg 以上可能在老年人中引起长 QT 间歇，需谨慎使用。目前关于帕金森病伴焦虑的研究较少，常见的治疗方式包括抗抑郁药物、心理治疗等；对于帕金森病伴淡漠的治疗也缺乏证据充分的药物，DAs 类药物吡贝地尔、胆碱酯酶抑制剂利伐斯的明可能有用。

2）幻觉和妄想：帕金森病患者的精神症状，如幻觉和妄想等发生率为 13%~60%，其中视幻觉是最常见的症状。首先要排除可能诱发精神症状的抗帕金森病药物，尤其是抗胆碱能药、金刚烷胺和 DAs。若排除了药物诱发因素后，可能是疾病本身导致，则可给予对症治疗，多推荐选用氯氮平或喹硫平，前者的作用稍强于后者，证据更加充分，但是氯氮平会有 1%~2% 的概率导致粒细胞缺乏症，故需监测血细胞计数，因此临床常用喹硫平。另外，选择性 5-羟色胺 2A 反向激动剂匹莫范色林（MDS 循证：证据有效，临床有用）的临床证据也充分，由于不加重运动症状在国外被批准用于治疗帕金森病相关的精神症状。其他抗精神药由于可加重运动症状，不建议使用；对于易激惹状态，劳拉西泮和地西泮很有效。所有的精神类药物都不推荐用于伴随痴呆的帕金森病患者。

3）冲动强迫行为（impulse compulsive behaviors，ICBs）：是困扰帕金森病患者的精

神性非运动症状之一，主要包括：冲动控制障碍（impulse control disorders，ICDs）、多巴胺失调综合征（dopamine dysregulation syndrome，DDS）和刻板行为（punding behaviors），后两种也称为 ICDs 的相关疾病。3 种类型在帕金森病中的发生率分别为 13.7%、0.6%~7.7%、0.34%~14.00%。亚洲人群较西方人群低，可能与使用抗帕金森病药物剂量偏低有关。ICDs 包括病理性赌博、强迫性购物、性欲亢进、强迫性进食等；DDS 是一种与多巴胺能药物滥用或成瘾有关的神经精神障碍，患者出现严重的但可耐受的异动症、"关"期的焦虑以及与多巴胺能药物成瘾性相关的周期性情绪改变；刻板行为是一种重复、无目的、无意义的类似于强迫症的刻板运动行为，如漫无目的的开车或走路、反复打扫卫生或清理东西等，并且这种刻板行为通常与先前所从事的职业或爱好有关。ICBs 发病机制尚不明确，认为 ICDs 可能与多巴胺能神经元缺失和多巴胺能药物的使用有关，尤其是 DAs，多巴胺能药物异常激活突触后 D_3 受体，引起异常兴奋；DDS 可能与左旋多巴或者短效的 DAs（如阿扑吗啡）滥用有关；刻板行为通常与长期过量服用左旋多巴或 DAs 有关，且伴随严重异动症，同时与睡眠障碍、ICDs 以及 DDS 有关。对 ICDs 的治疗可减少 DAs 的用量或停用，若 DAs 必须使用，则可尝试换用缓释剂型；托吡酯、唑尼沙胺、抗精神类药物（喹硫平、氯氮平），以及金刚烷胺治疗可能有效（MDS 循证：证据不充分，待进一步研究）；阿片类拮抗剂（纳曲酮和纳美芬）治疗可能有效，但尚需进一步研究。认知行为疗法（cognitive-behavioral therapy，CBT）也可以尝试（MDS 循证：可能有效，临床可能有用）。对 DDS 的治疗可减少或停用多巴胺能药物以改善症状，短期小剂量氯氮平和喹硫平可能对某些病例有帮助，持续的左旋多巴灌注和底丘脑核-DBS 可以改善某些患者的症状。严重的异动症和"关"期情绪问题可以通过皮下注射阿扑吗啡得到改善。对刻板行为的治疗，减少或停用多巴胺能药物也许有效，但需要平衡刻板行为的控制和运动症状的恶化；氯氮平和喹硫平、金刚烷胺及 rTMS 可能改善症状，但需进一步验证。以上 3 种 ICBs 的治疗尚缺乏有效的循证干预手段，临床处理比较棘手，因此重在预防。

4）认知障碍和痴呆：25%~30% 的帕金森患者伴有痴呆或认知障碍。临床上首先需排除可能影响认识的抗帕金森病药物，如抗胆碱能药物苯海索。若排除了药物诱发因素后可应用胆碱酯酶抑制剂，其中利伐斯的明（rivastigmine）证据充分，临床有用；多奈哌齐（donepezil）和加兰他敏（galantamine）由于证据有限，被认为临床可能有用（MDS 循证），目前还没有充分的证据证明美金刚有效。除此以外，对于帕金森病伴轻度认知障碍的患者也缺乏有效的药物证据，可以应用胆碱酯酶抑制剂治疗。

第二节 治疗帕金森病的常用药物

目前，治疗帕金森病的药物可分为多巴胺能药物和非多巴胺能药物两大类。直接影响多巴胺能神经发挥抗帕金森病作用的药物称为多巴胺能药物，包括复方左旋多巴、多巴胺受体激动剂（DAs）、单胺氧化酶 B 型抑制剂（MAO-BI）、儿茶酚-O-甲基转移酶抑制剂（COMTI）；不直接影响多巴胺能神经发挥抗帕金森病作用的药物称为非多巴胺能药物，包括抗胆碱能药物、抗谷氨酸能药物和腺苷 A2A 受体拮抗剂（表 7-1）。在抗帕金森病药物的使用过程中，原则上应从小剂量开始，逐渐递增剂量至获得满意疗效而不出现不良反应为止。每位患者对药物治疗的敏感性不尽相同，应注意剂量和反应的个体化。

表 7-1　抗帕金森病药物

分类		药物
多巴胺能药物	多巴胺的前体药	左旋多巴
	DAs	溴隐亭，普拉克索，罗匹尼罗，吡贝地尔，阿扑吗啡
	MAO-BI	司来吉兰，雷沙吉兰
	COMTI	恩托卡朋，托卡朋
	多巴脱羧酶抑制剂	卡比多巴，苄丝肼
非多巴胺能药物	抗胆碱药能药	苯海索，苯扎托品，丙环定
	抗谷氨酸能药	金刚烷胺
	腺苷 A2A 受体拮抗剂	伊曲茶碱

一、左旋多巴及其复方制剂

左旋多巴是由酪氨酸形成儿茶酚胺的中间产物，即多巴胺的前体。

1. 左旋多巴的药理机制　帕金森病实质上是黑质多巴胺能神经元变性、缺失，纹状体多巴胺含量显著降低（超过 80%），从而导致肌张力增高、运动减少等临床表现。正常情况下，中脑的多巴胺神经元摄取血液中的酪氨酸，在酪氨酸羟化酶的作用下生成多巴，再经多巴脱羧酶的作用产生多巴胺，在突触囊泡中储存，在神经发出冲动时释放作用于突触后膜从而起作用（图 7-9）。因此，对多巴胺缺乏的帕金森病患者补充多巴胺应是最为有效的治疗办法。但由于多巴胺不能直接透过血脑屏障，直接给患者口服或静脉补充多巴胺无法获得疗效。后来发现多巴胺前体左旋多巴吸收后 95% 左右在外周脱羧成为多巴胺，口服后主要在小肠主动转运系统迅速吸收，有 1% 可透过血脑屏障进入脑内，因此单用左旋多巴治疗需要较大剂量，而剂量较大，外周多巴胺就会较多，就会引起不良反应。为减少外周不良反应，增强疗效，目前多用左旋多巴与其外周多巴脱羧酶抑制剂（苄丝肼、卡比多巴）按 4:1 制成复方制剂来治疗帕金森病。左旋多巴的治疗实质上是一种替代治疗或补充治疗。

临床研究证明，脱羧酶抑制剂和左旋多巴并用有以下优点：①可使左旋多巴达到最佳有效量，减少左旋多巴用量的 75%~80%。②可显著减少由催吐中枢内多巴胺受体兴奋所引起的恶心、呕吐，同样也减轻或防止了对心脏的不良反应。③在治疗开始时，能使左旋多巴更快地达到有效剂量，减少了外周的多巴胺，因此，有较好的药物耐药性。④避免了维生素 B_6 对左旋多巴治疗效果的拮抗作用，使帕金森病患者在服用左旋多巴类复方制剂时，可合用维生素 B_6，其疗效不受维生素 B_6 的影响。⑤可减少左旋多巴抗帕金森病的疗效（频率和强度）之昼夜变异，每日给药次数可以减少，而不影响疗效。⑥治疗有效的百分率和改善症状的程度比单用左旋多巴都有增高。

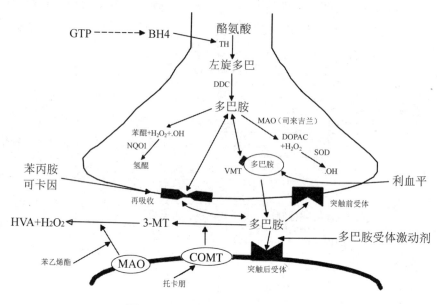

图 7-9　抗帕金森病药物的作用机制

TH—酪氨酸羟化酶（tyrosine hydroxylase）；DDC—多巴脱羧酶（dopa decarboxylase）；DOPAC—3，4-二羟苯乙酸（3，4-dihydroxyphenylacetic acid）；HVA—高香草酸（homovanillic acid）；3-MT—3-甲氧基酪氨（3-methoxytyrpamine）；NQO1—醌氧化还原酶-1（quinone oxidoreductase-1）；GTP—三磷酸鸟苷（guanosine triphosphate）；BH4—四氢生物蝶呤（tetrahydrobiopterin）；VMT—单胺囊泡转运体（vesicular monoamine transporter）。

　　值得注意的是，一些体外研究发现，高浓度左旋多巴对培养的多巴胺能神经元具有毒性作用，可加速多巴胺能神经元变性、坏死。也有研究证实，在有神经胶质细胞的培养基中，多巴胺能神经元可以免受左旋多巴的毒性损害，且左旋多巴治疗的患者其纹状体左旋多巴浓度远低于实验室给予的浓度，而且培养多巴胺能神经元缺乏正常脑组织——ELLDOPA（earlier vs later L-dopa）试验（早期与晚期左旋多巴治疗帕金森病的研究）提示，左旋多巴不仅可以剂量依赖性地缓解帕金森病患者的症状和体征，并且支持该药不但不会加速而且会减缓疾病进展的观点。因此，目前没有确切的证据支持左旋多巴具有神经毒性作用。

　　2. 左旋多巴的使用原则　　1979 年，在伦敦召开的帕金森病会议上提出，不宜应用大剂量的左旋多巴，主张用小剂量左旋多巴治疗帕金森病的策略。后续体外试验证实，高剂量左旋多巴（100~250 μmol/L）增加培养的多巴胺能神经元死亡，而小剂量左旋多巴（50 μmol/L）减少培养的多巴胺能神经元死亡，增加神经元数目。基于此，中华医学会神经病学分会 1998 年提出左旋多巴抗帕金森病的治疗原则为：①细水长流，不求全效，以最小剂量获得最好疗效。②治疗过程应从小剂量开始，缓慢增加剂量，进行滴定。③滴定过程中逐渐确定剂量，应注意剂量的个体化。④抗帕金森病的药物不宜品种过多，也不宜突然停药。还须指出，复方左旋多巴中卡比多巴的剂量每日至少 75 mg 才能抑制脱羧酶的活动，所以复方左旋多巴剂量小时，应补充额外的卡比多巴。

左旋多巴最好空腹服用，可以促进胃部吸收，避免饮食中氨基酸的干扰。一般认为，在进食前 1 h 和进食后 1.5 h 服用最好。

对于大部分患者，低剂量复方左旋多巴（<400 mg）可达到满意的治疗效果。国外有学者认为若用上述剂量的复方左旋多巴无效，可将左旋多巴量增至 1 000 mg，仍无效时，就应放弃本药对帕金森病的治疗。左旋多巴治疗无效时应考虑几个问题：①帕金森病的诊断是否正确。②是否存在药物相互作用，如是否同时服用抗精神病药物、维生素 B_6 等。③胃排空障碍或高蛋白饮食等影响。

3. 左旋多巴的用药时机　30 多年的临床应用说明左旋多巴是一把双刃剑，在给患者带来确切疗效的同时，长期应用所产生的疗效衰减、运动障碍、症状波动甚至精神障碍等问题，使得左旋多巴治疗地位存在一定的争议。此外，左旋多巴对多巴胺能神经元亦可能有毒性作用，很多学者认为应当推迟左旋多巴的应用，或者晚期患者帕金森病症状不能控制时再给予左旋多巴治疗。1996 年，DATATOP（司来吉兰和维生素 E 治疗帕金森病试验）前瞻性研究纳入 352 例帕金森病早期患者，经左旋多巴治疗后约 50%患者出现药效减退，约 33%出现运动障碍，约 10%出现严重的"开-关"现象。类似临床试验发现，左旋多巴治疗的"蜜月期"为 2~5 年，之后渐出现疗效减退、症状波动和运动障碍等并发症，服药 5 年时运动波动的发生率可达 59%。鉴于此，目前比较主张尽量推迟左旋多巴使用时间，可先选用多巴胺激动剂，老年患者应及早使用左旋多巴治疗。然而，研究证实，罗匹尼罗（ropinirole）或左旋多巴治疗 2 年后 PET 检查的变化差异没有显著性。故国外有些学者指出没有证据证实需要延缓左旋多巴治疗，也没有证据支持最好使用多巴胺激动剂。尽管如此，在没有进一步研究证实左旋多巴的安全性之前，笔者仍主张尽量推迟左旋多巴使用的时间，尤其是年龄较轻的帕金森病早期患者。

4. 左旋多巴的剂型选择　目前左旋多巴有标准片、控释片和水溶片（表 7-2）。控释片有美多芭液体平衡动力系统（madopar HBS）和息宁控释片（sinemet-CR），在肠道吸收缓慢，左旋多巴有效浓度的维持时间较长，有助于改善症状波动，缺点是起效慢，生物利用度也只有标准片的 75%左右，前一问题可通过将标准片与控释片合用或在每日首剂之前加用小剂量标准片口服，后一问题则需将每日左旋多巴总量增加约 26%。控释剂除用于改善症状波动外，有人主张用于患者的早期治疗，以此推迟左旋多巴衰竭的出现。目前左旋多巴水溶片有弥散型美多芭（madopar dispersible），该剂型可溶于水中服用，吸收迅速，起效快，适用于吞咽困难、肌张力障碍、开期延迟的患者。

表 7-2　左旋多巴各种剂型的应用优势

剂型	药物	应用优势
标准片	①美多芭（madopar）：左旋多巴与苄丝肼按 4:1 组成 ②息宁（sinemet）：左旋多巴与卡比多巴按 4:1 组成	起效较快，有利于初始用药滴定

续表

剂型	药物	应用优势
控释片	①息宁控释片：左旋多巴与卡比多巴按 4∶1 组成 ②美多芭液体动力平衡系统：左旋多巴与苄丝肼按 4∶1 组成	药效时间长，有利于长时稳定控制病情
水溶片	弥散型美多芭	能被迅速吸收，适用于晨僵、“开期”延迟的患者
左旋多巴甲酯和左旋多巴乙酯（正在研究之中）		皮下给药，快速诱导处在严重“关期”的患者产生反应；或口服给药，治疗“开期”延迟的患者
肠道外给药剂型		适用于正经受手术以及不能口服的患者

5. 左旋多巴的不良反应　左旋多巴的不良反应可分为周围性和中枢性两类。

（1）周围性不良反应：多为近期的，主要表现为以下三个方面。①胃肠反应：恶心、呕吐、厌食及便秘，这些症状的出现有明显的剂量依赖性，剂量越大，症状也越明显。②心血管不良反应：直立性低血压、心律失常等。直立性低血压表现为改变体位时如从坐位站起时出现头晕的症状，大多出现于刚开始服用左旋多巴的患者中，多在数周或数月后消失，少部分患者可出现心慌、心动过速的症状，严重者应停药。③睡眠障碍和精神症状：部分患者会出现失眠或者睡眠增多，多不影响治疗。少数患者在服药 1 h 后出现轻度精神错乱，另有少数患者出现严重精神症状如焦虑不安、妄想、幻觉等，这种现象常发生在黄昏后，在减少左旋多巴剂量或停药后这些症状可减轻和消失。

（2）中枢性不良反应：多为远期的，多在服药 2~5 年后发生，特别是大剂量左旋多巴治疗中出现的运动并发症，是左旋多巴治疗进程中最主要的问题。常见的表现有以下五个方面。①异动症：患者出现不由自主的异常动作，表现为头面部不由自主地抽动、噘嘴、舌在口中转动，以及耸肩、四肢无目的的动作等。如果患者服用左旋多巴剂量较大，这些动作在服药后不久就可出现，称为峰剂异动症。这种异动症可在服药后剂量达到峰值时出现，也可出现在剂末。②症状波动：剂末现象和“开-关”现象。剂末现象常在左旋多巴治疗 2~5 年后出现，表现为每次服药后有效时间缩短，在下次服药前一阶段帕金森病症状加重，此现象是可以预知的。“开-关”现象多在用药数年后出现，不可预计的“开”（症状缓解）和“关”（症状加重），与服药时间无关。③晨僵：表现为早晨起床时症状加重，活动困难。④起效延迟：表现为服药后出现药效的时间较以往延长，常与胃排空障碍以及饮食的影响有关。⑤肌张力障碍：足和小腿痛性肌痉挛的肌张力障碍常在晨起时出现。

许多学者认为，使用剂量过大或者长期使用左旋多巴是导致运动并发症的主要原因。然而，越来越多的试验表明，帕金森病患者出现运动并发症的原因是非常复杂的，与纹状体多巴胺受体受到的脉冲样刺激有关。其机制可能是：①纹状体多巴胺能神经元末梢丧失，使多巴胺贮存、释放调节功能减退。②纹状体内左旋多巴半衰期缩短。③治疗过程中左旋多巴进行性耐受。④突触后及基底节传出通路障碍。⑤脑啡肽和 P 物质的异常表达，并激活纹状体苍白球间接通路。随着病情进展，基底节功能失调，以至于补充多巴胺能药物无法获得预期的效果。尽管如此，我们知道，目前研究的许多发现并不一致，甚至有些结果是相反的。因此，仍需进行相当多的基础与临床研究，也许分子学水平的研究有望使我们探明运动并发症的确切机制。

6. 左旋多巴在未来治疗中的地位 优化帕金森病患者使用左旋多巴的新方案，有望最终使左旋多巴在脑内的浓度水平保持恒定。脑内左旋多巴水平的波动部分与肠道吸收药物的不稳定性有关，研发左旋多巴新剂型是一种有效的解决方法，尚在研究中的有经皮粘贴剂、咀嚼片、喷雾剂等，但在技术上有一定难度。进一步的研究也应着重探讨左旋多巴是否有神经毒性作用、症状波动；运动障碍是否只与应用左旋多巴有关及如何保持多巴胺受体稳定非脉冲式的刺激等。

总之，左旋多巴治疗帕金森病最重要的原则是遵循个体化治疗。基于科学合理的方案，不仅要能有效改善症状，而且能减缓病程的进展，所选择治疗方案必须符合患者的特殊要求。对于一个较年轻的帕金森病患者，可能需要长期的左旋多巴药物替代治疗，但出现左旋多巴相关并发症的危险性也增加，此时尽量不用或少用左旋多巴，而改用或联合应用 MAO-BI、COMTI 或 DAs 等，是一个合理的治疗策略。

二、多巴胺受体激动剂

多巴胺受体激动剂（DAs）是一类功能和结构上与多巴胺相似并可以直接作用于多巴胺受体的药物，常和左旋多巴联合使用治疗帕金森病。

40 多年来，左旋多巴制剂一直被认为是治疗帕金森病最有效的药物，它对各种帕金森病症状都有较好的疗效，但长期和（或）大量应用易出现疗效减退、"剂末"现象"开-关"现象等并发症的发生。DAs 不需要经过多巴胺脱羧酶的作用转换成多巴胺及在神经末梢内储存，此外 DAs 具有神经保护的作用。将 DAs 与左旋多巴联用，可减少左旋多巴的用量，并显著改善帕金森病患者的运动功能，减轻不良反应的效果。DAs 是目前发展最快的帕金森病治疗药物。

（一）多巴胺受体激动剂的分类

多巴胺（DA）受体是 20 世纪 70 年代后期由 Kebabia 等发现，并由 Seeman 等（1975 年）做了最初的分类。目前的 DA 受体按照基因表达、受体结构、效应器和配体等分为两大类五个亚型：D_1 类受体（含 D_1 和 D_5 受体）和 D_2 类受体（含 D_2、D_3 和 D_4 受体）。两类受体和激动剂结合后的信号转导机制不同。D_1 类受体与 G_s 蛋白偶联，受到刺激后使腺苷酸环化酶活性升高，这类受体包括 D_1 和 D_5 两种亚型；D_2 类受体与 Gi 蛋白偶联，受刺激后不改变腺苷酸环化酶的活性或使其活性降低，它包括 D_2、D_3、D_4 三种亚型。DA 受体主要分布于中脑 DA 能上行纤维的突触后膜，也见于突触前膜和黑质细胞胞体，其受体类型可能主要是 D_2 型。目前临床使用的 DAs 都不是作用于单一受体亚型，它们对多种受体亚型均有不同程度的亲和力，很难确定其抗帕金森病效应到底是通过哪种受体亚型实现的。其中 D_1 和 D_2 受体与帕金森病关系密切。正常情况下多巴胺通路可分为两条：直接通路（D_1 受体参与）和间接通路（D_2 受体参与）。常用 DAs 及其对受体的亲和程度见表 7-3。

表 7-3 多巴胺受体激动剂和多巴胺受体的亲和程度

多巴胺受体激动剂	多巴胺受体				
	D_1	D_2	D_3	D_4	D_5
溴隐亭	-	++	++	+	+
利舒脲	+	++	?	?	?
培高利特	+	++	+++	?	+
卡麦角林	-	+++	?	?	?
罗匹尼罗	-	++	++++	+	
普拉克索	-	++	++++	++	?

（二）多巴胺受体激动剂的抗帕金森病作用特点

1. D_1 和 D_2 亚型受体激动剂的抗帕金森病作用 DA 由纹状体至基底节输出单位内侧苍白球/黑质网状部（GPi/SNr）的联系纤维分为直接通路与间接通路，基底节的输出取决于两条通路的相对活动水平。正常情况下，两条通路的活动受到 DA 的调节，因此帕金森病症状治疗的关键在于恢复 DA 能刺激，以纠正直接和间接通路的异常活动。由于 DA 对直接通路和间接通路的调节分别由 D_1 和 D_2 受体介导，因此这两种受体和拟 DA 制剂的治疗作用有关。

DA 对直接通路和间接通路的调节同时涉及 D_1 和 D_2 受体。从理论上讲 D_1 和 D_2 受体激动剂都应具有抗帕金森病效应，而且对这两种受体有刺激作用的激动剂，有可能会更好地控制症状，但实际情况并非如此：①在正常的动物体内，D_1 和 D_2 受体间有着复杂的相互作用，当黑质纹状体通路被破坏以后，二者之间的相互作用也被破坏了，各自独立发挥作用。在 6OHDA 制备的大鼠模型上通过刺激 D_1 或者 D_2 受体均能获得抗帕金森病的疗效，并且这些作用可以被相应的亚型受体阻断剂所抑制。但是这种相互作用在灵长类和人类是否还继续存在尚不清楚，尚不能在 MPTP 制备的猴模型上清楚地分开 D_1 和 D_2 受体的功能。②目前临床应用的 DAs 都主要是通过 D_2 类受体起作用的。它们在产生抗帕金森病作用的同时，产生恶心、呕吐、低血压及精神症状。D_2 受体激动剂对帕金森病的治疗作用已经在大量的实验和临床研究中得到了证实。③与 D_2 受体激动剂不同，D_1 受体激动剂的抗帕金森病效应一直存在着争议，直到最近才有了初步的肯定。研究证明 D_1 受体激动剂（dihydrexidine）、CY2082243 和 ABT431 在 MPTP 制备的猴帕金森病模型和帕金森病患者身上表现了抗帕金森病效应，但由于其毒副作用和药物代谢动力学（简称药动学）问题而被放弃。目前尚没有一种 DAs 是单一的作用于 D_1 类受体的（阿扑吗啡和培高利特均是 D_1/D_2 受体激动剂）。④虽然兼有 D_1 和 D_2 受体刺激效应的 DAs 培高利特已在临床获得了广泛的应用，但是否是缘于它的受体协同效应尚未能在临床试验中得到证实。

2. DA 亚型受体激动剂的抗帕金森病作用 除了 D_1 和 D_2 受体外，D_3 受体可能是另一个潜在的作用靶点，D_3 受体的确切功能目前仍不清楚，推测可能与精神活动有关，在灵长类还可能与运动功能的调节有关。已经广泛应用的受体激动剂溴隐亭（bromocriptine）、培高利特（pergolide）和吡贝地尔（piribedil）也均有 D_3 受体激动作用，在临床上可明显改善帕金森病的运动症状及精神抑郁症状。但从另一个角度看，对 D_3 受体的不适当刺激也可能产生精神方面的不良反应。

脑内 DA 受体调节作用持续的受体激动作用，将不同程度地改变着 D_1 和 D_2 亚型受体对于 DAs 的反应。在 6-OHDA 制备的啮齿类帕金森病模型上，D_2 类受体亚型由于事先暴露于 D_2 或者 D_1/D_2 受体激动剂如阿扑吗啡，而产生受体超敏现象。受体超敏可能与 D_1 受体亚型的作用机制或 D_3 受体的上调有关，并且与黑质纹状体直接输出通路有关。上述现象在 6-OHDA 制备的帕金森病模型上持续性给予左旋多巴，也同样会发生。长期给予 D_2 受体激动剂通常不会影响其耐受性，而是影响其受体的致敏过程，但与之相反，反复地给予长效的 D_1 受体激动剂，在灵长类模型上会很快出现明显的抗帕金森病疗效减退。在 6-OHDA 制备的啮齿类模型上，4 d 内就会出现完全失去抗帕金森病疗效。这可能与 D_1 受体的内摄有关，这种现象在帕金森病患者的纹状体组织内也可观察到。

3. DAs 的神经保护作用和神经挽救作用 关于 DAs 的神经保护作用是近年来研究的热点之一。神经保护作用与神经挽救作用是两个不同的概念：①从生化角度上看，神经保护作用是指保护神经元免受与帕金森病病因有关的导致细胞死亡的各种病理、生化因素的影响；神经挽救作用是指逆转部分或全部的与帕金森病病因、发病机制有关的生化因素，恢复受损的神经元的正常功能。②从对神经元的功能角度上看，当临床症状学上诊断为帕金森病时，在病理上可能不仅有 DA 能神经元的死亡，而且有发生了功能障碍尚未死亡的神经元，无论是死亡的神经元还是已经发生了功能障碍的神经元，当 DA 能神经元缺失总数量达 50%~70%时就会出现帕金森病的症状。神经保护剂能通过阻止或延缓神经元的继续死亡而阻止或延缓帕金森病的进程，控制帕金森病的症状，使疾病的症状仅仅是由于老化等因素所致的细胞死亡而逐渐恶化。因为这种细胞死亡是神经保护剂所无法阻止的，而且在这种情况下，患者对 DA 能制剂治疗仍然继续有效；神经挽救剂则能逆转病理性的生化改变，恢复受损的神经元的功能，减少症状性治疗药物的用量。

神经保护治疗和神经挽救治疗的一个重要优势在于它们的作用是非选择性的，因此对 DA 能制剂治疗无效的患者用这类药物治疗可能有效。能否将用于帕金森病治疗的神经保护和神经挽救剂用于治疗其他的神经变性疾病尚不能确定，有待进一步研究。

DAs 的神经保护作用及可能的神经挽救作用缘于它的以下特点：①DAs 节省了左旋多巴的用量。左旋多巴和 DA 都要经历氧化代谢过程，都能产生有细胞毒性的自由基，而帕金森病患者的黑质致密部处于氧化应激状态，DA 能神经元对于这些毒性产物的敏感性增加，而 DAs 可以减少这种毒性产物的产生。②DAs 直接激活 DA 受体，通过激活自身受体抑制了 DA 神经元自身活化（firing），从而减少了 DA 的合成、释放和代谢。

③在体内、外实验中证明 DAs 能加速清除自由基。Yoshioka 等人的实验证明 DAs 在体外可以提高 GSH、GSH-Px、SOD 等的活性，从而加速清除自由基。④实验证明 DAs 对缺血的脑组织有保护作用。⑤体内和体外实验证明 DAs 能保护神经元免受 MPTP/MPP$^+$ 及 6-OHDA 的毒性作用，可能减少 DA 能神经元的缺失。⑥具有受体介导的抗凋亡作用。研究已经证实帕金森病患者黑质有细胞凋亡的存在。Ozawa 认为帕金森病线粒体脱氧核糖核酸（mtDNA）的易脆性是黑质神经元凋亡的主要原因。mtDNA 断裂导致细胞能量代谢障碍，引起氧化应激反应损伤细胞，使形成跨膜电位的电化学梯度消失，线粒体通透性转换孔（mitochondrial permeability transition pore，MPTP）开放，释放细胞凋亡蛋白酶激活因子（caspase-3）进入胞质，使多腺苷二磷酸核糖聚合酶［poly（ADP-ribose）polymerase，PARP］断裂，诱发细胞凋亡。P53 为转录因子，caspase-3 为凋亡的关键酶，而 *Bcl 2* 基因是 SH-SY5Y 细胞的抗凋亡基因。Kihara 等人的体外实验证明一部分 DA 受体激动剂如溴隐亭和喹吡罗（quinpirole）可以增加 SH-SY5Y 细胞抗凋亡基因 *Bcl 2* 基因的表达而未影响促凋亡基因 *Bax*、*Bak* 的水平，且抑制 P53 表达及 caspase-3、PARP 的断裂。⑦具有神经营养活性。Carvey 等提出普拉克索（pramipexole）具有激发神经营养作用，可能诱导可转移的、可溶性的营养因子的形成。Obia 等发现阿扑吗啡（D$_1$/D$_2$）受体激动剂能促进神经生长因子（nerve growth factor，NGF）和胶质细胞源性神经营养因子（glial cell line-derived neurotrophic factor，GDNF）的合成，在鼠的黑质培养液中加入阿扑吗啡 24 h 后出现 NGF 和 GDNF 含量分别提高了 122 倍和 118 倍，而脑源性神经营养因子（brain-derived neurotrophic factor，BDNF）含量无显著的提高，提示了阿扑吗啡通过刺激 NGF 和 GDNF 合成可能有神经保护作用。

（三）多巴胺受体激动剂的优缺点

多巴胺受体激动剂（DAs）不仅可以克服左旋多巴的某些缺点，还具有下列优势：①它可以绕过变性的神经元，直接作用于突触后膜的 DA 受体，无须黑质细胞的 DA 合成酶系统，可延长左旋多巴的效果。②DAs 在纹状体内的半衰期比左旋多巴长，对 DA 受体可产生较稳定的刺激作用，有利于克服症状波动。③它可以选择性地作用于特异性类型的 DA 受体，不产生非特异性的效应。④DAs 不产生游离的基团或潜在的毒性代谢产物，并且可以降低 DA 的周转率，从而减少自由基的生成，因而对神经元有保护作用。⑤在肠道吸收和经过血脑屏障的过程中，不存在与蛋白质或氨基酸的竞争，也可以非肠道给药。⑥有神经保护作用，可以延缓帕金森病的病程。

DAs 有以下缺点：①单独应用控制症状不如左旋多巴类药物疗效显著。②连续大量应用也会产生受体脱敏（desensitization）致受体作用下调现象（downregulation），若受体下调而又长期作用于激动剂，可造成受体被降解及内摄，故单独用受体激动剂 3～5 年后也会出现疗效减退。③费用较高。

（四）多巴胺受体激动剂常用药物

多巴胺受体激动剂（DAs）的研究已有 30 多年的历史，尚有大量的问题正处于探索中，如寻找高选择性的长效 DAs、探索合理的给药方式等。相信在不久的将来，人类可以合理地将它应用于帕金森病的治疗中，为攻克帕金森病作出重大的贡献。

1. 麦角碱类 DAs

溴隐亭（bromocriptine）

溴隐亭系多肽类麦角生物碱，是临床应用最早（1974 年）的 DAs 之一。

【药理作用】本药口服后可被完全吸收，在肝脏代谢。主要为 D_2 受体激动剂，兼有轻微拮抗 D_1 受体的作用。小剂量时激动突触前膜自身受体 D_2，而使 DA 的释放减少，因而可治疗舞蹈样多动。同时它可激动垂体的 DA 受体，使垂体催乳激素、生长激素释放减少，可用于小的垂体腺瘤。本药必须有一定量的内源性 DA 存在才能对帕金森病起作用。口服后 1 h 显效，1~3 h 达高峰，血浆蛋白结合率为 90%~96%，90% 由胆汁排出，半衰期约 48 h。对运动的疗效可持续 2~6 h。

【用量】初始用量应小（2.5~5 mg/d），渐达 15 mg/d 时显效，单用维持量为 25~50 mg/d。单独用治疗帕金森病效果不佳，与左旋多巴制剂合用可减轻运动波动、"开-关"现象。与左旋多巴制剂并用剂量为 5~30 mg/d。国人用量宜偏低，个体差异很大，最低有效量为 7.5~15 mg/d，低于 8 mg/d 者大多无效。

【不良反应】初期常有胃肠道不良反应，恶心、呕吐、头痛、头晕、乏力、肢体水肿，可出现直立性低血压、运动障碍、多动症和精神障碍。大量长期应用可引起胸膜、肺、腹膜后纤维化。不良反应的发生率约 68%，有 3%~5% 需要停药。对麦角生物碱过敏者、心脏病、周围血管性疾病和妊娠期妇女禁用。为减轻不良反应，在服用溴隐亭前 30 min 可先加服外周 D_2 受体拮抗剂多潘立酮（domperidone）20 mg/次，3 次/d。新型溴隐亭控释剂使其用量及用药次数减少，故不良反应也减轻。

培高利特（pergolide）

培高利特又名硫丙麦角林、协良行。

【药理作用】本药为半合成的麦角碱类 DAs，对突触后 D_2、D_1 受体均有直接刺激作用。其半衰期为 15~42 h，有效作用时间 4~6 h。口服的生物利用率尚不太确切，主要排泄途径是肾脏，90% 与血浆蛋白结合，5% 随呼出的 CO_2 排出。已经发现至少 10 种代谢产物，包括 N-去丙基硫麦角林、硫氧麦角林、磺基硫丙麦角林等。在动物中，发现后两者为 DAs，其他代谢产物的药理学效应尚未清楚。动物实验表明，它没有专一靶器官的毒性（Francis 等，1994）。治疗早期帕金森病单独用可取得较好的效果，对中、晚期帕金森病患者大多作者主张与左旋多巴合用效果较好。服用本药的患者可以允许左旋多巴的日剂量减少 5%~30%。一般用培高利特的患者可以维持原状或处于比基线更好的临床状态。台北有（Shan，1995）报道 20 例帕金森病为克服波动现象用培高利特取得较好的疗效，平均剂量为 2.89 mg/d。说明中国人也能耐受较大的平均日剂量。

临床疗效对比研究的结果表明，本药疗效优于溴隐亭、麦角乙脲，耐受性也较好，不良反应稍轻微。本药对 D_2、D_1 受体的亲和力比阿扑吗啡及溴隐亭更强。在新治疗的患者 18/62 例（29%），最初的改善可维持 3 年以上。3 个试验表明，本药无论单独或与左旋多巴合用对帕金森病都有效，并发现对溴隐亭治疗无效者，改用本药治疗 5 年后仍有效。更换受体激动剂改善帕金森病症状，也存在个体化的差异。对左旋多巴疗效不佳的晚期帕金森病患者，用本药组（n＝56）73%有改善，麦角乙脲组（n＝63）59%有改善，平均用量分别为 2.5 mg/d 和 2.6 mg/d，其疗效优于麦角乙脲。在长期研究中，151/314 例（48%）患者联合使用培高利特＋左旋多巴长达 3 年，137 例（43.6%）达 4 年，在这些患者能维持最初的改善，平均日用量为 2.4 mg（0.75~5 mg/d）。口服，初始用量为 0.05 mg/d，2 d 后，每隔 2 d 增加 0.1~0.5 mg，第 12 日以后每隔 2 d 增加 0.25 mg，直至获得理想的疗效为止。通常每日量分 3 次服用，最大量可用至 5 mg/d。两组的不良反应无显著差异，以恶心、幻觉、多动（激活 D_1 受体）常见。单用本药治疗帕金森病有效，与左旋多巴制剂合用可减少左旋多巴的剂量和减轻患者的症状波动。由于本药的血浆半衰期长，对顽固性症状波动的帕金森病患者，在应用其他 DAs 无效者，用本药可得以改善。取得同样疗效时 1 mg 培高利特约相当于 10 mg 溴隐亭，不良反应与溴隐亭、麦角乙脲类似。长期（3~4 年）应用本药治疗，随突触后 DA 受体下调，其疗效可能减退，对中、重度帕金森病患者与左旋多巴类合用也有较好的效果。

【用量与用法】起始用量为 0.05 mg/d，维持 2~3 d，以后在医生指导下逐渐增加剂量，每次增加 0.05 mg，加至最佳有效量，最大可增至 0.2 mg/d。

【不良反应】消化道症状：恶心、便秘、腹泻、消化不良；神经症状：晕厥、嗜睡、失眠或运动障碍；其他少见情况：肢体水肿、贫血、白细胞或血小板减少、肌痛、关节痛。药物过量：该事件属于偶见，可引起呕吐、低血压、忧虑、幻觉、不自主运动和感觉异常、心悸、低血压和室性期前收缩等，其生命体征可正常。

卡麦角林（cabergoline）

卡麦角林是最新合成的长效麦角碱类选择性 D_2 受体激动剂。

【药理作用】本药对多巴胺（D_2）受体具有高度的亲和力，且药效持续时间长，可直接抑制催乳素从垂体分泌。与溴隐亭相比，本药具有更高的 D_2 特异性，更长的持效时间，而且导致呕吐出现的趋向更低。口服后药物被吸收，但本药的绝对生物利用度还不清楚。食物似乎没有显著地改变本药吸收。本药仅与血浆蛋白中度结合（约为 50%）。在肝脏中通过水解被广泛代谢，代谢产物和约 4% 的原型药物在尿中排泄。半衰期在 63~100 h，每日只需服药 1 次。与左旋多巴制剂合用时可减少左旋多巴的用量、减轻运动症状的波动和"关"期的肌张力障碍。Rinne（1997 年）报道，用本药治疗达 1 年比用左旋多巴单一治疗的患者，从比率上看，效果稍差。和复方左旋多巴联合应用的患者取得类似于单独应用左旋多巴的效果，但左旋多巴用量减少。

【用量与用法】成人：初始用量 0.5 mg/周，然后根据用药反应，每月加量 0.5 mg，可每周 1 次给药或分 2 次在不同日期给药；药量超过 1 mg 应当分次给药。常规剂量 1 mg/周，最大剂量 4.5 mg/周。进餐时或餐后服用。

【不良反应】血压降低，头晕，眩晕，头痛，恶心，失眠，腹痛，消化不良，胃炎，虚弱，疲劳，便秘，呕吐，胸痛，潮红，抑郁，麻刺感，腿痛性痉挛，雷诺综合征，伴有幻觉，错觉和意识错乱的精神异常。不良反应呈剂量相关性，高剂量时发生不良反应的可能性增加。

麦角类其他 DAs 包括二氢麦角碱［又名海得琴（hydergine）、喜得镇］、特麦角脲（terguride，TER）、美舒麦角（mesulergine）、麦角腈（lergotrile）、甲磺酸 α-二氢麦角隐亭［又名克瑞帕（cripar）］、麦角乙脲（lisuride）。

Lieberman（1987 年）曾对溴隐亭、麦角腈、麦角乙脲、培高利特和美舒麦角 5 种DAs 在 278 例帕金森病患者应用中进行评价，认为增加 DAs 使大多数帕金森病患者病情得以改善，大部分患者的改善至少维持 2 年。不良反应：有精神改变、运动障碍、直立性低血压和恶心、呕吐。当激动剂减量或中止后不良反应都是可逆的。作为一组激动剂总体效果类似，但某一患者常反映某个激动剂比其他的更好些。这类激动剂与左旋多巴联合应用，对尚未出现运动障碍或日间运动波动的早期帕金森病患者效果更好。此外，麦角类 DAs 多有引起胸膜—肺纤维化的报道，可能因其具有半抗原作用而引起免疫反应有关。

2. 非麦角碱类 D_2 受体激动剂　包括吡贝地尔、普拉克索、罗匹尼罗、阿扑吗啡、N-丙基去甲阿扑吗啡等。

吡贝地尔（piribedil）

吡贝地尔又名泰舒达、哌利必地、双哌嘧啶，是烷氧基苯甲基-4-（2-嘧啶基）哌嗪衍生物。

【药理作用】本药为非麦角类合成的 DAs，对 D_2、D_3 受体有激动作用。其直接兴奋黑质—纹状体神经元的 D_2 受体及中脑—皮层、中脑—边缘系统的 D_2 和 D_3 受体，提供有效的多巴胺效应，已被作为一种缓释型 DAs 单用或与左旋多巴合用，提高 DA 受体的兴奋性，从而提高受体与 DA 结合的水平，恢复乙酰胆碱和多巴胺系统间的平衡而起效应作用，其改善震颤症状效果为最佳。吸收迅速，口服 1 h 后即可达最大血药浓度，其血浆清除为双相，第一时相的半衰期为 1.7 h，第二时相的半衰期较慢，约 6.9 h，代谢过程剧烈，产生羟化衍生物和双羟化衍生物两种代谢产物。吸收的吡贝地尔有 68% 以代谢产物的形式经肾脏排出，25% 经胆汁排出。本药是半衰期最长的 DAs（表 7-4）。

表 7-4　3 种多巴胺受体激动剂的半衰期

多巴胺受体激动剂	半衰期/h
吡贝地尔（泰舒达）	21
普拉克索	8~12
罗匹尼罗	6~8

为期 2 年的多中心、随机、双盲安慰剂平行对照临床研究证实，早期单用吡贝地尔缓释片可全面控制帕金森病患者的各项运动症状，并显著改善非运动症状。Feigenson 等最早报道单用本药可治疗早期帕金森病，明显改善帕金森病的症状。多项研究证实，本药对早期帕金森病患者的症状改善明显，为多巴胺节省策略的执行提供很好的帮助。

本药对重症帕金森病患者有良好的效果，尤其是运动和生活能力的总体改善较为明显。一项临床试验表明，本药可使统一帕金森病评估量表（UPDRS）评分改善 48%，日常活动能力改善 43%，可减少 DA 的用量，并可提高 DA 的作用时间 1.3 h。同时该药还有抗抑郁作用，能提高 DA 的储备能力，增强左旋多巴/卡比多巴的活性。研究表明，DAs 能对黑质纹状体细胞有直接的神经保护作用，延缓多巴胺能神经细胞变性，从而提示 DAs 有延缓帕金森病临床进展的作用。与左旋多巴相比，本药血药浓度稳定，能避免对纹状体突触后膜 DA 受体产生脉冲式的刺激，达到持续性提高 DA 受体的兴奋性，从而提高受体与 DA 结合的水平，恢复乙酰胆碱和 DA 系统间的平衡。孔岳南等对早期帕金森病患者吡贝地尔和美多芭治疗与预后的关系研究结果表明，治疗 6 个月和 10 个月后，与苯海索（安坦）对照组相比，吡贝地尔组和美多芭组 UPDRS 评分均显著下降，提示美多芭和吡贝地尔都是治疗帕金森病的有效药物。但使用美多芭治疗 10 个月后，$^{99}Tc^{m}$-TRODAT-1 的特异性摄取百分数较吡贝地尔和苯海索安慰剂组显著降低，显示美多芭可能加剧帕金森病患者神经元凋亡。吡贝地尔则不影响帕金森病的预后，更适合作为早期帕金森病治疗的首选药物。肖桂荣等在吡贝地尔治疗帕金森病晚期运动并发症的临床研究结果得出结论，对于经左旋多巴替代疗法治疗出现运动并发症的晚期帕金森病患者，联合应用吡贝地尔不仅能改善运动并发症，同时对运动功能和非运动症状均有较好的疗效。患者加用吡贝地尔后 UPDRS 的精神、行为和情绪评分下降，抑郁症状改善，可能与其激活额叶及边缘系统 D3 受体有关。同时也有研究指出，吡贝地尔联合左旋多巴治疗帕金森病与单用左旋多巴相比较，尽管能够明显提高总有效率（$P<0.05$），且明显改善日常生活能力，但对运动症状的改善影响不大。此外，Truelle 等（1997 年）研究已证明该药可作用于血管，提高周围血管灌流率；作用于新皮质、新边缘叶、漏斗结节及黑质纹状体环路的 DA 受体，能诱发觉醒脑电图，改善情绪和帕金森病症状，尤其对震颤的改善显著。法国巴黎多中心研究，对 90 例帕金森病患者（平均年龄 63.1 岁，平均病程 2.1 年）单独应用本药，至 3 个月末时显示对运动减少、震颤和肌强直的改善率分别为 47%、41% 和 31%；对 70% 应用左旋多巴制剂的患者病情控制不满意时，加用本药对肌强直、静止性震颤和运动减少的改善率分别为 50%、30% 和 37%，可显著地改善患者的抑郁症状。对应用左旋多巴剂量不足的帕金森病患者，加用本药后全面改善率为 33%，震颤改善为 64%。单独应用有效量为 200 mg/d；与复方左旋多巴制剂合用，维持剂量为 150~200 mg/d。但超过 350 mg/d 并无益处，与其他药物相互作用较少。

【剂量与用法】作为单一用药：150~250 mg/d，即 3~5 片/d，分 3~5 次服用。作为 DA 治疗的补充：1~3 片/d（250 mg/d 左旋多巴大约需 50 mg 吡贝地尔）。剂量必须逐渐增加，每 3 d 增加 1 片，或遵医嘱。1 片/d 于正餐结束时服用，或对于病情较严重者 2 片/d，分别于两次正餐结束时服用。药片应于进餐结束时，用半杯水吞服，不要咀嚼。

【不良反应】常见的不良反应有：恶心、呕吐，幻觉（7/15 例），在退出试验的 23 例（20%）中，不能耐受者 10 例，不能耐受且无效者 5 例。对本药过敏、循环性虚脱、急性心肌梗死者禁用。文献报道曾有帕金森病患者在服用本药后 3~4 d 出现睡眠发作，醒后无不适，为无法抵抗的睡眠事件，这种睡眠没有预兆、历时短暂，无法采取预防措施，这种睡眠发作的机制尚不清楚，动物实验表明小剂量 DAs 可增加慢波睡眠和 REM 睡眠，也可导致帕金森病患者睡眠增加和睡眠发作。目前对于 DAs 所诱发的睡眠发作尚没有很好的预防措施，只能建议首次服用 DAs 的患者尽可能避免从事高危作业。另有关于服用吡贝地尔缓释片出现直立性低血压的报道，其具体机制尚且不清楚。药源性低血压属于继发性低血压，如果发现不及时或处理不当也可造成死亡。主要治疗方法是查找原因，立即停用可疑药，并做好对症处理。与之相比，DAs 更容易引起以下问题，如赌博、性行为亢奋、购物或无限制进食（Weintraub 等，2010）。

此外，本药在和止吐类精神安定药、安定类精神安定药（不包括氯氮平）联合应用时应慎用。

普拉克索（pramipexole）

普拉克索为新近合成的非麦角类 DAs，其化学名为 2-氨基-4，5，6，7-四氢-6-丙基氨苯噻唑二盐酸盐，对 D_3 受体较 D_2、D_4 受体更具亲和力，其受体亲和力排序依次为 $D_3>D_2>D_4$；对 D_3 的亲和力是对 D_2 的 7~10 倍。

【药理作用】本药是具有 α_2 受体拮抗作用的选择性 D_2、D_3 受体激动剂，对 DA 受体的作用不同于麦角类 DAs（表 7-5）。临床试验证实对帕金森病患者早期单独使用是安全有效的，发生症状波动和运动障碍比单独使用左旋多巴少；对进展期的患者，与左旋多巴共同使用时可以减少左旋多巴的用量。

表 7-5　具有 α_2 受体拮抗作用的选择性 D_2、D_3 受体激动剂

受体	药物				作用
	溴隐亭	吡贝地尔	普拉克索	罗匹尼罗	
D_2	+	+	+	+	主要发挥抗帕金森病作用，减轻运动并发症，预防认知和功能损害，影响催乳素水平，调控心血管功能及中枢温度、觉醒、睡眠等方面
D_3	+	+	+	+	对注意力、工作能力、执行能力及胆碱能传递有影响，降低冲动风险
5-HT	+	−			可引起 5-HT 再摄取抑制，发挥抗抑郁、抗焦虑作用
α_2	++	ATG	+	−	改善运动功能，增强认知功能，改善抑郁情绪，保护多巴胺能神经元；降低过度镇静、睡眠袭击等不良反应风险

注：5-HT—5-羟色胺；ATG—拮抗剂；−—没有影响；+—激动剂；++—强激动剂。

本药药动力学指数呈线性分布，血药浓度在用药 1~3 h 达峰值，半衰期 8~12 h。与食物一起进食可影响其吸收速率，但不会降低吸收程度。其生物利用度超过 90%，以原形从尿液排出，肾功能损害时可减慢排泄，对肝功能影响不大。

本药可作用于突触前和突触后 DA 受体，在正常完整的 DA 系统，其主要通过激动

突触前 D_2、D_3 自身受体，减少 DA 的合成和释放。对突触后 DA 受体的作用仅仅在大剂量时才能被观察到，最显著的作用是延长突触后膜的不应期。当突触前末梢损伤或缺失导致 DA 释放减少时，突触后的 D_2、D_3 受体能够立即额外激活，弥补其功能缺陷。本药对帕金森病运动缺陷的治疗作用是通过直接或者间接作用于黑质纹状体神经传导通路中的突触后 D_2、D_3 受体。动物电生理实验显示，本药可通过激活纹状体与黑质的 DA 受体而影响纹状体神经元放电频率。本药在正常生理 pH 情况下是带正电荷的阳离子，透过血脑屏障是其发挥药理作用的重要一步，这一步是由有机阳离子敏感转运体帮助完成的。

【临床应用】1997 年通过 FDA 批准，本药用于治疗原发性帕金森病。可用于帕金森病的各个阶段，可以单独应用于早期帕金森病，或者作为辅助治疗与左旋多巴联用治疗晚期帕金森病，是目前国内外帕金森病诊疗指南推荐的一线用药。经过十余年的临床应用与研究，全球超过 50 个国家已批准使用。本药于 2007 年经 SFDA 批准在我国上市。作为治疗帕金森病的一线药物，远期效果的临床试验表明本药可以安全连续使用 4 年。临床研究证明，帕金森病患者早期单独使用 DAs 可推迟左旋多巴的起始治疗时间，DAs 长期大量使用会使 DA 受体脱敏，出现受体敏感性下调，单独使用一般在 3~5 年后会出现疗效减退，需加用左旋多巴制剂。

本药在欧美的使用较为广泛。与其他的 DAs 相比，本药是首选药物，因为就其外周的多巴胺能不良反应而言，本药显示出更高的耐受性。更重要的是，非麦角碱类 DAs 不会引起限制性瓣膜性心脏病，因此，成为有限制性瓣膜心脏病帕金森病患者的首选药物。

除了治疗帕金森病患者的运动症状外，本药还有抗抑郁的作用。刘凌等研究也认为，本药为 D_2 受体激动剂，可以缓解帕金森病的运动症状，与左旋多巴联合应用，可以降低左旋多巴的用量，降低帕金森病患者抑郁症状的发生率。本药抗抑郁作用可能是对皮质—额叶及边缘系统 D_3 受体的激活有关，并作用于新皮质、新边缘叶、漏斗结节及黑质—纹状体通路的 DA 受体。目前认为该区域的 DA 受体是不同类型抗抑郁疗法的最后共同通路，这些抗抑郁疗法包括 SSRIs、三环类抗抑郁药、单胺氧化酶抑制剂和电休克治疗。因此可以推测，本药也可能是通过最后共同通路发生抗抑郁作用的。本药是 2011 年国际运动障碍学会（The Movement Disorder Society，MDS）唯一推荐治疗帕金森病抑郁有效的药物，可以治疗不同形式的抑郁，尤其对双极和单极抑郁，效果更明显。国外进行的一项本药和舍曲林治疗帕金森病抑郁的多中心、平行、随机对照临床研究显示，本药的治疗效果明显优于舍曲林，而且所有不良反应均为轻中度，表明普拉克索的安全性和耐受性较舍曲林更佳。神经生化研究提示，中枢 5-羟色胺能神经递质减少，血清素转运体功能失调、蓝斑区去甲肾上腺素缺失及边缘系统多巴胺能突触改变等，均可参与发病。因此，在临床上单纯应用 DA 替代治疗并不能改善多数患者的抑郁症状。有研究结果显示，本药治疗后帕金森病伴发的抑郁、疼痛、下肢痉挛、不宁腿综合征和睡眠障碍明显改善（$P<0.05$）；而流涎、便秘、排尿障碍、性功能障碍、肢体发冷、认知障碍和嗅觉障碍等症状，用药前后没有发生明显变化（$P>0.05$）；部分患者出现口干、头晕、体位性低血压、幻觉、嗜睡等不良反应。本药作为一个非常有效的改善帕金森病患者运动症状的 DAs，对帕金森病许多非运动症状也有很好的治疗作用，但也可能加重某些非运动症状，进一步分析研究这些药物的药理特点，对帕金森病患者药物个体化治疗有着很重要指导意义。目前已有数个研究探讨了本药治疗帕金森病患者合并抑郁的效果，但由于试验样本量小，治疗方案和评价方式没有统一，故研究结论是否可靠还有待进一步验证。在评价本药治疗帕金森病合并抑郁的疗效和安全性研究中，尚需进行大样本多中心长期的随机对照试验进一步证实。

另外，本药的体外试验证实其具有一定的神经保护作用，可能与减少氧化应激有关。使用 PET 或 SPECT 作为研究手段的临床试验也发现本药可能具有神经保护作用，但是由于研究方法存在缺陷，目前并不能确定本药是否具有确切的神经保护作用。本药和罗匹尼罗对多巴胺能神经元具有神经营养作用，这可能是由于其使特定区域星形胶质细胞产生并分泌了神经营养因子 BDNF 和 GDNF。

【用量与用法】口服：用水吞服，一日 3 次。初始治疗：起始剂量为 0.375 mg/d，然后每 5~7 d 增加 1 次剂量，如果患者可以耐受，应增加剂量以达到最大疗效。如果需要进一步增加剂量，应以周为单位，每周加量 1 次，每次日剂量增加 0.75 mg。每日最大剂量为 4.5 mg。每日剂量高于 1.5 mg 时，嗜睡发生率增加。维持治疗：个体剂量应在 0.375~4.5 mg/d。在剂量逐渐增加的三项重要研究中，从 1.5 mg/d 剂量开始观察药物疗效，进一步剂量调整时应根据临床反应和耐受性进行。在临床试验中有大约 5% 的患者每日服用剂量低于 1.5 mg。当计划减少左旋多巴治疗时，每日服用剂量高于 1.5 mg 对晚期帕金森病患者可能是有效的。在本药加量和维持治疗阶段，建议根据患者的个体反应减少左旋多巴用量。治疗中止：突然中止 DA 治疗会导致神经阻滞剂恶性综合征发生，因此，应以每日减少 0.75 mg 的速度逐渐停止应用本药，直到日剂量降至 0.75 mg。此后，应每日减少 0.375 mg。

肾功能损害患者的用药：本药的排泄主要通过肾脏，肾功能受损患者的初始治疗建议应用如下方案：肌酐清除率高于 50 mL/min 的患者无须降低日剂量；肌酐清除率介于 20~50 mL/min 的患者，本品初始日剂量应分 2 次服用，0.125 mg/次，2 次/d；肌酐清除率低于 20 mL/min 的患者，本品日剂量应 1 次服用，从 0.125 mg/d 开始；如果在维持治疗阶段肾功能降低，则以与肌酐清除率下降相同的百分比降低本品的日剂量，例如，当肌酐清除率下降 30%，则本品日剂量也减少 30%。在严重肾损伤患者（肌酸清除率 <30 mL/min）或血液透析患者不建议使用。

肝功能衰竭患者的用药：对肝功能衰竭的患者一般不需要进行剂量调整，因为所吸收的药物中大约 90% 是通过肾脏排泄的，目前，肝功能不全对本药药动学的潜在影响还未被阐明。

此外，本药的缓释剂型和速释剂型仅仅在释放药物的方式上有所不同。药物本身并没有本质改变，它们有相同的受体靶点、等同的疗效和等同的受体结合力，药物半衰期也是相同的，但是缓释剂型能够持续不断地释放药物从而全面延长血浆半衰期。除了日常需求剂量，任何公认的关于普拉克索速释剂型的表述也同样适用于缓释剂型。缓释剂型可以应用于早期和晚期帕金森病，与速释剂型可以在等同剂量的条件下直接转换，在大多数患者中，需要进行剂量的轻微调整。到目前为止，没有关于应用盐酸普拉克索片（森福罗）增加不良反应的报道，减少一天中药物血浆峰值可能减轻其不良反应。一日1次、方便易用是盐酸普拉克索片（森福罗）最主要的优势，这一优势能够改善患者的用药依从性，以便更好地改善、控制症状。

【不良反应】常见的不良反应是恶心、运动障碍、低血压、头昏、嗜睡、失眠、便秘、幻觉、头痛、疲劳、口干、肌肉痉挛和周围水肿。在日剂量高于1.5 mg时嗜睡的发生率增加。与左旋多巴联用时最常见的不良反应是运动障碍。治疗初期可能发生低血压，尤其本药用量增加过快时，对伴随严重心血管疾病的患者尤应注意。

帕金森病患者使用本药时，在日常活动中会突然睡眠发作，有时没有意识或预兆，必须告知患者这种不良反应。建议其在应用本药治疗的过程中要谨慎驾驶车辆或操作机器。已经发生过嗜睡或突然睡眠发作不良反应的患者，必须避免驾驶或操作机器，而且应该考虑降低剂量或终止治疗。由于可能的累加效应，当患者在服用普拉克索时应慎用其他镇静类药物或乙醇。

罗匹尼罗（ropinirole）

罗匹尼罗为新近合成的非麦角碱类 D_2 受体激动剂。早期患者单独应用本药可明显减轻症状，并可推迟使用左旋多巴的时间；可与左旋多巴制剂合用，并可减少左旋多巴用量，尚可减轻或推迟由左旋多巴引起的运动障碍。建议起始用量为0.25 mg/次，每日服用3次，日最大剂量为24 mg，常用量为4~10 mg/d。本药的不良反应很少，耐受良好。1998年，Sclrag等报道应用本药治疗1 364例帕金森病患者的安全性，早期治疗，平均剂量8.7 mg/d；辅助治疗8.2 mg/d。常见不良反应：恶心、嗜睡、下肢水肿、腹痛、呕吐、消化不良和幻觉；在辅助治疗中，表现为运动障碍、恶心、幻觉和精神错乱。与安慰剂组相比，大多数不良反应轻微，停药的发生率也类似。除幻觉外，出现不良反应的概率随用药时间延长而减少。到目前为止，尚未观察到本药有麦角类DAs特别相关的长期不良反应。服用本药的患者发生运动障碍的仅占1.2%，而早期接受左旋多巴治疗平均超过17个月者，发生运动障碍的患者占11.2%。心血管的指标或实验室资料显示，临床上均无重要变化。总之，有关罗匹尼罗的长期安全性与效果，仍在临床继续研究，在国外属于正在推广应用的新的DAs。

阿扑吗啡（apomorphine）

阿扑吗啡为发现较早的DAs之一，是一种强效DAs。其在1970年曾为了克服左旋多巴的不良反应和疗效丧失而被临床应用。然而，由于其不良反应和给药困难限制了使用。其结构与DA有类似之处，故能模拟DA的作用治疗帕金森病。皮下注射阿扑吗啡与口服左旋多巴制剂合用，可加强左旋多巴的疗效，并减少左旋多巴引起的不良反应，但本药必须皮下注射。本药是治疗帕金森病的广谱DAs，对 D_1、D_2 及 D_3 受体具有强烈的激动作用。故现今在欧洲多个国家仍用本品治疗晚期的帕金森病。皮下一次性注射（剂量为0.5~2 mg）或用简易泵做皮下连续滴注阿扑吗啡，均可改善帕金森病的运动功能、肌强直及静止性震颤。用于帕金森病时，5~25 min起效，在5~30 min内血药浓度达峰值，单次给药作用时间可持续29~90 min，多次给药作用时间可持续

40 min~2.5 h，生物利用度约为100%。本药皮下注射后10~25 min即可起效，一次性疗效可持续20~60 min（90~120 min），持续时间与剂量也有关。本药口服剂或肛栓剂疗效不可靠，也比皮下注射疗效差。本药皮下注射适用于：解除严重的"关"期，以使患者迅速转为"开"期；运动不能性危象（akinetic crisis）；手术前后的治疗。常见的不良反应有：恶心、呕吐、张大口打哈欠或直立性低血压、呼吸抑制、呼吸急促、急性循环衰竭、昏迷甚至死亡。本药皮下注射作用才可靠，为其缺点之一。在皮下注射本药前30 min，先口服外周D_2受体拮抗剂多潘立酮50 mg/次，以减轻不良反应。精神方面的不良反应比麦角碱类DAs少见。有运动波动的帕金森病患者定期皮下注射本药可引起有规律的阴茎勃起，与报道的其他DAs和左旋多巴引起的勃起现象可能为同样的机制介导。本药引起帕金森病患者勃起现象可能比以前想象得更常见。应用本药的某些帕金森病患者获得性功能改善，提示其在治疗阳痿方面可能有作用。

三、单胺氧化酶 B 型抑制剂

单胺氧化酶（MAO）是脑内一种主要的胶质酶，可催化DA降解为高香草酸（HVA），其抑制剂能阻止DA降解，影响DA的释放或分解代谢及DA的再摄取。再摄取可将70%~80%已释放的DA恢复到原来状态，这对DA处于低水平时更重要。

司来吉兰（selegiline）

司来吉兰又称丙炔苯丙胺、咪多吡，是第一代选择性、不可逆性单胺氧化酶B型抑制剂（MAO-BI），可阻断DA的代谢，抑制DA的降解，也可抑制DA的再摄取及突触前受体，从而延长DA的作用时间。

临床试验显示单用本药的患者，比安慰剂组患者有明显改善运动症状的效果，而且能维持较高水平的工作能力。当添加左旋多巴后，本药能增加及延长左旋多巴的效果，减轻左旋多巴引起的运动障碍（"开关"效应），并可减少左旋多巴的用量且能明显减少帕金森病的运动波动。本药与左旋多巴合用，可增加左旋多巴的疗效，同时左旋多巴的不良反应也增加，当合用时，左旋多巴的剂量应减少30%。与传统的非选择性MAO-BI不同，本药不会增加酪胺类物质的高血压（奶酪样）反应。

本药血浆清除半衰期约40 h，24 h尿中排出52%，72 h人体总排出率为84%。起初用来抗抑郁治疗，1975年，Birkmayer首先用于帕金森病治疗，发现能增强左旋多巴的疗效并降低其用量。司来吉兰能阻断1-甲基-4-苯基-1，2，3，6-四氢吡啶（MPTP）氧化成1-甲基-4-苯基吡啶离子（MPP$^+$），阻止MPP$^+$的神经毒性，保护脑内DA能神经元免受毒性自由基的损伤，增加脑内超氧化物歧化酶（SOD）的活性，有报道，它可能使帕金森病进展的速率减慢。

本药服后迅速被胃肠道吸收，30 min达血药浓度峰值，生物利用度低，平均10%未代谢的司来吉兰在循环系统内，在治疗剂量下，75%~85%司来吉兰与血浆蛋白结合，经肝代谢为去甲基司来吉兰、左旋甲基苯丙胺及左旋苯丙胺。去甲基司来吉兰又称为甲基安非他敏，是一种能使人成瘾的兴奋剂，它在化学结构上与安非他敏非常相似，但它对中枢神经系统的影响更大，都有一定的医疗用途。

雷沙吉兰（rasagiline）

雷沙吉兰是第二代选择性、不可逆性 MAO-BI，属于炔丙胺类药物，抑制 MAO-B 的作用比司来吉兰强 5~10 倍，与司来吉兰不同的是，其化学结构不含安非他敏样结构，而且代谢产物不是可引起神经毒性的左旋甲基苯丙胺或左旋苯丙胺。

【药理作用】本药能增强多巴胺的传递信号，阻断脑内多巴胺分解，同时，可升高纹状体内多巴胺细胞外水平，升高后的多巴胺水平及多巴胺能活性的升高可调节多巴胺能运动功能障碍。另外，与其他抗帕金森病药物不同的是，本药还具有神经保护作用。在加入各种神经毒素的神经细胞培养物试验中，本药（主要化学结构为 N-炔丙基-1-aminoindan）及其 S-异构体（TVP1022，MAO 抑制活性很弱）均显示有神经保护作用，提示本药抑制 MAO 的作用不是产生神经保护作用的必要条件，而可能与其结构中炔丙基胺部分有关，后者通过激活 Bcl-2 和下调 Bax 蛋白系可保护线粒体的活性和线粒体的渗透转运孔。本药通过蛋白激酶 C 和有丝分裂原激活蛋白激酶依赖性活化 α-分泌酶可将淀粉蛋白样前体（APP）转化为具有神经保护及神经营养作用的可溶性 APPα（sAPPα），从而可以增强神经生长因子和胶质细胞源性神经营养因子（glialcell-derived neurotrophic factor，GDNF）及脑源性神经营养因子（brain-derived neurotrophic factor，BDNF）的表达。因此，雷沙吉兰具有神经保护、神经成形和长期增效的作用。

本药口服后在胃肠道吸收迅速，血药浓度达峰时间约 30 min，生物利用度约 36%，蛋白结合率为 60%~70%。本药在排泄前几乎完全在肝脏中发生生物转化，代谢途径主要为 N-脱烷基化和（或）羟基化产生 1-氨基茚满、3-羟基-N-炔丙基-1-氨基茚满和 3-羟基-1-氨基茚满，体外试验显示两条代谢途径均依赖 CYP450 酶系，主要是 CYP1A2。将雷沙吉兰与其代谢物螯合发现其主要的消除途径是产生葡糖苷酸。氨基茚满是主要的活性代谢物，但其 MAO-B 作用很弱。

本药的代谢物主要通过尿液（62.6%），其次是粪便（21.8%）排泄，38 d 后测定的总排泄量可达口服剂量的 84.4%，只有 1% 以下的以原形从尿液中排泄。本药在剂量 0.5~2 mg 范围内呈药动学线性关系，消除半衰期为 0.6~2 h。

【用量与用法】口服，1 mg/d，可与左旋多巴合用或单用。

【不良反应】发生率较低且程度轻。其中，尿路感染的发生率 15% 左右，头痛的发生率 13%；其他发生率 5%，主要有意外受伤、头晕、关节痛、腹痛、背痛、疲乏、消化不良、体重减轻、直立性低血压、恶心呕吐、厌食、便秘、口干及皮疹等。在与复方左旋多巴合用的同时，会增加一些 DA 能性不良反应，如消瘦、食欲减退、呕吐、平衡障碍和直立性低血压，异动症的发生率无明显增多。

四、儿茶酚-O-甲基转移酶抑制剂

儿茶酚-O-甲基转移酶（catechol-O-methyltransferase，COMT）是一种在人体内广泛存在的酶，它通过催化儿茶酚胺在 3 位羟基上甲基化而降解，是具有生物活性或毒性儿茶酚胺的主要代谢酶，也是中枢神经元外 DA 主要的降解酶。已有多个研究表明，选择性的 COMT 抑制剂（COMT inhibitor，COMTI）在治疗帕金森病中有较好的作用，提示该酶在帕金森病的发病中可能起一定的作用。日本 Kunugi 等研究了一组日本帕金森病患者 COMT 的基因多态性，发现其低活性等位基因频率较对照组明显增高，提示低活性的等位基因可能增强了帕金森病的易患性。DA 是由单胺氧化酶 B 型（MAO-B）和 COMT 共同代谢的，如果 COMT 的活性低，则 DA 的代谢主要由 MAO-B 担任，而 DA 由 MAO-B 降解，产生更多的自由基和过氧化氢，增强了氧化应激反应，损伤黑质纹状体系统。但在其他的研究中则未能发现 COMT 基因多态性与帕金森病相关。研究发现，单纯 COMT 的两个等位基因频率在对照组和帕金森病组无明显差别，但是其基因型分布却有明显差别。在对照组，其基因型分布符合哈迪-温伯格（Hardy-Weinberg）平衡，说明该样本基本代表了中国汉族人 COMT 基因型的分布规律。但在帕金森病组则不符合哈迪-温伯格平衡，经 X2 检验，帕金森病组的基因型频率分布与对照组相差显著。研究发现，在帕金森病组高、低活性纯合子基因型的频率较对照组有增高的趋势，而杂合子较对照组有降低的趋势。结果与日本人部分相似，即低活性 COMT 基因型可能增加帕金森病的易患性，患帕金森病的相对危险性为 3.27 倍，这可能是因 COMT 在神经元外降解 DA 减少，而主要由 MAO 降解，导致氧化应激反应增强。另外，如果 COMT 是高活性的，则同样能增加帕金森病的易患性，因为从理论上推测高活性 COMT 可使 DA 在突触间隙降解加速，导致 DA 能神经元突触前回吸收减少，从而使 DA 的更新率加快，容易产生过量的氧自由基。提示高活性或低活性 COMT 对帕金森病来说，都可能是危险因素，而均衡的 COMT 活性则可能是保护性因素。

左旋多巴在外周主要通过两条途径代谢：一是 COMT 将左旋多巴转化为 3-O-甲基多巴；二是多巴脱羧酶将左旋多巴转化为 DA。外源性 DA 不能通过血脑屏障，仅有 DA 的前体左旋多巴能够透过血脑屏障进入中枢神经系统发挥生物学效应。而外源性左旋多巴口服后，约 90% 在周围组织脱羧成为 DA，并被周围组织利用，出现胃肠道反应、心血管症状及头晕等不适，只有不到 1% 的左旋多巴能到达脑组织。加入多巴脱羧酶抑制剂则可封闭周围组织对左旋多巴的脱羧，既可减少恶心、厌食等 DA 造成的不良反应，又可使透过血脑屏障的左旋多巴剂量明显增加，并相应减少约 75% 的左旋多巴用量。

托卡朋（tolcapone）

托卡朋又称答是美，是选择性、可逆性的儿茶酚-O-甲基转移酶（COMT）抑制剂的代表，临床上用于接受左旋多巴和卡比多巴联合治疗的原发性帕金森病的辅助治疗。

【药理作用】本药确切的作用机制尚不清楚，可能与其抑制 COMT 并改变左旋多巴的血浆药动学特点有关。当本药与左旋多巴和多巴脱羧酶抑制剂（如卡比多巴）联合使用时，血浆左旋多巴水平较单用左旋多巴和多巴脱羧酶抑制剂时维持的时间更长，可能因此导致大脑中更持久的 DA 能激活，从而对帕金森病患者的体征和症状产生更强的缓解作用，并增加左旋多巴的不良作用，因此需降低左旋多巴的用量。本药进入中枢神经系统的量很小，但在动物上已表现出对中枢 COMT 活性的抑制作用。其药动学在 50~400 mg 剂量范围内呈线性，这不依赖于左旋多巴/卡比多巴联合给药。其清除半衰期是 2~3 h，且无明显药物蓄积。在 100 mg/次或 200 mg/次一日 3 次的剂量时，血药峰浓度分别约为 3 μg/mL 和 6 μg/mL。本药吸收迅速，其血药浓度达峰值的时间约为 2 h。口服后，绝对生物利用度约 65%，在给予本药之前 1 h 或之后 2 h 内进食，可降低其相对生物利用度 10%~20%。本药的稳态分布容积很小（9 L），因其高血浆蛋白结合率而不广泛分布入组织，在 0.32~210 μg/mL 的浓度范围内，其血浆蛋白结合率 99.9%。体外试验已经显示，本药主要与血清白蛋白结合。本药是一种低排泄率的药物（排泄率=0.15%），在排泄之前几乎完全被代谢，其具有中等度的系统清除率，约 7 L/h。本药的主要代谢途径是葡萄糖醛酸化与葡萄糖醛酸轭合而失活。此外，这种化合物被 COMT 甲基化成为 3-O-甲基托卡朋，本药被代谢成为一种初级醇（甲基羟化），随后再被氧化成羟酸。体外试验提示其可能被细胞色素 P4503A4 和 P4502S6 所催化，仅在很小的程度上降解成胺及随后发生 N-乙酰化作用。口服 ^{14}C 标记的本药后，60% 的标记物随尿排出，40% 随粪便排出。

本药已在国外神经科临床应用多年，经大规模多中心双盲研究观察，对帕金森病有肯定的疗效，能提高患者的生活质量。研究结果表明，与安慰剂组比较，本药片作为治疗帕金森病的辅助药物，能明显降低帕金森病患者的复发评分（recurrence score，RS）评分，改善临床症状和体征，本药组患者在治疗后 Hoehn-Yahr 分级明显减低，有"开-关"现象的患者"关"期显著缩短，合并用左旋多巴类药物的剂量则没有改变。

【用量与用法】推荐剂量为 100 mg/次，一日 3 次。作为左旋多巴/卡比多巴治疗的叠加用药，白天的第一剂应与左旋多巴制剂白天的第一剂同时服用，此后约间隔 6 h 和 12 h 再服药。它可与左旋多巴/卡比多巴的常释和缓释剂型合用，在临床试验中，如果患者每日左旋多巴剂量超过 600 mg 或在治疗开始前有中度或重度的运动障碍，则大多数患者需减少其每日左旋多巴的剂量。

【不良反应】本药有腹泻、异动症等不良反应，尤其是在国外近 6 000 应用病例中，曾出现 3 例可能与该药应用有关的肝功能衰竭病例，故美国 FDA 建议用药期间应监测肝功能，有肝病的患者禁用此药。

因服用本药损害肝功能，任何有肝脏疾病的患者均不能服用该药。因此，开始服用本药时患者的 SGPT/ALT 或 SGOT/AST 均不得超过正常值的上限或者肝功能有其他异常改变。对于轻度或中度肾损伤者无须作剂量调整，重度肾功能损伤的患者需使用本药时，应极为慎重。对于肌酐清除率低于 25 mg/min 的患者本药用药安全性尚未确定。

恩托卡朋（entacapone）

恩托卡朋被认为是较安全的儿茶酚-O-甲基转移酶抑制剂（COMTI），1999 年被美国 FDA 批准上市，临床上作为左旋多巴/苄丝肼或左旋多巴/卡比多巴的佐剂用于原发性帕金森病和帕金森综合征的治疗。

【药理作用】本药是一种选择性强、可逆的毒性小、口服仍有活性的及作用于外周的高效 COMTI，能有效抑制左旋多巴的 3-O-甲基化，增加左旋多巴在中枢的生物利用度，从而提高左旋多巴的疗效，减少左旋多巴的用量及服药次数，并改善左旋多巴长期治疗引起的运动波动，耐受性良好，但作用时间较短（2 h）。

本药不能通过血脑屏障，在健康对照人群，5～800 mg 呈现出与剂量成比例的药动学特点。本药吸收迅速，单次剂量给予 200 mg 可在 44 min 达到血药浓度峰值，其峰浓度及血浆浓度-时间曲线下面积（area under the curve，AUC）呈剂量依赖性。当本药的剂量增加（5～800 mg）时，其血药浓度达峰值的时间（28～53 min）也随之增加。其生物利用度为 29%～46%。本药与血浆蛋白主要是与白蛋白高度结合，在肝脏被糖苷化，大部分通过胆汁排泄，还有部分通过尿液排泄。其半衰期约 2 h。本药对左旋多巴药动学和药效学的影响延缓左旋多巴的代谢，提高其生物利用度，左旋多巴的半衰期可被延长 50%～75%。Muller 等对 21 例帕金森病患者研究提示本药可提高血浆左旋多巴浓度和 AUC。Heikkinen 等对 46 名健康青年男性进行双盲、随机和安慰剂对照研究，对于不同剂量的左旋多巴/卡比多巴，本药能相同程度地增加左旋多巴的 AUC，且比安慰剂组增加了 30%～40%；与安慰剂组对照，本药使血浆左旋多巴浓度在较高水平持续更长的时间，使外周 3-O-甲基多巴降低至安慰剂组的 55%～60%，DOPAC 的 AUC 增加了 2～2.6 倍，HVA 降低至安慰剂组 65%～75%。本药不改变任何剂量的卡比多巴药动学特点，同样，左旋多巴/卡比多巴对本药药动学也并不产生影响，本药的作用不依赖左旋多巴的剂量。本药对左旋多巴控释剂的药动学影响也有学者进行了研究，Paija 等的研究结果表明，与左旋多巴/卡比多巴控释剂同时使用，每隔 4 h 重复给药，血浆中左旋多巴最大、最小浓度及峰浓度较安慰剂组均有明显提高，左旋多巴的生物利用度也有提高，同时本药组 24 h 平均血浆左旋多巴的 AUC 较安慰剂组提高 39%，血浆 3-O-甲基多巴浓度降低 50%，血浆左旋多巴的日常变动减少 25%，从而使脑内 DA 的水平较为恒定，给予黑质持续的 DA 能刺激，减少血浆左旋多巴浓度波动所致运动并发症的发生。本药对左旋多巴药动学的影响不受帕金森病严重程度及年龄的影响。

【用量与用法】口服：本药应与左旋多巴/苄丝肼或左旋多巴/卡比多巴同时服用，每次服用左旋多巴/多巴脱羧酶抑制剂时给予本药 0.2 g（一片），最大推荐剂量是 2 g/d，分 10 次服用。

本药能增强左旋多巴的疗效，因此，在本药治疗的最初几日至几周内调整左旋多巴的剂量，根据患者的临床表现，通过延长给药间隔和（或）减少左旋多巴的每次给药量使左旋多巴的日剂量减少 10%～30%。如果本药治疗中断，必须调整其他抗帕金森病治疗药物的剂量，特别是左旋多巴，以达到足以控制帕金森病症状的水平。本药增加标准左旋多巴/苄丝肼制剂的生物利用度比其增加标准左旋多巴/卡比多巴的生物利用度多 5%～10%。因此，服用左旋多巴/苄丝肼制剂的患者在开始合用本药时需要较大幅度地减少左旋多巴的用量。肾功能不全不影响本药的药动学，因此不需要做剂量调整。但是，对正在接受透析的患者，要考虑延长用药间隔。

【不良反应】短期服用本药安全、耐受性好，不良反应短暂而轻微。其中多巴胺能反应中最常见的是异动症，其次为恶心、帕金森病症状加重及直立性低血压等，异动症可通过减少左旋多巴用量及增加给药间隔而减轻，胃肠道反应可加用多潘立酮治疗；非多巴胺能不良反应包括腹痛、腹泻、便秘、尿色改变和失眠等；幻觉，抑郁等不良反应则较为少见。此外，部分患者尿液变成深黄色或橙色，这与本药及其代谢产物本身黄色有关。

五、其他

金刚烷胺

金刚烷胺是最早用于抑制流感病毒的抗病毒药，1966 年美国食品药品监督管理局（Food and Drug Administration，简称 FDA）批准其作为亚洲流感的预防药，并于 1976 年在预防药的基础上确认其为治疗药。本药对成年患者的疗效及安全性已得到广泛认同。但治疗剂量与产生不良反应的剂量很接近，对高龄患者及有慢性心肺疾病或肾脏疾病患者的剂量和给药计划很难确定，因此尚未在临床上推广应用。在日本，本药一直作为治疗帕金森病的药物，直到 1998 年才被批准用于流感病毒 A 型感染性疾病的治疗。

【药理作用】本药治疗帕金森病的作用机制尚不明，在动物脑中本药能增加 DA 的释放。抗帕金森病的作用可能是因其能促进纹状体内 DA 能神经末梢释放 DA，并加强中枢神经系统的 DA 与儿茶酚胺的作用，以增加神经元的 DA 含量。此外，谷氨酸通过与细胞外的 N-甲基-D-天冬氨酸（N-methyl-D-aspartic，NMDA）受体相互作用将信号从大脑传递到肌肉，可阻断谷氨酸兴奋性神经毒性作用，因此具有神经保护作用，这可能也是其减少左旋多巴引起的异动症的原因。抗病毒的机制似与阻止甲型流感病毒穿入呼吸道上皮细胞，剥除病毒的外膜及释放病毒的核酸进入宿主细胞有关。对已经穿入细胞内的病毒亦有影响病毒初期复制的作用。

金刚烷胺在胃肠道吸收迅速且完全，吸收后分布于唾液、鼻腔分泌液中，在动物组织尤其是肺内的含量高于血清的含量，可通过胎盘及血脑屏障。肾功能正常者半衰期为 11~15 h，肾衰竭者为 24 h，长期透析的患者可达 7~10 d。口服后 2~4 h 血药浓度达峰值，约为 0.3 μg/mL；每日服药者在 2~3 d 内可达稳态浓度，稳态血药浓度为 0.2~0.9 μg/mL。主要由肾脏排泄。90% 以上以原形经肾小球滤过随尿排出，部分可被动再吸收，在酸性尿中排泄率可迅速增加，也有少量由乳汁排泄，做血液透析的患者，只有少量（约 4%）可自血清除。

【适应证】适用于原发性帕金森病、脑炎后的帕金森综合征、药物诱发的锥体外系反应、一氧化碳中毒后帕金森综合征及老年人合并有脑动脉硬化的帕金森综合征。也可用于预防或治疗亚洲甲 Ⅱ 型流感病毒所引起的呼吸道感染。

【用量与用法】

1. 抗震颤麻痹　口服，成人 100 mg/次，1~2 次/d，每日最大用量为 400 mg。肾功能障碍者应减量。

2. 抗病毒　口服，成人 200 mg/次，1 次/d；或 100 mg/次，每 12 h 一次，每日最大用量为 200 mg。肾功能障碍者应减量。

【注意事项】本药用于治疗帕金森病（或综合征）时应注意以下事项：①治疗数月后疗效可逐渐减弱，应把每日用量增至 300 mg 或暂时停药数周后再用药，可使疗效恢复。②对合并有严重疾病或正在应用大剂量的其他抗帕金森病药物的患者，开始治疗时每日可用本药 100 mg，若必要，数周后用量可增加为 100 mg/次，2 次/d；若仍未达到最适剂量时，可把每日用量再增至 400 mg，分次服用。③如最初本药已与左旋多巴合并应用，则本药的用量应维持在 100 mg/次，1~2 次/d，而左旋多巴应逐渐增加至最适的疗效为止。④本药与抗胆碱型抗震颤麻痹药或左旋多巴合用时，可有增效作用，如能减少单次左旋多巴用量，使所出现的症状或不良反应有所改善或疗效不呈波动性，当疗效丧失时，若加用本药，则疗效又可恢复。⑤对药物诱发锥体外系反应的患者，开始时本药可用 100 mg/次，2 次/d，若仍未达到最佳的效应，可把每日剂量加至 300 mg，分次服用。⑥停药时，本药的用量应逐渐减少，以防帕金森病症状突然加重。

【不良反应】本药的血药浓度不得超过 1.5 μg/mL，否则会发生中毒。对每日用量超过 200 mg 者，应严密观察不良反应或中毒的发生，注意监测其血压、脉搏、呼吸及体温，特别在增加剂量后数日内。一般认为每日服药 1 次或 2 次时，可消除或减轻头晕目眩、失眠及恶心等不良反应。

盐酸苯海索片

盐酸苯海索片为中枢抗胆碱抗帕金森病药。其化学名为：α-环乙基-α-苯基-1-哌啶丙醇盐酸盐。

【药理作用】本药的作用在于选择性阻断纹状体的胆碱能神经通路，而对外周作用较小，从而有利于恢复帕金森病患者脑内 DA 和 ACh 的平衡，改善患者的帕金森病症状。

本药口服后吸收快而完全，可透过血脑屏障，口服 1 h 起效，作用持续 6~12 h。服用量的 56% 随尿排出，肾功能不全时排泄减慢，有蓄积作用，并可从乳汁分泌。

【适应证】适用于帕金森病、帕金森综合征，也可用于药物引起的锥体外系疾患。

【用量与用法】口服：①治疗帕金森病、帕金森综合征，开始 1~2 mg/d（0.5~1 片/d），以后每 3~5 d 增加 2 mg（1 片），至疗效最好而又不出现不良反应为止，一般一日不超过 10 mg（5 片），分 3~4 次服用，须长期服用。极量 20 mg/d。②治疗药物诱发的锥体外系疾患，第一日 2~4 mg（1~2 片），分 2~3 次服用，以后视需要及耐受情况逐渐增加至 5~10 mg（2.5~5 片）。老年患者应酌情减量。

【注意事项】

（1）孕妇及哺乳期妇女及儿童慎用。

（2）老年人长期应用容易促发青光眼。伴有动脉硬化者，对常用量的抗帕金森病药容易出现精神错乱、定向障碍、焦虑、幻觉及精神病样症状。应慎用。

（3）药物过量会产生中毒症状：超剂量时，可见瞳孔散大、眼压增高、心悸、心动过速、排尿困难、无力、头痛、面红、发热或腹胀。有时伴有精神错乱、谵妄、妄想、幻觉等中毒性精神病症状。严重者可出现昏迷、惊厥、循环衰竭。处理：催吐或洗胃，采取增加排泄措施，并依病情进行相应对症治疗和支持疗法。

【不良反应】常见口干、视物模糊等，偶见心动过速、恶心、呕吐、尿潴留、便秘等。长期应用可出现嗜睡、抑郁、记忆力下降、幻觉、意识混浊。

【禁忌证】青光眼、尿潴留、前列腺肥大。

丁苯酞

正丁基苯酞（n-butylphthalide，NBP）简称丁苯酞，化学名为 3-丁基-1（3H）-异苯并呋喃酮，俗称芹菜甲素，是芹菜挥发油的主要成分。本药具有很强的抗惊厥、抗气喘、增加血流量等多种药理活性，是我国第三个自主研发的新药，全球第一个以"缺血性脑卒中治疗"为主要适应证的全新化学药物。研究发现，本药可通过抑制炎症反应、保护线粒体功能、抗氧化应激及减少细胞凋亡等机制保护神经细胞，其也可能通过上述机制对帕金森病起到治疗作用。

【药理作用】本药为消旋-3-正丁基苯酞，结构与天然的 I-3-正丁基苯酞相同。本药通过提高脑血管内皮 NO 和 PGI_2 的水平，降低细胞内钙离子浓度，抑制谷氨酸释放，减少花生四烯酸生成，清除氧自由基，提高抗氧化酶活性等，作用于脑缺血的多个病理环节。动物药效学研究表明，本药具有较强的抗脑缺血作用，明显改善脑缺血区的微循环和血流量，增加缺血区毛细血管数量；减轻脑水肿，缩小大鼠局部脑缺血的梗死面积；改善脑能量代谢和缺血脑区的微循环和血流量，减少神经细胞凋亡；抑制血栓形成抗，血小板聚集作用等。临床研究表明，本药对缺血性脑血管病有明显的治疗作用，可促进患者受损的神经功能恢复。

研究表明，本药在胃肠道吸收较快，食物可影响其吸收；在胃、脂肪、肠和脑等组织中含量较高；大部分以代谢产物形成排出。

【适应证】用于治疗轻、中度急性缺血性脑卒中。

【用量与用法】根据现有临床研究的用药方法，本药可与复方丹参注射液联合使用。空腹口服，2 粒（0.2 g）/次，3 次/d，10 d 为一疗程，或遵医嘱。

【注意事项】

（1）餐后服用影响药物吸收，故应餐前服用。

（2）肝、肾功能受损者慎用。

（3）用药过程中需注意转氨酶的变化。

（4）本药尚未进行出血性脑卒中临床研究，暂不推荐出血性脑卒中患者使用。

（5）有精神症状者慎用。

【不良反应】本药不良反应较少，主要为转氨酶轻度升高，根据随访观察病例，停药后可恢复正常。偶见恶心、腹部不适及精神症状等。在丁苯酞Ⅳ期临床试验中，经对 2 050 例患者的观察，未发现新的不良反应，总的不良反应发生率和转氨酶异常率均低于Ⅱ、Ⅲ期临床数据；恩必普（丁苯酞软胶囊）与低分子肝素、阿司匹林、降纤酶分别合用时，未见新的不良反应。

艾地苯醌

艾地苯醌（idebenone，IDBN）化学名为 6-（10-羟基癸基）-2，3-二甲氧基-5-甲基-1，4-苯醌，为橙黄色或橙色结晶性粉末，无臭；极难溶于水，极易溶于氯仿、甲醇或无水乙醇，易溶于乙酸乙酯（醋酸乙酯），难溶于正己烷。本药是日本武田药品工业株式会社 1986 年开发上市的一种智能促进药；对线粒体功能有激活作用，对脑功能代谢和脑功能障碍有改善作用，能提高脑内葡萄糖的利用率，促进 ATP 生成；能改善脑内神经递质 5-羟色胺的代谢，具有较强抗氧化和清除自由基的作用。在临床上，本药主要用于治疗与氧化应激有关的中枢神经系统退化疾病，如帕金森病、阿尔茨海默病、多梗死性痴呆、大脑局部贫血及脑衰竭等，也用于弗里德赖希共济失调症（Friedreich ataxia）的治疗。

【药理作用】本药为脑代谢、精神症状改善药，可激活脑线粒体呼吸活性，改善脑缺血的脑能量代谢，改善脑内葡萄糖利用率，使脑内 ATP 产生增加，抑制脑线粒体生成过氧化脂质，抑制脑线粒体膜脂质过氧化作用所致的膜障碍。本药毒副反应少，LD50 小鼠、大鼠>10 000 mg/kg，大鼠 20 mg/（kg·d）口服半年，狗 100 mg/（kg·d）口服 1 年未见明显毒性反应，无致畸、致癌、致突变作用。

【适应证】适用于慢性脑血管病及脑外伤等所引起的脑功能损害。能改善主观症状及语言、焦虑、抑郁、记忆减退、智能下降等精神行为障碍。

【用量与用法】本药不同剂型、不同规格的用法用量可能存在差异请阅读具体药物说明书使用，或遵医嘱。

常规用量：口服，30 mg（1 片）/次，3 次/d，饭后服用。

【注意事项】应避免与某些 CYP3A4 底物联用，例如咪达唑仑、三唑仑、阿托伐他汀、洛伐他汀、辛伐他汀、阿司咪唑、贝曲地尔、西沙必利、多非利特、左乙酰基甲基咪唑、咪唑斯汀、匹莫齐特、奎尼丁、舍吲哚、特非那定、二氢麦角胺、麦角新碱、麦角胺、甲基麦角新碱、依曲普坦、尼索地平和雷诺嗪。

【注意事项】

1. 长期服用　要注意检查谷草转氨酶（GOT）与谷丙转氨酶（GPT）等肝功能。

2. 孕妇及哺乳期妇女用药　对孕妇给予本药安全性还未完全确定，因而对妊娠妇女禁用本药。由于本药可向母乳中传递，因而授乳妇女应慎用本药。

【不良反应】发生率为 3% 左右，主要有过敏反应、皮疹、恶心、食欲减退、腹泻、兴奋、失眠、头晕等。偶见白细胞减少、肝功能损害。

参考文献

［1］胡云珍，袁敏，卢晓阳. 吡贝地尔缓释片致晕厥 1 例［J］. 中国新药杂志，2012，21（4）：463-464.

［2］EISENREICH W, SOMMER B, HARTTER S, et al. Pramipexole extended release：a novel treatment option in Parkinson's disease［J］. Parkinsons Dis，2010，2010：612-619.

［3］杨宇. 普拉克索治疗帕金森病的疗效分析与评价［J］. 临床合理用药杂志，2011，4（29）：37-38.

［4］马松华. 普拉克索治疗帕金森病合并抑郁的疗效观察［J］. 现代中西医结合杂志，2011，20（3）：319-320.

［5］尚延昌，王淑辉，王振福，等. 拉克索治疗帕金森病合并抑郁的系统评价［J］. 现代生物医学进展，2010，10（2）：280-283.

［6］张克忠，袁永胜，宋春杰，等．盐酸普拉克索改善帕金森病非运动症状疗效观察［J］．中国实用神经疾病杂志，2012，15（14）：11-14.

［7］GROSSET D G，MACPHEE G J A，NAIRN M. 帕金森病的诊断与药物治疗：苏格兰院际指南概要［J］．英国医学杂志（中文版），2010，13（2）：115-118.

［8］南海天，陈海波，李淑华，等．帕金森病治疗指南对临床用药的影响［J］．中华老年医学杂志，2014，33（9）：937-940.

［9］刘晶晶，朱新喜，江振华，等．帕金森病的药物治疗及疗效［J］．中国老年学杂志，2017，37（20）：5016-5018.

［10］赵真真，王丽艳，刘佳．盐酸普拉克索缓释片联合多巴丝肼片治疗帕金森病的疗效及安全性［J］．中国医院用药评价与分析，2018，18（5）：644-645，647.

［11］黄金忠，杨志龙，蒋颖，等．多巴丝肼片联合普拉克索或吡贝地尔对帕金森病患者运动与非运动症状和生活质量的影响［J］．医学临床研究，2017，（11）：2267-2269。

［12］李云霞．卡比多巴-左旋多巴控释片治疗帕金森合并睡眠障碍［J］．中国实用神经疾病杂志，2013，16（16）：85.

［13］何剑波，李会琪，翟洁敏，等．复方左旋多巴制剂与帕金森病患者同型半胱氨水平及认知损害的相关性分析［J］．陕西医学杂志，2017，46（2）：250-252.

［14］万志荣，冯涛．新发帕金森病患者起始用药的横断面调查分析［C］//中华医学会，中华医学会神经病学分会．中华医学会第十八次全国神经病学学术会议论文汇编（下），2015.

［15］王鲁宁，邹永明，刘丽欣．普拉克索：帕金森病治疗的新选择［J］．中国药物应用与监测，2013，10（1）：1-4.

［16］中华医学会神经病学分会帕金森病及运动障碍学组，中国医师协会神经内科医师分会帕金森病及运动障碍学组．中国帕金森病治疗指南（第四版）［J］．中华神经科杂志，2020，53（12）：973-986.

第八章　帕金森病的外科治疗

在过去近一个多世纪，帕金森病的外科治疗曾尝试了许多种治疗方法，皮质脊髓运动通路的多位点损伤术虽然明显改善了帕金森病症状，但同时也引起新的运动功能损害，这项技术不久就被淘汰了。20 世纪 40 年代末，发现豆状核和苍白球的损伤手术有利于帕金森病的治疗，但是因为苍白球邻近内囊和视束，而且双侧损伤可增加发生言语障碍、构音障碍及认知障碍的危险，所以这项技术在临床上的应用也不尽如人意。20 世纪 50 年代，Cooper 在结扎脉络膜前动脉制造丘脑梗死的过程中，偶然发现帕金森病震颤明显好转，而且由于该手术不良反应相对较少，不久丘脑切开术代替了苍白球切开术作为治疗帕金森病患者震颤症状的可选择方法之一。20 世纪 60 年代末，左旋多巴问世，外科手术治疗帕金森病几乎被淘汰。数年以后，左旋多巴的缺点逐渐暴露出来，疗效随病情的发展逐渐降低，并引起严重的不良反应（各种不随意运动、"开-关"现象、运动障碍等），常使患者难以忍受。近年来，神经生理学和解剖学对基底节组成结构和功能的新发现，为外科手术治疗帕金森病提供了科学的依据。而神经影像学技术、电生理技术、立体定向技术的发展进步，使靶点定位更加准确，手术并发症明显减少，外科手术治疗帕金森病日益广泛。目前临床应用于帕金森病的外科治疗技术主要是在立体定向技术的基础上进行的脑深部电刺激术（DBS）和脑深部核团毁损术。此外，干细胞移植、基因疗法应用于帕金森病是研究热点，但目前仍未应用于临床。

第一节　立体定向技术

立体定向技术是应用固定于头部的立体定向框架或标记引导探针、光标或射线到达脑内预先确定的靶点进行毁损、电刺激及脑组织移植、活检或异物摘除的一种手术方法。从 1908 年 Horsley 和 Clarke 应用笛卡尔坐标系统原理设计出用于动物手术的立体定向设备，开创了立体定向的历史，至今已 100 多年了。随着科学技术水平的发展，立体定向技术也在不断进步，从有框架阶段发展到了无框架或影像导向神经外科阶段。脑立体定向技术在神经外科领域的应用解决了颅内病变的定位和定向问题。1947 年，Spiegel 和 Wycis 首次报道了用于人类的立体定向仪（当时称为立体定向毁损术），开创了人类立体定向手术的先河。从 1952 年 Cooper "手术意外" 发现帕金森病患者脉络膜前动脉的供血范围——苍白球内侧部、豆状核纤维及丘脑腹外侧核区域与震颤、僵直的发生有关后，又陆续发现了苍白球、丘脑靶点的毁损对帕金森病震颤、僵直等症状的控制效果良好，尤其对药物难治性帕金森病运动障碍的缓解效果更是令人惊喜。

一、立体定向的基本原理

颅腔为一有限的空间，在颅腔内设置 3 个互相垂直的平面：水平面（X），通过前后连合之间连线（AC-PC 线）的脑水平切面；矢状面（Y），通过大脑半球中线与前后连合的 AC-PC 线重叠并与水平面垂直的矢状切面；冠状平面（Z），通过 AC-PC 线中点并与 X、Y 两平面垂直的冠状切面。这 3 个平面的交点为大脑原点（O），坐标值为 0。而立体定向仪的水平、矢状和冠状方向分别用 X、Y、Z 轴来表示，当患者的头部与立体定向仪固定后，则脑内的任意靶点都可以在定向仪的 3 个坐标上找到特定的对应数值，立体定向手术可以应用的坐标系统有直角坐标系统和极坐标系统。

直角坐标系统基于笛卡尔坐标，即平面一点定位必须有两条相互垂直的线，在两条线上的建立（从原点到 X、Y 的距离）提供了一对坐标用于该点定位，同时也可以用 X、Y、Z 轴形式扩展到三维空间，即通过 3 个平面（XOY、YOZ、ZOX）互成直角的共交点即原点（O），可以确定空间的任一点。这一概念建立的三维坐标成为立体定向手术靶点的定位基础，它是利用空间任一点的立体定向原理，先求出脑内某一解剖结构或病变，即靶点在颅腔内的坐标，定出它的精确位置，再通过立体定向仪，将手术器械导入脑内，使之达到靶点，目前多数国家应用这种立体三维坐标，通常以原点为中心，左右设为 X 轴，原点右为正值，左为负值；前后设为 Y 轴，原点前为正值，原点后为负值；上下设为 Z 轴，原点上为正值，原点下为负值，确定脑内任意一个靶点只要分别测量出靶点与三个坐标平面的垂直距离，就可以得出其三维坐标值。

极坐标系统又称球形坐标系，空间的某一点可以描绘成从原点出发形成的特定距离、特定角度即半径和角度。脑内任一靶点的位置可以根据一个半径长度和两个垂直角度的大小来确定。即靶点与原点间辐射矢量的长度，OZ 轴与辐射矢量的角度，靶点与原点间辐射矢量在 XOY 平面投影与 OX 轴的夹角。

二、靶点的选择

随着神经影像学、电生理技术特别是微电极技术的长足进步，对靶点的选择也有更精确的探索。目前，用于帕金森病手术治疗（毁损或刺激）的常用靶点主要有：内侧苍白球（globus pallidus interna，GPi）腹后部、丘脑腹中间核（ventral intermediate nucleus，Vim）及底丘脑核（subthalamic nucleus，STN）。其中，用于射频毁损手术治疗帕金森病的脑内靶点有内侧苍白球（GPi）腹后部及丘脑腹中间核（Vim），而底丘脑核（STN）近年来主要用于脑深部电刺激术。

内侧苍白球（GPi）腹后部（包括豆状核袢）和丘脑腹中间核（Vim）两者在改善帕金森病主要症状方面有其各自的特点。毁损内侧苍白球（GPi）腹后部（包括豆状核袢）的优点在于疗效全面，对震颤、僵直、运动迟缓（运动困难、运动减少和运动不能）等帕金森病主要症状均有改善作用，特别对药物诱发的异动症（dyskinesia）、改善"关"期的运动障碍更为明显，运动障碍和肌僵直的改善为全身性，但以手术对侧肢体更为明显，同侧肢体改善率接近 30%。神经系统特异性并发症发生率低，对重度震颤疗效差，有效率约为 83.3%，且对非帕金森病震颤无效。毁损丘脑腹中间核（Vim）

控制震颤效果好，但可使运动迟缓加重，并且神经系统特异性并发症（如认知障碍、构音障碍）的发生率相对较高。

因此，内侧苍白球（GPi）腹后部和丘脑腹中间核（Vim）靶点的选择主要取决于将要治疗的主要临床症状，应该根据患者的临床症状，灵活地选择靶点。一般来说，以肢体震颤为主者可以选用丘脑腹中间核（Vim）为靶点；以运动迟缓、肌僵直、"开-关"现象或异动症为主者应该选用内侧苍白球（GPi）腹后部为靶点。由于帕金森病临床症状的复杂性和多样性，有时仅靠单一靶点的毁损术难以全面改善症状，尤其是混合型帕金森病合并重度静止性震颤或非帕金森病震颤者，通过一次性单侧双靶点［内侧苍白球（GPi）腹后部加丘脑腹中间核（Vim）］毁损术则有可能全面改善主要症状。

至于底丘脑核（STN），帕金森病状态下，在基底节丘脑皮层环路中处于过度活跃状态，由于STN至苍白球内侧部（GPi）的投射纤维为兴奋性纤维，毁损STN阻断其至GPi的纤维投射，可纠正GPi的过度活跃，产生与GPi毁损术相同的结果。但毁损STN，部分帕金森病患者可发生永久性偏侧投掷/舞蹈症，也有些患者仅表现轻度的或一过性的偏侧投掷/舞蹈症，而帕金森病症状却明显缓解。有研究报道，刺激STN似乎可获得与毁损STN相同的运动功能方面的效应，并且增加了安全因素的可调节性。其确切机制尚不清楚，可能是对STN神经元的直接抑制，此外，由于苍白球丘脑束和黑质丘脑束靠近STN，刺激STN所在区域可对这两个传导束产生直接作用。

三、靶点的定位

靶点定位的精确度和准确度是影响立体定向手术疗效至关重要的因素。目前常用的靶点定位方法有影像学定位法、微电极记录技术和微电极刺激技术等三种。

1. 影像学定位法　经典影像学定位法的基础是对颅内解剖结构的识别，通常为前连合（anterior commissure，AC）与后连合（posterior commissure，PC），通过脑室造影、CT、MRI可观察到前、后连合，再通过测量与前、后连合的距离，可间接确定内侧苍白球（GPi）腹后部、丘脑腹中间核（Vim）及底丘脑核（STN）的位置。但是在前、后连合坐标系中，这些靶点的空间坐标存在着明显的个体变异。MRI定位的优点是至少可以看清楚这些核团的某些边界，进行直接定位，其缺点在于空间漂移。不论影像学方法如何，任何立体定向系统的精确度受定向仪框架机械特性的限制。CT或MRI定向系统的精确度还受扫描层厚的限制，当CT扫描层厚为1 mm时，标准的立体定向系统的最大理论精确度可达1.5 mm，其可信限度为95%，即单纯应用影像学方法引导的立体定向法可将电极放置在数毫米范围内的靶点。内侧苍白球（GPi）腹后部的靶点坐标范围一般为：AC-PC线中点前方2~3 mm，AC-PC线下方3~8 mm，三脑室正中线旁开17~25 mm；丘脑腹中间核（Vim）的靶点坐标范围一般为：大脑原点后4 mm（或自PC向前AC-PC线全长的1/3），AC-PC平面或此平面上1 mm，旁开中线8~14 mm；底丘脑核（STN）的靶点坐标范围一般为大脑原点，AC-PC线下6 mm，中线旁开12 mm。

2. 微电极记录技术　微电极记录系统（microelectrode recording system，MER）主

要是由微电极、微推进器、信号放大及记录系统组成。微电极由钨或铂铱制成，尖端直径2~4 μm，暴露长度15~40 μm。常规定位后导入微电极，距靶点一定距离处微推进器以1 μm数量级向靶点深入，沿途细胞电生理信号放大，被计算机同步收集并显示，从而判断出电极的位置和比邻关系。将MER用于帕金森病定向手术治疗，通过对靶区（Vim、GPi、STN等）及其周围结构神经元特殊电活动的识别，来确定导致症状的发生源或重要传导通路——判别靶点，进而损毁或阻断。

微电极技术是一种十分有用的定位辅助工具，在目前的微电极定位技术研究水平下，微电极的定位作用还仅限于核团的轮廓勾画及对核团周围结构的确认，属于解剖定位，没有达到真正的功能定位。虽然多针道微电极的脑组织穿刺会引起1%~2%的脑出血（这是微电极技术应用于手术中的主要缺点，事实上也很难再找出其他缺点），但从理论上讲，微电极引导的立体定向手术要比单纯影像定位的立体定向手术更科学、更合理。

微电极记录技术在帕金森病定向手术的定位方法主要有三种。①边界法：就是通过对核团的神经元信号测定，勾画出靶区核团的边界。这种方法优点是毁损靶区设定十分精确，缺点是需要的微电极记录针道多，至少3道以上，增加了出血风险，针道越多，位置判断越好。②对感觉运动区的测定：通过对患者肢体的主动和被动活动，探测有反应神经元的位置并标记该神经元在核团内的位置，探测数个针道后，对存在有反应的神经元区（感觉运动区）进行毁损，这种方法是对功能定位的探索，其机制仍存在争议。这种方法要求的记录针道也较多，因此出血的风险会增加。③核团长度测定法：选择标准人脑图谱相关层面的矢状位层面，在上面标出预定靶点和拟行的核团穿刺针道，测量出针道在靶区核团内的长度；微电极按预定针道穿入后，将记录到靶区核团的神经元信号，测量微电极记录到靶区核团信号的长度，与标准图谱上的长度对比。该方法的准确性比第一种方法差，但是出血风险下降，因此是实用性很好的一种定位方法。如果结合电刺激的技术，定位准确性和安全性还会进一步提高。

3. 微电极刺激技术　作为微电极导向立体定向手术治疗帕金森病的重要定位手段，是微电极记录技术的重要补充。操作时，先给患者安装立体定向仪CRW（Cosman-Roberts-Wells）型头环，行头颅CT扫描，影像重建后确定手术靶点，靶点取常规坐标，然后在手术室颅骨钻孔后，安装微电极，进行细胞外放电记录和微电极电刺激。根据情况探测3~4个针道。微电极记录的信号采用相关软件分析。根据微电极记录及刺激得到的数据进行微电极制图，以确定毁损区域。通过微电极记录和刺激两种方式最终确定靶点位置后，采用射频仪进行毁损治疗。

微电极刺激技术在苍白球（GPi）毁损术中辅助微电极记录技术确定内囊和视束的位置；在丘脑腹中间核（Vim）毁损术中可利用微刺激确定Vim的后界和外界，后界是利用微刺激诱发的肢体异常感觉来确定，外界则由微刺激诱发的肢体运动来确定；在底丘脑核（STN）手术中同样可诱发感觉和运动，从而辅助定位。

微电极刺激技术与微电极记录技术相结合，可降低并发症的发生率。评价定位技术的一个重要标准就是定位特异性并发症发生的多少，在苍白球（GPi）毁损术中偏瘫及视野缺损是主要的定位特异性并发症，它们的发生基本取决于定位准确性。与粗电极刺激手术相比，在并发症发生的控制方面，微刺激技术具有较好的临床应用价值。

微电极刺激技术治疗帕金森病时，是将微电极植入帕金森病患者的病灶靶点，通过高频电刺激对靶点细胞功能产生抑制作用，以改善帕金森病的临床症状。

四、手术适应证与禁忌证

1. 手术适应证　符合原发性帕金森病的诊断，在静止性震颤、僵直、运动迟缓、姿势平衡障碍四个主要症状中必须具备两个，且静止性震颤和运动迟缓必须具备一项；曾经过全面系统的药物治疗，左旋多巴类药物治疗有效，随着病程的进展，药物疗效明显减退，并且出现了药物不良反应引发的"开""关"波动或运动障碍；病情严重程度主要属于 Hoehn-Yahr 分级的 2~4 级；无明显痴呆、认知障碍或精神症状，手术中能配合手术者的指令，基本生活尚能自理，能独自站立、行走或在他人搀扶下站立、行走，CT 或 MRI 检查显示无严重的脑萎缩，无脑干、丘脑、基底节等重要功能区的脑梗死。

双侧症状者分期手术的适应证：双侧症状在一侧手术后，手术对侧症状改善满意，而手术同侧症状缓解不满意者；双侧症状单侧手术后无并发症，且疗效至少持续保持 1 年以上者；双侧症状单侧手术后未手术侧病情 Hoehn-Yahr 分级在 3~4 级；无精神智力障碍及声音嘶哑、吞咽困难、流涎等延髓麻痹症状。

2. 手术禁忌证　非典型帕金森病或帕金森综合征；伴有帕金森病叠加症状如进行性核上性麻痹及多系统萎缩；有明显智能障碍或精神症状，手术中不能与医生合作或因其他疾病不能耐受手术；有直立性低血压和药物难以控制的高血压；CT 或 MRI 检查发现有严重脑萎缩或其他脑内器质性病变；近半年内用过多巴胺受体阻滞剂。另外，年龄超过 75 岁的患者，但身体状况良好者可视为非手术禁忌。

第二节　脑深部电刺激术

脑深部电刺激术（deep brain stimulation，DBS）于 20 世纪 70 年代出现，是利用立体定向技术在脑内核团或特定脑区植入刺激电极，通过脉冲电刺激调控相关核团或脑区的功能，达到改善症状的目的。1987 年，法国 Benabid 将 DBS 应用于运动障碍性疾病的治疗，至今已 30 多年。1998 年，DBS 在我国首次使用，目前在国内已得到广泛开展。

帕金森病早期药物治疗效果显著，但随着疾病的进展，经过长期口服药物治疗后，逐渐出现疗效明显减退或并发严重的症状波动或异动症。DBS 能有效减轻震颤、强直、运动迟缓等帕金森病的主要症状，其疗效确切、安全，具有可调控性和可逆性，可通过术后调整达到最佳症状控制及最少不良反应，目前在国际上比较流行，有取代毁损术的趋势。

一、作用机制

DBS 正在被越来越多地用于临床治疗，它的作用机制尚不十分清楚。目前对 DBS

作用机制的研究主要集中在兴奋和抑制的双向作用。由于丘脑腹中间核（Vim）、内侧苍白球（GPi）及底丘脑核（STN）核团电刺激产生的治疗结果与射频毁损手术或显微注射利多卡因或 γ-氨基丁酸 A 受体激动剂所产生的破坏结果相类似，一种观点认为 DBS 抑制了刺激部位的神经元活动，导致刺激结构的输出减少；在人和动物 GPi 电刺激的研究中也发现了刺激对神经核团神经元的抑制作用。手术患者的术中微电极记录在 Vim、GPi 和 STN 中都能记录到与震颤同步的神经细胞，DBS 通过刺激这些核团可抑制这些与震颤同步的细胞放电来控制震颤。另外，正电子发射断层显像（PET）研究也证实了 GPi-DBS 引起的皮质脑代谢变化与苍白球毁损术相同，但这种观点很难解释 DBS 对肌张力障碍、偏身投掷症及左旋多巴所致异动症的作用，因为术中电生理的结果显示这些患者 GPi 的活动减少，而且 DBS 刺激 GPi 和 STN 控制异动症的机制显然是不同的，因为刺激 GPi 的效果与苍白球毁损相似，可以立即控制"开"期的异动症及"关"期的肌张力障碍；而刺激 STN 后首先是激活左旋多巴产生的异动症，然后随着慢性刺激症状才得以控制，但 STN-DBS 对"关"期的肌张力障碍的控制作用似乎是相同的。由此产生另一种观点认为，DBS 兴奋了刺激电极周围结构的神经元（轴突、细胞体），并导致来自被刺激部位轴突的兴奋性输出增加。在临床上高频电刺激确实引起正向感觉（如感觉异常、声音、闪光）和运动（如高频刺激内囊运动区会导致强直性收缩）。

二、患者的选择

在越来越多的帕金森病患者接受了 DBS 治疗后，研究者发现：在排除了 DBS 刺激电极植入手术时靶点定位、电极放置的误差以及术后不恰当的刺激参数等因素后，最能影响手术效果的应该是术前患者的选择。

（一）适应证和禁忌证

1. 适应证

（1）原发性帕金森病，或者遗传性帕金森病、各种基因型帕金森病，对复方左旋多巴反应良好。

（2）药物疗效已显著减退，或出现明显的运动并发症影响患者的生命质量。

（3）出现不能耐受的药物不良反应，影响到药物疗效。

（4）存在药物无法控制的震颤。

2. 禁忌证

（1）有明显的认知功能障碍。

（2）有严重（难治性）抑郁、焦虑、精神分裂症等精神类疾病。

（3）有医学共存疾病（心肺疾病、糖尿病等）影响手术或生存期。

（二）术前评估

DBS 术前需进行系统评估，评估帕金森病患者的运动症状、运动并发症、非运动症状、生活能力等要素。

系统术前评估的主要目的：①评价患者是否符合 DBS 的适应证。②评价患者是否具有 DBS 禁忌证。③为神经外科医生选择靶点等提供信息。④预测 DBS 的术后疗效。

⑤为围手术期治疗提供必要信息。⑥为术后药物调整和程控参数的确定提供依据。⑦为术后客观评价疗效提供参照。

对于多巴胺能反应性的评测，一般应用急性左旋多巴负荷试验。在进行急性左旋多巴负荷试验时应用统一帕金森病评估量表（UPDRS）或国际运动障碍学会帕金森病综合评估量表（MDS-UPDRS），在服药前基线评分和服药后连续评分，测算最大改善率作为评估指标。

$$最大改善率 = \frac{服药前基线评分 - 服药后最低评分}{服药前基线评分} \times 100\%$$

一般认为，改善率≥30%具有手术指征。

（三）手术时机

1. 病程　原则上，病程>5 年的帕金森病患者建议行 DBS 手术治疗。病程<5 年，但符合原发性帕金森病临床确诊标准的患者，手术适应证明确，建议病程放宽至 4 年。以震颤为主的帕金森病患者，经规范药物治疗震颤改善不理想且严重，影响患者生命质量，经过评估后建议放宽至 3 年。

2. 病情　严重程度有"开-关"现象的症状波动患者，"关"期的 Hoehn-Yahr 分级为 2.5~4.0 级可以考虑手术治疗。

3. 年龄　手术患者年龄通常<75 岁，若患者身体状态良好，建议适当放宽年龄限制。

三、手术治疗

（一）靶点选择

治疗帕金森病的常用靶点主要是位于基底核环路的底丘脑核（STN）和苍白球内侧部（GPi）。两者均能改善帕金森病的运动症状，在改善药物疗效波动引起的运动障碍症状和提高患者生命质量方面同样有效。STN-DBS 的优势包括：对震颤、肌强直和运动迟缓具有良好的临床疗效，能改善运动障碍和运动波动，在减少多巴胺能药物方面更有效。GPi-DBS 对异动症的改善可能优于 STN，但在减少多巴胺能药物方面不如STN。以减药为目的患者建议优先考虑 STN；有认知减退或情绪障碍的患者建议优先考虑 GPi。

丘脑腹中间核（Vim）是治疗各种震颤，包括帕金森病震颤的重要靶点。但 Vim-DBS 对帕金森病患者的其他症状如肌强直、运动迟缓及药物引起的异动症等无明显治疗作用。

脚桥被盖网状核参与了运动的起始和维持。目前研究表明，该靶点对帕金森病的步态障碍和跌倒可能有效，但对姿势稳定性的影响尚不明确。

（二）DBS 系统的构成及手术过程

1. DBS 系统　埋藏在患者体内的 DBS 系统包括一根直径为 1.27 mm 的深部刺激电极、一个电刺激发生器及连接刺激电极与刺激发生器的导线。目前使用的刺激电极有4 个长度为 1.5 mm 的触点，两个触点间的间隔距离有 0.5 mm 和 1.5 mm 两种。电刺激发生器中的碳钮电池一般可使用 6~8 年（电池耗完，需要更换电刺激发生器），其使用寿命取决于应用的刺激参数。刺激参数可用程序控制仪在体外遥控设置，如刺激电脉冲的强度、脉宽、频率，刺激方式可选择任一触点或几个触点为正、负极或"关"状态，也可选择导联的方式（单极或双极）。刺激电极和皮下导线都是永久性的。

刺激电极通过立体定向技术、微电极记录技术插入脑内特定核团，用持续的高频脉冲电刺激抑制不正常的脑核团放电，达到治疗效果，但具体机制还不十分明确。电刺激发生器是产生高频脉冲的仪器，为 DBS 系统的核心部分，手术时将电刺激发生器埋置在胸部皮下，脉冲刺激通过皮下导线传到一侧或双侧刺激电极。

通常对帕金森病患者设置的刺激强度为 0~4 V，脉宽为 60~90 μs，频率为 150~185 Hz。

2. 手术过程　包括：①正确安装立体定向框架；②获得清晰的定位图像；③准确计算靶点坐标；④选择合理麻醉和舒适体位；⑤合理应用靶点功能定位；⑥植入刺激电极，测试刺激效果和不良反应。

DBS 手术包括颅内电极植入和神经刺激器植入两大部分。其中，颅内电极精准植入到预定神经核团是 DBS 成功的关键。颅内电极植入手术应在有框架或无框架的立体定向仪器设备下进行，麻醉方式可选择局部麻醉或者全身麻醉，术中靶点的确认及电极植入深度的确定可根据微电极记录（MER）（单通道或多通道）结果，或术中临时电刺激疗效阈值和不良反应阈值测试进行综合分析，也可应用术中 CT、C 臂机、O-arm（O 形臂，是一款 2D/3D 成像系统，也是一种术中锥形束 CT）或 MRI 扫描结果进行判断。其中，局部麻醉下电极植入术中可观察患者的临床症状有无改善，再次确认靶点位置是否精准；而全身麻醉下电极植入后进行临时刺激，测试观察有无肌肉抽动等并发症，有助于再次确认靶点位置。对于局部麻醉的患者，为了术中观察患者临床症状的改善程度，术晨应适量使用、酌情减少或停用治疗帕金森病的药物。

神经刺激器植入手术一般在全身麻醉下进行，术区消毒、铺巾，制备皮下囊袋及隧道，最终植入神经刺激器，通过延伸导线与电极连接并固定，再次确认各部分连接无误、阻抗在正常范围内，缝合创口。

笔者通常采用同期植入刺激器的方法，在锁骨下局部麻醉后做一长 6~8 cm 的直切口，在皮肤下植入刺激发生器，并在头皮及颈部皮下用导线连接刺激电极与刺激发生器。对于一些术中不能确定刺激对某些症状是否有效的患者，如术中难以观察的步态、翻身、特殊感觉障碍及一些阵发性症状，笔者采用分期植入刺激器，即用外接式临时刺激器与脑内刺激电极相连，刺激数日至 2 周，在确定刺激能够改善这些症状后，再植入刺激器。

四、术后管理

（一）常规处理

DBS 术后患者的常规处理包括以下内容。

（1）密切观察意识、瞳孔、生命体征和肢体活动变化。

（2）术后常规复查 MRI 或 CT，观察刺激电极位置，排除颅内出血。如进行 MRI 复查，应关闭刺激器。

（3）术后常规应用止血剂，预防性抗感染和抗癫痫治疗，继续服用术前抗帕金森病药物，除非术前剂量过大，原则上不提倡过早或过快减药。

（4）术后要注意卧床休息2~3 d。注意口腔卫生，对吞咽困难者，应防止误吸，定时翻身，预防肺部并发症。小便困难者，留置导尿。

（5）交代术后注意事项。

（6）在术后1~4周开启脉冲发生器，体外调控，选择合适刺激参数，以达到最佳疗效。

（7）术后3个月，对药物剂量和刺激参数进行调整，长期随访。

（二）术后程控

术后程控是DBS疗效的保证，规范程控可使患者长期获益。当DBS植入后，症状控制的关键就取决于刺激程序的调整。

1. 开机　多于术后2~4周，患者的微毁损效应、脑水肿消退，一般情况良好即可开机。开机前可复查MRI或CT薄层扫描以明确电极的位置；一般开机频率为130 Hz，脉宽为60 μs，应根据患者的反应来调整电压。对于震颤或其他症状较重的患者，为了缓解症状，也可在术后早期开机。

2. 长期调控　原则是缓解运动症状为主，避免或减少刺激引起的不良反应，调整药物剂量，最大限度地改善症状。程控初期采用单负极刺激模式，之后可根据患者的具体情况选择双极刺激、双负极刺激、交叉电脉冲刺激或变频刺激模式，还可应用程序组、远程程控等来改变程控模式。

3. 不良反应的调整　DBS对帕金森病患者的肢体震颤、肌强直及运动迟缓疗效较好，但对中轴症状疗效欠佳。常见的不良反应有异动症、步态障碍、语言障碍、抑郁、易激惹等症状。治疗上首先应明确其不良反应是否与帕金森病相关，是否为多巴胺能反应性；其次根据病因、症状调整参数和药物。

总之，帕金森病患者的症状在多次程控后仍无法改善时，应进行药物调整，加强护理和进行针对性的康复训练。

（三）术后药物管理

DBS术后当日，应在患者麻醉苏醒后恢复术前服用的复方左旋多巴等药物。

DBS的神经调控机制与药物作用机制不同，DBS并未改变药物治疗的原则。与未接受DBS治疗的帕金森病患者相同，帕金森病患者接受DBS治疗后，用药原则也应遵照中国帕金森病指南、国际运动障碍学会的指南和推荐的共识，系统制定服药方案和调整药物方案。在DBS术后的药物治疗中应遵循下列原则：①靶点和程控参数对帕金森病症状的作用和长期变化。②注意药物与程控参数的相互影响和协同作用。③帕金森病进展情况下的参数和药物调整。④兼顾帕金森病运动症状和非运动症状。⑤控制运动并发症。⑥改善帕金森病患者的生命质量，尽可能延长获益期。⑦防治药物和程控导致的潜在不良反应等。

五、并发症的预防及处理

DBS术后的常见并发症包括以下三个方面。

（一）手术并发症

DBS 术后的手术并发症包括颅内出血、感染、术后癫痫等。高龄、高血压、脑血管疾患、反复多次的微电极穿刺记录、穿刺针道与脑室过近被认为是发生出血的危险因素。文献报道颅内出血的比例为 1%～4%。颅内出血是 DBS 电极植入过程中最严重的并发症。手术路径应尽量避免经过脑沟、脑室；术中严格无菌操作，尽量减少穿刺次数；术后应严密观察患者的血压及神经系统体征。颅内出血的处理原则类同其他病因的出血，若需要进行手术，术中应尽可能保留电极，减少移位，以便使 DBS 的预期作用仍可能实现。

（二）硬件并发症

DBS 术后的硬件并发症包括电极移位、感染、刺激器外露、电极或导线断裂等。肌筋膜下置入硬件有可能减少硬件相关的感染和皮肤破溃。对于感染、刺激器外露的患者，在必要的清创和抗感染治疗下，如不能有效控制，则应尽早去除颅内电极、延伸导线或电刺激发生器，待感染得到有效控制后，再行相应处理。

（三）刺激相关并发症

DBS 开机后，由于颅内电极刺激靶点及其周围结构出现的不良反应称为刺激相关并发症。STN 刺激有可能引起复视、感觉异常、肌肉痉挛、异动症等。GPi 刺激可能引起构音障碍、发声困难、肌肉痉挛等。上述刺激相关并发症大部分可以通过调节刺激参数而改善。

因 DBS 刺激所产生的不良反应不是永久性的，一般停止刺激后数秒内可消失。

六、脑深部电刺激术与毁损术的比较

目前尚缺乏成组的对照研究来比较 Vim、GPi 及 STN 的刺激与毁损，但越来越多的病例及长时间的随访均表明刺激手术远远优于毁损手术。相对而言，毁损术的优点是治疗费用低，患者可省去反复回访医生做刺激参数调整的麻烦。Vim 的毁损在控制震颤症状与 Vim 刺激相似，但毁损所产生的不良反应及并发症却远远大于 DBS，如构音障碍、平衡障碍及认知障碍，特别是双侧 Vim 毁损者，而双侧 Vim-DBS 很少产生明显的并发症，即使出现不良反应，在停止刺激或降低刺激参数即可消失。目前，在欧美国家 Vim 毁损仅用于单侧特发性震颤，而一侧已行 Vim 毁损而须做另一侧手术的，DBS 是唯一的选择。在苍白球毁损术中常见的象限性视野缺损，在 GPi-DBS 的患者就可以通过变换刺激位点来避免。双侧 GPi 毁损术常产生构音障碍、音量降低、流涎、吞咽困难、不同程度的认知功能损害等并发症，这些并发症在双侧 GPi-DBS 患者中却不会永久存在。目前的资料表明 STN 是理想的靶点，它能控制帕金森病的僵直、运动不能，双侧手术更能有效改善中轴症状如步态、翻身困难等。因 STN 毁损已不在患者常规使用之列，所以 STN-DBS 目前被认为是治疗帕金森病的重要选择之一。

第三节　脑深部核团毁损术

脑深部核团毁损术是采用脑立体定向技术，选择性毁损部分神经组织，改变神经系统的不正常生理过程，使神经递质和各系统重新建立平衡，达到缓解症状、恢复功能、改善生活质量的目的。毁损的方法通常为射频热凝和放射线（伽马刀）照射。

一、射频热凝

脑深部核团射频热凝毁损术是采用脑立体定向技术，将射频消融针准确送达脑内病变部位和相关神经细胞核团，实施核团损毁，以控制帕金森病运动症状的方法。近年来，通过研究发现，毁损丘脑腹中间核（Vim）可以缓解帕金森病患者的震颤症状；毁损苍白球可以改善帕金森病患者的肌僵直、运动减少及药物引起的异动症症状。

（一）苍白球毁损术

对经过全面系统药物治疗有明显疗效，出现症状波动或异动症等不良反应，病情为中度或重度、Hoehn-Yahr分级在3级或以上，在术中能和医生很好配合的帕金森病患者，宜行苍白球毁损术。但苍白球毁损术对帕金森综合征、帕金森叠加综合征（如Shy-Drager综合征、进行性核上性麻痹、橄榄脑桥小脑萎缩）及病情迅速恶化、有明显脑萎缩者无效。然而手术适应证及禁忌证只是一个指导性原则，因为有些患者并非完全符合手术标准，但其症状明显影响日常生活，而药物又难以控制，此时也可考虑行苍白球毁损术。

患者术前应进行全面的术前检查，常规行血尿便常规、心电图、X线胸片等检查，注意有无心血管疾病，高血压患者应给予足量抗高血压药物，使血压降至正常范围。所有患者术前应客观地进行UPDRS、Schwab和England、Hoehn-Yahr评分。有"开-关"现象者应分别评估在"开"和"关"两种状态下的评分，注意观察服药后药物产生作用和停药两种情况下患者的症状、病情变化、疗效、达到药物血浆峰值浓度时的最佳效果和药物作用的持续时间及剂末现象等，可用录像记录便于术前、术后对比。术前一日停用抗帕金森病药物，以便使患者的症状能在手术中表现出来，这有利于术中检查治疗效果。让患者清楚手术的大致过程及如何配合，这对减轻术中患者焦虑及取得配合至关重要，整个手术过程中患者必须保持清醒，因此，应慎用镇静药物。

手术步骤包括靶点选择、靶点定位和靶点毁损。

选择靶点时，一般下肢代表区偏上偏内，而上肢代表区偏下偏外。在内侧苍白球腹后部偏外侧制造的毁损灶，上肢功能改善程度高于下肢，而在偏内侧制造毁损灶则相反。而相关性研究发现，毁损部位愈靠后，对运动不能的疗效愈好。对震颤和运动迟缓，毁损部位与疗效之间没有相关性，并且出现并发症的患者多因毁损灶过于靠近内侧，累及内囊与视束所致。目前所用的内侧苍白球（GPi）腹后部靶点定在GPi和豆核袢之间。

定位时患者取坐位，将立体定向仪基环固定于其颅骨上，固定针处头皮常规消毒，2%利多卡因+布比卡因+生理盐水局部浸润麻醉，从对角线方向均匀用力拧紧固定螺丝，使其尖端刺入颅骨外板，定向仪基环固定平面应避开 AC-PC 平面，以防产生伪影。安装时应使基环左右方向与双眼眶平面保持平行，前后方向与 AC-PC 的头皮表面投影线平行，尽可能防止头架旋转和倾斜，因头架的旋转和倾斜将反映在 CT、MRI 影像学扫描上，因而需在 CT、MRI 重建图像上调整角度，容易使定位误差值人为地增大。前后方向的基线为外眦上 2 mm，外耳孔上 3.5 mm 的连线，这一连线与外眦线保持 10°~15°向后开口的夹角，大致与 AC-PC 平面平行，在 AC-PC 连线上 10~15 mm。患者仰卧于 CT 扫描床，头部通过适配器固定于扫描床上。在矢状位定位像上，扫描起始线与定向仪基环尽可能平行，一般从鞍底下方开始扫描，螺旋 CT 层厚 3 mm、层距 2 mm 薄层扫描。350 mm×350 mm 的胶片层面，计算机工作站行头颅影像三维重建，获得最佳苍白球和第三脑室的层面位置标志，确定出第三脑室连合间线平面，初步确定靶点坐标。内侧苍白球（GPi）腹后部影像学定位的常用参考点为 AC、PC、内囊、视束、第三脑室底、乳头体。调节 CT 窗宽、窗位在轴位、矢状位及冠状位可较清楚地显示这些结构。靶点位于第三脑室底下方 1 mm，乳头体后上方，视束外侧上方，坐标为：前后连合间线中点前方 2~3 mm，连合间线外侧 17~23 mm，连合间线下 4~7 mm 处。有时应用阳性对比剂欧乃派克（Omnipaque，碘海醇注射液商品的名称）3 mL 进行脑室造影显示的前后连合间线和第三脑室底与靶点位置相对照，以校正和确认靶点位置。

患者仰卧于手术床上，定向仪基环通过适配器固定于手术床头以保持稳定，常规消毒全头皮肤，铺无菌巾单。头皮切口位于眉间上方 12 cm，中线旁开 4 cm，冠状缝前，长 3~4 cm，局部 2%利多卡因浸润麻醉，依次切开头皮，局部钻孔，电灼并"十"字剪开硬脑膜，避开血管，电灼脑表面软脑膜，形成直径约 2 mm 软膜缺损。将立体定向仪坐标调整至靶点位置，并在校准仪上进行校准。安装并固定立体定向仪于基环上，并将微推进器固定于定向仪弓形架上，将带有针芯的微电极套管置于推进器上，指向脑皮质软脑膜开口处，缓慢旋转刺入皮质，将导针套管插入到靶点以上 15 mm 处固定；拔除针芯，将微电极针插入到导针套管中，用微推进器以微米级的数量级进针。通常毁损电极到达靶点时可摄 X 线平片或透视以确认靶点位置。毁损电极刺激是用于确定电极与内囊、视束相对位置的电生理学指标，可用低频和高频进行刺激，确认电极前端是否与内囊区或视束靠近，以免毁损后引起偏瘫或视野缺损等并发症。目前应用最广泛的核团毁损方法是射频热凝毁损术。毁损灶的大小，原则上应以最小的毁损灶获得最佳治疗效果为宜，而不是越大越好。

手术结束后即可将患者直接送回病房。最初 24~72 h 内注意观察患者的意识及肢体活动情况。术后反应较重，出现意识模糊、嗜睡、肢体运动障碍较术前明显加重者，可行颅脑 CT 扫描，以排除颅内血肿。应尽量避免患者剧烈咳嗽、喷嚏、憋气、肢体用力活动等。对于高血压患者，应将血压控制在正常范围，以防颅内出血。手术当日即可进食，有呕吐反应者给予适当处理并暂禁食；患者术后若有发热可给予物理降温，运动障碍较重的患者每 2 h 协助翻身一次；血压升高及其他神经系统症状时，可适量应用甘露醇或呋塞米（速尿）脱水，以减轻脑水肿；必要时为减轻术后反应，可少量给予糖皮质激素；根据病情可适当应用抗生素预防感染。切口 5~7 d 拆线，患者一般术后 7~10 d 出院。

术后 2~3 d 患者可下床活动时，应进行一次帕金森病病情及神经系统功能的检查和评估，并至少分别于术后 1 周、1 个月、3 个月和 6 个月按术前同一标准进行检查、评估并对比，记录随访情况并录像，作为观察长期效果的档案资料。亦可行 MRI 检查确定毁损灶的位置和体积，为观察分析毁损灶与疗效之间的关系提供重要依据。

关于术后出现较严重的手术并发症，如针道或靶区的毁损灶血管损伤出血；靶点定位误差导致毁损灶位置不当或毁损参数运用不当伤及邻近重要结构；术前手术适应证选择不当等问题值得进一步研究探讨。手术的毁损部位和手术具体操作过程还不够规范，因此对手术疗效难以全面评价；对手术的远期疗效还有待于进一步加强观察评估；关于术后患者改善情况的报道还不够完善精确；仍有一部分患者术后疗效不佳，其原因尚待积累更多经验进一步分析。

（二）丘脑毁损术

近年来，研究发现丘脑腹外侧核（ventrolateral nucleus，VL）的震颤治疗效果主要来自其后部的丘脑腹中间核（Vim），单纯 Vim 毁损术就可以持久地缓解震颤，复发病例多数因为 Vim 破坏不全。Vim 在解剖上前后厚度仅为 3 mm，因此前后位的判断极为重要，稍有偏差，向前则毁损不及 Vim，震颤疗效差，向后则会伤及丘脑腹尾侧核（ventral caudal nucleus，Vc），产生感觉异常并发症。在左右位上，上肢位于内侧，下肢位于外侧，分别与 Vc 核口区、拇指区和无名指区相对应，若有偏差，则可发生内囊并发症或下肢震颤无效。由于双侧丘脑毁损手术会使超过 20% 的患者出现明显语言、吞咽和平衡的恶化，因此双侧丘脑毁损手术较少。目前，丘脑治疗帕金森病的靶点基本只选择治疗震颤的 Vim，其他丘脑内靶点极少使用，故笔者就 Vim 毁损术作为丘脑毁损术的重点加以描述。Vim 毁损术的手术对象应严格地选择，患者的基本症状应为震颤，而且对药物治疗效果差。Vim 毁损术后，对于运动迟缓改善不明显，苍白球毁损术对这一症状的改善有较好的疗效。运动迟缓和僵直症状具有较强的致残性，而震颤对运动功能的影响相比之下则要小得多。因此，患者除震颤外，还具有运动迟缓和僵直症状，手术的靶点一般选择在苍白球。另外一个慎重的原因是，患者往往震颤并非局限于单侧肢体，一侧丘脑手术后，另一侧的丘脑手术是危险的，这种情况下，深部脑电刺激术则是理想的选择。

Vim 手术的大致过程：第一步常规安装颅环，行头颅 CT 或 MRI 扫描，常规确定 Vim 的原始坐标值。Vim 的靶点坐标范围一般为：大脑原点后 4 mm（或 PC 向前 AC-PC 线全长的 1/3），AC-PC 平面或此平面上 1 mm，旁开中线 8~14 mm（有待微电极技术术中更正）。第二步进行微电极术中定位，电极行进过程中，神经元的电信号通过实时示波器显示。微电极采集电信号时，间断给予微刺激，观察患者内囊及感觉核团的反应情况：①首先以原始靶点行首道微电极记录，观察微电极的电信号，更为重要的是间断给予口周及上肢、手部轻触觉（brushing）的刺激，出现明显相关信号，即代表微电极进入丘脑腹后核团（Vc），因为 Vim 紧邻 Vc，确定 Vc-Vim 边界后，通过计算，定出 Vim 核的位置；如果首道微电极记录没有记录到轻触觉的相关电信号，那么可以将微电极针道在前后方向间隔 2 mm 移动，寻找 Vim 和 Vc 的边界，直到找到为止。

②找到 Vim-Vc 边界后，进一步需要明确的是什么部位引起轻触觉反应，口周和拇指区微刺激引起的反应区前方是 Vim 上肢震颤治疗区，无名指引起的反应区前方对应 Vim 下肢治疗区，临床上可以根据这一对应关系判断左右方向的距离；将上述微电极不同探测针道的信息加以分析，进行微电极制图，描绘出靶区位置，设计毁损针道。③射频毁损，最终微电极制图确定手术靶区后，从 Vim 底部开始向上毁损 4~6 mm，温度 85 ℃，时间 60 s，各点毁损间隔 1~2 mm。

丘脑毁损术的手术并发症有偏瘫、失语、感觉障碍、肌张力过低等。由于双侧丘脑毁损术的手术并发症显著增高，因此多数学者不赞同双侧毁损。

随着神经影像与电生理技术和立体定向外科技术的发展进步，立体定向脑深部核团毁损术靶点的定位更加精准，加上手术创伤小、时间短，患者可以在局麻清醒状态下完成手术，术后见效较快、恢复也快，而且手术费用相对便宜的优势，尽管该术属于不可逆性的一次性手术，在我国还是主要的外科治疗手段。

二、放射线照射

放射外科的概念是在 1951 年由 Lars Leksell 教授首先提出的，至今放射外科在临床应用已有 70 多年的发展经历，近 20 年来发展迅速。立体定向放射外科是立体定向技术与放射治疗学相结合而形成的一门新兴学科，是利用立体定向技术对颅内靶点精确定位，单次大剂量放射线集中照射于靶组织，使之产生局灶性坏死，从而达到类似手术治疗的效果。

利用立体定向放射外科（伽马刀照射）治疗帕金森病，早在 20 世纪 60 年代末国外已开始进行，但疗效欠佳而未广泛开展。近年来，随着采用 CT 及 MRI 定位，尤其 MRI 能清晰地三维显示前连合（AC）、后连合（PC）、苍白球、丘脑、内囊等结构，使手术精度大为提高，国内外对于伽马刀治疗帕金森病的报道也逐渐增多。与神经外科手术相比，伽马刀治疗的优点有：治疗无创伤，无出血，无感染；不需全麻，患者痛苦小；治疗时间短，治疗精确，对颅内重要功能结构损伤小，术后并发症少。

伽马刀治疗的靶点选择机制与立体定向脑深部核团射频毁损术的机制相同，是基于阻断两个神经环路的原理：一是苍白球传出环路，由于帕金森病时该环路活动增强，通过锥体束直接对脊髓前角 γ 运动神经元发放冲动增多，引起肌张力增高，破坏苍白球，阻断这一环路，可抑制其冲动发放，解除肌僵直作用；二是对侧小脑经丘脑与皮层的环路，静止性震颤的产生与丘脑腹外侧核的异常活动有关，由于纹状体缺乏抑制性冲动，使丘脑腹外侧核-皮质运动区-纹状体-丘脑腹外侧核这条环路中的反馈作用增强，破坏丘脑腹外侧核，阻断这一环路，可抑制反馈，使震颤消失。这两个系统到丘脑的传入纤维都进入丘脑腹外侧核（VL）的下部，再向上稍稍散开，此区域为手术治疗运动障碍的有效区域。

伽马刀治疗适应证的选择基本上与常规立体定向手术相同，包括：药物治疗 2 年或 2 年以上，临床症状以震颤或僵直为主及混合型帕金森病患者；药物治疗有严重不良反应或不能耐受药物治疗者；以单侧肢体症状为主者，治疗仅限于患侧即可，若双侧肢体症状均较严重，通常需分期行双侧治疗；两次治疗间隔时间最好在 1 年以上；

高龄、有主要脏器功能障碍不能接受钻孔立体定向手术者。

伽马刀治疗的主要技术要点是靶点的无创性磁共振定位技术和剂量计划。

靶点的无创性磁共振定位技术：①术前模拟定出 AC-PC 线在头颅表面的投影位置，目前帕金森病伽马刀治疗所用毁损灶为苍白球或丘脑腹外侧核，这些核团在现有的 MRI 图像上尚不能精确显示，仍需借助颅内其他标志结构进行推算。由于标准人脑切面图谱均是以 AC-PC 线作为参照基准面，并以 AC-PC 线中点即大脑原点作为描述颅内其他核团位置的参照点，因此要求 MRI 定位扫描时所有轴位图像均与 AC-PC 平面平行。只要参照核团在标准人脑图谱中的相对位置，即可顺利将该核团在定位 MRI 图像中的位置标出。要达到此要求，首先要求扫描面必须与头架的基环平面平行，而安装头架时则设法使头架基环平面与 AC-PC 平面平行，因此需要在安装头架前模拟定出 AC-PC 线平面在头颅表面的投影位置。②安装定位头架，尽可能使头架基环与事先在头颅表面标出的 AC-PC 线平面相平行，且左右高度对称，头架正中线与头颅正中矢状线重合，前后方向上应使头颅位于头架中心位置；③磁共振定位扫描，先行正中线矢状位 T1 加权扫描，初步确定 AC-PC 线位置，以此线为中心，将上、下 20 mm 范围作为轴位定位扫描范围，冠状位扫描范围是以 AC-PC 线中点（即大脑原点）为中心，前后 20 mm 所包括的范围，确定扫描范围后，须行 T1 加权和质子密度轴位及冠状位扫描，层厚 1~3 mm；④标定靶点，通过简单的测量和运算，将靶点在磁共振成像系统中的三维空间位置转换到立体定向仪坐标系统中去。

剂量计划在 Leksell Gamma Plan 计算机工作站内完成。剂量的选择大多是根据患者的年龄、症状、全身情况、是否存在脑萎缩、选择多少个等中心照射点、拟制作的毁损灶的位置与大小，以及邻近重要结构的关系等因素综合考虑。多数中心最大剂量的选择范围在 140~180 Gy。验证靶点位置是否正确、确定邻近靶点的重要结构是否暴露于高剂量辐射区是剂量计划工作的重要内容之一。所用方法：利用标准和实测的 AC-PC 线长度、丘脑比例及脑内其他标志性参考结构进行矫正，确定拟选靶点是否累及重要结构，测定靶点周围重要结构所接受的辐射剂量进一步调整靶点位置。

但伽马刀治疗帕金森病仍存在一些局限性，如术中不能应用电生理方法进一步验证靶点的准确性，只能达到解剖学定位，尚不能达到生理学定位，因此，难以克服个体在解剖和功能上的变异；治疗后显效较慢，术后临床效果达不到立竿见影；由于照射剂量掌握不当，照射剂量较大，术后靶点周围水肿可能会引起患者肢体运动障碍。因此，多数学者认为，在尚未取得明显疗效和足够的经验之前，对帕金森病的立体定向放射外科治疗应持谨慎态度。

第四节　干细胞移植

自从 1998 年多能干细胞首次被分离，关于干细胞的研究得到了广泛关注。目前，干细胞的研究几乎涉及所有生命科学和生物医药领域，在细胞治疗、组织器官移植、基因治疗中有重要意义。干细胞至今没有可被广泛接受的概念，一般认为干细胞是一类具有自我更新能力并可分化为至少一代种子细胞的原始祖细胞。干细胞的概念是 19

世纪提出来的，1896 年，E. B. Wilson 在他的细胞生物学著作中用该术语描述线虫生殖系的祖细胞。干细胞可来自胚胎、胎儿或成体，在某些条件下能长期自我复制，对成体干细胞来说在整个生命过程中都有这种能力，它能分化成身体组织和器官的特化细胞。无疑，就是干细胞的这种潜在价值引起了研究者的广泛兴趣。使用干细胞替换组织治疗神经疾患是研究的主要焦点，尤其是帕金森病。

1. 胚胎干细胞（embryonic stem cell，ESC）　是一种能够自我更新且高度未分化的全能干细胞，具有向各种组织细胞分化转变的能力。其主要来源于着床前（受孕 3~5 d）囊胚的内细胞团和着床后胚胎原始生殖腺细胞，经体外分化抑制培养所得。ESC 显著的生物学特性包括：①具有分化的多潜能性，在特定的条件下可分化成机体三个胚层来源的各种细胞，这是与其他干细胞最显著的区别。②具有无限的增殖能力，可以在多次传代后仍具有同样的多分化潜能，为 ESC 的研究和应用提供可靠的细胞来源。③易于进行基因改造操作。④具有早期胚胎细胞的结构特征，如较高的核质比、稳定的整倍体核型、碱性磷酸酶阳性和高度的端粒酶活性等。

到目前为止，ESC 的研究已取得了较大的进展，鼠、猪、牛、兔、绵羊、恒河猴及人的 ESC 系均已建成。1981 年，英国 Ewans 和 Kaufman 从鼠囊胚中分离出 ESC，首次建立了小鼠 ESC 系。此后，科学家们一直致力于各种哺乳动物及人类的胚胎干细胞（human embryonic stem，hES）细胞系的建立。直至 1998 年，Thomson 等报道在体外受精 5 d 的人囊胚中成功分离出 hES，体外培养维持不分化状态均传代 30 代以上，首次建立了人的胚胎干细胞系。hES 细胞系的建立为胚胎干细胞发育和体外培养人体细胞和组织的研究，以及利用胚胎干细胞进行临床治疗提供了广阔的前景。

ESC 一个最重要的特点就是其分化的全能性，可以在体外经过前体细胞最终分化成所有组织的体细胞。由胚胎干细胞诱导分化的多巴胺（DA）能神经细胞或其前体细胞已成为细胞移植治疗帕金森病研究的重点。目前研究表明，ESC 用于治疗帕金森病等神经系统疾病有巨大潜能和广阔应用前景。

2. 神经干细胞（neural stem cell，NSC）　Lindvall 等首次将含 DA 能神经元的胚胎脑组织移植入帕金森病患者的纹状体，结果发现能部分改善患者的临床症状。但胚胎脑移植存在许多问题，如个体与个体之间治疗效果差异很大；胎儿组织存在伦理学、宗教及法律等一系列问题而难以获得足够数量的供体组织等。为解决这些问题，研究者将目光转移到 NSC。1992 年，Reynolds 等首先从成年小鼠脑纹状体分离出能在体外不断分裂增殖、具有多种分化潜能的细胞群，正式提出了 NSC 的概念。1997 年，Mckay 又概括了 NSC 的特点，即具有分化为神经元、星形胶质细胞、少突胶质细胞能力，能自我更新并足以提供大量脑组织的细胞。2000 年，Gag 进一步将 NSC 的特性描述为：可生成神经组织；具有自我更新能力；可通过不对称细胞分裂产生新的细胞。NSC 具有极大的可塑性，它可以替代丢失的神经元，在神经发育及神经损伤中发挥作用。NSC 的体外培养成功为研究 CNS 发育、分化及治疗帕金森病提供了新的思路。

3. 骨髓基质细胞（bone marrow stromal cell，BMSCs）　在人体的骨髓中，主要存在两种干细胞，造血干细胞（hemopoietic stem cell，HSC）和 BMSCs。与 HSC 不同，人们对于 BMSCs 的认识开始较晚。BMSCs 最初被认为是造血微环境的重要组成成分。认为该种细胞可以通过分泌多种与造血有关的正负调控因子，发挥造血作用。但近年来的研究发现：BMSCs 不论是在体外培养，还是移植入体内后，都能分化成各胚层的多种细胞，其中包括成骨细胞、软骨细胞、脂肪细胞和肌原细胞（成肌细胞）等中胚层来源的细胞，以及星型胶质细胞、少突胶质细胞乃至神经元等外胚层来源的细胞，因此，也有人称之为间充质干细胞（mesenchymal stem cell，MSCs）或骨髓基质干细胞。骨髓来源的非造血干细胞可能分化为神经细胞，这对神经损伤修复的细胞替代疗法有重要意义。

4. 其他干细胞

（1）脐带血来源的间充质干细胞（umbilical cord blood MSCs，UBMSCs）：脐带血来源于中胚层，是靠近新生儿一侧胎盘和脐带内的血液。脐带血造血干细胞的移植已用于多种造血系统疾病的治疗，并取得了巨大的成功。许多研究者认为脐带血中不仅含有丰富的造血干细胞，而且同骨髓一样也存在一种非造血干细胞，即间充质干细胞（MSCs）。2000 年，Erices 等证实大约有 25% 脐带血标本可以鉴定出 MSCs，这些细胞表达 CD_{13}、CD_{29}、CD_{44}、CD_{90}、SH_2、SH_3、SH_4 等 MSCs 表面标记物，不表达 CD_{14}、CD_{31}、CD_{34}、CD_{45}、$CD_{51/61}$、CD_{64}、CD_{106} 和 HLA-DR 等 MSCs 表面标记物。这类干细胞在特定条件下可以分化为成骨细胞、软骨细胞、脂肪细胞，甚至可以跨胚层分化为外胚层来源的神经前体细胞。UBMSCs 有明显的特征：①来源广泛，采集简便，对供者（产妇和新生儿）无不良影响；②免疫原性弱，淋巴细胞毒性低，容易克服组织相容性障碍；③干细胞丰富，更原始、更幼稚、增殖能力较强；④相对无菌，脐带血受外源性感染的机会相对较少。因此，UBMSCs 成为细胞替代疗法不可忽视的重要来源。研究表明，UBMSCs 有希望作为帕金森病细胞及基因治疗的种子细胞，为 UBMSCs 用于神经系统疾病的替代治疗提供了新思路。

（2）羊膜上皮细胞（amniotic epithelial cells，AEC）：羊膜形成于胚胎发育早期的内细胞团分裂时期，由胚外外胚层和胚外中胚层组成。AEC 来源于内细胞团，多数研究者认为 AEC 具有多能性，属于间充质干细胞，在 AEC 上检测到间充质干细胞表面蛋白。尽管目前对 AEC 界定并不十分明确，但大量的研究证实，AEC 表达神经前体细胞（nestin，vimentin）、神经元（NF 和 MAP-2）和神经胶质细胞（GFAP）的表面蛋白。近半个世纪的实验研究表明，AEC 可合成、分泌很多营养成分，分泌的营养因子具有神经营养作用，如 NGF、BDNF 等。1987 年，Davis 等发现 AEC 在体内和体外条件下都可以促进轴突生长。1998 年，Mohamed A. Elwan 证实体外培养的 AEC 可以将左旋多巴转化为 DA，并且实验证明羊膜细胞条件培养基，能保持 TH 阳性细胞的形态完整性，从而抵抗 6-OHDA 的毒性作用。1995 年，Sakuragawa 等研究了 AEC 可作为转基因运载细胞，用于新生儿代谢障碍的基因治疗，因此，AEC 移植可能促进脑内残存 DA 能神经元的生长，有望用于帕金森病的细胞及基因治疗。

（3）脂肪组织及皮肤来源的干细胞：脂肪组织来源于中胚层，研究者发现脂肪组织来源于间充质干细胞（MSCs）。实验证实，这种细胞表达骨髓间充质干细胞表面的多种蛋白，如 CD_{13}、CD_{29}、CD_{44}、CD_{90}、CD_{105}、SH_3 和 STRO-1，这些细胞具有自我增殖能力和多向分化潜能，可以分化为成脂细胞、成软骨细胞、成肌细胞（肌原细胞）

和成骨细胞。脂肪间充质干细胞（adipose mesenchymal stem cells，AMSCs）在一定体外培养条件的诱导下，可分化成神经样细胞并表达神经表面标记物。虽然 S. K. Kang 等证明 AMSCs 移植脑卒中鼠，可以很大程度上改善脑细胞的缺失情况，但在实验中未发现 AMSCs 分化为神经元，移植的 AMSCs 在脑内仍保持未分化状态。随后将神经干细胞（NSC）与 AMSCs 共培养，结果表明 AMSCs 可以促进 NSC 的分化，因此 AMSCs 移植损伤脑，为 NSC 提供了支持作用。研究表明，多种组织内都含有可以自我更新，并具多向分化潜能的干细胞，这些细胞是否具有神经细胞分化潜能，是否适用于帕金森病的细胞治疗，有待于进一步研究。

第五节　基因疗法

人类所有的基因均由脱氧核糖核酸（DNA）分子所组成，它们携带着人体内细胞生产各种特定蛋白（如酶）的指令。细胞在特定时间里只有部分基因活动，随着身体的生长发育，许多基因会永远失去其功能。细胞这种有的基因活动、有的基因不活动的特点决定着该细胞属于什么类型，具有什么功能。基因缺陷即会致病，各种脑、脊髓疾病，不论病因是否清楚，除有些属单基因遗传病外，其发生都是由各种环境因素（物理、化学及生物）和人体自身因素（精神、代谢及发育）共同作用于人体、改变了细胞基因而引起的结果（外源性致病因素，如细菌、病毒还可将外源基因带入体内，作用到人体基因上）。因此，随着分子生命科学技术的进步，人们就有可能通过生物高技术手段而不是通过药物治疗，从结构或功能上来纠正自身细胞内基因的错乱，补充失去的基因或抑制外源性致病基因的影响，达到治病的目的，这就是基因疗法（gene therapy）。该疗法的特点是能够针对疾病的病因、有很明确的靶向性和较长期的持续治疗作用。

然而，在中枢神经系统中进行基因治疗并非易事，脑和脊髓是全身最特殊的器官，脑的正常功能和病理表现都涉及全身各个脏器；作为基因治疗的靶器官，脑为颅腔所包绕，自身又受血脑脊液屏障保护。不仅如此，神经元属于分化完善且不能分裂的终末细胞，这类细胞难以转入外源性基因；向脑内转入基因又难以覆盖有一定范围甚至涉及多个位点的病灶；目前还缺少特异的启动子将治疗基因带入黑质-纹状体这样特殊的靶细胞内。因此，研究对帕金森病的基因治疗就成了研究基因治疗神经变性疾病的切入点。十几年来，帕金森病基因治疗的实验研究甚为活跃，包括使用导入的基因来增加多巴胺或多巴胺受体的合成、纠正疾病情况下基底节内不同部位的递质释放失衡，以及转入那些能够编码保护或刺激神经元生存、生长分子的基因等策略。这些研究均已显示有良好的应用前景，除已有少数临床试验外，迄今还未能达到临床广泛应用的程度。

将外源性治疗基因导入动物脑内的途径有 Ex vivo 和 In vivo 两种方式。Ex vivo 方式是在体外进行转基因的方式，将携带外源性治疗基因的载体在体外转入接受治疗动物（或患者）自身或异体（包括异种异体）的细胞，使这些细胞成为能够表达治疗基因的"基因修饰细胞"，然后将这些基因修饰细胞（或称为运载细胞）再植入脑的特定部位，通过表达治疗基因达到治疗作用。用于转入基因的这类运载细胞有多种，包括永生型神经前体细胞和其他脑源性细胞，方法安全可靠；但需要进行外科移植手术，植入的细胞对脑的病变部位缺少特异性，基因表达不够稳定，还有能影响脑组织的纤维环路、易受免疫排斥的缺点。In vivo 方式为在体内直接转基因的方式，是将外源性治疗基因重组于特定的载体后，直接导入到动物脑内，使脑细胞直接表达外源性基因。一般常与高渗甘露醇液体一同注入，用这种方式表达的基因相对局限；也可将载体注入脑室中，以达到更加广泛表达的目的。这种方式比较简便，易于广泛应用；但对脑内转基因的情况难以掌握，对载体的安全性要求很高，风险似更大些。目前，在对帕金森病的基因治疗研究中，多使用 Ex vivo 的转基因途径。

可用于帕金森病基因治疗的载体有病毒性和非病毒性两类，当前常用的病毒性载体有腺病毒、腺相关病毒、逆转录病毒和慢病毒载体；非病毒性载体有裸露 DNA、阳离子脂质体或多聚乙基甘醇相关的脂质体载体等。然而，将病毒载体和非病毒载体复合在一起使用似更有优势。任何一种有实用意义的载体系统都必须达到如下七项标准：①易于制作、产量高；②能使其所携带的基因在靶细胞中得到一定程度和一定时间的表达，能够驾驭；③不会引起宿主对其发生免疫排斥；④对所治疗的组织有特异性；⑤能够根据需要携带分子量足够大的基因；⑤能够整合到染色体的一定部位或即使游离在核内也能随细胞分裂而延续；⑦能够感染分裂和不能分裂的细胞（如处于有丝分裂后的神经元）（表 8-1）

表 8-1　中枢神经系统基因治疗载体的优缺点

载体		优点	缺点
病毒载体	腺病毒载体	感染范围广，对人致病性低，高滴度下（$>10^{12}$）产生高转染率，靶组织或细胞范围大，不与染色体整合，插入 DNA 片段大（≤30 kb）	由于有低度病毒蛋白表达并有抗原性而引起细胞炎性免疫反应，对靶细胞有损伤，表达时间短，对第 1 和第 2 代载体来说插入 DNA 片段有限（≤8 kb），对神经元无特殊亲和作用
	腺相关病毒载体	对细胞无毒、不引起免疫反应，表达稳定、时间长，可能在原位整合于染色体，在脑内分布广，靶组织和细胞范围广	在高滴度下包装困难，可能与染色体，插入 DNA 片段短（≤5 kb），需要合成第 2 链而使在神经元内转移效率低
	单纯疱疹病毒载体	以环状分子结构在细胞质内潜伏时间很长，对神经元有很强的趋向性，转染范围广，容纳 DNA 的片段大	有低度起抗原作用的蛋白表达而有细胞毒性和免疫原性作用，有 I 型病毒的潜伏活性，回复到野生型则有引发病毒 I 型脑炎并有致人以死亡的危险
	逆转录病毒载体	对人的致病性低，长期稳定表达，对 ex vivo 基因治疗有用，对分裂细胞有效而适用于脑瘤，中度插入能力，转染范围广	有引起插入突变和致瘤的潜在危险（能够整合到基因组内），滴度低，对能分裂的细胞才具有整合和稳定表达能力从而限制了在中枢神经系统中的运用

续表

	载体	优点	缺点
病毒载体	慢病毒载体	能对分裂后细胞转染，假型病毒载体对神经元有趋向性，转染效率高且表达时间长，中度插入能力	对来自 HIV 的慢病毒载体使人担心其安全性，因能整合入基因组而有插入突变和致瘤可能性，能够恢复到野生型，滴度低
非病毒载体	裸露 DNA	安全，简单且便宜	能引起免疫反应，转移效率低，表达时间短
	阳离子脂质体	安全，无致敏性	转染效率低

　　对帕金森病进行基因治疗所涉及的是向中枢神经系统转入目的基因，因此会遇到血脑屏障问题。血脑屏障是由血管内皮通过紧密联结连在一起所形成的毛细血管屏障，正常情况下大于 180 Mr 的分子就不能通过，诸如抗体、病毒和其他大分子就不能通过血脑屏障，系统性地给予各种酶、产生酶的细胞、基因载体来治疗帕金森病也就遇到困难。以往野生型 HSV-1 病毒之所以会引发病毒性脑炎主要是经过嗅球扩散的；在动物实验中，利用角膜接种野生型 HSV-1 可在中枢神经系统特定部位造成潜伏感染，在此期间转基因即能够得到表达。这种体内传播机制属于产毒性感染，经过 2 次或 3 次扩散后到达最终栖息的神经元。这种机制不适用于复制缺陷型病毒载体。

　　通过向脑内植入能够表达某种病毒的重组细胞可以克服血脑屏障。治疗脑肿瘤的研究证明，植入能够包装和释放逆转录病毒（作为标记基因）的细胞系可使 C_6 胶质瘤细胞的 10% 得到标记、使胶质肉瘤的 10%~70% 细胞转入了基因，都比局部接种的转染率要高得多。向脑肿瘤转入逆转录病毒包装细胞系看来有治疗应用价值，但小动物的肿瘤对治疗的反应可能与大动物患的大肿瘤或浸润性肿瘤有所不同。如上所述，逆转录病毒载体不大适用于中枢神经系统的基因治疗，因此，如果将所设计为包装逆转录病毒的系统改装为嗜神经病毒，如 HSV-1、扩增子（amplicon）、腺病毒或腺相关病毒（adeno-associated virus，AAV），那么植入病毒包装细胞就可能用作神经系统的基因治疗。

　　将蛋白、粒子或病毒跨越血脑屏障送入脑内可以采用给予高张甘露醇的方法，这在实验室中已经完成。利用此法对血脑屏障的破坏是可逆性的，因为其原理是脑血管内皮在高张甘露醇作用下会发生皱缩，从而使得紧密联结处的通透性增加。在经颈动脉灌注高张甘露醇 15 min 内，血管对小分子物质包括糖、氨基酸、化学治疗药物如甲氨蝶呤（methotrexate）等通透性大增，对大分子物质（如抗体）的通透性也明显增加。15 min 后血脑屏障的血管通透性就会很快减弱，在 2 h 后恢复正常。本方法无论是在动物实验还是在临床向人的脑内肿瘤输送化学药物中都得到了肯定效果。在大鼠实验中，也有人用此法使氨基己糖苷酶 A（hexosaminidase A）通过血脑屏障并由神经元摄取。尽管此法很有效，但鉴于蛋白补充甚为短暂的特点，往往需要多次破坏血脑屏障以达到治疗效果。

参考文献

［1］李岩. 脑深部刺激电极颅内穿刺机理及靶点定向技术的研究［D］. 济南：山东大学，2017.

［2］谷智明. 立体定向核团毁损术治疗帕金森病的疗效观察［J］. 临床和实验医学杂志，2017，16（4）：350-352.

［3］徐欣，凌至培，余新光，等. 多通道微电极记录在帕金森病脑深部电刺激定位中的作用［J］. 临床神经外科杂志，2016，13（6）：401-406.

［4］娄金峰，常克亮，耿晓腾，等. 微电极引导立体定向功能核团毁损术治疗帕金森病的临床分析［J］. 重庆医学，2016，45（12）：1645-1646，1649.

［5］王遭，魏新亭. 帕金森病外科治疗研究进展［J］. 河南医学研究，2016，25（1）：86-88.

［6］杨光宇. 帕金森病立体定向手术治疗分析［J］. 中国卫生标准管理，2015，6（5）：88-89.

［7］赵长地，苗兴路，薛健. 立体定向脑内核团毁损及深部电刺激术治疗帕金森病54例临床分析［J］. 立体定向和功能性神经外科杂志，2013，26（6）：325-327.

［8］夏卫东，朱广廷，赵长地. 立体定向脑内核团毁损及深部电刺激术治疗帕金森病临床观察［J］. 济宁医学院学报，2013，36（3）：185-187.

［9］张勇，林军，刘窗溪，等. 立体定向脑深部电刺激术治疗帕金森病［J］. 立体定向和功能性神经外科杂志，2012，25（5）：257-260.

［10］陶振玉，杨天明. 立体定向脑核团毁损治疗帕金森病［J］. 东南大学学报（医学版），2010，29（2）：220-223.

［11］李建国，陈宝友，武慧丽，等. 微电极引导立体定向核团毁损和脑深部电刺激治疗帕金森病［J］. 立体定向和功能性神经外科杂志，2010，23（1）：1-3.

［12］刘宗惠. 帕金森病立体定向手术治疗的新进展［J］. 内蒙古民族大学学报，2009，15（5）：1-4.

［13］牛朝诗，李健. 立体定向技术注射6-OHDA至内侧前脑束建立帕金森病大鼠模型［J］. 立体定向和功能性神经外科杂志，2007，20（1）：19-24.

［14］曹依群，周晓平，胡小吾，等. 脑深部电刺激猴帕金森病模型的建立［J］. 立体定向和功能性神经外科杂志，2005，18（5）：30-33.

［15］周晓平，胡小吾，姜秀峰，等. 立体定向手术治疗帕金森病的临床研究［J］. 第二军医大学学报，2005，26（2）：198-201.

［16］中华医学会神经外科学分会功能神经外科学组，中华医学会神经病学分会帕金森病及运动障碍学组，中国医师协会神经内科医师分会帕金森病及运动障碍学组，等. 中国帕金森病脑深部电刺激疗法专家共识（第二版）［J］. 中华神经外科杂志，2020，36（4）：325-337.

［17］中华医学会神经外科学分会功能神经外科学组，中华医学会神经病学分会帕金森病与运动障碍学组，中国医师协会神经外科医师分会功能神经外科专家委员会，

等．帕金森病脑深部电刺激疗法术后程控中国专家共识［J］．中华神经外科杂志，2016，32（12）：1192-1198.

［18］中华医学会神经病学分会帕金森病及运动障碍学组，中国医师协会神经内科医师分会帕金森病及运动障碍学组．中国帕金森病治疗指南（第四版）［J］．中华神经科杂志，2020，53（12）：973-986.

［19］中华医学会神经病学分会帕金森病及运动障碍学组，中国医师协会神经内科医师分会帕金森病及运动障碍专业委员会．中国帕金森病的诊断标准（2016版）［J］．中华神经科杂志，2016，49（4）：268-271.

［20］中国帕金森病脑深部电刺激疗法专家组．中国帕金森病脑深部电刺激疗法专家共识［J］．中华神经科杂志，2012，45（7）：541-543.

［21］POSTUMA R B，BERG D，STEM M，et al. MDS clinical diagnostic criteria for Parkinson's isease［J］. Mov Disord，2015，30（12）：1591-1601.

［22］ANDERSON V C，BURCHIEL K J，HOGARTH P，et al. Pallidal vs subthalamic nucleus deep brain stimulation in Parkinson disease［J］. Arch Neuml，2005，62（4）：554-560.

［23］FOLLETT KA，WEAVER FM，STERN M，et al. Pallidal versus subthalamic deep-brain stimulation for Parkinson's disease［J］. N Engl J Med，2010，362（22）：2077-2091.

［24］ODEKERKEN V J J，VAN LAAR T，STAAL M J，et al. Subthalamic nucleus versus globus pallidus bilateral deep brain stimulation for advanced Parkinson's disease（NSTAPS study）：a randomised controlled trial［J］. Lancet Neurol，2013，12（1）：37-44.

［25］OKUN M S，FERNANDEZ H H，WU S S，et al. Cognition and mood in Parkinson's disease in subthalamic nucleus versus globus pallidus inlema deep brain stimulation：the COMPARE trial［J］. Ann Neurol，2009，65（5）：586-595.

［26］THOBOIS S，ARDOUIN C，LHOMMEE E，et al. Non-motor dopamine withdrawal syndrome after surgery for Parkinson's disease：predictors and underlying mesolimbic denervation［J］. Brain，2010，133（Pt4）：1111-1127.

［27］ULLA M，THOBOIS S，LLORCA P M，et al. Contact dependent reproducible hypomania induced by deep brain stimulation in Parkinson's disease：clinical，anatomical and functional imaging study［J］. J Neurol Neurosurg Psychiatry'，2011，82（6）：607-614.

［28］DELLAPINA E，ORY-MAGNE F，REGRAGUI W，et al. Effect of subthalamic deep brain stimulation on pain in Parkinson's disease［J］. Pain，2012，153（11）：2267-2273.

［29］HWYNN N，U1 HAQ I，MALATY I A，et al. Effect of deep brain stimulation on Parkinson's nonmotor symptoms following unilateral DBS：a pilot study［J］. Parkinsons Dis，2011，2011：507416.

［30］ WINGE K, NIELSEN K K, STIMPEL H, et al. Lower urinary tract symptoms and bladder control in advanced Parkinson's disease：effects of deep brain stimulation in the subthalamic nucleus ［J］. Mov Disord, 2007, 22 (2)：220-225.

［31］ SAKAKIHARA R, TATENO F, NAGAO T, et al. Bladder function of patients with Parkinson's disease ［J］. Int J Urol, 2014, 21 (7)：638-646.

［32］ KURTIS M M, RAJAH T, DELGADO L F, et al. The effect of deep brain stimulation on the non-motor symptoms of Parkinson's disease：a critical review of the current evidence ［J］. NPJ Parkinsons Dis, 2017, 3：16024.

［33］ VOLKMANN J, ALBANESE A, KULISEVSKY J, et al. Long-term effects of piallidal or subthalamic deep brain stimulation on qualily of life in Parkinson's disease ［J］. Mov Disord, 2009, 24 (8)：1154-1161.

［34］ AMARA A W, STANDAERL D G, GUTHRIE S, et al. Unilateral suhthalamic nucleus deep brain stimulation improves sleep quality in Parkinson's disease ［J］. Parkinsonism Relat Disord, 2012, 18 (1)：63-68.

［35］ HORN A, WENZEL G, IRMEN F, et al. Deep brain stimulation induced normalization of the human functional connectome in Parkinson's disease ［J］. Brain, 2019, 142 (10)：3129-3143.

［36］ FOX S H, KALZENSCHLAGER R, LIM S Y, et al. International Parkinson and movement disorder society evidence-base medicine review：update on treatments for the motor symptoms of Parkinson's disease ［J］. Mov Disord, 2018, 33 (8)：1248-1266.

［37］ CHEN S D, CHAN P, SUN S G, et al. The recommendations of Chinese Parkinson's disease and movement disorder society consensus on therapeutic management of Parkinson's disease ［J］. Transl Neurodegener, 2016, 5：12.

［38］ SEPPI K, CHAUDHURI K R, COELHO M, et al. Update on treatments for nonmotor symptoms of Parkinson's disease-an evidence-based medicine review ［J］. Mov Disord, 2019, 34 (2)：180-198.

［39］ PICILLO M, LOZANO A M, KOU N, et al. Programming deep brain stimulation for Parkinson's disease：the Toronto Western Hospital AIgorilhms ［J］. Brain Stimul, 2016, 9 (3)：425-437.

［40］ ALLERT N, CHEERAN B, DEUSCHL G, et al. Postoperative rehabilitation after deep brain stimulation surgery for movement disorders ［J］. Clin Neurophysiol, 2018, 129 (3)：592-601.

［41］ ZRINZO L, FOLTYNIE T, LIMOUSIN P, et al. Reducing hemorrhagic complications in functional neurosurgery：a large case series and systematic literature review ［J］. J Neurosurg, 2012, 116 (1)：84-94.

［42］ KOCABICAK E, TEMEL Y. Deep brain stimulation of the subth alamic nucleus in Parkinson's disease：surgical technique, lips, tricks and complications ［J］. Clin

Neurol Neurosurg，2013，115（Ⅱ）：2318-2323.

［43］WANG X，WANG J，ZHAO H K，et al. Clinical analysis and treatmenl of symptomatic intracranial hemorrhage after deep brain stimulation surgery［J］. Br J Neurosurg，2017，31（2）：217-222.

［44］SERVELLO D，SALEH C，BONA A R，et al. Dual floor burr hole technique in deep brain stimulation：A retrospective study on 209 patients［J］. Surg Neurol Int，2017，8：280.

［45］廖宇钦，高永中，成良正. 立体定向苍白球毁损治疗帕金森病［J］. 实用医学杂志，2007，23（10）：1526-1527.

［46］侯严振，李顶夫，雷益，等. 快速双回波自旋序列在帕金森病丘脑毁损术中的应用［J］. 立体定向和功能性神经外科杂志，2010，23（03）：129-132.

［47］谢燕，刘爱华，张宇清，等. 苍白球毁损术和丘脑毁损术对帕金森病患者发音的影响［J］. 中国微侵袭神经外科杂志，2008，13（2）：52-54.

［48］石长青，武剑. 单侧苍白球毁损术治疗不同类型帕金森病的疗效分析［J］. 中华神经医学杂志，2007，6（12）：1221-1223.

［49］吴盛荣. 伽马刀治疗帕金森病12例临床疗效分析［J］. 立体定向和功能性神经外科杂志，2013，26（2）：104-106.

［50］张捷，大江千广，柴崎澈，等. 伽马刀丘脑腹中间核、腹嘴核毁损术治疗帕金森病及其他运动异常（附58例临床报道）［J］. 立体定向和功能性神经外科杂志，2005，18（6）：354-357.

［51］杨纶先，蔺春玲，张建军，等. 帕金森病伽马刀治疗疗效追踪［J］. 临床神经外科杂志，2005，2（1）：28-30.

［52］顾平，张忠霞，王彦永，等. 骨髓基质细胞条件液联合神经干细胞移植对帕金森病大鼠行为认知功能的影响：效果优于单纯神经干细胞移植吗？［J］. 中国组织工程研究与临床康复，2010，14（19）：3465-3470.

［53］王兰. 尿嘧啶脱氧核苷和Resovist双标记骨髓基质细胞移植治疗帕金森病大鼠的实验研究［D］. 苏州：苏州大学，2009.

［54］张忠霞. 骨髓基质细胞侧脑室移植对帕金森病模型大鼠行为和认知功能的影响［D］. 石家庄：河北医科大学，2009.

［55］王坤. 骨髓基质干细胞和神经干细胞移植治疗帕金森病大鼠的疗效比较研究［D］. 石家庄：河北医科大学，2008.

［56］李敬诚，王正则. 骨髓基质干细胞在帕金森病基因治疗中的效应［J］. 中国组织工程研究与临床康复，2007，11（7）：1313-1316.

［57］束汉生，郭之通，朱成. 骨髓基质细胞脑内移植治疗帕金森病的研究现状［J］. 中国临床神经外科杂志，2006，11（12）：765-767.

［58］刘卓. 骨髓基质细胞移植治疗帕金森病的实验研究［D］. 南京：东南大学，2006.

［59］罗蔚锋，包仕尧. 应用骨髓基质细胞治疗帕金森病研究进展［J］. 国外医学（老

年医学分册），2005，25（2）：56-59.

［60］CHO Y H, KIM D S, KIM P G, et a1. Dopamine neurons derived from embryonic stem cells efficiently induce behavioral recovery in a Parkinsonian rat model ［J］. Biochem Biophys Res Commun, 2006, 341 (1)：6-12.

［61］YAN W H, CAO M D, LIU J R, et al. Effects of EGF and bFGF on Expression of Microtubule-associated Protein Tau and MAP-2 mRNA in Human Umbilical Cord Mononuclear Cells ［J］. Cell Biol Int, 2005, 29 (2)：153-157.

［62］蔡琼，靳令经．帕金森病基因治疗研究进展 ［J］．中国神经精神疾病杂志，2015，41（11）：701-705.

［63］杜向东，范雁．慢病毒载体介导的帕金森病基因治疗新进展 ［J］．中华脑科疾病与康复杂志（电子版），2015，5（3）：188-191.

［64］欧阳佳，武广永，刘如恩．帕金森病基因治疗研究进展 ［J］．中国临床神经外科杂志，2015，20（3）：187-189.

［65］陈阳，吕颖慧，李招发．腺相关病毒在帕金森病基因治疗研究中的应用进展 ［J］．药学学报，2014，49（5）：576-581.

［66］黄芳．国内外帕金森病基因研究的文献计量分析 ［J］．中华医学图书情报杂志，2013，22（6）：58-63.

［67］王兰英，霍丽蓉．病毒载体在帕金森病基因治疗中的最新进展与应用 ［J］．医学研究杂志，2011，40（12）：22-24.

［68］丁继固．神经干细胞转基因移植治疗帕金森病的可能与可行 ［J］．中国组织工程研究与临床康复，2011，15（32）：6047-6050.

［69］袁野，丁继固．神经干细胞移植治疗帕金森病的研究进展 ［J］．咸宁学院学报（医学版），2011，25（1）：90-92.

［70］DANIELSON S R, HELD J M, SCHILLING B, et al. Preferentially increased nitration of alpha-synuclein at tyrosine-39 in a cellular oxidative model of Parkinson's disease ［J］. Anal Chem, 2009, 81 (18)：7823-7828.

［71］KARPINAR D P, BALIJA M B G, KUGLER S, et al. Pre-fibrillar alpha-synuclein variants with impaired beta-structure increase neurotoxicity in Parkinson's disease models ［J］. EMBO J, 2009, 28 (20)：3256-3268.

［72］VERLEGER R, HAGENAH J, WEISS M, et al. Responsiveness to distracting stimuli, though increased in Parkinson's disease, is decreased in asymptomarlc PINK1 and Parkin mutationcarriem ［J］. Neuropsyehologia, 2010, 48 (2)：467-476.

［73］BATELLI S, ALBANI D, RAMETTA R, e1 al. DJ-1 modulates α-synuclein aggregation state in a cellular model of oxidative stress：relevance for parkinson's disease and involvement of HSP70 ［J］. PLoS One, 2008, 3 (4)：e1884.

第九章　帕金森病的中医药治疗

第一节　辨证治疗

一、概述

帕金森病属祖国医学"颤证""振掉"范畴，是以头部或肢体摇动颤抖，不能自制为主要临床表现的一种病症。轻者头部摇动或手足微颤，重者可见头部振摇，肢体颤动不已，甚则肢节拘急，失去生活自理能力。帕金森病发病机制复杂，现代医学多采用复方左旋多巴、多巴胺受体激动剂等药物干预治疗，因长期服用有疗效衰减、异动证、精神症状等不良反应，难以取得满意的疗效。中医学认为帕金森病病位在筋脉，与肝、脾、肾等脏腑密切相关。源于患者年老体虚、情志过极、饮食不节、劳逸失当等原因导致气血亏虚不能濡养筋脉，或痰浊、瘀血壅阻经脉，气血运行不畅，筋脉失养而致肢体拘急颤动。本病属本虚标实之证，阴津精血亏虚为本，风火痰瘀为标。中医药治疗帕金森病历史悠久，在改善运动症状及非运动症状方面取得了不错的临床疗效，现笔者结合多年论治帕金森病的经验介绍如下。

二、辨证分型

对于帕金森病的证候分型，各家众说纷纭。1991年中华全国中医学会老年医学会《中医老年颤证诊断和疗效评定标准（试行）》中将帕金森病分为痰热动风证、血瘀动风证、肝肾不足证、气血两虚证、阴阳两虚证。21世纪教材《中医内科学》将本病分为髓海不足证、气血亏虚证、风阳内动证、痰热风动证、阳气虚衰证。笔者根据历届教材内容，结合临床常见的证型以及多年来治疗帕金森病的辨治体会，将其归纳总结为风阳内动证、痰热动风证、气血亏虚证、阴虚风动证、阳气虚衰证。根据帕金森病的发病年龄，8~15年的自然病程，风阳内动证、痰热动风证多为早期、轻度帕金森病患者，而气血亏虚证、阴虚风动证、阳气虚衰证多为中晚期、中重度帕金森病患者。帕金森病治疗是现代中医研究的热点、难点问题，病机复杂、虚实夹杂，临证首先要辨清标本虚实。一般震颤明显、病程相对较短、肢体僵硬、烦躁不宁、胸闷体胖者多为实证；若颤抖无力，缠绵难愈，腰膝酸软，体瘦眩晕，遇劳烦加重者，多为虚证，病久则多虚实夹杂。

1. 风阳内动证

【症候】常见于帕金森病早期、轻度患者，慢性病容，神情焦虑，颜面潮红，表情缺乏，慌张步态，步履蹒跚，肢体颤动粗大，程度较重，不能自制，眩晕耳鸣，面赤烦躁，易激动，心情紧张或激动时震颤加重，伴肢体麻木，口苦而干，言语迟缓不清，流涎，尿赤，大便干结。舌质红，苔黄，脉弦。

【证机概要】肝郁阳亢，化火生风，扰动筋脉。

【治法】镇肝熄风，舒筋止颤。

【方药】天麻钩藤饮合镇肝熄风汤加减（天麻 15 g，钩藤 20 g，石决明 20 g，代赭石 15 g，生龙骨 15 g，生牡蛎 15 g，生地黄 15 g，白芍 20 g，玄参 25 g，龟板 15 g，怀牛膝 20 g，杜仲 10 g，桑寄生 15 g，黄芩 15 g，山栀 15 g，夜交藤 15 g，茯神 15 g）。

【常用药解析】天麻、钩藤、石决明、代赭石、生龙骨、生牡蛎镇肝熄风止颤；生地黄、白芍、玄参、龟板育阴清热，潜阳熄风；怀牛膝、杜仲、桑寄生滋补肝肾；黄芩、山栀清热泻火；夜交藤、茯神宁心安神。

【加减】肝火偏盛，焦虑心烦，加龙胆草、夏枯草；痰多者加竹沥、天竺黄以清热化痰；肾阴不足，虚火上扰，眩晕耳鸣者，加知母、黄柏、牡丹皮；心烦失眠，加炒枣仁、柏子仁、丹参养血补心安神；颤动不止，加僵蚕、全蝎增强熄风活络止颤之功。

2. 痰热风动证

【症候】常见于帕金森病早期、轻度患者，青壮年多见，患者多大腹便便，腹胀便秘，多存在高脂血症、高同型半胱氨酸血症、吸烟酗酒等不良嗜好。慢性病容，神情焦虑，面色潮红，形体超重，气粗口臭，头摇不止，肢麻震颤，重则手不能提物，头晕目眩，胸脘痞闷，口苦口黏，甚者吐痰涎。舌体胖大，有齿痕，舌质红，舌苔黄腻，脉弦滑数。

【证机概要】痰热内蕴，热极生风，筋脉失约。

【治法】清热化痰，平肝熄风。

【方药】导痰汤合羚角钩藤汤加减（胆南星 15 g，竹茹 10 g，法半夏 20 g，黄芩 10 g，羚羊角 15 g，桑叶 10 g，天麻 15 g，钩藤 10 g，生地 15 g，白芍 20 g，橘红 10 g，茯苓 25 g，枳实 10 g，菊花 15 g，栀子 10 g，全蝎 10 g，甘草 6 g）。

【常用药解析】胆南星、竹茹、法半夏、黄芩、栀子清热化痰；羚羊角、桑叶、钩藤、天麻、菊花平肝熄风止颤；生地、白芍、甘草育阴增液，缓急止颤；橘红、茯苓、枳实健脾理气；全蝎搜风通络止颤。

【加减】若痰湿内聚，胸闷恶心，咯吐痰涎，苔厚腻，脉滑者，加煨皂角、白芥子以燥湿豁痰；震颤较重，加珍珠母、生石决明；心烦易怒者，加天竺黄、牡丹皮、郁金；胸闷脘痞，加瓜蒌、厚朴、苍术；肌肤麻木不仁，加地龙、丝瓜络；神志呆滞，加石菖蒲、远志。

3. 气血亏虚证

【症候】常见于帕金森病中晚期、中重度患者，年龄多在 60 岁以上，或有大病、重病、一氧化碳中毒、手术创伤等病史。患者慢性病容，精神萎靡，面白唇淡，形体消瘦，倦怠乏力，语声低微，肢体麻木不仁，筋肉跳动，手足拘挛，头摇肢颤，面色㿠白，表情淡漠，神疲乏力，动则气短，神呆懒言，步态不稳，头晕，自汗，心悸健忘，纳呆，或口角流涎。舌体胖大，舌质淡红，舌苔薄白滑，脉沉濡无力或沉细弱。

【证机概要】气血两虚，筋脉失养，虚风内动。

【治法】益气养血，濡养筋脉。

【方药】人参养荣汤加减（熟地 20 g，当归 20 g，白芍 15 g，人参 15 g，炒白术 20 g，黄芪 30 g，茯苓 10 g，肉桂 10 g，天麻 10 g，钩藤 15 g，珍珠母 15 g，五味子 10 g，远志 12 g，炙甘草 10 g，砂仁 10 g）。

【常用药解析】熟地、当归、白芍、人参、白术、黄芪、茯苓、炙甘草健脾益气养血；肉桂助阳，鼓舞气血生长；天麻、钩藤、珍珠母平肝熄风止颤；五味子、远志养心安神；砂仁理气，防止益气养血的药物碍胃运化。

【加减】气虚运化无力，湿聚成痰，应化痰通络止颤，加半夏、白芥子、胆南星；血虚心神失养，心悸、失眠、健忘，加炒枣仁、柏子仁；气虚血滞，肢体颤抖，疼痛麻木，加鸡血藤、丹参、桃仁、红花。

4. 阴虚风动证

【症候】常见于帕金森病中晚期、中重度患者，60~80 岁及高龄人群多见，常有高血压病、糖尿病、脑梗死等基础病，影像学多提示脑白质脱髓鞘、脑萎缩、多发性梗死灶。患者慢性病容，神情焦虑，烦躁不安，形体消瘦，两颧潮红，身体前倾，慌张步态，头摇肢颤，持物不稳，腰膝酸软，失眠心烦，头晕耳鸣，常伴有记忆力下降，白昼嗜睡多梦，夜间易醒，多兼有神呆痴傻，啼笑无常，言语失序，甚至幻听幻嗅，纳差，舌质红，舌苔薄白，或红绛无苔，脉象细数。

【证机概要】髓海不足，神机失用，肢体筋脉失用。

【治法】填精补髓，育阴熄风。

【方药】龟灵二仙膏合大定风珠加减（龟板 20 g，鳖甲 20 g，生牡蛎 20 g，钩藤 20 g，阿胶 10 g，枸杞子 12 g，鹿角胶 12 g，熟地 20 g，白芍 15 g，麦冬 12 g，麻仁 15 g，人参 10 g，山药 20 g，茯苓 15 g，五味子 15 g，甘草 10 g）。

【常用药解析】龟板、鳖甲、生牡蛎、钩藤、阿胶育阴潜阳，平肝熄风；枸杞子、鹿角胶、熟地、白芍、麦冬、麻仁补益肝肾、滋阴养血润燥；人参、山药、茯苓健脾益气，化生气血；五味子、甘草酸甘化阴以安神。

【加减】若肝风甚，肢体颤抖、眩晕较重者，加天麻、全蝎、石决明；阴虚火旺，兼见五心烦热、躁动失眠、便秘溲赤，加黄柏、知母、丹皮、玄参；肢体麻木，拘急强直，加木瓜、僵蚕、地龙，重用白芍、甘草以舒筋缓急。

5. 阳气虚衰证

【症候】常见于帕金森病晚期、重度患者，高龄及耄耋之年人群多见，一般情况较差，久病导致日常生活不能自理，长期卧病在床。慢性病容，精神萎靡，面容呆板，面色㿠白，口角流涎，声音沙哑，语声低微，构音不清，反应迟钝，记忆力下降，头摇肢颤，筋脉拘挛，畏寒肢冷，四肢麻木，心悸懒言，动则气短，自汗，小便清长或自遗，大便溏。舌质淡，苔薄白，脉沉细无力。

【证机概要】阳气虚衰，失于温煦，筋脉不用。

【治法】补肾助阳，温煦筋脉。

【方药】地黄饮子加减（附子 6 g，肉桂 10 g，巴戟天 15 g，山茱萸 20 g，熟地 10 g，党参 10 g，白术 12 g，茯苓 10 g，生姜 3 片，白芍 15 g，甘草 8 g）。

【常用药解析】附子、肉桂、巴戟天补肾助阳；山茱萸、熟地补肾填精；党参、白术、茯苓、生姜补气健脾，祛痰除湿；白芍、甘草缓急止颤。

三、帕金森病非运动症状的治疗

帕金森病除了肢体震颤、肌肉强直、运动减少、姿势步态异常等运动症状之外，失眠焦虑、嗅觉减退、出汗、便秘、体位性低血压、感觉障碍、认知障碍、不安腿综合征等非运动症状受到越来越多的关注。非运动症状制约了患者的日常生活，延缓了病情的恢复，对其身心健康造成了极大的压力和负担。帕金森病的一些非运动症状多早于运动症状出现，并贯穿疾病的整个过程。临床上由于帕金森病的非运动症状发病率高、识别率低、治疗困难，大大降低了患者生活质量。经过多年的临床实践，笔者发现，帕金森病患者由于长期服用美多芭、森福罗等药物，随着病情进展，药物疗效下降，中晚期帕金森病患者的美多芭用量逐渐增加，部分患者由于出现不良反应而被迫减量，对于这些现状，中药恰恰可发挥了良好的疗效。例如中医药在治疗帕金森病顽固性便秘、失眠、抑郁等方面，可有效减轻患者的痛苦、提高生活质量，为帕金森病非运动症状的治疗开拓了新方向。

1. 失眠焦虑　流行病学资料表明，帕金森病人群中有 60%~98% 的患者存在失眠，其入睡困难、彻夜不眠、夜寐不安，情绪不稳，烦躁易怒。因长期不能获得正常休息给患者带来了极大的痛苦，至病程中晚期，患者出现幻视、幻听、妄想等精神症状，对家庭造成严重影响和沉重负担。很多患者长期服用镇静催眠药，个别患者每晚服用艾司唑仑多达 3~5 片仍入睡困难，疗效较差。而长期服用镇静催眠药会出现药物依赖、成瘾性等不良反应。笔者从事中西医结合防治帕金森病 40 余年，在治疗非运动症状尤其是顽固性失眠焦虑方面积累了丰富的经验。根据患者的发病程度，如入睡困难、屡睡屡醒，或多梦早醒，严重者整夜无睡意，彻夜难眠，将其分为气血两虚证、阴虚阳亢证、痰火扰神证三种证型，善用知柏地黄汤、柏子养心汤、桂枝加龙骨牡蛎汤、酸枣仁汤、天王补心丹加减，常配伍收涩安神、重镇安神、潜阳安神、化瘀安神药物，如珍珠母、生牡蛎、首乌藤等。对于失眠伴焦虑明显者，在辨证论治基础上联合应用氟哌噻吨美利曲辛片以调节神经递质紊乱、抗焦虑治疗；若失眠伴情绪低落，注意力不集中，郁郁寡欢者，多联用抗抑郁药的五朵金花，如艾司西酞普兰、帕罗西汀、舍曲林等药物以对症治疗。

（1）气血亏虚证：常见于帕金森病中晚期患者，多有大病、重病及手术创伤史，或癌症晚期患者，或长期操劳过度，多形体消瘦，肌肤甲错，体质虚弱。该证患者病程日久，久病消耗，肝肾精血不足、气血亏虚等本虚之象突出，治疗上以益气补血、养心安神为主，常选用八珍汤、柏子养心汤、归脾汤、酸枣仁汤加减。

八珍汤或归脾汤适用于肢体震颤，动作迟缓，面色淡白，表情淡漠，神疲乏力，动则气短，心烦不寐，多梦易醒，心悸健忘，气短自汗，舌体胖大，舌质淡红，舌苔薄白滑，脉沉细弱的患者。八珍汤实为四君子汤和四物汤的复方，加入姜、枣为引，调和脾胃，以资生化气血，亦为佐使之用。归脾汤为心脾气血两虚证的代表方剂，方中人参、黄芪、白术、甘草甘温之品补脾益气以生血，使气旺而血生；当归、龙眼肉甘温补血养心；茯苓、酸枣仁、远志宁心安神；木香辛香而散，理气醒脾，与大量益气健脾药配伍，复中焦运化之功，又能防大量益气补血药滋腻碍胃，使补而不滞，滋而不腻；姜、枣调和脾胃，以资化源。

柏子养心汤适用于头摇肢颤，行走不稳，握持无力，心神不安，多梦少寐，心悸怔忡，健忘遗精，舌质淡红，苔薄白，脉沉弦数的患者。方中柏子仁、酸枣仁为君药，两味药物性质润，甘能滋补，润可去枯，两个药物能养血安神，收敛心气；龙眼肉补益心脾，养血安神；党参、黄芪等能健脾益气，资生化之源，促使气血旺盛，阴阳平衡；且党参、黄芪和当归等配伍可益气养血，能补气耗伤之阴血；远志交通心肾定心神；五味子补益心肾，能宁心安神。诸药合用能补益心神，养血安神，促使脾恢复统血之功效，心神得养故失眠症状消除。现代药理学表明，柏子仁、酸枣仁有镇静催眠和镇痛等作用，全方能改善下丘脑-垂体-卵巢轴功能，平衡内分泌紊乱，调节睡眠节律。

酸枣仁汤适用于心烦不安，夜间入睡困难，心中烦热，口干咽燥，夜间尤甚，身体消瘦，纳差，舌红少苔乏津，脉弦细的患者。该方重用酸枣仁为君，以其甘酸质润，入心、肝之经，养血补肝、宁心安神。茯苓宁心安神；知母苦寒质润，滋阴润燥，清热除烦，共为臣药。与君药相伍，以助安神除烦之功。佐以川芎之辛散，调肝血而疏肝气，与大量之酸枣仁相伍，辛散与酸收并用，补血与行血结合，具有养血调肝之妙。甘草和中缓急，调和诸药为使。

（2）阴虚阳亢证：常见于帕金森病中晚期患者，多罹患高血压、糖尿病，同时合并多发性腔隙性脑梗死，血压、血糖控制不佳。患者形体消瘦，面色晦暗，面容呆板，两目呆滞，口角流涎，头及躯干前倾，肢体屈伸不利，起步缓慢，小步前冲，腰背酸痛，五心烦热，咽干喉燥，烦躁易怒，手足心热，躁热汗出，舌质暗红，少苔，脉细数。对于此类患者宜合理控制血压、管理血糖、治疗脑梗死基础病。笔者善用天麻钩藤饮、杞菊地黄汤、天王补心丹加减。对于肝阳上亢之象显著者常选用天麻钩藤饮加减，随证加珍珠母、生牡蛎、五味子以重镇潜阳，收涩安神；对于二目干涩、视物模糊、耳鸣及听力下降，五心烦热，腰背酸痛，记忆力减退者，可运用杞菊地黄汤加减；若咽干喉燥，腹胀纳差，胃中嘈杂，舌红少苔、脉弦细的气阴两虚患者，可选用天王补心丹加减。

天麻钩藤饮为平肝潜阳之经典方剂，临床常用于治疗头痛、眩晕、失眠、高血压病、急性脑血管病等属于肝阳上亢，肝风上扰者。该方中天麻、钩藤、石决明均有平肝熄风之效，用为君药；栀子、黄芩清热泻火，使肝经之热不致偏亢，用为臣药；益母草活血利水，牛膝引血下行，配合杜仲、桑寄生能补益肝肾，夜交藤、茯神安神定志，均为佐使药。诸药合用，使肝火清、阴血复、神安宁，则失眠愈。

杞菊地黄汤为滋肾养肝明目的基础方，全方有滋水涵木、交通心肾之效。方中君用甘温之熟地黄，以滋肾水，补真阴。臣以山茱萸、山药补肾固精，益气养阴，助熟地黄滋补肾阴，知母甘寒质润，清虚热，滋肾阴，泻无根之肾火，疗有汗之骨蒸；黄柏苦寒，盐制引药入肾，泻虚火，坚真阴，配合熟地黄以滋阴降火，茯苓健脾渗湿，泽泻利水清热，丹皮清泄肝肾，三药合用，使补中有泄，补而不腻，诸药配合，则真阴得补，肾水充足，上济于心，君火得制，心神自安。方中熟地、山茱萸、山药，肝、脾、肾三阴并补；泽泻、茯苓、丹皮，三泻助三补；知母、黄柏，滋阴降火，善清虚热。全方补中有泻，通补开合，壮水之主以制阳光，体现"滋水涵木"法。临证应用此方时，若失眠重者，彻夜不眠，心烦气躁者，可加龙齿、珍珠母以重镇安神；心悸气短，夜眠多梦者，加龙眼肉、夜交藤以养心安神；心烦急躁，情绪不稳者，加栀子、淡豆豉、灯心草以清心除烦；对帕金森病日久，机体消耗较大，心烦不寐、急躁易怒者，加肉桂、黄连寒温并用，引火归源，心肾相交则寐安。

天王补心丹适用于帕金森病日久，肝肾阴虚，虚火内生，灼伤津液，暗耗心血，致神不守舍，夜卧不安的气阴两虚证患者，全方有滋阴补血，养心安神之效。方中重用甘寒之生地黄，入心养血，入肾滋阴，壮水以制虚火，为君药；麦冬养阴润肺、清心除烦；天冬养阴润燥、清心除烦、安神宁志；酸枣仁养肝宁心、安神、敛汗；柏子仁养心安神、润肠通便；茯神安神、健脾、除湿；远志养心安神、交通心肾；当归补血润燥。上几味药助君药滋阴补血、养心安神，为臣。玄参清热凉血，泻火解毒；远志养心安神；人参补气以生血，并能安神益智；五味子酸以敛心气，安心神；丹参清心活血，补而不滞；朱砂镇心安神。上几味药共为佐药。桔梗载药上行，使药力缓留于心经，为使药。

对于失眠日久，气阴耗伤，心虚胆怯，易受惊吓，心神失养，发为不寐，笔者常选用桂枝加龙骨牡蛎汤加减。桂枝加龙骨牡蛎汤出自《金匮要略》，具有调和阴阳，潜镇摄纳之功效。方中桂枝汤调和营卫，加龙骨、牡蛎潜镇摄纳，使阳能固摄，阴能内守，而达阴平阳秘，精不外泄之功。桂枝汤加入龙骨、牡蛎后，不仅具有温阳散寒，解肌发表，调和营卫之功，还能重镇安神，收敛固涩之功。

（3）肾虚髓亏证：常见于帕金森病中晚期患者，多久病卧床，日常生活不能自理。症见慢性病容，神情呆滞，面容呆板，形体消瘦，身体前倾，走路前冲，肢体关节屈伸不利，腰膝酸软，头摇肢颤，持物不稳，失眠心烦，伴头晕耳鸣，善忘痴呆，幻觉妄想，梦中尖叫等，舌质红，舌苔薄白，或红绛无苔，脉象细数。针对此证型常用左归饮或右归饮加减。

肝肾阴虚证的帕金森病患者，症见肢体颤振日久，震颤幅度小，肢体拘挛，活动笨拙，肢体协调不能，步态拖曳，言语謇涩，智力减退，失眠多梦，小便频数，大便秘结，舌体瘦小，舌质暗红，舌苔少或剥苔或微黄，脉象细弦。针对该证型，常选用左归饮加减。方中熟地补肾益精，滋阴养血，固本培元；山药、党参健脾益气，脾胃功能得健，则布散精微，营养五脏，延缓脏腑功能衰退；珍珠母定惊止颤，养血舒筋，柔肝与熄风两者兼顾，滋阴与养血同疗，乃平肝潜阳之要药；白芍养肝血，滋肝阴，柔肝气，养血濡筋，缓急止颤，合甘草防重坠阴柔之品伤脾；丹参养血活血、化瘀、通利经脉；而全蝎集熄风、解毒、化痰、祛瘀、通络、散结于一体，善治诸风掉眩，惊痫抽掣，口眼歪斜；龟板胶、鹿角胶为血肉有情之品，龟板胶大有补水制火之功，故能强筋骨，益心智，鹿角胶则偏于补阳，两胶合用，交通任督二脉，益精填髓，阳中求阴；山茱萸、枸杞、制何首乌、肉苁蓉、补骨脂、益智仁滋肾益肝；菟丝子配牛膝强腰膝，健筋骨。诸药合用，发挥滋养肝肾，养血活血之功。若心烦意乱、口干舌燥、夜间盗汗者，加玄参、生地、地骨皮、墨旱莲、女贞子养阴生津敛汗。

肾阳不足、相火虚衰的帕金森病失眠患者，症见面色淡白无华，肢体拘急，动作迟缓，腰背怕凉，畏寒肢冷，天冷肢体僵硬及动作迟缓加重，入睡困难，多梦易醒，动则自汗出，小便清长或频数，舌质淡，苔薄白，脉沉迟。笔者临证常用右归丸以补火助阳，温通筋脉。右归丸出自张景岳的《景岳全书》新方八阵方，脱胎于《金匮要略》的崔氏八味丸，即在肾气丸的基础上去三泻之品，加温肾益精之品而来。右归丸以温阳药物为主，在补阳药中配伍补阴之品，以"阴中求阳"。方中附子、肉桂温补元阳，补命门之火；鹿角胶补肾温阳，益精养血；三药相辅相成，培补肾中元阳，共为君药。熟地黄、枸杞子滋肾填精，与桂、附、鹿胶相伍有"阴中求阳"之效，同为臣药。菟丝子、杜仲温补肝肾，强壮腰膝；山茱萸、山药补肾固精；当归养血和血，助鹿角胶以补养精血，使精血互化，共为佐药。诸药合用补肾兼顾养肝益脾，肾精得充而虚损易复；温阳之中参以滋阴填精，则阳得阴助而生化无穷。此方的法则是"益火之源，以培右肾之元阳"，《景岳全书》故以"右归丸"名之。

临证时根据患者的年龄、病程、病情轻重缓急，结合其他兼证，灵活随症加减。若失眠伴心中惊悸、心神不宁者加生龙骨、生牡蛎、珍珠母以重镇安神；身体倦怠乏力者加山药、太子参、炒白术健脾益气；肝气不舒、急躁易怒、烦热不寐者加胆南星、莲子心、柴胡、黄芩以疏肝理气、清化痰热；阴虚内热者加清热凉血的牡丹皮、生地、百合；腰膝酸软者加补益肝肾、强腰膝的桑寄生、杜仲。

2. 顽固性便秘 顽固性便秘是帕金森病常见的非运动症状之一，患者由于数日不排大便，腹胀纳差，辗转不宁，痛苦不堪，对患者的生活质量造成极大影响。流行病学资料表明，约80%的帕金森病患者合并不同程度的便秘。现代医学认为，便秘的发病机制是消化道α-突触核蛋白减少、肠肌间多巴胺能神经元丢失、肠道菌群失调，如乳酸菌减少、尿糖苷浓度过高，导致胃肠功能减弱，发生便秘；药源性便秘，除了抗帕金森病药物会引起便秘外，阿片类药物、三环类抗抑郁药、抗精神病药物也是引起便秘的主要原因；同时，帕金森病便秘可能与不良的排便习惯、运动减少、水摄入减少等有关。

帕金森病患者由于长期便秘，如7~10天或2周以上大便艰涩难解，状如羊粪，伴腹胀纳差，心烦失眠，躁热汗出，情绪不稳者，现代医学多采用开塞露、果导片以寒下通便。因帕金森病患者多年迈体虚，过用寒下药物后机体阳气大伤，肠道传导无力，便秘愈甚。多年来笔者对于帕金森病便秘的治疗积累了深厚的临床经验，结合患者本虚标实的病机特点，临证采用温下、润下、寒下三法合一的方法辨证施治。对于存在热象的一些患者采用小量的寒下药物清泄以去标实，其疗效显著，可有效缓解帕金森病患者长期便秘带来的诸多不适。

在帕金森病便秘患者中，脾肾阳虚证居多，源于帕金森病患者年高体虚，阳气不足，虚寒内生，寒气客肠，与肠内糟粕胶结，或气机凝滞，无力推动肠内浊物下行，发为便秘。寒积停滞肠间，非下法荡涤，积滞不下；非温阳通散，阳气不生，寒气不去，故当用温下法。症见慢性病容，精神萎靡，神情淡漠，面色㿠白，面容呆板，形寒怕冷，腰膝酸软，手足不温，头摇肢颤，大便干结，不易排出，或虽有便意却无力排出，伴腹胀纳差，腹中冷痛，暖气食少，气短乏力，小便清长，舌淡苔白，脉沉迟者，常用大黄附子汤、温脾汤加减。

大黄附子汤，出自张仲景的《伤寒论》，适用于帕金森病便秘证属里寒结滞者，症见腹胁疼痛，大便秘结，发热，手足厥冷，舌苔白腻，脉弦紧。该方由大黄、附子、细辛组成，具有温阳散寒、通便止痛的功效。方中辛热之附子，温阳散寒；细辛走窜发散，除寒散结；大黄得附子、细辛之辛温，寒性得到抑制，专行荡涤肠胃，泻除寒积之滞。大便得解，腑气通畅，则寒积去，阳气行，诸症自可消除。实验研究发现，应用大黄附子汤可明显缩短便秘小鼠的排便时间，显著增多排便量。

温脾汤，出自《千金要方》，适用于帕金森病便秘患者证属阳虚寒积者，症见慢性病容，精神萎靡，反应迟钝，面色淡白，畏寒怕冷，腹痛便秘，绕脐不止，手足不温，苔白不渴，脉沉弦而迟为主。该方由四逆汤（干姜、附子、甘草）加人参、当归、大黄、芒硝四药组成，具有攻下冷积，温补脾阳的作用，其发病多因脾阳不足，阴寒内盛，寒积中阻，本质是脾肾阳虚，虚则温通气血不利，故腹痛、便秘。脾阳不足为致病之本，若纯用攻下，必更伤中阳；单用温补，则寒积难去，唯攻逐寒积，与温补脾阳并用，方为两全之策。温脾汤虽以"温脾"为名，但经后世医家不断探索发现，其有着较强的"补肾气、温肾阳"之功。温脾汤中附子配大黄为君，用附子之大辛大热温壮脾阳，解散寒凝，配大黄泻下已成之冷积。芒硝润肠软坚；干姜温中助阳，均为臣药。人参、当归益气养血，使攻下不伤正，为佐药。甘草既助人参益气，又调和诸药为使。诸药协力，使寒邪去，积滞行，脾阳复。温脾汤的配伍特点体现了温通、泻下、补益三法兼备，寓温补于攻下之中，温里祛寒和泻下相结合，大黄虽性苦寒，但和附子、干姜联用，去性取用，整个方温阳以祛寒，攻下而不伤正，是治疗阳虚便秘寒温并用的代表方。

帕金森病便秘患者多为老年人，其体质虚弱或历经手术创伤，或病久消耗，血虚或津液不足导致肠燥便秘。症见慢性病容，精神萎靡，神情憔悴，形体消瘦，面容呆板，反应迟钝，大便数日不解，燥结难下，腹中胀满，口干口臭，心烦不寐，小便频数，舌质红，舌苔黄或苔面干燥少津，脉弦细。源于患者素体阴虚火旺，病久精血亏损，津枯阴虚，肠道津液不足所致便秘。凡津液不足，脾弱肠燥，大便秘结，宜润下，即"增水行舟"。润下法主要用于热邪伤津之便秘，与诸下法同中有异，其所下燥屎、去除积滞相同，而所用药物并非攻逐之品，多具脂汁浓厚、滑润导下之功。中医学认为，帕金森病便秘因年老脏腑功能减退，气血不足，津液失布，致津枯血虚，脾失健运，大肠失润，传导无力所致，为本虚标实之证，不宜使用泻药，愈泻愈虚。帕金森病病程较长，病情缠绵难愈，本虚之象突出，以肝肾阴虚、脾肾阳虚、气血两虚为主，在滋阴补肾、温肾健脾、益气养血的基础上，加用润肠通便药物。《证治汇补·秘结》曰："如少阴不得大便以辛润之，太阴不得大便以苦泄之，阳结者清之，阴结者温之，气滞者疏导之，津少者滋润之。大抵以养血清热为先，急攻通下为次。"常用润下法的方剂包括麻子仁丸和济川煎。

麻子仁丸，出自《伤寒论》，适用于帕金森病患者胃有燥热，津液耗损之便秘。该方由火麻仁、大黄、杏仁、枳实、厚朴、芍药六味药组成，具有润肠泄热、行气通便的功效。《伤寒论》曰："趺阳脉浮而涩，浮则胃气强，涩则小便数，浮涩相搏，大便则硬，其脾为约，麻子仁丸主之。"方中使用小承气汤泻热行气通便，重用火麻仁润肠燥，芍药滋脾阴，杏仁降肺润肠，蜂蜜润燥滑肠以助通便。麻子仁丸不但能润肠泄热，行气通便。凡胃肠燥热，津液不足，所致大便干结，皆可应用。麻子仁丸中虽用小承气汤，但大黄、厚朴的用量减少，增加了质润的火麻仁、杏仁、芍药、白蜜等，一则益阴增液以润肠通便，腑气通，津液行；二则甘润减缓小承气攻下之力。本方具有攻下不伤正、润而不腻、攻润相合的特点，以达润肠、通便、缓下之功，使燥热去，阴液复，而大便自调。

济川煎，出自《景岳全书》，适用于肾阳虚弱、精津不足型的帕金森病便秘患者。症见慢性病容，精神萎靡，面容呆板，反应迟钝，腰膝酸软，行动迟缓，肢体震颤，手足振摇，大便秘结，小便清长，头目眩晕，舌淡苔白，脉沉迟。该方由当归、牛膝、肉苁蓉、泽泻、升麻、枳壳组成，有温肾益精、润肠通便的功效。方中肉苁蓉温肾益精，暖腰润肠为君药。当归补血润燥，润肠通便；牛膝补益肝肾，壮腰膝，共为臣药。枳壳下气宽肠而助通便；泽泻渗利小便而泄肾浊；妙用升麻以升清阳，清阳升则浊阴自降，相反相成，以助通便之效，以上共为佐药。诸药合用，既可温肾益精治其本，又能润肠通便以治标。脾肾阳虚证的帕金森病患者因年老体虚，肾阴亏虚或帕金森病日久，耗伤津液，气血亏虚，阴阳失衡，导致阴液枯竭，肠道干枯，糟粕内结，大便秘结不通，另真阳亏损，阳虚则温煦无权，阴寒内生，导致阳气不运，肠道传导无力，使大便愈加艰难。治疗上从阴阳俱虚方面考虑，可选用大黄附子汤或济川煎加减，温肾填精、润肠通便，能使干燥大便润软而出，无腹泻伤阴之弊，对阳虚便秘效果显著。

对于大便燥结难下，脘腹胀满疼痛，痛而拒按，谵语神昏，苔黄厚腻，脉滑实有力者，宜合理运用寒下法辨证论治，取其寒性药物攻下积滞、荡涤实热，适用于帕金森病合并热结便秘患者。对于热结便秘运用寒下法论治，取其苦寒泄降之力以清除实热，导热下行，起到"釜底抽薪"的作用。常用的方剂包括大承气汤、小承气汤、调胃承气汤、增液承气汤。

大承气汤适用于帕金森病早中期，患者正气尚实，阳明腑实证突出者。症见慢性病容，神情焦虑，面色潮红，面容呆板，肢体震颤粗大，情绪烦躁，大便不通，脘腹痞满，腹痛拒按，按之则硬，汗出，舌苔黄燥起刺，脉沉实者。该方由大黄、芒硝、枳实、厚朴组成，具有破气消积、峻下热结的功效，其荡涤陈腐，推陈致新，恢复阳明胃腑泻而不藏的功能，着重用于痞满燥实坚俱备的阳明腑实重症。方中大黄大苦大寒，攻下泻实，清热通便，煎药时大黄后下，使其泻下通便、通腑泄浊力度更强；芒硝咸寒，助大黄攻下又可润燥软坚；内服时，待汤剂煎好后根据便秘程度，酌情加入10~20 g的芒硝溶于汤液中服用。芒硝的主要成分是硫酸钠盐，硫酸根离子不易被肠壁吸收，可促进肠蠕动而致泻。枳实辛微寒，破气消痞；厚朴苦辛温，下气除满。临证多采用大剂量的枳实、厚朴各30 g以理气导滞，促进胃肠蠕动，同时可降低胃肠道平滑肌张力，缓解便秘症状。四药合用，清上泻下，以泻代清，荡涤胃肠积滞，为胃家实之重剂。因大承气汤的泻热与通腑之力俱重，结合帕金森病患者的体质因素及病机特点，其在帕金森病便秘中应用较小承气汤、调胃承气汤相对较少。

小承气汤适用于帕金森病早中期患者，症见慢性病容，神情憔悴，面容呆板，肢体震颤，腹满便硬，微烦躁，谵语潮热，舌苔黄，脉滑而疾者。该方由大黄、枳实、厚朴组成，具有泻热通便、破滞除满、轻下热结的功效。方中大黄苦寒为君，荡除邪热，为攻下之要药；枳实为臣，辛散温通性烈，破气除痞，化痰消积；厚朴为佐使，下气宽中，燥湿除满。从方剂组成和用量来说，小承气汤较大承气汤少芒硝，厚朴、枳实量亦减，其治痞满燥实坚未全者。

调胃承气汤适用于帕金森病便秘患者全身热毒内盛偏重者，症见慢性病容，精神萎靡，面色潮红，面容呆板，脘腹胀满，大便燥结难下，状如羊粪，蒸蒸发热，躁热汗出，心烦谵语，小便短赤，舌红苔黄燥，脉滑数。该方由大黄、芒硝、炙甘草组成，具有泻热和胃、润燥软坚、缓下热结的作用。方中大黄苦寒泄热通便，荡涤胃肠；芒硝咸寒泻下除热，软坚润燥；炙甘草调和大黄、芒硝攻下泄热。本方兼具润肠、促动力、通便而又力缓和、固护胃气的特点。

增液承气汤适用于热结阴亏明显的便秘患者，症见慢性病容，精神萎靡，面容憔悴，眼窝凹陷，口干舌燥，口渴欲饮，肢体震颤，行动迟缓，大便秘结，数日未解，粪便干燥坚硬，排便艰涩难下，多伴有腹部胀满、食欲不振、小便短少，肌肤干燥，舌红苔黄，脉弦细数。该方由玄参、麦冬、生地、大黄、芒硝组成，具有滋阴增液、泻热通便的功效。方中玄参、生地黄、麦冬滋阴增液，润燥滑肠；大黄荡涤肠胃，泻热散结，芒硝软坚润燥，泻热通便，峻泻热结急下存阴。本方为阴虚、肠腹津液不足、无水行舟更兼气虚鼓动无权而设，既益气养阴，又能荡涤积热、软坚散结。补中有通，寓通于补，兼具调节胃肠道功能。

在使用寒下法治疗帕金森病便秘时，需注意患者的体质及便秘的程度，必须以有形实邪结聚于肠胃为标准。若邪气留恋在表，里实未成，此法不宜使用，以免引邪入里；因泻下之药功效猛烈，易伤阳气，临证应视病情、患者体质而定，一般生大黄用量以 5~8 g 为宜，芒硝用量以 10~20 g 为宜，药用不宜久下。运用下法治疗帕金森病便秘时，笔者强调要辨明"虚实""得下则止""勿犯数下"等注意事项。帕金森病便秘患者以年老体衰之人多见，病程长，脏腑气血失调，病理变化复杂，往往难求速效，宜谨守病机变化，随证加减，缓缓图之。既要遵循腑病以通为顺的治疗准则，更要重视调理脏腑功能，以补为通，调和升降，以平为期，使气血津液充足，肠道传化功能正常，则便秘渐缓。

3. 腓肠肌痉挛症 颤证发病的各阶段都可出现腓肠肌痉挛症，属现代医学的不宁腿综合征范畴患者在夜间睡眠或休息时有强烈活动下肢的欲望，活动后减轻，许多患者误以为缺钙所致，服用钙片后都无济于事。流行病学研究证实，我国帕金森病患者人群中腓肠肌痉挛症的患病率为 33%，是正常人群的 2.98 倍。腓肠肌痉挛症属中医"肌痹"范畴，主要病机为肝肾亏虚、脉络瘀阻。肝主筋藏血，若肝血不足、筋脉失养，可出现肢体酸麻等不适。《素问·藏气法时论》曰："肝苦急，急食甘以缓之，酸以泻之。"对于腓肠肌痉挛症患者，临证常用芍药甘草汤、木瓜散加减。

芍药甘草汤出自张仲景《伤寒论》，适用于津液受损，阴血不足，筋脉失濡所致腓肠肌痉挛症。方中芍药酸寒，养血敛阴，柔肝止痛；甘草甘温，健脾益气，缓急止痛。二药相伍，有酸甘化阴、养血滋阴、平肝柔肝、缓急止痛之效。药理研究表明，芍药甘草汤有镇静、镇痛、扩张血管、降血压、解除横纹肌和平滑肌痉挛的作用。

木瓜散出自《重订严氏济生方》，由木瓜、五加皮、当归、桑寄生、酸枣仁、人参、柏子仁、炙甘草等药物组成，善于治疗患者因肝肾不足，气血亏虚，筋骨失养所致的手脚拘挛、十指甲痛、下肢转筋，甚则舌卷挛缩等症。

4. 直立性低血压　直立性低血压多见于帕金森病中晚期患者，有14%～58.2%的帕金森病患者存在直立性低血压。发作前多有头晕、面色苍白，视物模糊，疲乏无力，反复跌倒发作等先兆症状。跌伤轻者鼻青脸肿，重者全身多处骨折，甚至颅脑出血，给颤证患者的日常生活带来极大不便。帕金森病属于锥体外系疾病，由于肢体震颤，动作迟缓，全身僵硬，行走不稳，缺乏平衡感，容易出现跌倒。研究发现，直立性低血压主要与以下几种因素相关：如心脏交感去甲肾上腺素能神经减少；心脏外去甲肾上腺素能神经功能障碍；α突触核蛋白聚集使压力感受器的交感应答受到损害，动脉压力反射功能障碍，不能代偿由于体位改变带来的静脉回流减少，导致患者出现眩晕症状，并难以维持直立体位等；此外药物因素亦可导致，如左旋多巴类药物和多巴胺受体激动剂可增加帕金森病患者出现直立性低血压的风险。直立性低血压增加了跌倒、骨折、脑血管意外、心肌缺血及死亡的风险。治疗方面，《中国帕金森病治疗指南（第四版）》提倡以非药物治疗为主，包括增加水及食盐摄入、使用加压弹力袜等，药物方面建议氟氢可的松、屈昔多巴、米多君等。

笔者认为，直立性低血压属中医"眩晕""厥证""虚劳"等范畴，其病机为本虚标实，以心、肝、脾、肾脏器亏虚为本，以风、火、痰、瘀为标，其病位在脑。随着帕金森病病程进展，风木肆虐，中土被伐，脾气散精不利，四肢肌肉失养而为虚劳乏力；脾不升清，清窍失养则发为头昏、眩晕。因此，帕金森病中晚期合并直立性低血压的病机为中气不升，清窍失养。笔者根据《内经》"虚者补之""损者益之"的治疗原则，以补气养血、健中升阳为基本治则，常选用保元汤、补中益气汤、生脉饮等甘缓之剂，辨证施药，标本兼治。

保元汤，出自明代魏桂岩之《博爱心鉴》，该方适用于气虚型帕金森病合并体位性血压患者。方中人参为君，味甘微苦，性禀中和，主补五脏，为"治虚劳内伤第一要药"。黄芪为臣，味甘，入脾、肺二经，与人参相须为用，则补气之功益著。物之味甘者，以甘草为极，甘主脾，脾为后天之本，五脏六腑皆受气也，故其能调和脏腑阴阳，为佐药。配少许肉桂扶阳益气通脉，兼引他药入血分以通血脉，为佐使药。本方配伍精当，为补气之经典方，其肺脾肾并补，可健中气、升清气，能改善直立性低血压症状。

补中益气汤，出自李东垣的《内外伤辨惑论》，为脾胃气虚、清阳下陷型直立性低血压的代表方剂。方中黄芪味甘微温，入脾肺经，补中益气，升阳固表为君药。配伍人参、炙甘草、白术，补气健脾为臣药。当归养血和营，协人参、黄芪补气养助君药以升提下陷之中气，共为佐使。炙甘草调和诸药为使药。肝肾亏虚者加白芍、枸杞、山茱萸补益肝肾，血瘀风动者加川芎、红花、赤芍化瘀活血，加天麻、地龙平肝熄风。

生脉饮，方剂来源于《千金要方》，原名生脉散，因有益气生津复脉的功效而得名。该方由人参、麦冬、五味子组成，具有益气复脉、养阴生津之功效，适用于颤证病程日久、津亏液耗所致的心动悸、脉结代及有心房纤颤病史的直立性低血压患者。方中人参补肺气，益气生津，为君药；麦门冬养阴清肺而生津，为臣药；五味子敛肺止咳、止汗，为佐药。三味药合用，共奏补肺益气、养阴生津之功。同时研究表明，参类具有补气养血、滋阴补肾、抗疲劳、抗衰老、抗休克、调节内分泌、增强人体免疫力及改善心血管功能等作用，可调节暂时性或持久性血压下降。

独活寄生汤，出自唐代孙思邈的《备急千金要方》，由四物汤、四君子汤合方加减而成，二方均为补血、补气之基本方，故该方有益肝肾、补气血之功，适用于气血亏虚、肝肾不足型帕金森病合并直立性低血压患者。该证型的患者多长期卧床，久病不起，肢体萎废不用。方中独活为君药，祛下焦筋骨间寒湿，配以细辛、防风、秦艽而祛风湿、舒筋止痛；桑寄生、杜仲、牛膝祛风湿又补肝肾，肾主骨，肝主筋，肝肾强则筋骨壮；当归、川芎、熟地黄、白芍补血调血；党参、茯苓、甘草补气健脾。若阴虚偏重者，则去细辛、秦艽之燥热；阳虚偏重者，则加制附子、干姜以温阳等。

5. 汗证　汗证是帕金森病常见的非运动症状之一可发生于帕金森病的各个阶段，与病程长短无关。其发病机制尚不明确，目前普遍认为与自主神经功能障碍有关，治疗方面目前无有效方法，因动则汗出，对患者生活质量带来很大影响。

祖国医学有关汗证的描述最早见于《素问·阴阳别论》"阳加于阴，谓之汗"，汗是由阳气蒸化津液从毛窍达于体表而成。正常的汗出有调和营卫、滋润皮肤等作用，是生理性汗出。汗为心之液，与血同源，汗出于腠里皮毛，与肺卫之气宣发相关；肾为水脏，主五液，故汗又为肾所主。因此病理性汗证当责之于心、肺、肾，腠理不固，营卫失和，汗液外泄失常。帕金森病总体病机为肝肾不足，其中以阴虚为主，而"津血同源、汗血同源"，帕金森病患者本是阴虚，合并汗证不足为奇，同时两者互为影响，因此有效治疗汗证，保存津液对于帕金森病患者非常重要。帕金森病合并汗证虚证居多，肺卫不固、心血不足、阴虚火旺临证时多见。治疗时予以益气、养阴、补血、调和营卫，常用玉屏风散、牡蛎散、当归六黄汤加减。

玉屏风散，出自《医方类聚》，适用于气虚卫表不固的帕金森病自汗患者，症见慢性病容，神疲倦怠，少气懒言，肢困乏力，体质虚弱，无故汗出恶风，易感冒，舌质淡，脉浮缓。该方由黄芪、白术、防风组成，具有益气固表止汗的作用。吴昆《医方考》卷四曰："白术、黄芪，所以益气；然甘者性缓，不能速达于表，故佐以防风。东垣有言，黄芪得防风而功愈大，乃相畏而相使者也。"该方配伍精练，药简效宏，固表益气之效如一道抵御外邪的屏障，故名"玉屏风"。

当归六黄汤，出自《兰室秘藏》，适用于帕金森病晚期阴虚火旺所致的汗证患者，症见慢性病容，精神萎靡，形体消瘦，面色潮红，咽干喉痒，五心烦热，不动自汗，夜间盗汗，头摇肢颤，舌质红，少苔，脉弦细。该方由黄芪、当归、生地黄、黄芩、黄连、黄柏、熟地黄组成，具有滋阴泻火、固表止汗的功效。朱丹溪认为"盗汗属血虚、阴虚"，主推当归六黄汤。唐容川于《血证论》中指出："阴阳两虚自汗盗汗可用当归六黄汤加附子。"可见无论帕金森病自汗或盗汗均可使用本方。

牡蛎散，出自《太平惠民和剂局方》，适用于气阴两虚型帕金森病合并汗证的患者，症见汗出不止，活动后及精神紧张后加重，恶风寒，肢体酸沉，平素易感冒，倦怠乏力，面色淡白，舌质淡，苔薄白，脉缓弱。该方由黄芪、麻黄根、牡蛎组成，主要功效为敛阴止汗、益气固表。《医方集解》曰："汗为心之液，心有火则不止；牡蛎，浮小麦之咸凉去烦热而止汗，阳为阴之卫，阳气虚则卫不固，黄芪、麻黄之根甘温走肌表而固卫。"牡蛎潜镇固涩，黄芪益气固表止汗、重用可加强固外之力，白芍养血敛阴，另加收敛止汗之麻黄根、五味子。诸药相伍，共奏调和营卫、益气固表之功。

6. 嗅觉减退　嗅觉减退可发生于病程的各个阶段，往往不被患者所发现。临床表现为嗅觉减退及丧失，幻嗅及嗅觉倒错。祖国医学认为，本病属"鼻聋""不闻香臭"的范畴。肺主气，司呼吸，开窍在鼻，嗅觉异常，大多源于肺窍不利。《灵枢·脉度》云："肺气通于鼻，肺和鼻能知臭香矣。"肺窍不利的原因无外乎虚实两端，一是帕金森病患者素体气血不足，脏腑失于濡养，肺窍不利，清气通过肺窍进入体内，人体感知出现异常，故而自觉闻及异味；二是外感六淫之邪及体内痰饮水湿之邪入侵鼻窍，邪气阻滞，使肺窍不通，可出现嗅觉减退或嗅觉异常。此外，心对嗅觉的影响也不可忽视，《素问·五脏别论》云"心肺有病而鼻为之不利"，《难经》云"心主嗅，故令鼻知香臭也"。心神与肺气相合，人才会产生嗅觉。心为五脏六腑之大主，主神明，帕金森病时脏腑虚衰，心失所养，或外邪蒙蔽心神，影响神志，也可出现嗅觉异常。因此，鼻的嗅觉功能正常与否，与心肺两脏的功能尤为重要，故治疗嗅觉减退应从心肺入手，临床常用补阳还五汤、通窍活血汤加减。

补阳还五汤，出自清代医家王清任的《医林改错》，具有益气活血通络的功效，适用于气虚血瘀型帕金森病合并嗅觉减退的患者。方中黄芪大补肺脾之气，一则益气祛邪，二则气率血行，行气祛瘀；当归活血通络而不伤血，川芎、赤芍、桃仁协同当归既能活血祛瘀，又能引气入血，气血相融，气率血行，瘀血去新血生；地龙通筋活络；随证加粉葛、荷叶以升清阳；紫苏叶、前胡、蔓荆子宣发肺气，肺气宣肃有条则鼻窍通利；桑白皮、丹皮清肺泻热。全方内外兼施，共奏益气活血、祛瘀通络之效，有效改善嗅觉减退。

通窍活血汤，亦出自清代医家王清任的《医林改错》，具有活血化瘀、行气通窍之效，适用于瘀血阻络型帕金森病合并嗅觉减退的患者。方中桃仁、红花散瘀之力强，其药力可循肺经上行头面，直达鼻窍，使得鼻窍血脉畅通，正如《本草备要》云"通，行血润燥。辛苦甘温，入肺经而破瘀血。活血，瘀行则血活"；赤芍、川芎活血之力著，血行通畅则瘀滞散除。其上四味药活血化瘀、通经利窍之力使嗅觉得复。随证加苍耳子，其入肺经，气味甘温，禀阳明燥金之气，燥能胜湿，金可制风，其药力循肺经可顶门连脑，既可疏通鼻窍，又可制约外邪，防其反复侵袭鼻部；白芷味辛气温，其气味俱轻，轻可上达鼻窍，通窍散风。李时珍谓："肺开窍于鼻，阳明胃脉环鼻。脑为元神之府，鼻为命门之窍。人之中气不足，清阳不升，则头为之倾，九窍为之不利。"辛夷走气而入肺，又可上行入胃经，胃中清阳上行头脑，则鼻腔清利；此方通窍之力强劲，临证配石菖蒲和路路通两味豁痰开窍之药，大大缓解了嗅觉减退症状，其清轻宣泄、化浊通窍，使得通鼻窍、散瘀滞的功效得到进一步发挥。全方共奏行气活血、化瘀通窍之功，气血行则瘀滞散，瘀滞散则鼻窍通，故诸症皆除。

7. 颤证相关疼痛　颤证相关疼痛主要指颤证患者发生的慢性疼痛，且疼痛症状与颤证病程、多巴胺药物治疗、"开"和"关"症状具有相关性，排除了其他原因引起的疼痛，其发生率高达67.6%，严重影响患者的生活质量。现代医学将帕金森病相关疼痛分为两种：继发性伤害性疼痛和原发性中枢性疼痛。继发性伤害性疼痛与运动症状和关节变形有关，通常出现在疾病后期，并与运动症状波动密切相关。原发性中枢性疼痛被认为是疾病本身的直接后果，可能在首次出现运动症状之前发生。这种疼痛被描述为模糊的紧张感、瘙痒或灼烧感，与运动并发症无关，通常对多巴胺能药物反应较差。了解疼痛的发病机制，早期对PD患者进行识别，有助于疼痛控制和患者的管理。

关于PD相关疼痛，古代医家素有立论。早在《黄帝内经》中就有相关论述："寒多则筋挛骨痛，热多则筋弛骨消。""寒则目纲上下拘急，故开不得合也。""虽寒至骨，二阳犹胜，故不觉寒栗，遂为骨痹之病，是人当骨节拘挛也。"明·张景岳《类经》曰："挛，急也……寒多则血脉凝涩，故为筋挛骨痛。"明·秦景明《症因脉治》中记载："疼痛苦楚，手足拘紧，得热稍减，得寒愈甚，名曰痛痹，此寒邪成痹之症也。"清·程钟龄《医学心悟》曰："四肢拘急，何以是太阳证？答曰：寒主收引，热主舒伸。"现代医家认为，颤证的病机涉及肝气、肝血；肝体阴而用阳，体阴者，指肝主藏血，以血为体也；用阳者，指肝以气为用，性喜条达，功善疏泄。肝为风木之脏，主疏泄，疏泄太过，肝风内动，则发为颤病；肝主藏血，濡养筋脉，厥阴脏虚，筋失濡养，则筋脉拘急，发为拘病。另外，三焦为人体一身气化之枢纽，太阳经为开，主气之上升外出，以达宣发阳气、固护周身的作用。颤证患者项背部疼痛最为常见，为足太阳膀胱经走行部位。膝、掌指、腕踝关节疼痛亦不少见，肾主骨，病不离少阴经。其疼痛特点多为收缩紧痛感，夜间或冬季等阳气虚弱、寒邪亢盛时明显，同时患者伴见易汗出、疲劳等表现，为太阳经中风表虚证。常用方药包括芍药甘草汤、桂枝加葛根汤。

芍药甘草汤，源于《伤寒杂病论》，有酸甘养阴、缓急止痛之功，临床应用广泛。方中白芍苦酸，性微寒，能养血敛阴，柔肝止痛，《神农本草经》言其"气味苦、平……主邪气腹痛，除血痹，破坚积，寒热，疝瘕，止痛，利小便，益气"；炙甘草性微温甘缓，缓急止痛。两者合用，酸甘养阴，缓急止痛。现代研究表明，该方有抗炎、止痛、解痉、保肝等多方面作用。有学者认为，芍药甘草汤可能是通过作用于酸敏感离子通道上的不同部位，从而改变酸敏感离子通道的开放，达到增强对酸敏感离子通道的阻断作用而起止痛作用的。芍药甘草汤虽药味少，组方简单，但若辨证准确，随证加味，则效果显著，对于证属阴虚血少、筋脉拘挛的颤证合病疼痛患者，均可以芍药甘草汤为主方加味治疗，屡用屡效。

桂枝加葛根汤，出自《伤寒论》："太阳病，项背强，反汗出恶风者，桂枝加葛根汤主之。"方中重用葛根为君，《本经疏证》记载："葛根之用，妙在非徒如瓜蒌但涸阴津，亦非徒如升麻但升阳气，而能兼擅二者之长。"《要药分剂》亦载："（葛根）入胃、膀胱二经，兼入脾经。"该病用葛根，取其三个功效：一则发散太阳经的风寒之邪，邪气祛则经脉自安；二是其显著的缓急解痉作用，尤其是能缓解太阳经脉的拘急状态；三是养阴生津之效，使太阳经脉更加柔顺、疏通。配合桂枝为臣，共达润通太阳经之效。若患者阳气虚衰明显，加熟附子、肉桂以壮少阴之气；同时可配合芍药甘草汤以滋养营阴、柔肝舒筋，或加川乌、郁金、延胡索等温经通络、疏肝止痛之药，方达舒筋通络止痛之效。

8. 颤证合病痴呆　颤证合并痴呆是常见的非运动症状之一，多由轻度认知障碍渐进性加重发展而成，不仅是抑郁等精神症状出现的危险因素之一，且发展至晚期会严重威胁患者的生命。研究表明，1/3 的轻度认知障碍患者最终会发展为颤证痴呆，80%的颤证患者 15 到 20 年后合并痴呆，在各种痴呆类型中占 3%~4%。治疗上现代医学多以口服药物缓解症状，但随着病情的进展，不仅会出现药效减弱，还存在"毒"副作用。因此，对 PD 患者痴呆的早期识别、治疗极为重要。

颤证多好发于老年人，肾精衰退，肝阴不足，肝肾亏虚，脾胃亦日渐虚损。肾为先天之本，主骨生髓，颤证患者肾阴亏虚，肝木无以滋养，肝风内动，振摇不已，震颤由生。肝在体为筋，主疏泄藏血，肝阴不足无以主筋，筋失濡养，肢体摇动。肾精不足，阴损及阳，或劳倦伤脾，脾脏亏虚，或肝脾肾久病，或互为影响，则蒸腾失司，运化失常，气血亏乏，血瘀痰生。病久邪恋，则可见风、火、痰、瘀互结，顽结盘踞脑络，蕴塞脑窍，脑失髓养，则见呆滞愚笨，生为痴呆。故该病属于中医学中"颤证"与"痴呆"并病或合病。现代医学认为脑内神经递质失衡，是引起痴呆的生化基础（神经递质紊乱导致认知损害），颤证患者脑内神经元的缺失与痴呆程度密切相关，这佐证了中医对颤证痴呆的脏腑亏虚病机制论。颤证和痴呆虽属不同的疾病，但颤证引起的痴呆必须结合颤证本身因素的影响，如颤证患者多老年人，且肝肾亏虚者多，后续治疗需充分将二者辨证结合，方达佳效。

颤证患者早期多属于肝肾阴虚，髓海不足，病理因素突出表现为"风、火"特点。此类患者多年迈体虚，或久病不复，导致肝肾阴虚，肝阳上亢，化火生风，扰动筋脉，亦可致肾虚精少，髓海不足，元神失养，而渐致痴呆。辨证重视"风、火"。临床表现可见肢体摇颤，持物不稳，记忆力差，兴趣缺失，疲乏嗜卧，尚可见行走缓慢，动作笨拙，齿枯发焦，脑转耳鸣，筋惕肉瞤，盗汗，舌红少苔，脉弦细数。治以滋补肝肾，生精养髓，熄风清火。用天麻钩藤饮合七福饮加减治疗。

颤证中期患者以脾肾亏虚、元阳不足为主要病理特点。随着病情不断发展，脏腑俱虚，脾肾尤甚，病理因素上"虚损"的表现尤为突出。此类患者年迈体虚，脾肾虚衰，气血衰少，髓海空虚，神机失养，引发痴呆，辨证重视"虚损"。症状可见肢体摇颤，筋脉拘挛，四肢麻木；迟钝多忘，善惊易恐；胃纳呆滞，或呃逆不食，口角流涎，畏寒肢冷；小便混浊，夜尿增多，或二便失禁；舌淡体胖伴齿痕，苔白或腻，脉沉细弱，两尺尤甚。治以温补脾肾，养元安神，用还少丹合大定风珠加减治疗。

颤证晚期以痰瘀阻滞，脑窍不通多见，患者正虚日久，气血亏乏，脏腑失调，气血不畅，积湿为痰或留滞为瘀，加重病情。此阶段多虚实夹杂，依据舌、症、脉的特点，辨证抓住"痰、瘀"。临床表现可见头摇不止，肢麻震颤，善忘迟钝，表情呆滞；忽歌忽笑，洁秽不分，不辨亲疏，口吐痰涎，胃纳呆滞，恶心呕吐；舌苔黏腻，脉弦滑；亦或症见四肢微颤，肢体拘痉，善忘，呆滞不语，迟钝笨拙，或妄见妄闻；面色黯淡，舌紫瘀斑，脉细弦或沉迟。其中以痰为主者，宜开窍豁痰，安神益智，用羚角钩藤汤合洗心汤。

分期辨治颤证合并痴呆，早期为基础，中期为关键，晚期重在解毒化浊，防止病情恶化，同时也要补虚扶正。此"分期辨治，重视通调"的治疗思想与现代医学痴呆的平台期、波动期、下滑期的诊疗方案有异曲同工之妙。

第二节　中成药与单味药的应用

一、中成药

（一）注射剂

2004 年，《国家基本药物》中"抗颤证"（二级类别）的化学药品有 10 多种，专用于颤证的中成药为数不多，临床医家根据颤证的辨证分型和中药注射剂的有效成分及功效，总结出以下几种常用于治疗颤证。

1. 葛根素注射液　本品主要成分为葛根素，是中药葛根的有效成分之一，为无色至微黄色的澄明液体。现代药理研究该药具有扩张血管、解痉、降血糖等作用。可用于治疗冠心病、心绞痛、心肌梗死，视网膜动、静脉阻塞，突发性耳聋等。常用于颤证属阴虚风动者，症见拘挛少动，肌张力明显增高等。葛根素结合西药治疗颤证可明显提高临床疗效。

【用法用量】静脉滴注，每次 40~200 mg，加入 5% 葡萄糖注射液 500 mL 中使用，每日 1 次，10~20 d 为一疗程，可连续使用 2~3 个疗程。超过 65 岁的老年人连续使用总剂量不超过 5 g。

2. 脉络宁注射液　该药主要由石斛、金银花、玄参和牛膝等几味药物组成，具有养阴清热、补益肝肾、活血化瘀的功效。临床多用于治疗血脉瘀阻所致的脱疽，症见红肿热痛，破溃，夜间为甚，兼见腰膝酸软、口干欲饮；也可用于闭塞性脉管炎、动脉硬化性闭塞等疾病。临床常将此药用于颤证、脑梗死、脑出血证属阴虚血瘀的患者。

【用法用量】静脉滴注，每次 20 mL，加入 10% 葡萄糖注射液 500 mL 中使用，每日 1 次，10~14 d 为一疗程，每个疗程间隔 5~7 d。最少 1 个疗程，最多为 4 个疗程。

3. 川芎嗪注射液　本品活性成分为盐酸川芎嗪，具有活血行气、祛风止痛的功效。现代药理研究，该药有抗血小板凝集作用，并对已凝集的血小板有降解作用，能扩张小动脉，改善微循环和脑血流，有抗血栓形成和溶血栓作用，常用于闭塞性脑血管疾病如脑供血不足、脑栓塞及其他缺血性血管疾病如冠心病、脉管炎等，临床可用于颤证血瘀症候明显的患者。王丹巧等通过实验研究证实，川芎嗪与左旋多巴在治疗帕金森病时具有协同作用，可降低细胞外液的羟自由基水平，减少氧化应激损伤。文敏等也进行类似的实验研究证实，川芎嗪治疗可上调 Bcl-2 的表达，增加黑质酪氨酸羟化酶阳性神经元数量，有明显的神经保护作用。

【用法用量】静脉滴注，每次 40~80 mg（1~2 支），稀释于 5% 葡萄糖注射液或氯化钠注射液 250~500 mL 中使用，速度不宜过快，每日 1 次，10 d 为一疗程，一般使用 1~2 个疗程。

4. 血栓通注射液　本品主要成分是三七总皂苷，具有活血祛瘀、扩张血管、改善血液循环的作用。常用于脑血管病后遗症、内眼病、眼前房出血等。研究表明，三七总皂苷可以通过改善和修复受损神经元，提高细胞存活的数量和质量，以及提高乙酰胆碱转移酶和突触的含量和活性，从而起到抗衰老、抗痴呆的作用。所以，临床血栓通注射液常被用于治疗颤证血瘀症候明显者，特别是颤证合并痴呆的患者。

【用法用量】静脉注射，每次 2~5 mL，以氯化钠注射液 20~40 mL 稀释后使用，每日 1~2 次。静脉滴注，每次 2~5 mL，用 10% 葡萄糖注射液 250~500mL 稀释后使用，每日 1~2 次。肌内注射，每次 2~5 mL，每日 1~2 次。理疗，每次 2 mL，加注射用水 3 mL，从负极导入。

5. 疏血通注射液　本品是由水蛭、地龙两种虫类中药精制而成，内含水蛭素及水蛭素样物质、蚓激酶及蚓激酶样物质等多种抗血栓物质。该药具有活血化瘀，通经活络的功效。目前主要用于瘀血阻络所致的中风中经络急性期，症见半身不遂、口舌歪斜、言语謇涩等，也可用于颤证属血瘀生风证型者。

【用法用量】静脉滴注，每日 6 mL 或遵医嘱，加于 5% 葡萄糖注射液或 0.9% 氯化钠注射液 250~500 mL 中缓慢滴入。

6. 天麻素注射液　本品是采用现代制药技术研制而成的单体制剂，其成分为名贵药材天麻的有效单体天麻素，化学名称为 4-羟甲基苯-B-D-吡喃葡萄糖苷半水合物。该药具有镇静、镇痛、降压等作用，还能扩张血管、改善心肌微循环，提高供氧能力等。适用于神经衰弱、神经衰弱综合征及血管神经性头痛、眩晕证等。近年来，随着天麻素注射液研究的不断深入，其临床应用也日益广泛，常常被用于治疗颤证以震颤为主者。实验研究证明，天麻素能明显改善帕金森病大鼠旋转行为，增加帕金森病大鼠中脑腹侧被盖区酪氨酸羟化酶表达，对酪氨酸羟化酶阳性神经元有保护作用，天麻素和左旋多巴联用可使这种作用增强。郝晋东等通过实验研究证明，天麻素可以抑制多巴胺的代谢率，使多巴胺含量升高，增强保护神经元的功能。

【用法用量】静脉滴注，每次 0.6 g（3 支），每日 1 次，用 5% 葡萄糖注射液或 0.9% 氯化钠注射液 250~500 mL 稀释后使用。

7. 醒脑静注射液　本品由麝香、冰片、栀子、郁金组成，是在镇惊开窍药物安宫牛黄丸的基础上研制而成，具有较好的清热解毒、凉血活血、开窍醒脑的作用。用于气血逆乱、脑脉瘀阻所致中风昏迷、偏瘫口㖞；外伤头痛，神志昏迷；酒毒攻心，头痛呕恶，昏迷抽搐。现代药理研究证明，醒脑静可保护脑细胞超微结构，兴奋大脑皮质，改善脑细胞代谢，增加脑细胞功能。吴睿等通过临床观察发现醒脑静注射液能明显改善颤证患者的抑郁症状。目前，该药临床常被用于治疗颤证属痰蒙清窍型，或颤证合并痴呆，伴有健忘、呆傻愚笨、头晕不适、头重如裹、全身乏力、舌苔黄厚腻、脉弦数者。

【用法用量】　静脉滴注，每次 10~20 mL，用 5%~10% 葡萄糖注射液或 0.9% 氯化钠注射液 250~500 mL 稀释后使用。

8. 刺五加注射液　本品由刺五加的茎叶制成，其主要成分为刺五加叶皂苷。该药具有平补肝肾，益精壮骨的作用。临床常用于肝肾不足所致的短暂性脑缺血发作、脑动脉硬化、脑血栓形成、脑栓塞等。亦用于冠心病、心绞痛合并神经衰弱和更年期综合征等。最近研究发现，刺五加有明显的预防和治疗颤证的作用。实验证明，刺五加可能通过抗氧化应激，抗细胞凋亡，减轻谷氨酸毒性，抗炎及免疫调节作用，抵抗环境毒素，而起到单胺氧化酶 B 型抑制剂（MAO-BI）样作用，发挥治疗颤证的作用。本品临床主要用于以虚证为主的颤证。

【用法用量】　静脉滴注，每次 300~500 mg，每日 1~2 次，20 mL 规格的注射液可按 7 mg/kg，加入 0.9% 氯化钠注射液或 5%~10% 葡萄糖注射液中使用。

9. 生脉注射液　本品由中医经典古方生脉散经剂型加工提取而成，由红参、麦冬、五味子 3 味药物组成，具有益气养阴、复脉固脱功能。动物实验发现，生脉注射液具有广泛的药理活性，如强心、扩张冠脉血管、抗氧化损伤、免疫增强及调节等作用，现已普遍应用于心肌梗死、心源性休克、感染性休克、脑梗死后遗症、手术后等属气阴两亏、脉虚欲脱证，可见心悸、气短、四肢厥冷、汗出、脉欲绝等症；颤证气血亏虚型，也可配合给予此药。

【用法用量】　肌内注射，每次 2~4 mL，每日 1~2 次。静脉注射，每次 20~60 mL，用 5% 葡萄糖注射液 250~500 mL 稀释后使用，或遵医嘱。本品大剂量高浓度对心脏表现先抑制后兴奋作用，故用药易慢，并适量稀释。因含皂苷及挥发油，最好不与其他药合用。

（二）口服制剂

中成药口服制剂是将中药材按一定理法方药原则组成，经制剂加工制成各种不同剂型的中药制品，包括丸、散、膏、丹等。因本类制剂不用煎煮，携带方便，便于口服，提高了患者的依从性。临床常用治疗颤证的中成药有以下数种。

1. 全天麻胶囊　主要成分为天麻。该药具有平肝熄风的功效，适用于肝风上扰所致的眩晕、头痛、肢体麻木，也可用于以震颤为主伴有头晕、头痛的颤证患者。

【用法用量】　口服，每次 3~6 粒，每日 3 次。

2. 羚羊角胶囊　主要成分为羚羊角粉。该药具有平肝熄风、清肝明目、散血解毒的功效。临床用于肝风内动、肝火上扰及血热毒盛所致的高热惊痫、神昏痉厥、子痫抽搐、癫痫发狂、头痛眩晕、目赤、翳障、温毒发斑等。也可用于颤证属心肝火旺、热极生风者，主要表现有肢体震颤明显、失眠多梦、心烦易怒、咽干口苦、舌红苔黄等。

【用法用量】　口服，每次 2~4 粒，每日 1 次。

3. 强力天麻杜仲胶囊　主要成分为天麻、杜仲、制草乌、附子（制）、独活、当归、地黄、川牛膝、槲寄生等。该药具有散风活血、舒筋止痛之功效。多用于中风引起的筋脉疼痛、肢体麻木，行走不便，腰腿酸痛，头痛头昏等。临床也可用于治疗肝肾亏虚颤证兼有肢体关节疼痛、活动受限者。

【用法用量】口服，每次2~3粒，每日3次。

4. 血府逐瘀胶囊　主要由桃仁（炒）、红花、赤芍、川芎、枳壳（麸炒）、柴胡、桔梗、当归、地黄、牛膝、甘草等组成。该药具有活血祛瘀、行气止痛的功效。用于冠心病心绞痛、血管及外伤性头痛等疾病证属瘀血内阻者，以胸痛或头痛、内热瞀闷、失眠多梦、心悸怔忡、急躁易怒等症为主，颤证可用于气滞血瘀型伴有心悸胸闷不适的患者。

【用法用量】口服，每次6粒，每日2次。

5. 杞菊地黄丸　主要由枸杞子、菊花、熟地、山茱萸（制）、牡丹皮、山药、茯苓、泽泻等几味药物组成。该药具有补益肝肾，滋阴降火之功。可用于肝肾阴虚兼有内热型颤证，症见肢体细微震颤、头晕耳鸣、腰膝酸软、二目干涩、咽干口苦、潮热盗汗、小便短赤等。

【用法用量】口服，每次8~10丸，每日2次。

6. 六味地黄丸　方药出自宋代名医钱乙所著《小儿药证直诀》，由熟地黄、山茱萸（制）、牡丹皮、山药、茯苓、泽泻六味药物组成，辅料为黄酒。该药具有滋补肝肾的作用。主要用于治疗阴虚风动型颤证。

【用法用量】口服，每次8~10粒，每日2次。

7. 金匮肾气丸　组方出自汉代张仲景的《金匮要略》，主要由地黄、茯苓、山药、山茱萸（酒炙）、牡丹皮、泽泻、桂枝、牛膝（去头）、车前子（盐炙）、附子（炙）等几味药物组成，辅料为蜂蜜。该药具有温补肾阳、化气行水的作用。用于阴虚及阳、肾阳虚明显的患者，伴见水肿、畏寒肢冷、腰膝酸软、小便清长、大便溏泄等症。

【用法用量】口服，每次8~10粒，每日2次。

8. 人参养荣丸　组方源自宋代的《太平惠民和剂局方》，由人参、白术（炒）、茯苓、炙黄芪、当归、熟地黄、白芍（麸炒）、陈皮、远志（制）、肉桂、五味子（酒蒸）、炙甘草等药物组成。该药具有温补气血的功效。适用于心脾两虚、气血不足的颤证患者，伴有形瘦神疲、身困乏力、少气懒言、食少便溏等。

【用法用量】口服，每次8~10粒，每日2次。

9. 补中益气丸　组方源于金元四大家之一李东垣的《脾胃论》，由炙黄芪、党参、白术（炒）、当归、升麻、柴胡、陈皮、炙甘草组成。该药以调补脾胃、升阳益气为功。临床适用于气血两虚、虚风内动型颤证，伴有体倦乏力、食少腹胀、便溏久泻、肛门下坠等症。

【用法用量】口服，每次8~10粒，每日3次。

10. 薯蓣丸　组方源自汉代张仲景的《金匮要略》，由山药、人参、白术（炒）、茯苓、当归、白芍、川芎、阿胶、大枣、柴胡、桂枝等药物组成。该药具有调理脾胃、益气和营之功。临床适用于虚劳诸证，用于以气血亏虚型为主的颤证。

【用法用量】口服，每次10~20丸，每日3次。

11. 天王补心丹　组方来源于明代洪九有的《摄生秘剖》，由生地、人参、元参、天冬、麦冬、丹参等十四味中药配伍而成。该药具有滋阴养血、补心安神的功效。适用于治疗肝肾阴虚、心火独亢型颤证，伴有失眠多梦、虚烦心悸、焦躁不安、大便干燥或口舌生疮等症。

【用法用量】口服，每次1丸，每日2次。

12. 消栓口服液　组方来源于清代王清任《医林改错》中的补阳还五汤，由黄芪、当归、赤芍、地龙、川芎、桃仁、红花等药物组成，辅料为蔗糖。该药具有补气、活血、通络的功效。主要用于中风引起的半身不遂、口舌歪斜、言语謇涩、口角流涎、小便频数，也用于颤证气虚血瘀风动型患者。凡阴虚阳亢、风火上扰、痰浊蒙蔽者禁用。

【用法用量】口服，每次1支（10 mL），每日3次。

13. 小活络丸（原名白龙丸）　组方出自宋代《太平惠民和剂局方》，主要由胆南星、制川乌、制草乌、地龙、乳香（制）、没药（制）等药物组成。该药具有祛风散寒、化痰除湿、活血止痛的功效。主治颤证以肢体僵硬、麻木不仁或关节疼痛等为主者。

【用法用量】口服，每次6丸，每日1~2次，用黄酒或温开水送服。

14. 右归丸　组方来源于名医张景岳的《景岳全书》，药物组成有熟地黄、附子（炮）、肉桂、山药、山茱萸（酒炙）、菟丝子、鹿角胶、枸杞子、当归、杜仲（盐炒）等。该药具有温补肾阳，填精止遗之功。主要用于肾阳不足型颤证，伴腰膝酸冷、精神不振、怯寒畏冷、阳痿遗精、大便溏薄、尿频而清等症。

【用法用量】口服，每次1丸（9 g），每日3次。

15. 六君子丸　主要由党参、茯苓、白术（麸炒）、甘草（蜜炙）、半夏（制）、陈皮、生姜、大枣等药物组成。该药具有补脾益气、燥湿化痰之功。可用于脾虚湿盛型颤证患者，伴有头重昏蒙、身困乏力、怠惰思卧、舌体胖大、舌苔厚腻等。

【用法用量】口服，每次9 g，每日2次。

16. 左归丸　组方来源于张景岳的《景岳全书》，由熟地黄、菟丝子、牛膝、龟板胶、鹿角胶、山药、山茱萸、枸杞子等药物组成，辅料为蜂蜜。该药具有滋补肾阴之功。临床多用于治疗肾精亏虚型颤证。

【用法用量】口服，每次9 g，每日2次。

17. 舒肝解郁胶囊　主要由贯叶金丝桃、刺五加两味中药加工研制而成。该药具有疏肝解郁、健脾安神的作用。临床可用于肝郁气滞型颤证，特别是颤证合并焦虑抑郁症的患者，伴有失眠多梦、胸胁乳房胀痛、善太息等。

【用法用量】口服，每次4片，每日2次。

18. 龙胆泻肝片、丸剂　由柴胡、车前子、当归、地黄、木通、黄芩、龙胆草、泽泻、栀子、炙甘草十味药物组成。该药具有清肝胆、利湿热的功效。可用于肝郁化火动风型颤证，伴心烦易怒、耳部轰鸣、咽干口苦、大便秘结、小便短赤等。大便溏软、年老体弱者及孕妇禁服。患有心律失常、高血压、心脏病、肾脏病、糖尿病等慢性严重性疾病者应在医生指导下服用。本品不宜长期服用。

【用法用量】口服，片剂，每次4~6片，每日2~3次；丸剂，每次3~6 g，每日2次。

19. 独活寄生丸、合剂　组方来源于唐代孙思邈的《备急千金要方》，由白芍、川芎、当归、党参、独活、杜仲、防风、茯苓、甘草、牛膝、秦艽、肉桂、桑寄生、熟地黄、细辛等十余味药物组成。该药可祛风湿、散寒邪、养肝肾、补气血、止痹痛。临床可用来治疗肝肾亏虚、气血不足型颤证，以肢体僵硬、活动不灵、关节疼痛等症为主者。

【用法用量】口服，丸剂，每次9 g，每日2次；合剂，每次15~20 mL，每日3次，用时摇匀，黄酒送服。

二、单味药物的应用

常用于治疗颤证的药物有百余种，经检索有关文献总结，出现频率较高的药物从高到低依次为：白芍57次（2.9%）、山茱萸56次（2.8%）、熟地51次（2.6%）、川芎47次（2.4%）、肉苁蓉47次（2.4%）、枸杞47次（2.4%）、白术47次（2.4%）、黄芪45次（2.3%）、天麻39次（2.0%）、龟甲38次（1.9%）、当归36次（1.8%）、党参36次（1.8%）、钩藤32次（1.6%）、生地31次（1.5%）、僵蚕31次（1.5%）、蜈蚣31次（1.5%）、茯苓29次（1.5%）、柴胡30次（1.5%）、龙骨29次（1.5%）、水蛭27次（1.4%）、地龙27次（1.4%）、全蝎27次（1.4%）、牛膝28次（1.4%）、山药27次（1.4%）、牡丹皮23次（1.2%）、石菖蒲23次（1.2%）、珍珠母18次（0.9%）、牡蛎17次（0.9%）、葛根17次（0.9%）、丹参17次（0.9%）、何首乌17次（0.9%）、枳实16次（0.8%）、杜仲16次（0.8%）。

1. 白芍　本品味苦酸甘，性微寒，归肝、脾经。具有养血敛阴、柔肝止痛、平抑肝阳之功。据《本草备要》记载，该药苦酸微寒，入肝、脾血分，为手、足太阴行经药，可泻肝火、安脾肺、固腠理、和血脉、收阴气、缓中止痛、补劳退热。该药收敛肝阴以养血，常与熟地、当归和川芎等同用，如四物汤，临床常用于治疗肝血亏虚之颤证，症见面色苍白、眩晕心悸。若与川芎、柴胡、枳实等药配伍，如柴胡疏肝散，以疏肝解郁、调畅情志，常用于颤证合并焦虑抑郁症患者。若颤证之阴血亏虚，筋脉失养而致手足挛急作痛者，常配伍甘草、木瓜等药，以缓急止痛、滋阴舒筋。

2. 山茱萸　本品味酸涩，性微温，归肝、肾经。具有补益肝肾、收敛固涩之功。《本草备要》称该药可补肾温肝、固精秘气、强阴助阳、安五脏、通九窍、暖腰膝、缩小便。该药味酸微温质润，其性温而不燥，补而不峻，补益肝肾，既能益精，又可助阳，为平补阴阳之要药，常与熟地、山药、茯苓等配伍，如六味地黄丸。故此药多配伍治疗肾虚髓亏之颤证，为治病求本之法。该药既能补肾益精，又能固精缩尿，于益精之中又具封藏之功，为固精止遗之要药，与覆盆子、金樱子、桑螵蛸等药同用，临床常用于治疗非运动症状，症见遗尿、尿频等属肾虚膀胱失约之证。

3. 熟地　本品味甘，性微温，归肝、肾经。具有补血养阴、填精益髓之功。据《本草备要》记载，该药入手足少阴、厥阴经，可滋肾水、补真阴、填骨髓、生精血、聪耳明目、黑发乌髭。该药甘温质润，补阴益精以生血，为养血补虚之要药，常与当归、白芍、白术、川芎、茯苓等同用，如四物汤、八珍汤、十全大补汤等，用于治疗气血亏虚之颤证。古人称其"大补五脏真阴""大补真水"之品，为补肾阴之要药，常与龟甲、知母、黄柏等同用治疗阴虚骨蒸潮热，如大补阴丸，临床常用于治疗见五心烦热、夜睡汗出等症。亦可与何首乌、牛膝、菟丝子等配伍，以益精血、乌须发，如七宝美髯丹，常用于治疗精血亏虚、毛发花白稀疏、颜面散在老年斑者。

4. 川芎　本品味辛，性温，归肝、胆、心包经。具有活血行气、祛风止痛之功。据《本草备要》记载该药为少阳引经，入手足厥阴气分，乃血中气药，助清阳而开诸郁，润干燥而补肝虚，上行头目，下行血海，搜风散瘀。该药辛散温通，能祛风通络止痛，又可治风湿痹痛，常与独活、桑寄生、秦艽、防风、桂枝、杜仲、牛膝等药同用，如独活寄生汤，临床常用于治疗肝肾亏虚、风寒痹痛之颤证，症见腰膝酸软、肢体僵硬、身困乏力、转侧困难、指（趾）端发凉等。该药既能活血，又能行气，故有"血中之气药"之称，多与赤芍、桃仁、柴胡、生地黄、枳壳、牛膝等药物配伍应用，如血府逐瘀汤，临床常用于治疗中风、颤证、血管性痴呆等病，症见痰瘀互阻之象。

5. 肉苁蓉　本品性温，味甘咸。甘能补，咸入肾，甘温助阳，为补肾阳、益精血之良药；甘咸质润入于大肠经，可润肠通便。临床配伍杜仲、巴戟天、菟丝子等用于治疗肾虚精亏型颤证、中风、痿证等病，症见肢体活动不遂、头摇肢颤、行动困难、反应迟钝、腰膝酸软、小便失禁等；与麻子仁、郁李仁等配伍，用于治疗顽固性便秘证属津亏肠燥者。

6. 枸杞　本品性平，味甘，入肝、肾经。可滋补肝肾、益精明目。用于虚劳精亏、腰膝酸痛、眩晕耳鸣、内热消渴、血虚萎黄、目昏不明。临床配伍桑叶、菊花、牡蛎，用于治疗肝肾阴亏、虚阳上越、头晕目眩者；与清肝、滋肾之菊花、地黄等配伍，用于治疗肝肾阴虚、目失所养所致两目干涩疼痛、羞明流泪、视物不清；与滋阴、养血之沙参、麦冬、当归及疏肝止痛之川楝子配伍，用于治疗肝肾阴亏、肝体失养、疏泄失常所致的胁肋隐痛、咽干口燥、舌红少津；与补肝肾、强筋骨之杜仲、续断、桑寄生、金毛狗脊、补骨脂、川牛膝等配伍，用于治疗肝肾两亏、筋骨失养、腰膝酸软无力；与附子、肉桂、肉苁蓉、阳起石及熟地、菟丝子、蛇床子等配伍，用于治疗肾阳不足、阳痿遗精等证。

7. 白术　本品味甘苦，性温，归脾、胃经。具有健脾益气、燥湿利水、止汗安胎之功。《本草备要》载，该药苦燥湿、甘补脾、温和中，在血补血，在气补气，无汗能发，有汗能止，燥湿则能利小便，生津液，止泄泻，消痰水肿满、黄疸湿痹；补脾则能进饮食，祛劳倦，止肌热，化症癖；和中能治呕吐，定痛安胎。血燥无湿者禁用；能生脓作痛，溃疡忌之。该药既长于补气以复脾运，又能燥湿、利尿以除湿邪，被前人誉为"脾脏补气健脾第一要药"，常与党参、茯苓、砂仁、薏苡仁、桔梗等药同用，如参苓白术散，临床常用于治疗脾虚湿盛之颤证，以健脾渗湿。

8. 黄芪　本品味甘，性微温，归脾、肺经。具有健脾补中、升阳举陷、益卫固表、利尿托毒、敛疮生肌之功。据《本草汇言》记载，该药补肺健脾，实卫敛汗，祛风运毒。该药善入脾胃，为补中益气要药，又能升阳举陷，常与人参、升麻、柴胡等同用，如补中益气汤，长于治疗脾虚中气下陷之久泻脱肛、内脏下垂，并常用于颤证症见气短懒言、身困乏力者。可加防风、白术、牡蛎等药治疗颤证汗出过多者。亦可加大黄芪用量，治疗血压偏低者。对脾虚不能布津，本品能补气生津，促进津液的生成与输布而有止渴之效，常与天花粉、葛根等同用，如玉液汤，治疗阴虚燥热之证，亦为消渴之常用药。

9. 天麻　本品味甘，性平，归肝经。具有熄风止痉、平抑肝阳、祛风通络之功。《本草备要》称该药祛风，入肝经气分，益气强阴，通血脉，强筋力，疏痰气，治诸风掉眩、头旋眼黑、言语不遂、风湿顽痹、小儿惊风。该药祛风通络，为治疗颤证之要药，临床常与钩藤、川芎、牛膝、牡蛎、珍珠母等药配伍应用，治疗肢颤头摇、筋脉拘挛等症。该药既熄肝风，又平肝阳，亦为治眩晕之要药，常与半夏、陈皮、茯苓、白术等同用，如半夏白术天麻汤，治疗颤证见眩晕、痰多胸闷者。若与秦艽、羌活、桑枝等药同用，可治疗颤证见风湿痹痛、关节屈伸不利者。

10. 龟甲　本品味甘，性寒，入肾、肝、心经。具有滋阴潜阳，益肾健骨，养血补心之功。据《本草纲目》记载，该药可补心、补肾、补血，皆以养阴也……观龟甲所主诸病，皆属阴虚血弱。本品性寒，兼退虚热，宜与阿胶、鳖甲、生地等品同用，如大定风珠，临床常治疗颤证之阴虚风动、神倦瘛疭者。该药长于滋肾养肝，又能健骨，故多与熟地、知母、黄柏、锁阳等品同用，如虎潜丸，多用于颤证之筋骨不健、腰膝酸软、步履乏力，亦可治疗小儿鸡胸、龟背、囟门不合等诸症者。

11. 当归　本品味甘辛，性温，归肝、心、脾经。具有补血调经、活血止痛、润肠通便之功。《医学启源》曰：当归，气温味甘，能和血补血，尾破血，身活血。本品甘温质润，长于补血，为补血之圣药，若配黄芪、人参补气生血，如当归补血汤、人参养荣汤等，临床常用于治疗气血两虚、筋脉失养之颤证。亦可配黄芪、赤芍、川芎、地龙、桃仁、红花等，如补阳还五汤，以益气、活血、通络，常用于治疗中风后遗症和属气虚血瘀之证者。该药补血以润肠通便，可与肉苁蓉、牛膝、升麻等药配伍，如济川煎，临床多用于治疗颤证并发便秘证属血虚肠燥者。

12. 党参　本品味甘，性平，归脾、肺经。具有补中益气、健脾益肺、补血生津之功。《本草正义》称该药能补脾养胃、润肺生津、健运中气，与人参不甚相远，其尤可贵者，则健脾运而不燥，滋胃阴而不湿，润肺而不犯寒凉，养血而不偏滋腻，鼓舞清阳，振动中气，而无刚燥之弊。该药既能补气，又能补血，常与黄芪、白术、当归、熟地等配伍，用于气虚不能生血或血虚无以化气，临床常治疗并发嗅觉减退、吞咽困难等症所致的气血两虚，症见面色苍白或萎黄、食欲减退、乏力头晕者，亦可加麦冬、五味子等养肺阴，敛肺气之品同用，以治颤证气津两伤之证。

13. 钩藤　本品味甘，性凉。归肝、心包经。具有清热平肝、熄风止痉之功。《本草纲目》称钩藤为手、足厥阴药也，足厥阴主风，手厥阴主火，惊痫眩晕，皆肝风相火之病，钩藤通心包于肝木，风静火熄，则诸证自除。该药既能清肝热，又能平肝阳，为治疗阳亢风动之要药，常与天麻、石决明、牛膝、杜仲、茯神、益母草、夜交藤等同用，临床常用于治疗肢体震颤、手足麻木、头晕头痛等症，如天麻钩藤饮。亦常与天麻、全蝎、僵蚕等药配伍，临床常用于治疗颤证以颜面部肌肉震颤为主者，如下颌不自主抽动，亦可治疗小儿急惊风，症见牙关紧闭、手足抽搐者。

14. 生地　本品味甘苦，性凉，归心、肝、脾、肺四经。具有清热、生津、滋阴、养血之功。常配伍补益药，主要是发挥并增强其滋阴养血生津之功；发挥养血功效可重点选当归、白芍、熟地；发挥养阴生津功效时可重点选配麦冬、天冬；因气虚而致津血不足之证或气血两虚、气阴两虚之证可重点选配人参、黄芪、白术。配伍补益药主要用于治疗阴血津液不足之证，往往需要服用较长时间，要注意其性寒易伤阳气和脾胃之弊，避免过用或可配伍益气护胃之品。

15. 僵蚕　本品性平，味辛咸，入肝、肺经。善祛头面之风，具有止痉、化痰散结的作用。现代药理研究显示，该药具有抗惊厥、抗凝的作用。与天麻钩藤饮同用可熄风定痉，治疗肝风内动所致的颤证，症状以震颤为主，伴有头晕耳鸣的患者，也可治疗痫证、痉证、眩晕等疾病，如定痫丸；与白附子、全蝎配伍可祛外风，治疗面瘫、头风等疾病，如牵正散。

16. 蜈蚣　本品性温，味辛，入肝经。性善走窜，通达内外，搜风定痉力强，为熄风要药，临床可配伍用于颤证、痫证、痉证、中风等疾病的各种证型。能攻毒散结、通络止痛，搜剔脉络之浊毒瘀血。实验研究显示，蜈蚣能改善微循环，延长凝血时间，降低血黏度，并有镇痛、抗炎的作用，所以临床常配伍乌梢蛇等治疗脉络痹阻脉络型颤证、中风、痴呆等疾病。

17. 茯苓　本品味甘淡，性平，入心、脾、肾经。具有利水消肿、渗湿、健脾、宁心之功。《世补斋医书》记载茯苓一味，为治痰主药，痰之本，水也，茯苓可以行水；痰之动，湿也，茯苓又可行湿。该药味甘而淡，甘则能补，淡则能渗，药性平和，既可祛邪，又可扶正，利水而不伤正，实为利水消肿之要药，常与泽泻、猪苓、白术、桂枝等药同用，如五苓散，治疗颤证之水湿内停所致小便不利。该药益心脾而宁心安神，常与黄芪、当归、远志等同用，如归脾汤，治疗颤证之心脾两虚、气血不足之心悸怔忡、失眠健忘等。若颤证并发惊恐而不安卧者，可与人参、龙齿、远志等配伍，如安神定志丸。亦可配伍巴戟天、肉苁蓉、麦冬、五味子、石菖蒲、远志等药，如地黄饮子，临床常用于治疗构音障碍、脚软无力、步态不稳等症。

18. 柴胡　本品性微寒，味辛苦，归肝、胆、肺经。具有解表退热、疏肝解郁、升举阳气的作用。《神农本草经》注：柴胡，主心腹肠胃中结气，饮食积聚，寒热邪气，推陈致新。久服轻身、明目、益精。临床常配伍香附、枳壳等治疗叠加抑郁焦虑的患者，如柴胡疏肝散、逍遥散等；配伍川芎、桃仁、红花等活血之品，治疗气血瘀滞型中风、眩晕、胸痹等疾病，如血府逐瘀汤；配伍黄芩、半夏、人参等，如小柴胡汤。治疗见少阳证者，伴有胸胁苦满、默默不欲饮食、心烦喜呕、口苦、咽干、目眩等。

19. 龙骨　本品性平，味甘涩，归心、肝、肾、大肠经。具有镇惊安神、敛汗固精、止血涩肠、生肌敛疮的作用。《日华子本草》记载该药健脾，涩肠胃，止泻痢，渴疾，怀孕漏胎，肠风下血，崩中带下，鼻衄，吐血，止汗。临床常与牡蛎相须合用，起养阴潜阳、镇静安神、软坚散结、涩精、止血、止带之功；配麻黄根有敛津液、止汗之功；凡营卫不和、气血失调、脏腑功能紊乱所致的盗汗、自汗，均可用之；配桑螵蛸，适宜于肾阳虚衰、肾气不固之遗精、早泄、遗尿、白浊、小便频数等症；配桂枝，使上下阴阳之气交通于中土而补心阳、镇潜安神；配远志具交通心肾、镇心安神之效。

20. 水蛭　本品性平，味咸苦，入肝、膀胱经。具有破血通经、逐瘀消癥的功效。实验研究发现，水蛭中的有效成分水蛭素能抑制凝血酶同血小板的结合及血小板受凝血酶刺激的释放，具有显著抑制血小板聚集、减少血管阻力的作用。水蛭素作用在血液凝固的初始阶段，阻止凝血酶对纤维蛋白的聚合，能有效地抑制游离的和凝血块上的凝血酶，可防止各类血栓的形成及延伸。临床可配伍用于颤证、中风、眩晕、痴呆等疾病证属瘀血阻络的患者。

21. 地龙　本品性寒，味咸，归肝、脾、肺经。具有清热定惊、通络、平喘、利尿的功效。《本草拾遗》中记载该药疗温病大热，狂言，主天行赤热，小儿热病癫痫。地龙含有蚓激酶。实验研究发现，蚓激酶延长体外血栓形成的时间但不影响正常的止血，从而可以起到防治血栓的作用。另外还表明地龙提取物可增强红细胞的变形能力，扩张微血管、加快血流从而起到改善微循环的作用。临床配伍黄芪、川芎等治疗气虚血瘀型颤证、中风等病，如补阳还五汤；配伍白果、麻黄治疗喘证，症见咳嗽气喘、黄色黏稠痰、舌苔黄腻、脉滑数等，如定喘汤。

22. 全蝎　本品味辛，性平，有毒，归肝经。具有祛风止痉、攻毒散结、通络止痛的功效。《本草求真》记载该药（专入肝）味辛而甘，气温有毒，色青属木，故专入肝祛风。可用于小儿惊风、抽搐痉挛、中风口歪、半身不遂、破伤风、风湿顽痹、偏正头痛、牙痛、耳聋、疮疡、瘰疬等。临床上各种风动抽搐之证均可应用，以加强祛风止痛之力，如《经验方》中的止痉散。热病热极生风，四肢抽搐，角弓反张，与羚羊角、钩藤、地龙等同用，以清热熄风止痉；若脾虚慢惊，须与党参、白术、半夏、天麻等同用，以补虚健脾、祛风定惊；言语不清者，与茯苓、薄荷同用，如《普济方》正舌散。

23. 牛膝　本品性平，味苦甘酸，入肝、肾经。有补肝肾、强筋骨、祛风活血的作用。《神农本草经》称该药主寒热痿痹，四肢拘挛，膝痛不可屈伸。牛膝是治疗颤证、痹症、痿证、中风等证属肝肾不足、脉络瘀阻型的常用药。与代赭石、生牡蛎等配伍，如镇肝熄风汤、天麻钩藤饮，可用于治疗阳亢化风型颤证、头痛、眩晕等病，症见肢麻震颤不能自制、头晕目眩、耳鸣等；与桃仁、红花等配伍，如血府逐瘀汤，用于治疗瘀血阻络型颤证合并脑梗死或冠心病的患者；与桑寄生、杜仲等配伍，既可补益肝肾，又能起到引药下行的作用，如独活寄生汤，用于治疗肝肾亏虚型颤证、痹证、痿证等，症见腰膝酸软、关节疼痛者。

24. 山药　本品性平，味甘，归脾、肺、肾经。具有益气养阴、补脾肺肾的作用，为平补三焦之品。《神农本草经》中云：山药能补中、益气力、长肌肉。临床常配伍人参、地黄等治疗气血亏虚型颤证，伴有头晕乏力、心悸气短等，如薯蓣丸；若脾胃虚弱明显，症见腹胀纳差、大便溏泄、舌体胖大、齿痕舌者，可配伍党参、茯苓等健脾化湿，如参苓白术散；配伍熟地黄、山萸肉治疗肝肾阴虚，虚风内动的颤证，如六味地黄丸、左归丸、杞菊地黄汤等。

25. 牡丹皮　本品性寒，味苦辛，归心、肝、肾经。具有清热凉血、活血化瘀的功效。药理研究发现，丹皮含有的有效成分丹皮酚可使血细胞比容、全血黏度、红细胞聚集性和血小板黏附性降低，改变红细胞变形性，抑制血小板聚集和释放反应，具有抑制粥样硬化斑块形成的作用。临床常配伍栀子、柴胡等治疗肝郁化火型叠加焦虑抑郁症者，如丹栀逍遥散；配伍山药、熟地黄、山茱萸等治疗肾阴不足型颤证，伴有头晕耳鸣、腰膝酸软、骨蒸潮热汗出等症，如六味地黄汤。

26. 石菖蒲　本品性温，味辛苦，归心、胃经。具有化痰开窍、化湿和胃、醒神益智之功效。研究表明石菖蒲对中枢神经系统有双向调节作用，既镇静安神（镇静、抗惊厥），又醒脑开窍（兴奋、抗抑郁），对脑组织和神经细胞有很好的保护作用。临床可配伍远志、薄荷等治疗肾虚髓亏、痰蒙清窍型痴呆、中风、颤证等病，症见言语不利、反应迟钝、健忘等，如地黄饮子；与茯苓、龙骨、牡蛎等配伍治疗叠加焦虑症，伴有失眠多梦、心悸不适、胆怯等，如安神定志丸。

27. 珍珠母　本品味咸，性寒，归肝、心经。具有平肝潜阳、安神、定惊明目之功。《饮片新参》称该药平肝潜阳、安神魂、定惊痫、消热痞眼翳。该药咸寒入肝，与石决明相似，有平肝潜阳、清泻肝火作用，常与白芍、生地、龙齿等药同用，如甲乙归藏汤，用于病之肝阴不足、肝阳上亢所致的头痛眩晕、耳鸣、心悸失眠等症。若配天麻、钩藤、天南星等熄风止惊药，可用于颤证、癫痫、小儿惊风抽搐等病。

28. 牡蛎　本品味咸，性微寒，入肝、胆、肾经。具有重镇安神、潜阳补阴、软坚散结之功。《本草备要》记载该药咸以软坚化痰、消瘰疬、老血疝瘕，涩以收脱，治遗精崩带，止咳敛汗，固大小肠。该药常与龙骨相须为用，如桂枝甘草龙骨牡蛎汤，用于治疗失眠多梦、自汗过多等症。咸寒质重，入肝经，有平肝潜阳、益阴之功，常与龙骨、龟甲、白芍等药同用，如镇肝熄风汤，用于治疗颤证，症见肢体震颤、眩晕耳鸣者。此外，煅牡蛎有制酸止痛作用，可治胃痛泛酸，与乌贼骨、浙贝母共为细末，内服取效。

29. 葛根　本品性凉，味甘辛，入脾、胃经。可解肌退热、发表透疹、升阳止泻、生津止渴。临床多配伍桂枝、川木瓜等治疗高血压病引起的头痛项强；配伍天花粉用来治疗消渴病。而且，实验研究发现该药具有扩张血管、神经保护作用；颤证细胞模型研究显示，葛根素能大大减弱 MPP$^+$ 诱导的多巴胺能神经元细胞损伤。近年来，葛根已被广泛运用到脑血管病的治疗中，特别是脑梗死及脑出血后遗症期肌张力增高的患者，可适量配伍应用。

30. 丹参　本品味苦，性微寒，归心、肝经。具有活血调经、祛瘀止痛、凉血消痈、除烦安神之功。据《本草备要》记载，该药入心与包络，破宿血，生新血，安生胎，堕死胎，调经脉，除烦热，功兼四物。该药入心经，既能清热凉血，又能除烦安神；既可活血又可养血以安神定志。常与生地、玄参、黄连、竹叶等配伍，以治热病邪入心营之烦躁不寐，亦可与生地、酸枣仁、柏子仁等同用，治疗血不养心之失眠，如天王补心丹，故临床常运用该药配伍治疗并发睡眠障碍等非运动症状。该药善能通行血脉、祛瘀止痛，故常与砂仁、檀香等药配伍，用于治疗胸痹、中风、颤证等病，症见或兼有瘀血闭阻心脉，心胸脘腹疼痛者。

31. 何首乌　本品性微温，味甘苦涩，归肝、肾经。具有补益精血、解毒消痈、润肠通便的作用。《本草纲目》中记载该药能养血益肝，固精益肾，健筋骨，乌髭发，为滋补良药，不寒不燥。实验研究发现，何首乌能显著降低血清总胆固醇、低密度脂蛋白胆固醇和动脉粥样硬化指数，增加低密度脂蛋白胆固醇受体表达的作用。何首乌所含的卵磷脂是构成脑髓的主要成分，能拮抗胆碱能神经元损伤，降血脂及抗动脉粥样硬化作用。临床常配伍当归、枸杞子、菟丝子，用于治疗精血亏虚型颤证、眩晕、痿证等病，症见头晕眼花、须发早白、腰酸腿软等，如七宝美髯丹。

32. 枳实　本品性温，味辛苦酸，归脾、胃与大肠经。具有破气消痞、化痰消积的功效。临床常与半夏、陈皮等配伍以理气化痰，治疗舌苔黄厚腻的痰热动风型颤证，如温胆汤；与大黄、芒硝等配伍治疗顽固性便秘，现代药理研究证实，枳实能够促进胃肠道平滑肌的蠕动，所以对于顽固性便秘的患者可加用本品，临床常用量为 3~9 g，重者可用至 30 g，如大承气汤；与柴胡、白芍配伍可疏肝解郁、调和肝脾，用于治疗心理疾病合并抑郁焦虑的患者，如四逆散、柴胡疏肝散等。

33. 杜仲　本品性温，味甘，归肝、肾经。为补肝肾、强筋骨之要药。《神农本草经》中记载该药主腰脊痛，补中，益精气，坚筋骨，强志。而且现代药理研究表明，杜仲能够促进骨细胞增殖。临床常配伍牛膝、桑寄生等治疗肝肾亏虚型颤证、痿证、痹症，如独活寄生汤；偏于肾阳虚者，伴有畏寒怕冷、四肢冰凉、小便清长、大便泄泻等，可配伍附子、肉桂等以温补肾阳，如右归丸。

第三节　经方、名方、验方

一、经方

1. 汉代张仲景　《金匮要略》载有"侯氏黑散，治大风，四肢烦重，心中恶寒不足者"。其侯氏黑散方药有菊花四十分、白术十分、细辛三分、茯苓三分、牡蛎三分、桔梗八分、防风十分、人参三分、矾石三分、黄芩五分、当归三分、干姜三分、穹芎三分、桂枝三分，上十四味，杵为散，酒服方寸匕，日一服，初服二十日，温酒调服，禁一切鱼肉大蒜。《金匮要略》中亦有"再廷丹""风引汤"及"薯蓣丸"等经方均可治疗颤振之证。

2. 汉代华佗　《中藏经》载有验方"举卿古拜散"（亦即荆芥散之意，因举卿切音为荆，古拜切音为芥，这是用切音隐语来为药方名），其药有荆芥穗一斤、干菊花半斤、炒白术二两、川芎四两共研细末，饭后茶调二钱内服。此方亦可治疗产后中风，证见手足抽筋、角弓反张、不省人事，用荆芥穗子，微焙为末，每服三钱，酒或童便送下。本方又名"华佗愈风散""如圣散"等。

3. 唐代孙思邈　《千金方》载有"石膏汤""大竹沥汤"和"石南汤"等，各方对不同证型的颤证均有一定疗效。①"石膏汤"：组成有石膏、升麻、龙胆草、芍药、贝齿、羚羊角、制鳖甲、黄芩、陈皮、甘草、当归，主治伤寒未解、里热炽盛、壮热无汗、手足缓纵、肢体拘急或颤掉。②"大竹沥汤"：组成有黄芩、鲜竹沥、独活、炒白术、石膏、防风、山药、甘草、葛根、细辛、白芍、乌头、肉桂、防己、人参、麻黄、生姜，主治五脏大虚，风气入腹，四肢缓纵，偏痹拘急，手足不遂等证。③"石南汤"：组成有石南、干姜、细辛、黄芩、桂心、人参、麻黄、当归、白芍、生地黄、甘草、吴茱子，主治六十四种风，淫液走入皮肤中，如虫行，腰脊强直，手足拘挛，五缓六急。

4. 宋代严用和 《重订严氏济生方》载有"导痰汤"，其方组成为半夏、橘红、甘草、生姜、枳实、天南星、茯苓，方中南星燥湿化痰、祛风散结，枳实下气行痰，共为君药；半夏功专燥湿祛痰，橘红下气消痰，均为臣药，辅佐君药加强豁痰顺气之力；茯苓渗湿，甘草和中，为佐药。全方共奏燥湿化痰、行气开郁，气顺则痰自消。此方主要用于风痰入络、痰涎壅盛之颤证，症见手足颤抖、肢体困重、肌肉僵硬、面容呆板、思维迟钝等。

5. 宋代《太平惠民和剂局方》 ①"乌荆丸"：组成有川乌、荆芥穗二味，研末制丸如梧桐子大，每服二十丸，温酒或热水送服，主治病风挛抽、颐颔宽弹不收、诸风缓纵、筋脉挛急、不得屈伸。②"活络丹"：组成有川乌、草乌、地龙、天南星、乳香、没药，上药为末，入研药和匀，酒面糊为圆，如梧桐子大，主治诸般风邪湿毒之气、留滞经络、流注脚手、筋脉挛拳等症。③"黑神丸"：组成有牡丹皮、白芍、川芎、麻黄、赤芍、荆芥、草乌、乌豆、何首乌、甘草，上药为末，水糊为丸，如芡实大，主治一切风疾及瘫痪之风、手足震掉、肩背拘急、头旋眼晕等症。

6. 宋代陈言 《三因极一病证方论》曰："独活散治男子妇人气虚感风，或惊恐相乘，肝胆受邪，使上气不守正位，致头招摇，手足颤掉，渐成目昏。"其药物组成有独活、细辛、地骨皮、防风、白芍、菊花、甘草，上作一服，水二盏，生姜五片，煎至一盏，不拘时服，主治气虚感风，或惊恐相乘，肝胆受邪，使上气不守正位，致头招摇、手足颤掉，渐成目昏。

7. 宋代杨士瀛 《仁斋直指》以"乌龙丹"论治颤证，药物组成有川乌（生、去皮、脐）60 g、五灵脂60 g、龙脑1.5 g、麝香1.5 g同研，滴水为丸，如小弹子大，阴干，每服1丸，先用姜汁研开，次用好酒调下，空腹时服，一日2次。主治诸风瘫痪、口眼歪斜、语言謇涩、肢体震颤等症。本方现多用于缺血性脑血管疾病，如脑梗死、脑栓塞、短暂性脑缺血发作及脑动脉硬化等。

8. 宋代许叔微 《普济本事方》中用"钩藤散""加味四白丸"治疗肝肾俱虚、精血不足、步履不遂之颤证。钩藤散药物组成有钩藤、陈皮、半夏、麦冬、茯苓、人参、菊花、防风、石膏、甘草；加味四白丸组成有肉苁蓉（酒浸）、乳香、没药、虎骨（常用透骨草、寻骨风、独活、桑寄生替代）、川乌、木瓜、天麻、牛膝。

9. 元代朱丹溪 《丹溪心法》中记载治疗颤证的代表方为"犀角防风汤"，其组成有犀角、天麻、防风、滑石、石膏、羌活、炙甘草、麻黄、荆芥、细辛、连翘、独活、山栀子、当归、全蝎、薄荷、大黄、桔梗、白术。如脏气虚，则全去大黄。上咀，每服5钱，水2盏，加生姜10片，煎至1盏，去滓，稍热服，未汗，再1服，主治一切诸风、口眼喝斜、手足弹曳、言语謇涩、四肢麻木。

10. 明代董宿 《奇效良方》创立"麻黄散"治虚寒颤掉诸症，其药物组成有麻黄、白术、防风、防己、桂心、羌活、白芍、当归、炙甘草、人参、远志、云苓、升麻。上作一服，水2盏，生姜5片，煎至1盏，入竹沥半盏，再煎一二沸，不拘时服，主治心脏中风、虚寒震颤、心惊掣悸、语声混浊、口歪冒昧、好笑，并宜服之。

11. 明代徐春甫 《古今医统大全·颤振候》治振颤多以人参、白术益气补虚，茯苓、半夏健脾化痰为主。如肾虚，则辅以青盐丸；若实热积滞，则以张子和之吐法配合；若手足弹曳，脉虚浮而数，则辅以星附散；若手足颤掉，渐成目昏者，则配以愈风汤。

12. 明代楼英　《医学纲目》认为震颤多由风热相合，也有中风寒者，亦有风挟湿痰者，所以治法也各不相同，常用独活散、星附散、千金金牙酒三方辨证论治。星附散药物组成：半夏、天南星、僵蚕、川乌、附子、人参、茯苓、没药。每味2钱，水、酒各1盏，同煎至8分，去滓热服，2至3服，汗出愈，主治中风入腑，虽能言，口不㖞斜，而手足弹曳，脉虚浮而数者。

13. 明代孙一奎　《赤水玄珠·颤振门》认为颤证的病因病机乃"木火太盛，肾阴不充，下虚上实，实为痰火，虚为肾亏"，属木虚标实、虚实夹杂之证。故治疗以"扶正祛邪、清上补下、标本兼顾"为主。其方有参术汤、摧肝丸、钩藤散等。

14. 明代叶文龄　《医学统旨》有载"秘方补心丸""秘方定心丸"治疗颤证。前方药物有当归、白芍、生地黄、人参、甘草、柏子仁、胆南星、酸枣仁、远志、朱砂、金箔、石菖蒲、麝香、琥珀、茯苓，上研为细末，蒸饼糊丸，绿豆大，辰砂为衣，每服70~90丸，津唾咽下，或姜汤下，以养血补心、安神镇惊，主治心虚手振；后方药物有生地、熟地、当归、白芍、天麻、秦艽、细辛、防风、荆芥、黄芪、白术、威灵仙、全蝎，上药为末，酒糊丸，梧桐子大，每服70~80丸，空腹时用白汤或酒送下，以益气养血、祛风定振，主治老人颤振，因气血两虚、风气外袭所致者。

15. 明代薛己　《正体类要》用八珍汤治疗颤证，组成有人参、白术、白茯苓、当归、川芎、白芍、熟地、炙甘草，用于气血两虚、四肢困倦之颤证，主症面色苍白或萎黄、头晕目眩、四肢倦怠、气短懒言、心悸怔忡、饮食减少、舌淡苔薄白、脉细弱或虚大无力。

16. 明代王肯堂　《证治准绳·杂病》认为震颤：病之轻者，或可用补金平木清痰调气之法，在人自斟酌之，中风手足弹曳，星附散、独活散、金牙酒，无热者宜之，摧肝丸镇火平肝消痰定颤，有热者宜之；气虚而振，参术汤补之；心虚而振，补心丸养之；挟痰，导痰汤加竹沥；老人振战宜定振丸。书中列举方药颇效，其中定振丸、摧肝丸作为治疗颤证效方，至今一直在临床应用。

17. 明代李梴　《医学入门》记载"活血通经汤"治风盛手足挛急之颤证，药物组成有葛根、升麻、人参、炙甘草、当归、桂枝、酒黄柏，作一服，水两大盏，煎至一盏，热服，不拘时候，令暖房中近火摩搓其手，主治风气暴至，六脉俱弦甚，按之洪实有力，挛急，大便秘涩，面赤热者。

18. 清代张璐　《张氏医通·诸风门·颤振》曰：振乃阴气争胜，故为战，栗则阳气不复，故为颤，骨者髓之府，不能久立，行则振掉。……盖木盛则生风生火，上冲于头，故头为颤振。若散于四末，则手足动而头不动也。……若肝木实热，泻青丸；肝木虚热，六味丸；肝木虚弱，逍遥散加参、术、钩藤；挟痰，导痰汤加竹沥；脾胃虚弱，六君子汤加芎、归、钩藤；卫虚多汗恶寒，加黄芪二钱，附子五分；脾虚，补中益气加钩藤；心血虚少而振，平补正心丹；心气虚热而振，本方去肉桂、山药、麦冬、五味子，加琥珀、牛黄、黄连，名琥珀养心丹。其张氏治疗颤振按脾胃虚弱、心气虚热、实热积滞、心虚挟痰、肾虚而辨证立方，主张久病脉虚时，用温补之品；暴病脉实时，用峻补之品。

19. 清代唐容川　《血证论》曰：治风先治血，血行风自灭。无论热风寒风，风总属阳。天地之噫气，常以肃杀而为心，犯人血分，则为痛为肿，为强硬，血行，则风在血分者，随之而行，故治风先治血也，方取四物汤，补血以为去邪之本，而加祛风之药，以令邪外出，法浅而易效，头目顶脊诸风，可以治之。故唐氏治疗颤证以滋阴补血、平肝熄风为治疗原则，常以四物汤加酸枣仁、羚羊角、木瓜为用。

20. 清代何梦瑶　《医碥·颤振》曰：颤，摇也；振，战动也。亦风火摇撼之象，由水虚而然。风木盛则脾土虚，脾为四肢之本，四肢乃脾之末，故曰风淫末疾。……子和治马叟，风搐三年，掉颤抖搜之甚，如线引傀儡，以防风通圣散汗之，继服涌剂吐痰一二升，又下行五七次，数日又再涌去痰三四升，又下数行乃愈。但觉极寒，盖卫气未复也，以散风导气药调之。不用温热，恐又动火故也。风火交盛者，摧肝丸。气虚者，参术汤。心血虚者，补心丸。挟痰，导痰汤加竹沥。老人战振，定振丸。故何氏治疗震颤中多方兼顾，风火交盛证用参术汤治疗；心血虚证以补心丸治疗；挟痰者以导痰汤加竹沥治疗。

21. 清代俞根初　《通俗伤寒论》主张以经方"羚角钩藤汤"论治颤证，药用羚羊角、钩藤、淡竹茹、生地黄、桑叶、川贝母、茯苓、菊花、白芍、甘草，以凉肝熄风、增液舒筋，主治肝热生风证，高热不退、烦闷躁扰、手足抽搐，发为痉厥，甚则神昏、舌绛而干或舌焦起刺、脉弦而数。何秀山《重订通俗伤寒论》按：以羚、藤、桑、菊熄风定惊为君；臣以川贝善治风痉，茯神木专平肝风；但火旺生风，风助火势，最易劫伤血液，尤必佐以芍药、甘草、鲜生地酸甘化阴，滋血液以缓肝急；使以竹茹，不过以竹之脉络通人之脉络耳。

22. 清代叶天士　《临证指南医案·肝胆病证·肝风门》记载：内风，乃身中阳气之动变，甘酸之属宜之；交节病变，总是虚症，目泛舌强，脊背不舒，溲淋便涩，皆肾液不营，肝风乃张，当宗河间浊药轻服，名曰饮子；神呆不语，心热烦躁，因惊而后，经水即下，肉瞤刺痛，时微瘛，头即摇，肝风内动，变痉厥之象；缓肝润血熄风。

23. 清代吴鞠通　《温病条辨》以"大定风珠"为主方治疗颤证，药物组成有生地黄、阿胶、白芍、龟板、生鸡子黄、麻子仁、麦冬、五味子、炙甘草、鳖甲、生牡蛎。水 8 杯，煮取 3 杯，去滓，再入鸡子黄，搅令相得，分 3 次服，主治阴虚动风证，温病后期，神倦瘛疭，脉气虚弱，舌绛苔少，有时时欲脱之势者。

二、名方

颤证病在筋脉，与肝、肾、脾等脏器休戚相关，多属本虚标实，虚实夹杂。其中，肝肾亏虚、气血不足是其本，风、火、痰、瘀为其标。历代医家根据颤证的不同病因病机，辨证论治，遣方施药，分别采用补益肝肾熄风、益气养血熄风、活血化瘀熄风、健脾益肾熄风、化痰通络熄风及疏肝健脾熄风等治则，创立和总结了许多针对颤证不同证型的有效方药，并经过几千年的临证实践，疗效显著，广为盛传，现将治疗震颤的各家名方介绍如下。

1. 补益肝肾、熄风止颤 历代医家临床实践发现，颤证患者以肝肾阴虚者多见，余证型多以肝肾阴虚为本，故论治颤振常以滋补肝肾、平肝潜阳、熄风止颤为法，其此类方药主要有：大定风珠、天麻钩藤饮、镇肝熄风汤、珍珠母丸、平肝熄风豁痰汤、三甲复脉汤、杞菊地黄汤、一贯煎合羚角钩藤汤、一贯煎合大补阴丸、自拟除颤汤、自拟定振丸、自拟健肾荣脑汤、定风胶囊、自拟益肾消颤汤、培补肝肾 1 号方、育阴活络汤、滋肾熄风汤、益髓舒筋汤及六味地黄丸合万氏牛黄清心丸等。

（1）大定风珠：《温病条辨》曰"邪热久羁，吸烁真阴，或因误表，或因妄攻，神倦瘛疭，脉气虚弱，舌绛苔少，时时欲脱者，大定风珠主之"。

【方药】生白芍 18 g，阿胶 9 g，干地黄 18 g，生龟板 12 g，鳖甲（生）12 g，麻仁 6 g，生牡蛎 12 g，五味子 6 g，麦冬（连心）18 g，炙甘草 12 g，鸡子黄（生）2 枚。

【功效】补液熄风，育阴潜阳。

【主治】阴虚风动，症见神倦瘛疭，时时欲脱，脉气虚弱，舌绛苔少。

现代本方常用于治疗颤证、帕金森综合征、乙型脑炎后遗症、甲状腺功能亢进术后手足搐搦症等属阴虚风动证者。

（2）镇肝熄风汤：《医学衷中参西录》载"风名内中，言风自内生，非风自外来也。《内经》谓'诸风掉眩，皆属于肝'。盖肝为木脏，木火炽盛，亦自有风。此因肝木失和，风自肝气。又加以肺气不降，肾气不摄，冲气、胃气又复上逆。于斯，脏腑之气化皆上升太过，而血之上注于脑者，亦因之太过"。

【方药】生龟板五钱（15 g），怀牛膝一两（30 g），生龙骨五钱（15 g），生赭石一两（30 g），生牡蛎五钱（15 g），天冬五钱（15 g），生杭芍五钱（15 g），玄参五钱（15 g），茵陈二钱（6 g），川楝子二钱（6 g），生麦芽二钱（6 g），甘草钱半（4.5 g）。

【功效】镇肝熄风，滋阴潜阳。

【主治】类中风，症见头目时常眩晕，或脑中时常作疼发热，或目胀耳鸣，或心中烦热，或时常噫气；或肢体渐觉不利，或口眼渐形歪斜，或面色如醉；甚或眩晕，至于颠仆，昏不知人，移时始醒，或醒后不能复元，精神短少，或肢体痿废，或成偏枯，脉弦长有力。

本方常用于治疗高血压、脑出血、脑血栓形成、颤证等属肝肾阴虚、肝风内动者。

（3）天麻钩藤饮：《中医内科杂病证治新义》曰"治高血压头痛、眩晕、失眠……本方为平肝降逆之剂。以天麻、钩藤、生决明平肝祛风降逆为主，辅以清降之山栀、黄芩，活血之牛膝、茺蔚，滋补肝肾之桑寄生、杜仲等，滋肾以平肝之逆；并辅以夜交藤、朱茯神以镇静安神，缓其失眠，故为用于肝厥头痛、眩晕、失眠之良剂"。

【方药】天麻 18 g，钩藤（后下）12 g，石决明（先煎）30 g，山栀、黄芩各 9 g，川牛膝 12 g，杜仲、益母草、桑寄生、夜交藤、朱茯神各 9 g。

【功效】补益肝肾，平肝熄风，清热活血。

【主治】肝阳偏亢、肝风上扰之头痛，眩晕，失眠，肢颤头摇，舌红脉弦（或数）者。肢颤头摇者，加龙骨、牡蛎等，以增强平肝潜阳、熄风止颤之力。

（4）羚角钩藤汤：《通俗伤寒论》称此方为"凉肝熄风法"。《重订通俗伤寒论》记载："肝藏血而主筋，凡肝风上翔，症必头晕胀痛，耳鸣心悸，手足躁扰，甚则瘛疯，狂乱痉厥，与夫妇子痫，产后惊风，病皆危险。"以羚、藤、桑、菊熄风定痉为君。臣以川贝善治风痉，茯神木专平肝风。但火旺生风，风助火势，最易劫伤血液，尤必佐芍、甘、鲜地酸甘化阴，滋血液以缓肝急。使以竹茹，不过以竹之脉络通人身之脉络耳。此为凉肝熄风，增液舒筋之良方。"

【方药】羚角片（先煎）4.5g，双钩藤（后下）9g，滁菊花、生白芍、茯神木各9g，霜桑叶6g，鲜生地15g，川贝母（去心）12g，淡竹茹（鲜刮）15g，生甘草3g。

【功效】凉肝熄风，舒筋增液。

【主治】高热不退，躁扰烦闷，甚则神昏痉厥，手足抽搐，舌质红绛而干或焦起刺，脉弦而数。

（5）一贯煎：《续名医类案》称本方主治"胁痛，吞酸，吐酸，疝瘕，一切肝病。"

【方药】北麦冬，沙参，当归身各三钱（各9g），枸杞子三至六钱（9~18g），生地黄六钱至一两五钱（18~45g），川楝子一钱半（4.5g）。

【功效】滋阴疏肝。

【主治】阴虚肝郁，症见胁痛，呕吐吞酸，口燥咽干，舌嫩红少津，花剥苔或镜面舌，脉细弱或虚弦。

本方滋阴养血，补肝与疏肝相结合，以补为主，使肝体得养，而无滋腻碍胃遏制气机之虞，且无伤及阴血之弊。照顾到"肝体阴而用阳"的生理特点，诚为滋阴疏肝之名也。

（6）三甲复脉汤：《温病条辨》载"下焦温病，热深厥甚，脉细促，心中憺憺大动，甚则心中痛者，三甲复脉汤主之……兹又加龟板名三甲者，以心中大动，甚则痛而然也。心中动者，火以水为体，肝风鸱张，立刻有吸尽西江之势，肾水本虚，不能济肝而后发痉；既痉而水难猝补，心之本体欲失，故憺然而大动也。甚则痛者，阴维为病主心痛。此证热久伤阴，八脉丽于肝肾，肝肾虚而累及阴维故心痛，非如寒气客于心胸之心痛，可用温通。故以镇肾气补任脉通阴维之龟板止心痛，合入肝搜邪之二甲，相济成功也"。

【方药】炙甘草18g，干地黄18g，生鳖甲24g（先煎），生龟板30g（先煎），生牡蛎15g（先煎），生白芍18g，麦冬15g（不去心），阿胶9g，火麻仁9g。

【功效】滋阴潜阳，复脉熄风

【主治】温邪后期，深入下焦，热深厥甚，虚风内动，心中憺憺大动，甚或心胸疼痛，脉象细促。

（7）大补阴丸：《丹溪心法》记载"大补阴丸降阴火，补肾水"。《医宗金鉴·删补名医方论》曰："是方能骤补真阴，承制相火，较之六味功效尤捷。盖因此时以六味补水，水不能遽生；以生脉保金，金不免犹燥；唯急以黄柏之苦以坚肾，则能制龙家之火，继以知母之清以凉肺，则能全破伤之金。若不顾其本，即使病去犹恐复来，故又以熟地、龟板大补其阴，是谓培其本，清其源矣。"

【方药】龟板（酥炙）180g，熟地黄（酒蒸）180g，知母（酒浸，炒）120g，黄柏（炒褐色）120 g，猪脊髓、蜂蜜、盐适量。

【功效】滋阴降火。

【主治】阴虚火旺，症见骨蒸潮热，遗精盗汗，心烦易怒，咳嗽咯血伴腰酸腿软或足膝疼热。

本方特点为滋阴与清热降火药相配，培土清源，两相兼顾。其中龟板、熟地用量较重，与知、柏的比例为3：2，表明本方以滋阴培土为主，降火清源为辅。现代常用于治疗颤证、甲状腺功能亢进引起的手足震颤、肾结核及糖尿病等属阴虚火旺证者。

（8）六味地黄丸：《小儿药证直诀》记载"地黄丸，治肾怯失音，囟开不合，神不足，目中白睛多，面色㿠白等症"。《小儿药证直诀笺正》曰"仲阳意中，谓小儿阳气甚盛，因去桂附而创立此丸，以为幼科补肾专药"。《医方论》谓："此方非但治肝肾不足，实三阴并治之剂……药止六味，而大开大合，三阴并治，洵补方之正鹄也。"

【方药】熟地240 g，山药120 g，山茱萸120 g，茯苓90 g，泽泻90 g，牡丹皮90 g。

【功效】滋肝补肾。

【主治】肝肾阴虚证，症见腰膝酸软，头目眩晕，咽干口燥，耳聋耳鸣，牙齿动摇，遗精盗汗，或消渴，手足心热，或小儿囟门不合，舌红少苔，脉细数。

2. 补气养血、滋阴熄风　气血亏虚，血不养筋，则虚风内动。此法适用于血虚生风之颤证，此类患者多因劳倦思虑过度，日久心脾俱伤，气血亏虚，四末失养，症见头摇肢颤。故补气养血、滋阴熄风类方药也有较多应用，如八珍汤、八珍汤合天麻钩藤饮、四物汤合人参养荣汤、人参养荣丸合天麻钩藤饮、归脾汤合补阳还五汤、四物汤合黄杞赤风汤、补阳还五汤、愈风胶囊加地黄饮子、舒筋熄风汤、柔肝养血熄风汤、自拟脑通胶囊、自拟停颤汤、定振丸、自拟定震汤及自拟通督除颤汤等。

（1）四物汤：唐代蔺道人《仙授理伤续断秘方》曰"凡伤重，肠内有瘀血者用此，白芍药、当归、熟地黄、川芎各等分，每服三钱，水一盏半"。后在宋代《太平惠民和剂局方》及明清等医书中均有记载和评述，被后世医家称为"妇科第一方""血证立法""调理一切血证是其所长"和"妇科之圣药"等。

【方药】当归10 g，熟地12 g，白芍5 g，川芎5 g。

【功效】补血、养血、活血、调经。

【主治】冲任虚损证，症见月经不调、崩中漏下、产后恶露不下、脐腹疼痛，症瘕积聚，妊娠胎动不安，血下不止，及产后恶露不下，少腹坚痛，时作寒热；或心悸失眠，头晕目眩，面色无华，舌淡，唇爪色淡，脉细弦或细涩。用于治疗血虚型颤证。

（2）八珍汤：《瑞竹堂经验方》载"脐腹疼痛，全不思食，脏腑怯弱，泄泻，小腹坚痛，时作寒热"。《沈氏女科辑要笺正》曰："四君、四物合为八珍，按之药理功能，可谓四君气药，能助脾阳；四物血药，能助脾阴。一属于气，一属于血。只可专主脾胃讲，决不能泛泛然谓四君补气，四物补血。"《医方考》谓："血气俱虚者，此方主之。人之身，气血而已。气者百骸之父，血者百骸之母，不可使其失养者也。"

【方药】当归（酒拌）10 g，川芎5 g，白芍8 g，熟地（酒拌）15 g，人参3 g，白术（炒）10 g，茯苓8 g，炙甘草5 g，煎加生姜3片、大枣3枚。

【功效】益气补血。

【主治】气血两虚型颤证，症见心悸怔忡，面色萎黄或苍白，头晕眼花，倦怠乏力，气短懒言，食欲减退，舌质淡，苔薄白，脉细弱或虚大。

（3）补阳还五汤：《医林改错》记载"此方治半身不遂，口眼㖞斜，语言謇涩，口角流涎，下肢痿废，小便频数，遗尿不禁"。《医学衷中参西录》曰："气虚者，经络必虚，有时气从经络虚处透过，并于一边，彼无气之边，即成偏枯。爰立补阳还五汤，方中重用黄芪四两，以峻补气分，此即东垣主气之说也。"

【方药】生黄芪120 g，当归尾6 g，桃仁3 g，红花3 g，川芎3 g，赤芍6 g，地龙3 g。

【功效】补气，活血，通络。

【主治】气虚血瘀证者，症见半身不遂，口舌㖞斜，舌强语謇，口角流涎，小便频数或不禁，苔白，脉缓。现代常用于脑血管病后遗症、小儿麻痹后遗症及颤证并发肢体活动不遂等属气虚血瘀者。

（4）归脾汤：《正体类要》对归脾汤载有"跌扑等症，气血损伤；或思虑伤脾，血虚火动，寤而不寐；或心脾作痛，怠惰嗜卧，怔忡惊悸，自汗，大便不调；或血上下妄行"。《医方集解·补养之剂》谓："此手少阴、足太阴药也。血不归脾则妄行，参、术、黄芪、甘草之甘温，所以补脾；茯神、远志、酸枣仁、龙眼之甘温酸苦，所以补心，心者，脾之母也。当归滋阴而养血，木香行气而舒脾，既以行血中之滞，又以助参、芪而补气。气壮则能摄血，血自归经，而诸症悉除矣。"

【方药】白术3 g，白茯苓3 g，当归3 g，人参3 g，黄芪（炒）3 g，龙眼肉3 g，远志3 g，酸枣仁（炒）3 g，木香1.5 g，甘草（炙）0.9 g。

【功效】健脾益气，补血养心。

【主治】心脾两虚者，症见面色萎黄，心悸怔忡，失眠健忘，体倦食少，盗汗，舌质淡，苔薄白，脉细缓。脾不统血者，症见便血，崩漏，月经前期，量多色淡，或淋漓不止，舌质淡，苔薄白，脉细弱。

3. 活血化瘀、熄风止颤　颤证多为中老年罹患，沉疴痼疾，久病入络，多兼血瘀，故有"治风先治血，血行风自灭"之说，不少学者认为重用活血化瘀药对减轻震颤有显著疗效。因此，活血化瘀类方药在临床上也较为常用，如血府逐瘀汤、身痛逐瘀汤、通窍活血汤、复元活血汤、桃红四物汤、通络活血汤合逍遥散、自拟桃红三虫汤、颤振平胶囊及乐脉颗粒等。

（1）血府逐瘀汤：《医林改错》载"头痛，胸痛，胸不任物，胸任重物，天凉出汗，食自胸右下，心里热（名曰灯笼病），瞀闷，急躁，夜睡梦多，呃逆，饮水即呛，不眠，小儿夜啼，心跳心忙，夜不安，俗言肝气病，干呕，晚发一阵热"。

【方药】桃仁12 g，红花9 g，当归9 g，生地9 g，川芎4.5 g，枳壳6 g，赤芍6 g，柴胡3 g，甘草3 g，桔梗4.5 g，牛膝10 g。

【功效】活血祛瘀，行气止痛。

【主治】血瘀诸证，症见胸痛、头痛诸痛症经久不愈，痛如针刺、固定不移，舌质黯红，或舌有瘀斑、瘀点，唇黯或面色黧黑，脉涩或弦紧。本方现代常用于治疗冠心病、帕金森综合征、脑血管病、神经官能症、血栓闭塞性脉管炎及脑震荡后遗症等属气滞血瘀者。

（2）通窍活血汤：《医林改错》载"初病四肢酸软无力，渐渐肌肉消瘦，饮食减少，面色黄白，咳嗽吐沫，心烦急躁，午后潮热，天亮汗多。延医调治，始而滋阴，继而补阳，补之不效，则云虚不受补，无可如何。可笑著书者，不分别因弱致病，因病致弱，果系伤寒、瘟疫大病后，气血虚弱，因虚弱而病，自当补弱而病可痊；本不弱而生病，因病久致身弱，自当去病，病去而元气自复。查外无表证，内无里证，所见之症，皆是血瘀之症。常治此症，轻者九服可愈，重者十八服可愈。吃三服后，如果气弱，每日煎黄芪八钱，徐徐服之，一日服完，此攻补兼施之法；若气不甚弱，黄芪不必用，以待病去，元气自复"。

【方药】桃仁9g（研泥），红花9g，川芎3g，赤芍3g，麝香0.15g（绢包），鲜姜9g（切碎），红枣7个（去核），老葱3根（切碎），用黄酒将前七味煎1盅，去渣，将麝香入酒内，再煎二沸，临卧服。

【功效】活血通窍。

【主治】瘀阻头面，症见头痛头晕，或脱发，耳聋，面色青紫者，舌质黯红，或舌有瘀斑、瘀点，脉涩。亦治白癜风、酒渣鼻以及小儿疳积、妇女干血痨等属血瘀者。

（3）身痛逐瘀汤：《医林改错》载"凡肩痛、臂痛、腰疼、腿疼，或周身疼痛，总名曰痹症。明知受风寒，用温热发散药不愈；明知有湿热，用利湿降火药无功。久而肌肉消瘦，议论阴亏，随用滋阴药，又不放。至此便云病在皮脉，易于为功；病在筋骨，实难见效。因不思风寒湿热入皮肤，何处作痛。入于气管，痛必流走；入于血管，痛不移处。如论虚弱，是因病而致虚，非因虚而致病。总滋阴，外受之邪，归于何处？总逐风寒、去湿热，已凝之血。更不能活。如水遇风寒，凝结成冰，冰成风寒已散。明此义，治痹症何难？古方颇多，如古方治之不效，身痛逐瘀汤"。

【方药】桃仁9g，红花9g，川芎6g，甘草6g，地龙6g（去土），羌活3g，秦艽3g，没药6g，五灵脂6g（炒），香附3g，牛膝9g，当归9g。

【功效】祛风除湿，行气活血，通痹止痛。

【主治】经络瘀痹，症见颈肩痛，臂痛，腰腿痛或周身疼痛经久不愈者。

（4）复元活血汤：《医学发明》记载"治从高坠下，恶血留于胁下，及疼痛不可忍者"。《医略六书》曰："血瘀内蓄，经络不能通畅，故胁痛，环脐腹胀，便闭焉。大黄荡涤瘀热以通肠，桃仁消破瘀血以润肠，柴胡散清阳之抑遏，瓜蒌根清浊火之内蕴，炮山甲片通经络破结，当归养血脉荣经，红花活血破血，甘草泻火缓中。水煎温服，使瘀行热化，则肠胃廓清而经络通畅，腹胀自退，何胁痛便闭之不瘳哉？此破瘀通闭之剂，为瘀热胁痛胀闭之专方。"

【方药】柴胡八钱（24g），酒大黄一斤（30g），桃仁（酒浸去皮尖）五十个（9g），瓜蒌根、当归各三钱（9g），红花、炮山甲、甘草各二钱（6g）。

【功效】疏肝通络，行血祛瘀。

【主治】跌打损伤，症见外伤损络，瘀血停于胁下，疼痛难忍，呼吸不能。本方多用于肋间神经痛、肋软骨炎及乳腺增生症属瘀血内停者。

（5）桃红四物汤：为调经要方之一，是《玉机微义》转引《医垒元戎》中的一个方子，也称加味四物汤。桃红四物汤这一方名始见于《医宗金鉴·妇科心法要诀》。

【方药】桃仁9g，红花6g，川芎8g，当归15g，白芍10g，熟地黄15g。

【功效】养血活血。

【主治】血虚兼血瘀，被医家推崇为妇科调经要药，症见经期超前或不定期，血量或多或少，色紫黏稠或暗红有块，腹痛固定，舌有瘀斑瘀点，脉涩。亦有用于皮肤科疑难杂病。

4. 健脾益肾、熄风止颤　健脾补肾法可益肾生髓荣脑，温阳法则可温中散寒、补虚除湿，此类方剂主要有六君子汤、人参养荣汤、济生肾气丸、杞菊地黄汤合香砂六君子汤或三仁汤、金匮肾气丸合香砂六君子丸、真武汤、阳和汤、地黄饮子、八味地黄丸及当归四逆汤等。

（1）六君子汤：《世医得效方》记载"六君子汤治脏腑虚怯，心腹胀满，呕哕不食，肠鸣泄泻"。《嵩崖尊生》《医门八法》和《回春》等古籍中载有运用六君子汤化裁加减亦可治疗脾虚唇动、痰饮及胃虚呕吐等症。

【方药】陈皮3g，半夏4.5g，白术9g，炙甘草6g，人参9g，茯苓9g。

【功效】健脾益气，燥湿化痰。

【主治】脾胃气虚兼痰湿中阻，证见胸脘痞闷，纳呆呕逆，食少便溏，舌淡苔白等。

（2）真武汤：《伤寒论》载"太阳病，发汗，汗出不解，其人仍发热，心下悸，头眩，身𣍿动，振振欲擗地者，真武汤主之……少阴病，二三日不已，至四五日，腹痛，小便不利，四肢沉重疼痛，自下利者，此为有水气。其人或咳，或小便利，或下利，或呕者，真武汤主之"。《古今名医方论》曰："真武一方，为北方行水而设。用三白者，以其燥能治水，淡能伐肾邪而利水，酸能泄肝木以疏水故也。附子辛热，必用为佐者何居？盖水之所制者脾，水之所行者肾也，肾为胃关，聚水而从其类。倘肾中无阳，则脾之枢机虽运，而肾之关门不开，水虽欲行，孰为之王？故脾家得附子，则火能生土，而水有所归矣；肾中得附子，则坎阳鼓动，而水有所摄矣。更得芍药之酸，以收肝而敛阴气，阴平阳秘矣。若生姜者，并用以散四肢之水而和胃也。"

【方药】炮附子一枚（去皮，破八片）（7g），白术二两（10g），芍药、茯苓、生姜（切）各三两（15g）。

【功效】温阳利水。

【主治】阳虚水泛，症见腹痛下利，小便不利，四肢重胀疼痛，口干不渴，或呕或咳，苔白，脉沉。本方常用于颤证并发二便失调、慢性肾小球肾炎、心源性水肿、肺水肿、甲状腺功能减退及慢性支气管炎等属脾肾阳虚，水湿内停者。

（3）肾气丸：《金匮要略》记载"男子消渴，小便反多，以饮一斗，小便一斗，肾气丸主之……虚劳腰痛，少腹拘急，小便不利者，八味肾气丸主之"。《医宗金鉴·删补名医方论》曰："命门之火，乃水中之阳。夫水体本静，而川流不息者，气之动，火之用也，非之有形者言也。然少火则生气，火壮则食气，故火不过亢，亦不可衰。所云火生土者，即肾家之少火游行其间，以息相吹耳。若命门火衰，少火几于熄矣。欲暖脾胃之阳，必先温命门之火，此肾气丸纳桂、附于滋阴剂中十倍之一，意不在补火，而在微微生火，即生肾气也。故不曰温肾，而名肾气，斯知肾以气为主，肾得气而土自生也。且形不足者，温之以气，则脾胃因虚寒而致病者固瘥，即虚火不归其原者，亦纳之而归封蛰之本矣。”

【方药】肉桂心 120 g，干地黄 500 g，泽泻 240 g，山药 240 g，茯苓 240 g，牡丹皮 180 g，半夏 60 g。

【功效】补肾助阳。

【主治】肾阳不足，症见腰部酸痛，脚膝酸软，少腹拘急，下半身常有冷感，小便不利或反多，入夜尤甚，或早泄阳痿，舌胖质淡，脉虚弱，尺部沉细。本方亦可用于颤证并发自主神经功能紊乱证属肾阳不足者。

（4）地黄饮子：《圣济总录》载“肾气虚厥，语声不出，足废不用”。《成方便读》曰：“此方所云少阴气厥不至，气者，阳也，其为肾脏阳虚无疑矣。故方中熟地、巴戟、山萸、苁蓉之类，大补肾脏之不足，而以桂、附之辛热，协四味以温养真阳；但真阳下虚，必有浮阳上越，故以石斛、麦冬清之；火载痰升，故以茯苓渗之；然痰火上浮，必多堵塞窍道，菖蒲、远志能交通上下而宣窍辟邪；五味以收其耗散之气，使正有攸归；薄荷以搜其不尽之邪，使风无留着；用姜、枣者，和其营卫，匡正除邪耳。”

【方药】熟地黄 12 g，巴戟天（去心）、山茱萸（炒）、石斛（去根）、肉苁蓉（酒浸，切焙）、附子（炮裂，去皮脐）、五味子（炒）、官桂（去粗皮）、白茯苓（去黑皮）、麦冬（去心，焙）、菖蒲、远志（去心）各 15 g。

【功效】滋肾阴，补肾阳，化痰开窍。

【主治】喑痱之下元虚衰，痰浊上泛，症见口干不欲饮，舌强不能言，足废不能用，面赤足冷，脉沉细弱。本方现代多用于脑动脉硬化、颤证、血管性痴呆、中风后遗症及脊髓痨等慢性疾病属阴阳两虚者。

（5）三仁汤：《温病条辨》记载“湿为阴邪，自长夏而来，其来有渐，且其性氤氲黏腻，非若寒邪之一汗解，温凉之一凉则退，故难速已。世医不知其为湿温，见其头痛恶寒、身重疼痛也，以为伤寒而汗之，汗伤心阳，湿随辛温发表之药蒸腾上逆，内蒙心窍则神昏，上蒙清窍则耳聋目瞑不言。见其不满不饥，以为停滞而大下之，误下伤阴，而重抑脾阳不升，脾气转陷，湿邪乘势内渍，故洞泄。见其午后身热，以为阴虚而用柔药润之，湿为胶滞阴邪，再加柔润阴药，二阴相合，同气相求，遂有锢结而不可解之势。唯以三仁汤轻开上焦肺气，盖肺主一身之气，气化则湿亦化也”。

【方药】杏仁 15 g，生薏仁 18 g，白蔻仁 6 g，竹叶 6 g，飞滑石 18 g，白通草 6 g，半夏 15 g，厚朴 6 g。

【功效】宣畅气机，通阳利湿，清利湿热。

【主治】气分湿热证及暑温夹湿之湿重于热，症见面色淡黄，头身重痛，恶寒发热，身热不扬，午后热甚，痞塞不饥，舌白不渴，脉弦细而濡。本方亦可用于肠胃炎、肾盂肾炎、肾小球肾炎及风湿性关节炎等属湿重于热者。

（6）当归四逆汤：《伤寒论》载“手足厥寒，脉细欲绝者，当归四逆汤主之”。《金镜内台方议》曰：“阴血内虚，则不能荣于脉；阳气外虚，则不能温于四末，故手足厥寒、脉细欲绝也。故用当归为君，以补血；以芍药为臣，辅之而养营气；以桂枝、细辛之苦，以散寒温气为佐；以大枣、甘草之甘为使，而益其中，补其不足；以通草之淡，而通行其脉道与厥也。"

【方药】当归12 g，芍药9 g，桂枝9 g，通草6 g，细辛3 g，炙甘草6 g，大枣8枚。

【功效】养血散寒，温经通脉。

【主治】血虚寒厥，症见手足厥冷，舌淡苔白，脉沉细或细微欲绝。也可治疗寒入经络之腰、腿、足疼痛和血虚受寒之月经不调、经前腹痛诸证等。本方可用于颤证、血栓闭塞性脉管炎、雷诺病及风湿性关节炎等属血虚寒凝者。

5. 化痰通络、熄风止颤　痰为颤证发病的重要因素之一，古有"百病皆由痰作祟""怪病多痰""治风不治痰，事倍功半"之说，故化痰通络、熄风止颤的方药在临床上应用也较多，文献中治疗颤证病出现频率较高的方药有礞石滚痰丸、涤痰汤化裁、导痰汤、化痰透脑丸、黄连温胆汤、大活络丹及催肝丸等。

（1）滚痰丸（礞石滚痰丸）：《泰定养生主论》记载滚痰丸可疗"千般怪证"。《成方便读》谓："通治实热老痰，怪证百病。夫痰之清者为饮，饮之浊者为痰，故痰者皆因火灼而成，而老痰一证，为其火之尤盛者也，变幻诸病多端，难以枚举。然治病者求其本，芟草者必除其根。故方中以黄芩之苦寒，以清上焦之火；大黄之苦寒，以开下行之路，故二味分两为独多。但既成之痰，亦不能随火俱去，特以礞石禀剽悍之性，而能攻陈积之痰者，以硝石同煅，使其自上焦行散而下。然一身之主宰者，唯气而已，倘或因痰因火，病则气不能调，故以沉香升降诸气，上至天而下至泉，以导诸药为之使耳。"

【方药】礞石（捶碎，火煅）40 g，沉香20 g，大黄（酒蒸）320 g，黄芩（酒洗）320 g。

【功效】泻火逐痰。

【主治】实热老痰、顽痰，症见昏迷，或癫狂，或惊悸怔忡，或不寐多梦，或胸脘痞闷，或咳喘痰稠，或耳鸣眩晕，大便秘结，苔黄而厚，脉滑数有力。本方亦可用于中风、精神分裂症、癫痫等属实火顽痰胶固者。

（2）导痰汤：《重订严氏济生方》记载本方"治一切痰厥，头目眩晕，或痰饮留积不散，胸膈痞塞，胁肋胀满，头痛吐逆，喘急，涕唾稠黏，坐卧不安，饮食可思"。

【方药】制半夏6 g，天南星、枳实（麸炒）、赤茯苓（去皮）、橘红各3 g，甘草1.5 g，生姜10片。

【功效】豁痰利湿，开郁行气。

【主治】痰涎壅盛，症见头目眩晕，坐卧不安，胸膈痞塞，不思饮食，胁肋胀满，头痛吐逆，喘急痰嗽，涕唾稠黏。

（3）黄连温胆汤：《六因条辨》载"伤暑汗出，身不大热，而舌黄腻，烦闷欲呕，此邪踞肺胃，留恋不解。宜用黄连温胆汤，苦降辛通，为流动之品，仍冀汗解也。此条汗出而不大热，是卫分之邪既解，但舌黄欲呕，又为邪阻肺胃，气分未清。用温胆汤辛以通阳，加黄连苦以降逆。不用甘酸腻浊，恐留连不楚耳"。

【方药】川黄连 6 g，枳实 6 g，茯苓 10 g，竹茹 12 g，橘红 6 g，半夏 6 g，甘草 3 g，生姜 6 g。

【功效】燥化湿痰，清热除烦。

【主治】伤暑，症见汗出而黏，身不大热，心烦胸闷欲呕，舌苔黄腻。

6. 疏肝健脾、熄风止颤　颤证中医辨证病位主要在肝，震颤属风，风应于肝，疏肝健脾就成为主要的治疗方法，本类方剂主要有黑逍遥散、逍遥散加减及半夏厚朴汤等。

（1）逍遥散：《太平惠民和剂局方》记载本方"治血虚劳倦，五心烦热，肢体疼痛，头目昏重，心悸颊赤，口燥咽干，发热盗汗，减食嗜卧，及血热相搏，月水不调，脐腹胀痛，寒热如疟，又疗室女血弱阴虚，荣卫不和，痰嗽潮热，肌体羸瘦，渐成骨蒸"。《医宗金鉴·删补名医方论》曰："五脏若欲补泻，云肝苦急，急食甘以缓之。盖肝性急善怒，其气上行则顺，下行则郁，郁则火动而诸病生矣。故发于上则头眩耳鸣，而或为目赤；发于中则胸满胁痛，而或作吞酸；发于下则少腹疼疝，而或溲溺不利；发于外则寒热往来，似疟非疟。凡此诸症，何莫非肝郁之象乎？而肝木之所以郁，其说有二：一为土虚不能升木也，一为血少不能养肝也。盖肝为木气，全赖土以滋培，水以灌溉。若中土虚，则木不升而郁；阴血少，则肝不滋而枯。方用白术、茯苓者，助土德以升木也；当归、芍药者，益荣血以养肝也；薄荷解热，甘草和中。独柴胡一味，一以为厥阴之报使，一以升发诸阳。经曰：木郁则达之。遂其曲直之性，故名曰逍遥散。若内热、外热盛者，加丹皮解肌热，炒栀清内热，此加味逍遥散之义也。"

【方药】柴胡 15 g，白芍 15 g，薄荷 6 g，当归 15 g，茯苓 15 g，白术 15 g，炙甘草 6 g，生姜 3 片。

【功效】疏肝健脾，解郁和营。

【主治】肝郁脾弱，症见神疲食少，头痛目眩，两胁胀痛，寒热往来，口燥咽干，乳房作胀，月经不调，脉弦而虚。现代常用于慢性肝炎、肝硬化、胆石症、更年期综合征及神经症等属肝郁血虚脾弱者。

（2）黑逍遥散：《医宗己任编》记载"风以散之，此方是也。柴胡、白芍、归身、白术、茯苓、甘草、姜枣引。上方加熟地名黑逍遥散"。《医略六书》曰："任劳多郁，亏损肝脾，致经气不调，经行失其常度而崩漏不已焉。生地壮水滋阴，兼能凉血止血；白术健脾燥湿，即可止漏定崩；白芍敛阴和血；当归养血归经；柴胡升阳解郁；茯苓渗湿和脾；甘草缓中和胃也。"

【方药】柴胡（盐水炒）15 g，丹皮（炒黑）45 g，熟地 150 g，白芍（醋炒）45 g，山药（炒）90 g，茯苓（入乳拌蒸）45 g，阿胶（蒲灰炒）90 g，地榆（炒炭）90 g，荆芥灰 45 g。

【功效】疏肝健脾，和中养血。

【主治】肝郁血虚，头眩胁痛，或胃脘痛，或肩胛绊痛，或眼睛赤痛，连及太阳；也可治疗妇人郁怒伤肝，血液妄行，赤白带下。

（3）半夏厚朴汤：《金匮要略》载"妇人咽中，如有炙脔，半夏厚朴汤主之"。《医宗金鉴·订正仲景全书·金匮要略注》曰："咽中如有炙脔谓咽中有痰涎，如同炙肉，咯之不出，咽之不下者，即今之梅核气病也。此病得于七情郁气，凝涎而生。故用半夏、厚朴、生姜，辛以散结，苦以降逆；茯苓佐半夏，以利饮行涩；紫苏芳香，以宣通郁气，脾气舒涩去，病自愈矣。此证男子亦有，不独妇人也。"

【方药】半夏一升（130 g），厚朴三两（45 g），生姜五两（75 g），苏叶二两（30 g），茯苓四两（60 g）。

【功效】行气散结，降逆化痰。

【主治】梅核气或郁证之痰气互结，症见咽中如有物阻，吐之不出，吞之不下，或咳或呕，胸胁满闷不舒，舌苔白润或白滑，脉弦滑。本方常用于癔症、神经官能症及慢性咽炎等属气滞痰阻者。

三、验方

临床对于颤证的治疗，现代医家依据个人经验总结出许多有效方剂，丰富和发展了颤证治疗方法，对于颤证的治疗具有指导意义，临床应用效果显著。

1. 止颤汤　是李如奎教授将传统中医理论与其多年临床经验相结合而研制成的治疗颤证的经验方，方由炙黄芪、丹参、知母、白芍、钩藤、制大黄、升麻等7味中药组成。其中黄芪、升麻、丹参益气活血；知母、钩藤养阴平肝熄风；再配白芍养血柔筋，制大黄清热泻浊。全方共奏益气活血，柔肝熄风之功。对颤证震颤、肢体僵硬等运动症状及便秘、失眠、抑郁等非运动症状有明显的改善作用，同时也可推迟服用西药左旋多巴的时间，减少服药剂量和不良反应。

2. 搐肝丸　出自孙一奎的《赤水玄珠》，全方包括胆南星、黄连、铁华粉、滑石、青黛、天麻、朱砂、炒僵蚕及炙甘草等9味中药，该方以化痰镇惊为功效，适用于痰瘀阻络型颤证。临床根据症状可适当加减，当痰湿内盛，症见胸痞脘闷，痰多流涎时，重用半夏、白术；痰热明显，症见胸闷、口干、面赤、大便不爽或黏腻时，加黄连、全瓜蒌；若胸闷、纳呆则加苍术、佩兰、焦三仙；乏力气短加用党参、黄芪、山药、炒白术；肌肤麻木不仁加地龙、丝瓜络、鸡血藤。

3. 加味阳和汤　是由《外科证治全生集》中记载的阳和汤化裁而来，主要适用于阳虚血滞型颤证。全方由熟地黄、生甘草、肉桂、麻黄、鹿角胶、炮姜、白芥子、附子、当归、全蝎、地龙及防风等药物组成。方中熟地滋补阴血；鹿角胶生精补髓，养血助阳；麻黄、白芥子、肉桂辛温散寒，温通血脉，兼以化痰，协同炮姜以宣通气血，熟地、鹿角胶得之则补而不滞；全蝎、地龙祛风通络，生甘草解毒，调和诸药。本方合用共奏温补和阳、散寒通滞、活血通络之功。

4. 乌龙汤　是治疗痰瘀阻络型颤证的经验方，全方以活血化瘀，祛痰通络为功效，选用龙骨、乌梢蛇、白芍、当归、天麻、钩藤、川芎、熟地、蜈蚣及甘草等合方而成。临床应用时可随症加减，兼有血瘀者加桃仁、丹参；兼阴虚者加女贞子、桑椹子；兼阳虚者加补骨脂、肉苁蓉；兼痰热者加胆南星、浙贝母。

5. 龙牡镇肝汤　是治疗肝阳上亢型颤证的经验方，由镇肝熄风汤加减化裁而来。方中有生龙骨、生牡蛎、龟板、玄参、天冬、麦芽、怀牛膝、代赭石、川楝子和生白芍等数十味中药。总起平肝潜阳，熄风止痉之功。适用于肢体震颤伴情绪不稳、头晕头痛、失眠等症的颤证患者。

6. 滋阴熄风活血汤　是王文同等人通过精心配伍和临床应用而研究出来用于治疗早期颤证的自拟方。全方由熟地黄、山茱萸、白芍、天麻、川芎等五味中药组成。其中，熟地黄滋补肝肾，《本草经疏》曰"干地黄为补肾家之要药，益阴血之品，血补则阴气得和，而无枯燥拘挛之疾矣"。山茱萸滋阴补肾，川芎上行巅顶，行气活血，白芍养血柔筋，天麻熄风通络，诸药合用共奏滋阴熄风，活血止颤之功。适用于治疗震颤、动摇，伴头昏神疲、痴呆健忘、迟钝少欲、腰酸腿软、夜卧多尿等为主要表现的颤证患者。

7. 补肾活血汤　是雒晓东教授经多年临床潜心研究而创制的治疗肾虚血瘀型颤证的经验方，该方由熟附子、熟地黄、枸杞子、何首乌、山茱萸、石菖蒲、丹参、白芍、天麻、蜈蚣及甘草等十余味中药组成。方中以附子、熟地黄共为君药，附子回阳救逆、散寒止痛，熟地补精益髓，阴中求阳；首乌入肝肾，益精气，养血滋阴；枸杞补肾益精；山茱萸补益肝肾、收敛固涩、固精缩尿；丹参活血调经、祛瘀止痛、养神定志、通利关脉；天麻平肝熄风、解痉补虚；白芍养血柔肝、敛阴收汗；蜈蚣熄风解痉、走窜通络；石菖蒲芳香开窍、化湿开胃、开窍豁痰、醒神益智；甘草健脾和胃、调和药性。诸药合用，共奏补肾活血之功。

8. 滋阴活血汤　是治疗阴血亏虚型颤证的自拟经验方，该方主要由熟地、阿胶、天麻、钩藤、知母、黄柏、白芍、当归、丹参、川芎、羚羊角粉及陈皮等多味中药组成。临床应用可视证型而适当加减，如兼肝肾阴虚者加生牡蛎、龙骨、龟板、鳖甲；兼气血两虚者加人参、黄芪、白术、五味子；兼血瘀风动者加赤芍、红花、桃仁、牛膝。

9. 补血除颤汤　由白芍、首乌、钩藤、丹参、桑寄生、生龙骨、生牡蛎、龟板、天麻、黄芪、砂仁、甘草及阿胶等十余味药物组成的经验方，全方合奏益气养血、健脾补肾、镇潜熄风之功，主要用于治疗阴虚风动型颤证患者。

10. 补督舒经汤　是用于治疗气虚血瘀型颤证的经验方，该方以益元补肾、舒经熄风为功效，主要由山羊角片、生黄芪、干地黄、白芍、鸡血藤、丹参、枸杞子、木瓜、粉葛根、生麦芽、天麻、制僵蚕及干地龙等数十味中药构成。适用于临床表现为肢体震颤伴倦怠乏力、腰膝酸软、视物昏花、舌暗紫、苔薄、脉弦细等颤证患者。

11. 柔肝熄风汤　是李群伟、江丽平等人的自拟方，全方由白芍、钩藤、枸杞子、山茱萸、全蝎、鹿角胶、生地黄、白附子、当归、蜈蚣和甘草等十余味中药组成。该方滋阴养血、柔肝熄风，对改善阴虚风动型颤证患者肢体震颤、僵硬及姿势障碍有较为显著的疗效。

12. 养血熄风汤　乃徐尚华、宋淑卿等人的临床经验方，适用于以肢体震颤为主要症状的血虚风动型颤证。方中白芍、山萸肉、枸杞子、鹿角胶、生地、当归滋阴柔肝养血，全蝎、蟆蛤、白附子、钩藤熄风止痉。

13. 通窍活血汤　乃清代王清任《医林改错》治疗瘀血证类方之一，方药主要由桃仁、红花、赤芍及老葱白、生姜、大枣等组成。方中赤芍行血活血，桃仁、红花活血通络，葱、姜通阳，佐以大枣缓和芳香辛窜药物之性，二者配伍更能通络开窍，通利气血，从而使赤芍、桃仁、红花更能发挥其活血通络的作用。本方理气解郁、活血化瘀，临床主要用于治疗气滞血瘀型颤证。此外，还可治疗头痛、眩晕、胸痹等症见血液瘀滞型者。

14. 益肾平肝汤　由天麻钩藤饮化裁而来，是治疗肝肾阴虚型颤证的经验方，全方由何首乌、枸杞子、川芎、天麻、肉苁蓉、石菖蒲、钩藤等7味药物组成。方中何首乌、枸杞子、肉苁蓉、石菖蒲等滋肝补肾填精；天麻、钩藤平抑肝阳，疏通经络；辅以川芎行气活血。方取补益肝肾，活血祛瘀，平肝熄风之义。适用于颤证等症见肌肉强直、失眠多梦者。

15. 益肾消颤汤　是李双蕾等人的自拟方，由何首乌、菟丝子、淫羊藿、山萸肉、枸杞子、黄精、肉苁蓉、益智仁、石菖蒲及生地黄等数十味中药组方而成。临床随症加减，当兼瘀血阻络者加全蝎、蜈蚣；兼气血两虚者加黄芪、白芍、当归；兼痰热者加胆南星、竹茹。全方总起补肾益精之功，主要用于治疗肾虚型颤证，对手部动作迟缓、肢体拘挛、震颤和上肢不协调等有明显的改善作用。

16. 通督除颤汤　是赵永生教授将传统中医理论与其多年临床经验相结合而研制出来治疗颤证的经验方，该方由生地、熟地、天麻、当归、威灵仙、淫羊藿、白芍、珍珠母、钩藤、鹿角片、川芎、黄芪、秦艽、乌梢蛇、全蝎、白术等十余味中药组成。总起补肾通督、活血通络之功，适用于瘀血阻络型颤证患者。

17. 益脑强神丸　是治疗阴虚风动型颤证的经验方，由鹿角胶、龟板胶、海马、石菖蒲、枸杞子、熟地黄、何首乌、黄精、山茱萸、豨莶草、麝香、西红花、桃仁、五味子及生槐米等多味中药组成。不仅用于治疗阿尔茨海默病证属髓海不足者，亦可治疗颤证认知功能障碍，临床疗效显著。

18. 舒筋解毒方　是王亚丽等人的自拟经验方，由龟板、鹿角胶、水蛭、白芍、僵蚕、丹参、山楂、粉葛根及生甘草等九味中药组成。方中龟板味甘咸辛寒，具有滋阴潜阳、补肾健骨、养血补心之功；鹿胶甘咸温，入肝肾经，具补肝血益精血之功，二者乃血肉有情之品，重用以补肾填精益髓、滋阴熄风止颤。全方合用既能补肾填髓，化痰逐瘀，又能解毒通络，共奏补肾、疏筋、止颤之功。适用于以肢体震颤为主要表现的颤证。

19. 龟羚帕安胶囊　源于河南省中医院赵国华老师的经验方，在该方的基础上结合现代医学的研究成果，以滋阴疏肝名方一贯煎为基础随证加减，固定剂型而成。方由龟板、羚羊角粉和厚朴等药物组成，方中龟板为君药，味甘性平，入肝肾经，滋阴潜阳，补肾养血；羚羊角粉味咸性寒，入肝经，辅助君药以达平肝熄风之功；厚朴味苦辛，性温，温中燥湿消痰。诸药合用，共奏滋补肝肾、平肝潜阳、熄风通络之功。适用于颤证属肝肾阴虚、阳亢化风型患者。

20. 施氏验方　是施继宗等人精心配伍合成的治疗颤证的经验方。方药主要由珍珠母、丹参、白芍、茯苓、牡蛎、川芎、菊花、生地、熟地、山药、丹皮、泽泻、刺蒺藜、麻仁和地龙等多味药物组成。用于治疗阴虚风动型颤证，临床表现为眩晕耳鸣、头摇肢颤、不能持物、肌肉瞤动、烦躁易怒、夜寐不安、肢体筋脉拘急、表情呆滞、面色少华、舌红，苔薄、脉弦数或细数等。如伴有咳喘，加杏仁、紫菀、款冬花；伴纳差，加砂仁、麦芽和神曲。

21. 赵氏验方　是赵益仁等人治疗颤证的自拟经验方，主要用于治疗肝阴不足、虚风内动型颤证。方药由鸡血藤、当归、茯苓、防风、蝉衣、葛根、怀山药、夜交藤、地龙、僵蚕及蜈蚣片组成。方中夜交藤祛风通络，养血安神；鸡血藤、当归活血舒筋；防风、蝉衣解表之药，偏于走表走上，祛风通络；加用虫类药物增强搜风剔络之力。全方合奏滋补阴血、祛风通络之效。对于缓解肢摇头颤、肌肉强直等症状颇有疗效。

22. 张氏验方　是名老中医张羹梅多年潜心配伍并经临床验证疗效卓然的经验方，方由生地、熟地、当归、赤芍、白芍、生龙牡、珍珠母、生黄芪、党参、川石斛、制首乌、枸杞子、玄精石、淫羊藿、怀牛膝、桃仁和红花等十余味中药组成。主要用于治疗证属肝阴不足、虚风内动型颤证。

23. 周氏验方　是首批国家级非物质文化遗产项目代表性传承人周仲瑛老先生治疗颤证的经验方，由白芍、煅龙牡、石决明（先煎）、炮山甲（先煎）、石斛、地黄、肉苁蓉、续断、海藻、僵蚕、刺蒺藜及炙鳖甲（先煎）等数十味中药配伍组成。该方加减化裁灵活，临症选药，当震颤显著时，加强重镇熄风之力，重用鳖甲、龙骨、牡蛎、石决明，也可加珍珠母、天麻，能镇惊、宁心、止汗，对兼有心悸、失眠、多汗之症者尤为适宜；反应迟钝、记忆力减退时，可重用石菖蒲、远志、制首乌、续断以补肾荣脑，化痰开窍；肌张力较高、筋僵、拘挛者，可重用白芍、甘草柔肝解痉，也可加木瓜、地龙、全蝎熄风通络解痉；如兼胸痹心痛，可加入桂枝、丹参、赤芍；如颈僵肩臂疼痛，宜入葛根、姜黄；面色晦滞，舌质紫黯，脉涩者，应重用化瘀药，或加当归、鸡血藤、水蛭、路路通。

24. 多味地黄汤　是国家级名老中医岳美中老先生治疗颤症的经验方，该方融杞菊地黄汤和麦味地黄汤于一体，再加补骨脂温肾固阳，胡桃肉补肾固精，全方配伍灵活，加减合宜。用于治疗临床表现为手颤动不止、平举更甚，头晕，视物模糊，腿痿软，走路易跌倒，舌红无苔，两尺脉虚、左关弦细等证属肝肾阴虚型颤证。

25. 紫石汤　是董建华教授多年临床经验积累下来治疗颤证的有效方剂，该方主要由紫石英、生牡蛎（先煎）、生石决明（先煎）、龟甲（先煎）、鳖甲（先煎）、天麻、钩藤、僵蚕、白芍、首乌和生地等十余味中药组成。用于治疗头摇手颤，不能自主，头晕，视物模糊，下肢痿软，舌质嫩红少苔，肝脉弦而尺脉弱等辨证属肾阴不足、肝风内动型颤证。

26. 化痰透脑丸　是任继学治疗颤病的经验方，方药由制胆星、清半夏、天竺黄、石花菜、郁金、陈皮、珍珠、沉香、海胆、琥珀、远志肉、煨皂角及麝香等配伍组成。有理气解郁、豁痰开窍之功效。临床主要用治颤证属痰涎壅滞者，表现为肢麻震颤，手不能持物，甚则四肢不知痛痒，胸闷昏眩，恶心，呕吐痰涎，咳喘，痰涎多，舌体肥大有齿痕，舌红，苔厚腻或白或黄，脉沉滑或沉濡等症候的颤证患者。

27. 脑康泰胶囊　源于曹子成等人的自拟方，全方由龟甲、海马、白芍、何首乌、丹参、三七、天麻、羚羊角、珍珠、龙骨等药物组成。方中龟板、首乌、海马补肾填髓；白芍、天麻、羚羊角、珍珠、龙骨平肝潜阳熄风；丹参、三七活血生新。诸药合用，标本同治，共起滋肾填髓、柔肝熄风之功。对改善颤证患者的肢体震颤、慌张步态、面具脸、行走时上肢摆动减少等症状有较为显著的疗效。

28. 定颤汤　是由滕书文等经多年临床验证，疗效确切的自拟经验方，全方以活血、熄风、止颤为治则，包括地龙、全蝎、僵蚕、天麻、钩藤、丹参、当归、川芎、白芍等多味中药，对以震颤为主要临床表现的颤证疗效俱佳。对肝肾阴虚者加山茱萸、生熟地黄、制首乌、枸杞子；气血两虚者加黄芪、党参；痰热生风者加胆南星、石菖蒲、郁金、竹茹。

29. 定震饮　乃顾锡镇等人的临床经验方，方中选用制首乌、桑寄生、川芎、生牡蛎、胆南星、鬼箭羽、炒白芍、钩藤、炙全蝎等9味中药，共起滋肾养肝、化痰祛瘀、熄风通络之效。制首乌、桑寄生、炒白芍滋养肝肾之阴；川芎、鬼箭羽理气活血化瘀；胆南星清化痰热；钩藤平肝潜阳、熄风通络；生牡蛎镇肝熄风；炙全蝎熄风止痉。此方可以用于不同时期的颤证患者，改善其眩晕、震颤、失眠、腰酸、耳鸣及视物模糊等多种症状。

30. 熄风定颤合剂　是葛邦雨等人根据中医理论和多年来对颤证的研究而总结出来的经验方，由当归、川芎、益母草、生麦芽、洋金花、桑叶、白蒺藜等7味中药组成。方中当归养血活血；川芎、益母草活血化瘀；生麦芽疏肝理气；洋金花止痛止痉、止咳平喘；桑叶清肝明目；白蒺藜平肝祛风、行血明目。本方具有平肝熄风、活血化瘀之功，对静止性震颤、肢体运动障碍、肌肉强直、起坐困难等症状改善较为显著。

31. 镇颤舒胶囊　是丰广魁等人的临床经验方，原方经过严格的质量控制，制成胶囊制剂。由芍药甘草汤加减化裁而来，主要包括生白芍、炙甘草、钩藤、当归、珍珠母、僵蚕、黄芪、川芎、葛根、厚朴等多味中药。方中芍药、甘草柔肝缓痉为君药；配合钩藤、珍珠母以加强平肝熄风之力，加僵蚕止痉熄风共为臣药；黄芪益气，当归补血，川芎、葛根助当归活血行瘀通络；厚朴和中理气，合甘草防重坠阴柔之品伤脾。诸药合用共奏柔肝缓痉、化瘀通络之功。用治颤证肢体震颤、强直和失眠等为主症者疗效佳。

32. 震颤宁　是祝维峰等人的自拟经验方，该方由熟地、何首乌、枸杞子、白芍、钩藤、全蝎、三七、石菖蒲、胆南星等9味中药组成。本方具有滋补肝肾、祛痰化瘀、清热熄风之效，主治颤证的肢体震颤、肌肉强直等运动症状。

33. 抗帕颗粒　是黄怀宇等人经多年潜心研究和临床配伍的自拟经验方，由丹参、水蛭、僵蚕、全蝎等8味中药组成。方中丹参味苦，性微寒，入心、心包、肝经，具有活血祛瘀、凉血消痈、除烦安神之功；配伍水蛭以增强活血破瘀力度，善破脏腑经脉之一切瘀血；全蝎味辛、性平、入肝经，熄风止痉、解毒散结、通络止痛；与僵蚕相配，平肝熄风，通络止痉力强；余4味中药与之合方，发挥了滋阴补肾、益气活血、熄风通络的综合作用。用于治疗血管性帕金森综合征，同时该药与西药美多芭合用，可降低美多芭的用量，减少其治疗过程中的毒副作用，延缓疾病进程，减轻症状。

第四节　针灸与推拿疗法

一、针灸疗法

针灸疗法是中医传统特色疗法，经过多年的临床及实验研究，其疗效得到肯定。该方法具有疗效可靠、症状改善明显、减缓病程进展、遣方用药灵活、个体针对性强、毒副作用小等优点，特别是对于肌张力高及非运动症状等疗效显著。但由于颤证症状众多，病机复杂，故针灸治疗至今尚未发现特效穴位。

（一）头针疗法

头针疗法是根据大脑皮质功能定位，针刺头皮特定刺激区以治疗疾病的一种方法。针刺头部穴位不仅可以激发头部经气，调整头部阴阳，而且因为十四经脉直接或间接通向头部，所以针刺头部还可调整全身气血和阴阳，改善全身症状。治疗颤证一般取舞蹈震颤区、运动区、感觉区（图9-1），运用透针针刺方法进行治疗，双侧交替使用，具有熄风止颤、疏通经络、平衡阴阳的作用，临床疗效显著。

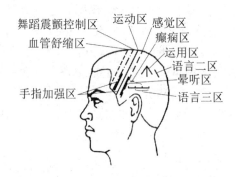

图9-1　头针治疗区（侧面刺激区）

【取穴】顶中线、顶旁纵1线、顶旁纵2线、顶颞后斜线。

【操作方法】用1.5~2寸毫针按头针操作常规针刺，留针30 min，加用电针，以连续波，每日1次或隔日1次。20次为一疗程。

（二）体针疗法

体针是临床上针灸治疗颤证运用最多的方法。《行针指要赋》曰："或针锋，先向风府、百会中。"针刺治疗颤证多选太冲、风府穴相配。太冲穴有通达三焦元气、柔肝舒筋之功；风府穴为督脉经的腧穴，为风之要穴，有散风熄风、通关开窍之功。《难经·二十八难》曰："督脉者，起于下极之俞，并于脊里，上至风府，入属于脑。"督脉循行于背部，为阳脉之海，统摄一身阳气，上至风府入脑，既可通络开窍止颤，又可补下元亏虚，疏泄肝风，所以治疗脑病时可以选取督脉上的穴位。

1. 方法一

【主穴】第1组为四神聪、阳陵泉、外关、足三里、曲池、丰隆；第2组为百会、风池、三阴交、本神、合谷、太冲；第3组为华佗夹脊穴第11胸椎到第2腰椎。

【配穴】气血虚弱加气海、公孙；肝肾阴虚加肝俞、肾俞；痰浊中阻加膻中、阴陵泉、中脘；皮脂溢出加曲池、内庭；脘腹胀加梁门、中脘；便秘加支沟、天枢、气海；颤抖甚加少海、三间、后溪、大椎；汗多加脾俞、肺俞、气海；口干舌麻加廉泉、承浆。

【操作方法】上述 3 组穴位交替使用。每日或隔日治疗 1 次，1 个疗程为 30 次。针刺四神聪时 4 个穴点的针尖均朝向百会穴。针刺头部穴位后加用电针，选用疏波，通电 20~30 min。针刺用平针针刺手法或根据病情施用补泻。震颤甚者用大椎深刺，选用 2 寸毫针，刺入 1.5 寸左右，使患者产生向四肢或全身放射触电感觉时则迅速出针，不捻转、不提插，不留针。或在治疗中加刺少海、三间等穴。

2. 方法二

【主穴】外关、风池、阳陵泉、曲池、太冲。

【配穴】气血不足者加足三里、合谷；肝肾阴虚者加复溜、三阴交；有瘀象者加血海、地机；风痰阻络者加丰隆。

【操作方法】常规消毒后，将 1.5 寸不锈钢针，沿头皮斜向捻转进针，达到风池穴深度后，快速捻针，120~200 次/min，其间捻针 2 次，每日 1 次，每次治疗时间约 30 min；外关、曲池、阳陵泉平补平泻进针，直刺 1 寸左右，其间捻针 2 次，每日 1 次，每次治疗时间约 30 min；太冲穴采用泻法直刺进针 0.5 寸左右，其间捻针 2 次，每日 1 次，每次治疗时间约 30 min。每周治疗 6 d。

3. 方法三

【主穴】神庭、百会、合谷、风池、太冲。

【配穴】气血不足，加足三里、胃俞、脾俞、三阴交；肝肾不足，加肝俞、神门、肾俞、太溪；痰热动风加阴陵泉、丰隆、曲池。

【操作方法】每次选用 4~6 个穴位，以中等度刺激，每次留针 30 min，中间可间歇行针。痰热动风者，刺激可稍强，并可在曲池、大椎点刺放血，虚寒者可加用温针灸；每日 1 次或隔日 1 次，20 次为一疗程。

4. 方法四

【主穴】第 1 组：四神聪、本神、外关、阳陵泉、太冲、三阴交；第 2 组：四神聪、风池、曲池、合谷、丰隆、足三里。

【配穴】气血虚弱加气海、公孙；肾阴虚加肝俞、肾俞；痰浊中阻加中脘、膻中、阴陵泉；汗多加脾俞、肺俞、气海；颤抖甚加三间、后溪、少海、大椎；僵直甚加期门、大包、大椎（刺血）；脘胀加梁门、中脘；皮脂溢出加内庭；口干舌麻加承浆、廉泉；便秘加天枢、气海。

【操作方法】两组穴交替使用。每日或隔日治疗 1 次，30 次为一疗程。针刺四神聪时 4 个穴点的针尖都朝向百会。针刺头部穴位时加用电针，选用疏波，通电 20~30 min。针刺用平补平泻法或根据病情施用补泻。震颤严重者需要用大椎深刺，选用 2.5~3 寸毫针，刺入 0.9~2.5 寸，使患者产生向四肢或全身放射触电感觉时则迅速出针，不捻转、不提插，不留针。或在治疗中加刺少海、三间等穴位。僵直严重加灸期门、大包，每穴灸 10 min 左右。或用三棱针刺大椎出血，再加拔大玻璃火罐，使之出血，1 周或隔周放血 1 次。

（三）耳针治疗

根据患者病情及症状，可以选用不同的耳穴治疗，以下 2 种耳穴治疗供参考。

1. 方法一

【取穴】取神门、心、肝、脑、肾、皮质下、相应肢体等穴位。

【操作方法】每次选用 4~5 穴，每日 1 次，用轻或中等度刺激，间歇行针，留针 30~60 min，后加用电针；亦可用王不留行籽按压耳穴，两耳交替进行，每日按压数次。20 d 为一疗程。

2. 方法二

【取穴】取神门、膝、肝、皮质下、内分泌、肘、肾、腕、指等穴位。

【操作方法】以上穴位用 2.5 寸毫针，按顺时针方向小幅度来回捻转 1~2 min，20 min 重复捻转一次，留针 20~30 min。

（四）穴位注射

穴位注射疗法是以中医基本理论为指导，结合现代医药学的药物药理作用和注射方法，以激发经络、穴位的治疗作用，而形成的一种独特疗法。使用时，将注射针刺入穴位，做提插手法，得气后抽吸无回血再将药液缓缓注入穴位，从而引起穴位、针刺、药物相结合的综合作用。

【取穴】可选用阳陵泉、合谷、太冲、三阴交、足三里、曲池等穴位。

【药物】治疗颤证常选用复方丹参注射液。

【操作方法】按常规肌内注射规范，取复方丹参注射液，于上述每穴注射 2 mL，隔日注射 1 次，5 次为一疗程。

（五）刺络放血

刺络放血疗法是针灸传统疗法之一。其操作方法是用三棱针在某些穴位或体表特定部位的浅静脉处点刺，放出少量血液。其主要作用是外泄内蕴之热毒，疏通经络，调理气血，促邪外出。

对于颤证实证患者，如风阳内动、痰热动风等证型，采用刺络放血法，可选用曲泽、委中、大椎、太阳等穴位，用三棱针迅速刺入约 1 cm，任其自然流血，每 2 周刺血一次。

（六）梅花针疗法

梅花针属"皮肤针"的一种，因针数多少不同，名称各异，古人把 5 根针捆成一束，形似梅花，称为梅花针；将 7 根针捆成一束的叫作七星针。梅花针疗法是以经络学说之皮部理论为依据，运用梅花针叩刺人体一定部位或穴位，通过孙脉—络脉—经脉而作用于脏腑，激发经络功能，调整脏腑气血，以达到防治疾病目的的方法。

【叩刺部位】上肢先从肩部开始，分别叩击伸肌群和屈肌群；下肢取行于下肢前面的足阳明经和行于下肢后面的足太阳经；背部主要沿两侧的足太阳经往下叩击；头部从上向下叩击舞蹈震颤控制区。

【叩刺方法】梅花针应"刺皮不伤肉"，根据患者体质、病情及敏感程度，采取由轻到重的叩击强度。头部、老弱妇女患者及病属虚证、久病者，应轻度叩刺，用力稍小，皮肤出现潮红、充血为度；四肢和背部、年轻体壮患者及病属实证、新病者，可重度叩刺，用力较大，以皮肤有明显潮红并有微出血为度。一般每日或隔日1次，10次为一疗程，疗程间隔3~5 d。

（七）艾灸

艾灸是运用艾绒或其他药物在体表的穴位或特定部位上熏灼、温熨，借灸火的热力及药物的作用，通过经络的传导，以起到温通气血、扶正祛邪的作用，从而达到防治疾病目的的一种治疗方法。

【取穴】取神庭、百会、风池、命门、脾俞、大椎、筋缩、肾俞、足三里等穴位。

【操作方法】每次选用4~6穴，用艾条悬灸以上穴位，每穴灸5 min左右，每日或隔日1次，20次为一疗程。适用于有虚寒征象者。

二、推拿疗法

1. 推拿一

【取穴】风府、天柱、脾俞、哑门、肾俞、膈俞、肝俞、心俞、风池、胃俞、血海、曲池、悬钟等。

【主要手法】推法、拿法、按法、一指禅法、揉法、擦法、颤法、拍法、击法等。

【操作步骤】①患者取坐位，以指推法施术，分别沿膀胱经、督脉、胆经，由前发际推至后发际，再推头针疗法中的舞蹈震颤控制区，反复推数次，最后用食指尖叩击整个头部5 min。②推桥弓，左右交替施术，每侧推10~20次。③拿揉颈后肌肉，再以一指禅法、指揉法施术，然后点揉天柱、风府、风池、哑门等穴及压痛点。④拿肩井穴，然后掌击大椎、百会穴数次。⑤患者俯卧位，先以掌推法、揉按法、按法施术于腰背部，然后点揉局部反应点及膈俞、胃俞、脾俞、肝俞、心俞、肾俞，最后以推法，分别沿膀胱经及夹脊穴自上而下施术。⑥自下而上直擦督脉，再横擦肾俞部，以透热为度。最后掌击腰阳关穴，然后以拍法施术于骶部，使全身产生震颤感，以透热为度。⑦以指揉、指推法施术于手、足三阴经的肘、膝以下段，并点揉血海、曲池、悬钟等穴位。或以循经抹法、颜面部肌肉鱼际揉法、头面部腧穴揉法及点按法调理头面部任、督二脉为主的经气，引虚风之阳入阴；掌颤关元穴以培补肝肾、滋水涵木。

2. 推拿二

【取穴】五经、风池、风府、前胸、百会、腰阳关、掌根、太阳、坎宫、大椎、头维、腰部、四神聪、三阴交、肩背、肩井、极泉、天门、血海、太冲等穴位。

【主要手法】揉法、拿法、击法、按法、推法、掐法等。

【操作步骤】依次按揉风池、风府，拿五经，掌根击百会，拳背击腰阳关、大椎。自上而下单手拇指推桥弓，再揉太阳，分推坎宫，开天门，掐揉四神聪、头维、百会，梳理舞蹈震颤控制区。横擦前胸、肩背、腰部，再拿捏肩井，按揉极泉。由腋至腕直擦手三阴经线，并予拿捏上肢，搓手指，掐揉甲根，摇肩抖肘时按揉三阴交、血海，掐揉太冲，屈伸髋膝，10 d为一疗程。

3. 推拿三

【取穴】肝俞、脾俞、肾俞、阳陵泉、委中、环跳、足三里、曲池、外关、手三里、肩髎、合谷、头维、太阳、鱼腰、攒竹、印堂、颊车、颧髎、四白、地仓、廉泉、天枢、面部、背部、四肢部。

【主要手法】点按法、拿法、一指禅推法、擦法、攘法、搓法等。

【操作步骤】①患者俯卧位，先在背部从上至下以攘法放松背部肌肉，接着自上而下沿足太阳膀胱经施以擦法，以透热为度，同时配合点按肝俞、脾俞、肾俞各 1 min。②患者仍为俯卧位，用攘法自臀部向下治疗，来回 3~5 遍，接着重力点按阳陵泉、委中、环跳、足三里等穴各 1 min，最后用搓法自上而下结束治疗。③患者取坐位，先以攘法或拿法从两侧肩部操作至腕部，来回 3~5 遍；接着点按曲池、外关、手三里、肩髎、合谷等穴，以酸胀为度；后从肩至腕施以搓法 5 min；最后从前发际至后发际施以五指拿法 3~5 遍。④若出现面具脸，以一指禅推法自印堂穴开始，向上沿前额发际至头维、太阳、鱼腰、攒竹，再回至印堂穴，往返 3~5 遍。然后按揉颊车、颧髎、四白、地仓各 1 min，并在颧部、颊部施以搓法 10~15 次，或用掌根揉法 5 min；流涎者可点按廉泉、颊车；便秘者可点按足三里、天枢。

第五节 历代名家治疗经验

一、古代名家治疗经验

1. 张璐治疗颤证的经验 清代医家张璐主张延续《内经》所述颤证病因，在治疗上提出治疗本病应分清肝脏的虚实来辨证论治。他在《张氏医通·颤振》中指出：若肝木实热，泻青丸；肝木虚热，六味丸；肝木虚弱，逍遥散加参、术、钩藤；挟痰，导痰汤加竹沥；脾胃虚弱，六君子汤加芎、归、钩藤；卫虚多汗恶寒，加黄芪二钱、附子五分；脾虚，补中益气加钩藤；心血虚少而振，平补正心丹（组成：龙齿、远志、酸枣仁、柏子仁、人参、茯苓、山药、当归身、肉桂、五味子、生地、麦冬、石菖蒲、朱砂）；心气虚热而振，上方去肉桂、山药、麦冬、五味，加琥珀、牛黄、黄连，名琥珀养心丹。

2. 王怀隐治疗颤证的经验 北宋翰林医官王怀隐在《太平圣惠方·辨伤寒脉候》中对于伤寒病"有颤而汗出因得解者何谓也？"的原文解释是："凡脉浮而紧，按之反芤，为本虚，故当颤而汗出也。以本虚是以发颤。"他以此得出结论，伤寒病后期出现振颤，多是本虚。文中还提出伤寒病有不颤而汗出解者。王氏在解释病机时论述曰："凡脉浮大而数，故自汗出而解。又病有不颤不汗而解者何也。凡脉自微。此已曾发汗，或吐下，或亡血，内无津液，阴阳自和，必自愈也，故不颤不汗而解。"

3. 王肯堂治疗颤证的经验 明代名医王肯堂在《证治准绳》中记载颤证的主要治法是：滋阴养血，平肝熄风。在治疗颤证的轻证时可用"补金平木"法，使肝气条达、肺气调畅、筋脉得以濡养，达到平颤的目的。提出的治疗方剂有：①老人颤振，宜定振丸（组成：天麻、全蝎、秦艽、细辛、白术、黄芪、熟地、生地、当归、川芎、芍药、防风、荆芥、威灵仙）；②肝热痰盛所致者用摧肝丸（组成：钩藤、胆南星、黄连、滑石、僵蚕、天麻、甘草、竹沥、辰砂、铁华粉、青黛）；③气虚所致者用"参术汤（组成：人参、白术、黄芪、白茯苓、炙甘草、陈皮）；④老人振颤，由于气血两虚、风邪外袭所致者用定心丸［组成：熟地、生地、当归、川芎、芍药各二两，天麻（蒸熟）、全蝎（去头、尾）、白术、黄芪各一两五钱，秦艽（去芦）、细辛各一两，防风、荆芥各七钱，威灵仙（酒洗）五钱］。

4. 张仲景治疗颤证的经验　东汉名家医圣张仲景在《伤寒论》中记载：①用"真武汤"治疗"太阳病发汗，汗出不解，其人仍发热，心下悸，头眩，身𬌗动，振振欲擗地"（组成：附子一枚，白术二两，茯苓、芍药、生姜各三两）。②用"茯苓汤"治疗"伤寒发汗吐下后，心下逆满，气上冲胸，起即头眩，其脉沉紧，发汗则动经，身为振摇者"（组成：茯苓四两，桂心、白术各三两，甘草二两）。③用"桂枝汤"治疗"太阳病未解，其脉阴阳俱停，必先振栗，汗出而解，但阳微者，先汗之而解，宜桂枝汤"［组成：桂枝（去皮）三两，芍药三两，甘草（炙）二两，生姜（切）三两，大枣（擘）十二枚］。

5. 许国祯治疗颤证的经验　元代著名宫廷医家许国祯集名医所著《御药院方》，其中治疗颤证的方剂有多个，组方主要是以祛风邪为主，辅以清心、补虚。例如生犀丸（组成：川芎十两，麝一分，脑一分，生犀半两），可以治疗"心虚喜忘，烦悸，风涎不利，诸风颤掉；或多健忘，寝寐多惊，心常似忧，或忪或忱，往往欲倒，状类暗风，四肢颤掉，多生怯惧，每起烦躁、悲涕愁煎，并属心脏气亏"。

6. 孙思邈治疗颤证的经验　唐朝药王孙思邈所著《备急千金要方》中记载"金牙酒"可治疗"积年八风五痉，举身弹曳，不得转侧，行步跛蹙，不能收摄"等病，这些特征与颤证的步态障碍和动作迟缓颇为相似。金牙酒组成：金牙（碎如米粒，用小绢袋盛）、熟地、地肤子（无子，用茎叶，一方用蛇床子）、附子、防风、细辛、莥藋根、莽草各四两，川椒四合，羌活一斤（一方用独活）。上十味粉碎，以绢袋盛，用酒四斗，于瓷器中浸泡，密封，春夏三四日，秋冬六七天，酒成，去渣，日服一合，不尽一剂，病无不愈。

7. 高鼓峰治疗颤证的经验　清代浙中著名医家高鼓峰在《医宗己任编·颤振》中记载："大抵气血俱虚，不能荣养筋骨，故为之振摇，而不能主持也。"明确气血亏虚是颤证的主要原因，还提出了大补气血法治疗颤证，指出"需大补气血，人参养荣汤或加味人参养荣汤主之"。

8. 孙一奎辨证治疗颤证的经验　明代著名医家孙一奎在《赤水玄珠·颤振门》中指出气虚、血虚均可引起颤证，并且提出"气虚颤振，用参术汤"，"血虚而振，用秘方定心丸"。孙氏又进一步提出颤证病机为"木火上盛，肾阴不充，下虚上实，实为痰火，虚则肾亏"，治法宜"清上补下"，此理论至今仍有临床参考价值。

9. 李梴治疗颤证的经验　明代医家李梴的《医学入门》卷四中有"头摇"一病证名，是指头部摇颤不能自制，与颤证的症状相类似。李氏论述"头摇"病机为实证，多属阳明腑实或风火相煽，引动肝风所致。症见突然头摇、耳聋目眩、颈强项痛，或伴高热、烦躁、便秘等，治疗用平肝熄风、泻火清热为主；虚证多因病后虚弱或年老肝肾不足、虚风内动所致，症见头部颤摇日久、腰膝酸软、头昏健忘、耳聋眼花等，治疗用补肝肾、益气血、扶正熄风为法。

二、现代名家

1. 王永炎治疗颤证的经验　王永炎教授认为平肝熄风是治疗颤证的主法，具体可施以镇肝熄风、滋阴潜阳熄风、养血柔肝熄风等方法。临床辨证论治，但无论何证，都可以应用熄风药物羚羊角，以平肝熄风。如阳亢明显者应重用金石类镇肝熄风药物，如生龙骨、生牡蛎、珍珠母、生石决明等；肝阴虚者可用养血柔肝熄风药物，如当归、白芍等；痰热中阻者可加入化痰通络熄风药物，如天麻、钩藤、白蒺藜、薏苡仁、白蔻仁等；瘀血阻滞者，可加入破血逐瘀，搜风通络药物，如水蛭、虻虫、蜈蚣等，但虫类药物作用峻猛，耗气伤阴，不宜单独使用，应配以补气养血、滋补肝肾之法，攻补兼施。王氏还提出治疗颤证的根本在固本培元以充先天，调理脾胃以助后天。补气以调补、清补为主，药物选择太子参、西洋参、怀山药、黄芪、茯苓、白术等。滋阴药物可选择制首乌、山茱萸、生地黄、熟地黄、川续断、杜仲、枸杞子等。若阴损及阳者，可加肉苁蓉、肉桂。或在脾胃功能尚可时，选用鹿角胶、阿胶、紫河车等血肉有情之品以填精补髓。颤证病程绵延，虚实夹杂，治疗难取速效，当攻则攻，当补则补，或重攻轻补，或重补轻攻，待邪去之时最终应归到以补为主，扶正培本，长期坚持治疗，缓缓图之。

2. 郑绍周辨治颤证的经验　河南名老中医郑绍周对颤证有独到见解，他认为颤证主要见于以下三种原因：肝肾亏虚，风动振摇；气血虚弱，筋脉失养；痰浊阻络，经脉失约。

肝肾亏虚，风动振摇者，治疗重滋养肝肾、熄风镇痉，选用大定风珠加减。药物组成为：天麻、钩藤、全蝎、蜈蚣、生鳖甲、生龟板、生牡蛎、羚羊角（代）、生地黄、麦冬、白芍、鸡子黄、阿胶。方中天麻、钩藤、全蝎、蜈蚣镇肝潜阳、熄风止痉；白芍、生地黄、麦冬滋补肝肾、柔肝舒筋；阿胶、鸡子黄滋阴养液；生牡蛎、龟板、生鳖甲补肾强骨、滋肝荣筋；羚羊角（代）清泻肝火，平肝熄风。全方可平肝熄风、滋阴潜阳，风熄则振摇自止。

气血虚弱，筋脉失养者，治疗用大补气血、养筋定颤之法，选用十全大补汤加减。药用组成为：人参、黄芪、白术、茯苓、炙甘草、当归、白芍、熟地、鸡血藤、天麻、钩藤、全蝎、桂心、羚羊角（代）、丹参。方中人参、黄芪、白术、茯苓、炙甘草大补元气；熟地、全当归、白芍药滋阴补血而活血；丹参、鸡血藤养血活血，且可通经络，气血得补而不壅滞；天麻、钩藤、全蝎、羚羊角（代）镇痉熄风，风止则颤证自除。

痰浊阻络，经脉失约者，治疗以豁痰通络、熄风定颤为法，选用导痰汤加减。药物组成为：半夏、南星、枳实、橘红、竹沥、茯苓、甘草、钩藤、天麻、丹参、赤芍、郁金等。方中半夏、南星、枳实、钩藤、天麻燥湿化痰、平肝熄风；竹沥清痰热；橘红、茯苓健脾运湿；丹参、赤芍、郁金活血化瘀。

3. 颜德馨治疗颤证的经验　颜德馨教授治疗颤证推崇气血学说，遵循"疏其血气，令其条达而致和平"的治疗原则，根据"血虚生风"的理论创立"血瘀生风"的观点，主张治疗颤证应该运用活血化瘀、祛风通络之剂，喜用王清任的血府逐瘀汤、通窍活血汤加减。血府逐瘀汤疏肝解郁而不耗气，活血化瘀而不伤血，诸药配合使气行血活、瘀化热消而肝郁亦解，诸症自愈。常用药物枳壳、当归、桃仁、赤芍、红花、生蒲黄、川芎、柴胡、桔梗、熟大黄等。若肝阳偏亢，则加龙骨、磁石、牡蛎以潜阳熄风；阴虚阳亢，则予鳖甲、龟甲等滋阴潜阳之品；瘀血日久，可加用搜剔脉络瘀血之水蛭、蜈蚣、土鳖虫、全蝎等虫类药物。

4. 马云枝治疗颤证的经验 马云枝教授根据长期的临床经验提出颤证的治疗应分期论治，因人制宜，从脾论治，以后天养先天，重视内风，兼顾活血。她把颤证分为稳定期、进展期、波动期三期治疗。病情稳定期，虽然有痰浊、瘀血等病理因素，但正气胜邪，治疗以培补脾肾为主。补脾肾，燥湿化痰兼活血化瘀，应注意燥湿同时防止血热而动血，加重病情。因此治疗应以健脾化痰为主。"脾宜升则健"故应用轻灵之剂以恢复脾的升散传输水谷精微之职而健脾。病情波动时，善动之内风、善变之顽痰为其主要的病机。因肝为刚脏，体阴而用阳，肝风内动，扰乱气机，气血逆乱，易致痰浊、瘀血，痰瘀互结，肝风挟痰瘀上扰清窍，神机失用，导致病情波动，故以平肝熄风、化痰通络为主，可根据病情酌情配伍育阴潜阳、养血柔肝药品。病情进展期时，皆因肝、脾、肾三脏虚损导致病情进展，故治疗时宜三脏并治。颤证以肾为根，以脾为本，以肝为标。又因"脾阳根于肾阳""肝肾同源"，故应重视肾精的盈亏。后期调补贵在守方，切忌因病情暂时好转而立即更方换药，使疾病复发而前功尽弃。

附一 饮食疗法

中医有"药食同源""食补重于药补"之说。饮食疗法对于颤证的康复具有一定的辅助治疗作用，并且不良反应少，容易操作，颇受广大患者欢迎。但是，饮食治疗不是对于临床各型帕金森病患者均有效，也应该辨证施膳，需要长期应用，一般都能控制病情，缓解症状。

1. 龟甲牡蛎饮 将龟甲、牡蛎各 200 g，鳖甲 100 g，洗净、打碎，放入锅中，加水煮开约 30 min 后，加入知母 100 g，再煮 30~40 min 即可。可以多次饮用，再煮再饮，直至味淡。功能滋阴潜阳，平肝熄风。适用于肝肾不足、阴虚阳亢所致颤证的患者。

2. 天麻茶 将天麻 300 g 切成薄片，干燥贮存，备用。每次取天麻片 3 g 与绿茶 1 g 放入杯中，用沸水冲泡大半杯，立即加盖，5 min 后可以饮用。用法同喝茶一样，直至冲淡，弃渣。适用于四肢麻木、手足不遂、震颤的颤证患者。

3. 山萸肉鸽蛋汤 先将山萸肉 30 g、钩藤 10 g、丹皮 10 g、白芍 15 g 用清水洗净，加水约 500 mL，煮沸 20 min 后去渣取汁。将冰糖 50 g 放入药汁中煮沸，如果为糖尿病患者则无须应用冰糖，把鸽蛋 5 个打破逐个下入锅内煮熟，可以喝汤吃蛋。适用于肝肾不足动风所致颤证的患者。

4. 麻鸭汤 将老母鸭 1 只去内脏，放入大瓷盆内，天麻干品 30~40 g 蒸软切片，放入鸭肚内，淋上黄酒 2 匙，再将鸭头弯入肚内，用白线在鸭身上扎牢。用不锈钢锅隔水蒸 3~4 h，至鸭肉酥烂离火。每日 2 次，先喝汤，后吃肉，天麻可分数次与鸭同吃，2~3 d 吃完，不宜过量。适用于肝肾不足的颤证。

5. 天麻黄芪鱼头汤　鲜鲤鱼1条去鳞、腮和内脏，洗净，将川芎40 g、黄芪100 g、天麻25 g放入米泔水中浸泡4~6 h，捞出天麻置米饭上蒸透，切片，放入鱼腹内，置盆内，然后放入葱、生姜、绍酒、适量清水，蒸约30 min。另用淀粉、清汤、糖、盐、味精、胡椒粉、麻油烧开勾芡，浇在鱼上即成。适用于气血两虚、筋脉失养或血瘀气滞不能荣于四末所致颤证的患者。

6. 归芪蒸鸡汤　将嫩母鸡1只（约1 500 g）洗净，炙黄芪100 g、当归20 g装入鸡腹内，放入砂锅，摆上葱、姜，注入清汤，加入食盐、绍酒、胡椒粉，用湿绵纸将砂锅口封严，沸水旺火上煮2 h，取出加味精即成。适用于气血亏虚、筋脉失养所致颤证的患者。

7. 天麻蛋羹　将菊花、天麻、橘红各2 g，生姜1 g，研成细末，与打在碗内的2枚鸡蛋共调匀，加适量水，蒸10~15 min即可，酌加调味品。每日2次食用。适用于痰热内蕴、阳盛风动所致颤证的患者。

8. 天麻半夏粥　将天麻10 g、法半夏5 g、陈皮5 g、丝瓜50 g洗净放入锅内，加清水600 mL，开锅后小火煎约20 min，去渣取汁。把薏苡仁150 g、大枣5枚洗净倒入药汁内，置火上煮至薏苡仁开裂酥烂即可，食用时酌加白糖。适用于痰热互结或阳盛动风所致颤证的患者。

9. 天麻蛋黄汤　将瓜蒌仁、天麻、陈皮各10 g及白术2 g放入锅中，水煎煮，开锅后小火煎煮10 min后去渣，加生姜1片、大枣3枚与芹菜30 g（切成小段），水沸后，将蛋黄5个搅匀与冰糖适量一起放入汤中，5 min后加味精。适用于痰热动风所致颤证的患者。

10. 乌梢蛇金钱龟汤　乌梢蛇250 g，金钱龟250 g，洗净，乌梢蛇去骨，金钱龟去壳，加水文火炖烂，放入调料，分2次食用，吃肉喝汤，2 d一剂。适用于瘀血阻络所致颤证的患者。

11. 枸杞肝膏汤　猪肝250 g、鸡蛋清2个、车前子6 g、熟地10 g、菟丝子6 g、桑椹10 g、苁蓉6 g、枸杞10 g、酒炒女贞子10 g、精盐5 g、胡椒粉1 g、味精1 g、绍酒2 g、葱节15 g、熟鸡油8 g、鸡汤700 g、姜片10 g。烹制方法：将熟地、桑椹、女贞子、苁蓉、菟丝子、车前子烘干研成细末，枸杞用温开水泡胀，猪肝除去白筋，用刀背捶成茸，盛入碗内，加清水150 g调匀，用筛子滤去肝渣不用。姜片、葱节放入肝汁浸泡10 min后，拣去不用。加入鸡蛋清、精盐2 g。胡椒粉1 g、绍酒1 g及中药粉末，在汤碗内调拌均匀，入笼用旺火蒸15 min左右，使药汁、肝汁互相结合成膏至熟。炒锅置于旺火上，倒入清汤，加胡椒粉、盐、绍酒后，烧开，入味精，并取出肝膏，用竹片沿着蒸肝膏的碗边划一圈，注入清汤，撒上枸杞，滴上鸡油即成。本品具滋补肝肾之功，适用于肝肾不足、精血亏虚所致颤证的患者。

12. 二黄蒸牛肉　黄牛肉400 g、当归10 g、黄芪20 g、嫩豌豆100 g、花椒面2 g、熟地15 g、酱油50 g、米粉100 g、大枣5个、胡椒粉1 g、姜米10 g、辣椒面4 g、麻油15 g、葱花8 g、香菜15 g。烹制方法：将黄芪、熟地、当归，烘干加工成粉末。大枣去核剁成茸泥，牛肉、豌豆、香菜洗净，牛肉切成片，香菜切成短节。将酱油40 g，胡椒面、中药末与牛肉片拌匀，加入米粉、枣泥、鲜汤少量调拌均匀，豌豆垫底，牛肉放面上，入笼蒸，肉熟取出，酱油、麻油兑成汁，先撒上花椒面、辣椒面、葱花，淋上味汁上桌。本品具补脾胃、益气养血之功。对因气血两虚致颤者，可常食之。

13. 菊花白芷鱼头汤　白芷、川芎、夏枯草、葛根、菊花、鲤鱼头、豆腐、生姜、葱、盐、料酒。做法：将白芷、川芎、夏枯草、葛根、菊花装入一个纱布袋内，扎紧口，放入锅中。将洗净的鱼头和豆腐放入锅内，加入适量的料酒和盐，根据个人口味加入葱和生姜，大火煮沸，待鱼头熟烂后关火即可食用。适用于有震颤、麻痹、头痛、头晕的颤证患者，可经常食用。

14. 二豆白粥　扁豆、蚕豆、大米。做法：将扁豆、蚕豆炒香，研成粉末状备用。将大米放入锅中煮熟后加入豆粉，搅拌，煮沸后即可食用。本品具健脾、疏肝、宁络之功。适用于震颤麻痹、食欲不振、四肢麻木的颤证患者，也可经常食用。

15. 鹌鹑天麻汤　鹌鹑、天麻、食盐、味精。做法：将鹌鹑洗净去除内脏，将天麻填入肚内，用线固定后放入锅内，加入水适量炖煮，待熟烂后去除天麻，加入适量食盐和味精后即可喝汤食肉。本品具养阴柔肝之功。适用于震颤、麻痹的颤证患者。

附二　历代医家治疗颤证验案

（一）张从正治疗颤证案例

新寨马叟，年五十九。因秋欠税，官杖六十，得惊气，成风搐已三年矣。病大发，则手足颤掉，不得持物，食则令人代哺。口目张睒，唇舌嚼烂，抖擞之状，如线引傀儡。……夜卧发热，衣被尽去，遍身燥痒，中热而反外寒，久欲自尽，手不能绳……戴人曰：此病甚易治。若隆暑时，不过一涌、再涌，夺则愈矣。今已秋寒，可三之。如未，更刺腧穴必愈。先以通圣散汗之，继服涌剂，则痰一二升，至晚又下五七行，其疾小愈。待五日，再一涌，出痰三四升，如鸡黄成块，状如汤热。叟以手颤不能自探，妻与代探，咽嗌肿伤，昏聩如醉，约一二时许稍稍省，又下数行，立觉足轻颤减，热亦不作，是亦能步，手能巾栉，自持匙筋。未至三涌，病去如濯。病后但觉极寒。戴人曰：当以食补之，久则自退。盖大疾之去，卫气未复，故宜以散风导气之药，切不可以热剂温之，恐反成他病也。（《儒门事亲》卷六）

按语：本病因惊所致，《内经》云"惊则气乱"。气机逆乱，升降乖戾，气血运行失常，气滞痰凝，痰气郁结，日久化热，痰热扰动心神，神机失用，发为颤证；或惊则扰动心神，心神失养，子病及母，日久传肝，肝病则乘其所胜，肝风内动，挟痰上扰心神则为瘛疭。因此张从正运用涌吐之剂祛除痰热之邪达到治病目的。

（二）蒲辅周治疗痰湿型颤证案例

李某，男，85岁。形体胖甚，四肢失灵活，震颤，右侧重，颜面青黄微浮，饮食尚可，二便调和。壮年饮酒过多，损伤脾胃，聚湿生痰，痰凝隧道，痹阻不通，筋失濡养，以致手足运动失灵，震颤。六脉皆沉，为六阴之脉，俗称寒湿之体。舌淡，苔白而滑腻，乃属痰湿之征。治宜温补中焦，化痰柔筋，用导痰汤加减。初冬之时合苓桂术甘汤、四斤丸加减，使痰消筋柔，营卫调和，隧道通畅，震颤减轻。处方：化橘红4.5 g，法半夏6 g，姜南星4.5 g，明天麻6 g，钩藤6 g，茯苓6 g，炙甘草3 g，炒白芥子6g，远志3g，生姜3片。丸药方：川牛膝120g、明天麻120g、香木瓜120g、淡苁蓉120g四味用米醋250g浸一宿晾干，化橘红30g，法半夏60g，云茯苓60g，姜南星30g，白术30g，桂枝（去皮）30g，甘草15g。白芥子（炒香，研细）30g，虎胫骨（另为细末）15g，沉香（另为细末，勿用火烘）15g，共研为细末，和匀，炼蜜为丸，每丸重6g，早、晚各服1丸。

按语：患者年老体衰，阳气不足，脾阳虚则运化失司，水谷不化精微反而聚湿生痰，气血生化乏源，筋脉失于濡养；加之壮年饮酒过多，损伤脾胃，聚湿生痰，痰凝隧道，痹阻不通，筋失濡养，以致手足运动失灵，发生震颤。故《素问·至真要大论》说："筋骨掉眩清厥，甚则入脾。"因此治疗时以导痰汤温中健脾、燥湿化痰，稍加钩藤、天麻熄风止痉。后期则以苓桂术甘汤温阳健脾、燥湿化痰，辅以四斤丸补肾活血熄风，共奏消筋柔肝、营卫调和、隧道通畅之功效。

（三）王永炎运用清热化痰、养血活血法治疗颤证案例

赵某，男，59岁。3年前发现双手震颤，逐年加重，写字可见明显震颤线条。入院时查双手震颤呈静止型，振幅小，双手震颤始动时间2.5s，拐弯时间2.5s。严重影响工作，生活难以自理。兼有头晕眠差，心胸闷痛，汗多。舌质暗有瘀点，舌苔根部黄腻，脉细弦滑。患者体虚，肾精不足，精不化气，元气虚血液运行无力，聚湿生痰，阴虚而生热，痰热互结，痰热内盛而生风，证属痰热动风。舌苔根部黄腻，脉细弦滑也属痰热之象。故治疗以清热化痰，养血活血为法。处方：胆南星10g、竹沥30g、珍珠母30g（先煎）、全瓜蒌30g、天麻10g、钩藤15g、赤芍10g、丹参15g、羚羊角粉1.5g。

按语：患者年过半百，气阴自半，阳气虚则运化差，痰湿聚，阴液亏则虚热生，内风起。痰热互结，内风动越，致震颤不定。内风挟痰热上扰心神，蒙蔽清窍故见头晕眠差，汗多，苔黄腻；痰阻气机，胸阳不展，气滞血瘀，故心胸闷痛，舌暗有瘀斑。本病本为气阴不足，标为痰热生风，治疗应标本兼顾。方中羚羊角清肝熄风，南星、瓜蒌清化痰热，天麻、钩藤平肝熄风，赤芍、丹参活血通络。全方共奏清化痰热、养血活血之功。

（四）潘澄濂治疗颤证案例

朱某，男，69岁。患震颤麻痹病将近2年，一直服用西药。近来发现步履不稳，偶尔跌倒，甚至伴有大小便失禁。因此要求中药治疗。诊其舌质红，苔花剥，脉弦细数，辨证属营阴不足，肝风煽动，中气虚弱，收摄无权。治宜补中固肾，滋阴熄风。处方：生地黄、知母、黄柏、龟甲、当归、川芎、益智仁、怀山药、山茱萸、淫羊藿、全蝎、僵蚕、陈皮、独活、炙甘草等随证加减。服药3个月后，步履稍稳，跌跤减少，大小便能控制。

按语：患者年近古稀，肾精不足，加之久病及肾，肾气亏虚。《素问·痿论》说："肾主身之骨髓。"《灵枢·海论》说："脑为髓之海。"因此肾主骨生髓通脑。脑为髓海，主神志思维，司机体运动。肾精不足，化髓不足，髓海空虚，脑窍失养而致脑失其用而发本病。肾藏精，肝藏血，肝肾相互资生，故有肝肾同源之说。肾精不足，肝血虚少，血不养筋，筋脉失养，故生震颤；肾司二便，肾精不足，二便失司，因此大

小便失禁。本方用生地黄、知母、黄柏、龟甲、益智仁、怀山药、山茱萸、淫羊藿滋补肾精以固本，陈皮、炙甘草、独活等健脾，使后天滋养先天，辅以全蝎、僵蚕等药物以活血熄风，全方共奏健脾益肾、滋阴熄风标本兼治的功效。

（五）颜德馨治疗颤证案例

韩某，女，71岁。帕金森病7月余，时感舌、下巴、双下肢震颤。患者2月开始出现乏力、纳呆，两腿无力，左腿尤甚，4月开始舌、下巴、双下肢震颤，左腿尤甚，到8月因不能确诊，诊断后试用盐酸舒必利，症状不轻反而加重，9月在北京宣武医院神经内科确诊为"帕金森病伴抑郁症"，同时在东直门医院服中药，服药后舌、下巴震颤稍微减轻。患者仍乏力嗜卧，难以入睡，每晚需要口服镇静剂才能入睡，伴双下肢震颤，左下肢较重，且有拖步现象，动作迟缓，饮食一般，大便多日一解，口服芦荟粉，尿频尿少，查尿常规正常。头晕，无视物旋转，无恶心及呕吐。面色不华，舌胖苔白，脉弦细。11年前行乳癌根治术，有腔隙性脑梗死病史。诊断为血瘀动风型颤证，患者为乳腺癌术后，耗伤气血，气虚血瘀，久病入络，痰瘀阻滞，故见上下肢震颤，劳累或紧张后发作或加重，头晕，神怯，面色微黄，常多日不更衣，乃津液不足之象。治以柔肝熄风，活血通络为法。处方：当归15g，白芍15g，川桂枝4.5g，煅龙牡（各）30g，苍白术（各）9g，白蒺藜15g，千年健9g，葛根15g，伸筋草30g，地龙9g，木瓜9g，生紫菀9g，升麻10g，火麻仁9g，肉苁蓉9g。14剂，水煎服，每日1剂。药后诸症改善。

按语：帕金森病之病机特点是本虚标实，虚多实少，多由肝肾不足，气虚血少，筋脉失养，虚风内动所致。该患者双下肢震颤，头晕，面色不华，神怯，舌胖苔白，脉弦细，常常多日不解大便，津液虚少，筋脉失养。肝为刚脏，体阴而用阳，非柔润不能调和；肝主筋，肝血不足则筋失所养。故初诊先取育阴柔肝，活血通络之法。药取当归、木瓜、白芍等酸甘之药物，酸能柔筋，甘能缓急。配伍千年健、伸筋草、葛根、地龙等药物舒筋活络，配伍紫菀、肉苁蓉、火麻仁润肠通便，尤妙在柔润剂中加入桂枝，辛通经络，群阴药中得此则有阴阳互根之妙，且配白芍，有调和阴阳之效，切中病机，药后震颤减轻，精神好转，腹气通畅，唯尿路感染症复发，导致内脏失衡，前症又复小作。故复诊时仍以前法，酌加通关散清湿热、助气化，取知母滋肾阴而清热，黄柏泻相火而坚阴，用桂枝代肉桂通阳化气利关窍。

（六）周文泉治疗颤证案例

患者蔡某，男，73岁，2009年10月12日初诊。自2008年起双手不自主抖动，肢体僵硬，面容淡漠，在北京某三甲医院诊断为"帕金森病"，坚持服用美多巴，症状未见减轻，并有加重趋势。就诊时患者头部及双手不自主抖动，静止时明显，情绪激动时加重，动作笨拙，腰酸膝软，语音低，口干，纳可，多梦，大便干，苔薄白质暗红，脉沉细。病由肾精亏虚，水不涵木，肝肾不足，筋脉失养所致。中医诊断：颤证，证属肝肾阴虚、虚风内动。西医诊断：帕金森病。治宜益肾养肝，熄风通络。处方：炙龟甲12g，川牛膝、怀牛膝各15g，生龙骨、生牡蛎各30g，代赭石12g，白芍15g，玄参12g，川楝子12g，全蝎12g，蜈蚣1条，僵蚕12g，地龙15g，天麻12g，钩藤15g，黄芪30g。水煎服。并以此为基础方，随症加减治疗3月余，肢体震颤及僵直较前逐渐缓解，睡眠好转。以后继续中药治疗，现病情稳定。

按语：《素问·至真要大论》云"诸风掉眩，皆属于肝"。颤证属风象，与肝有关，然有虚实之别。本例患者，观其脉症，双手不自主震颤，腰膝酸软，乏力，舌暗红，脉弦细，乃肝肾不足，风阳内动，扰动筋脉所致。故治以补益肝肾、潜摄熄风为主，守法出入，终获良效。方中以镇肝熄风汤滋阴潜阳，镇肝熄风；配伍天麻、钩藤加强柔筋平肝熄风之力，全蝎、蜈蚣、僵蚕搜风通络，黄芪益气固本。全方共奏镇肝熄风、滋阴潜阳、舒筋止颤之功。

（七）何建成治疗颤证案例

高某，男，85岁，2011年3月17日初诊。自述3年前因双上肢颤抖，不能自主，紧张时加重，表情淡漠，头晕，在某医院诊断为帕金森病。给予美多芭坚持服用，初期服用美多芭，每次125 mg，每日2次，症状明显缓解，然随病情进展，美多芭剂量越用越大，现每次250 mg，每日4次，震颤和僵硬的控制反渐差，且出现便秘、失眠等药物不良反应。经人介绍，求助于何教授。症见右手颤抖明显，夜间尤甚，伴右上肢发胀，左手略抖，偶见口唇发抖，头晕，面部表情少，便秘，失眠多梦，下肢无力，舌暗红、苔厚腻，脉细滑。处方：葛根、珍珠母（先煎）、生薏苡仁、炒薏苡仁、白芍、川芎、怀牛膝、钩藤（后下）、丹参、续断、炒知母各15 g，炒黄柏9 g，天麻、土鳖虫各6 g，全蝎（吞服）2 g，熟地黄30 g。每日1剂，水煎服，每日3次，饭后温服，7剂。西药仍给予美多芭治疗，服用剂量、使用方法等暂时不变。二诊（3月24日）：服药后，肠鸣音亢进，手抖、失眠较前有所缓解，便秘症状亦有所好转，但仍感不畅，舌偏红、苔黄腻，脉细滑。效不更方，在上方基础上进行调整。珍珠母（先煎）、火麻仁各30 g，土鳖虫9 g，再加地龙15 g。每日1剂，水煎服，每日3次，饭后温服，14剂。西药仍给予美多芭治疗，服用剂量调整为每次250 mg，每日3次。三诊（4月7日）：双上肢颤抖较前明显缓解，大便仍觉欠畅，睡眠仍不实，舌暗红、苔厚腻，脉弦滑。仍在上方基础上加减，葛根、炒知母改为30 g，加麦冬10 g、五味子15 g、牡丹皮15 g、胆南星20 g、生大黄（后下）9 g。14剂，每日1剂，水煎服，每日3次，饭后温服。西药美多芭服用剂量、使用方法等暂时不做调整。四诊（4月21日）：症状较前明显好转，大便畅，精神状态好转。故再坚持服用滋补肝肾、熄风止痉之中药复方地黄方加减以巩固疗效，美多芭服用剂量调整为每次250 mg，每日2次。随访患者病情稳定。

按语：病案辨证属肝肾阴虚证，并兼有风、痰、瘀、毒。肝肾阴虚，阴虚不能制约亢阳，导致肝阳上亢，故见头晕；阴血亏虚，筋脉失于濡养，故见右手颤抖，口唇发抖。选用天麻、珍珠母、钩藤等药以平肝潜阳、熄风止痉，并加葛根以加强止痉之功。患者出现便秘，一是服用美多芭出现的不良反应，二是患者肝肾亏虚，阴血不足，大肠失于濡润，不能载舟以行，阳明燥化太过，故用续断等滋补肝肾，再加火麻仁等润肠通便之品。肝肾阴虚，相火妄动，故加知母、黄柏清下焦相火。"治风先治血"，故加丹参养血活血，加牡丹皮凉血活血，川芎行血活血，则"血行风自灭"；用地龙、土鳖虫、全蝎以通经络祛痰瘀，经络通则筋脉得养，以熄风定痉。肝藏血，肝主筋，属木；肾主水、主骨，属水；肝肾不足，精血亏虚，筋脉失养，故用怀牛膝、续断、熟地黄、白芍等滋补肝肾、强健筋骨，是为治本之法；痰随风动，壅滞经络，故加胆南星以清热化痰等。诸药共用，切中肯綮，故取效明显。

（八）李如奎治疗颤证案例

患者姜某某，女，59岁，于2014年7月1日初诊。患者5年前发现右侧肢体活动不利，表现为精细动作（如穿鞋等）笨拙，外院头部CT示"腔梗"，给予药物治疗（具体不详）但无明显好转，后未予进一步诊治；次年4月赴李如奎处就诊，考虑帕金森病，拟予药物治疗，但患者拒绝。其后转赴复旦大学附属华山医院求治，经检查明确为帕金森病，予口服美多芭治疗后症状改善。1年前患者出现颈部不能后仰，就诊于多家医院无明显好转。目前口服美多芭3/4片、息宁1/2粒、珂丹1/2粒，均每日3次。刻下：神清气平，面色萎黄，头项背弯曲，抬头困难，站立不稳，小步态，双上肢联动差，纳可，食后易胀，偶泛酸，寐差梦多，大便困难，小便淋漓不尽，舌红苔薄黄，脉弦细。西医诊断：帕金森病；中医诊断：颤证（肝肾阴虚，气郁化火）。治予滋补肝肾、养阴止颤为主，佐以疏肝理气、清热泻火。处方"止颤汤"化裁：黄芪12g，生地9g，熟地9g，白芍12g，钩藤30g，葛根27g，茯苓18g，虎杖30g，柴胡6g，郁金9g，八月札9g，知母9g，合欢皮18g，陈皮6g，海螵蛸18g，甘草6g。上方7剂，水煎服，每日1剂。西药同前继服。1周后复诊，诉胀除，泛酸止，二便如常；诊见舌红，苔薄，脉弦细，嘱上方继服。3个月后随访，帕金森病症状未见明显好转，亦未加重；半年时随访，西药仍同前服，面色转润，抬头较易，已可站稳。

按语：本病患者病机为肝肾阴虚，标实在气郁化火。肝肾阴虚，气血不足，失于濡养，故面色萎黄，活动不利；虚风内动，故站立不稳，小步态；病久郁生化火为害，故食后易胀、泛酸、寐差梦多、大便困难、小便淋漓不尽。方以止颤汤化裁以滋补肝肾、养阴止颤为主治本，佐疏肝理气、清热泻火而除标。止颤汤原方养阴之力与此患者病情相比明显不足，故加生地、熟地以增强养阴之功；平肝熄风之力亦弱，故重用钩藤加强熄风之效；患者肝郁化火为患较显，故改升麻为葛根、改大黄为虎杖，且均重用以清火泄热；加柴胡、郁金、八月札、茯苓、合欢皮、陈皮等以疏肝理气解郁兼清肝火。全方共奏滋补肝肾、养阴止颤，疏肝理气、清热泻火之效，长期服用可在一定程度上改善帕金森病症状，提高患者的生活质量，明显延缓病情的发展。

（九）马云枝从脾论治颤证案例

李某，男，76岁。体弱多病，自2000年起头部不自主晃动后又出现肢体僵硬震颤、面容板滞等症状，以致生活不能自理。经外院神经科诊断为"帕金森病"。多年来虽坚持服用美多芭并配合中药治疗，但疗效不佳，且症状逐步加重。2005年3月5日首次来本院就诊，患者情绪低落，面容板滞，双手颤抖，舌颤，行走困难，头昏乏力，语声低微不利，口角流涎，大便偏干，小便正常，舌体胖大、暗红，苔白厚腻，脉沉细无力。辨证为气虚血瘀痰阻，治法以健脾益气、化痰通络、熄风止颤为主。处方：党参30g，白术15g，茯苓15g，半夏15g，陈皮15g，白僵蚕15g，全蝎10g，红花10g，全瓜蒌20g，麻子仁12g，炙甘草6g。共10剂，每日1剂。3月15日复诊口角流涎、双手震颤减轻，患者精神较佳，药既见效，按上方继续服用10剂后复诊，患者症状继续缓解，随以上方为基础加减治疗并配合功能锻炼半年，患者手颤已明显减少，口角流涎消失，苔腻变为薄白苔，已能够独立吃饭、系扣子、穿衣，生活基本自理。

按语："脾胃后天之本，气血生化之源"，患者久病体虚，年老体衰，脾胃虚弱，气血生化乏源，气血虚则四肢百骸失于濡养发为颤证；气为血之帅，气行则血行，气滞则血停，气虚血液运行瘀滞，血脉瘀阻；同时久病入络，脉络瘀阻，导致筋脉失养，拘急而颤动。脾虚不能固摄津液表现为流涎；血虚不能濡养头目则头昏乏力，肺气虚则语声低微不利；舌体暗红，脉沉细无力均为气虚血瘀之象；脾胃阳虚则表现为舌体胖大，苔白厚腻。故方中运用六君子汤以燥湿化痰通络，配伍白僵蚕、全蝎以熄风止颤，使风平颤止，少佐红花活血通络，同时加用全瓜蒌、麻子仁以润肠通便。全方共奏益气健脾，化痰通络，熄风止颤的功效。本例患者脾虚为本，痰瘀为标，治疗始终坚持标本兼治，益气健脾治本，活血化瘀治标，服药后效果显著，效不更方以求培元固本之效。

（十）马云枝运用补肝益肾法治疗颤证案例

秦某，女，69岁。患帕金森病5年，患者右侧肢体及左上肢不自主颤抖，活动不灵活，不能持物，行动迟缓，步态不稳，生活不能自理，伴记忆力减退，常感头昏沉不适，视物昏花，耳鸣听力下降。一直服用美多芭片治疗，每次1片，每日3次，近1个月来症状加重就诊。查体：面容呆板，双上肢肌张力增高，腱反射活跃，起步及转侧困难，舌质黯有瘀斑，苔白腻，脉弦滑。辨证为肝肾亏虚、痰瘀阻窍。药用：熟地30 g，山萸肉15 g，山药15 g，枸杞子20 g，制首乌15 g，菟丝子15 g，女贞子15 g，龟板胶10 g，当归20 g，川芎15 g，茯苓30 g，陈皮15 g，白术15 g，炙甘草6 g。上方加减治疗2个月余，双手震颤明显改善，可持物，生活基本自理，头晕昏沉及视物昏花等症消失。

按语：肝藏血，肾藏精，精与血之间存在着相互滋生和相互转化的关系。血的化生，有赖于肾中精气的气化；肾中精气的充盛，有赖于血液的滋养。肾精不足，可导致肝血不足；反之，肝血不足，也可引起肾精亏虚。肝血与肾精之间不仅存在着同源互化的关系，而且肝肾阴阳之间也存在着相互滋养相互制约的关系。肾阴不足可引起肝阴不足，阴不制阳，水不涵木，肝阳上亢，变生内风。治疗上应肝肾同补，采用滋水涵木之法，方以杞菊地黄汤加减化裁。方中以熟地、山萸肉、山药、枸杞子大补肝肾阴精；重用熟地和枸杞子专于养肝血，补肝阴，益精填髓；佐以制首乌、菟丝子、女贞子、龟板胶以加强滋补肝肾，养肝明目作用；用当归补血活血，川芎活血行气，以活血祛瘀；用茯苓、陈皮、炒白术以健脾化痰，重用茯苓既可健脾运化水湿杜绝痰浊内生，配合炒白术又可防止药物滋腻碍脾运化；用炙甘草以调和药性。药证相合，疾病可速愈。

参考文献

[1] 孙广仁. 中医基础理论（新世纪）[M]. 2版. 北京：中国中医药出版社，2007.

[2] 朱文峰. 中医诊断学（新世纪）[M]. 2版. 北京：中国中医药出版社，2007.

[3] 周仲瑛. 中医内科学（新世纪 [M]. 2版. 北京：中国中医药出版社，2007.

[4] 杨进平，吴林，温慧娟，等. 浅议从中医五脏理论调治帕金森病 [J]. 广西中医

学院学报，2012，15（2）：1-2.

[5] 张晓霞，吴之煌. 运用络病理论探讨帕金森病中医病理机制及治疗 [J]. 北京中医药，2011，30（2），115-117.

[6] 王文武，何建成. 帕金森病的中医文献研究 [J]. 新中医，2008，40（1）：118-120.

[7] 白清林，马云枝. 古代中医对帕金森病的认识 [J]. 北京中医药大学学报（中医临床版），2008，15（1）：34-35.

[8] 汤湘江，雒晓东，黄培新. 从《伤寒论》的六经辨证看帕金森病的中医药治疗 [J]. 深圳中西医结合杂志，2005，15（4）：214-215.

[9] 王刚，王亚丽. 从虚、瘀、毒论帕金森病的病因病机与辨证 [J]. 新中医，2010，42（6）：1-2.

[10] 王海明，杨明会. 帕金森病中医药治疗概况 [J]. 人民军医，2008，51（1）：47-48.

[11] 朱红梅. 震颤麻痹的病理探析 [J]. 厦门大学学报（自然科学版），2000，39（4）：556-559.

[12] 马云枝，武继涛. 帕金森病从脾论治 [J]. 河南中医，2003，23（11）：39-40.

[13] 郑国庆. 论养脾阴法治疗帕金森病 [J]. 中国中医基础医学杂志，2008，14（3）：216-217，225.

[14] 廉全荣. 帕金森病的中医辨证论治 [J]. 河北中医，2006，28（1）：39-40.

[15] 李军艳，杨明会，赵冠英. 试论肾虚血瘀是帕金森病的基本病机 [J]. 中华中医药杂志，2008，23（9）：768-771.

[16] 胡龙涛，王亚丽. 试论肾虚与帕金森病的关系 [J]. 陕西中医学院学报，2013，36（4）20-21.

[17] 安红梅，胡兵，张学文. 从肾阴虚入手证病结合治疗帕金森病思路探讨 [J]. 中国中医急症，2004，13（12）：818-819.

[18] 闫川慧，张俊龙，郭蕾，等. 帕金森病中医病机学说探讨 [J]. 中国中医基础医学杂志，2011，17（9）：940-942.

[19] 刘庆宪. 帕金森病发生的藏象学基础 [J]. 中华中医药学刊，2012，30（12）：2609-2671.

[20] 谭文澜. 帕金森病中医证型与病程各期关系探讨 [J]. 湖北中医杂志，2005，27（9）：7-8.

[21] 董梦久，吴中兵，刘文武，等. 六味地黄丸治疗帕金森病 [J]. 湖北中医杂志，2010，32（1）：60.

[22] 王恩龙，王健，周鸿飞. 养肝熄风中药治疗帕金森病临床研究 [J]. 辽宁中医杂志，2008，35（2）：227-228.

[23] 李学新. 熄风定颤汤联用美多巴治疗帕金森病 27 例 [J]. 中医研究，2008，（21）：232-233.

[24] 沈伟, 袁灿兴. 滋补肝肾中药治疗帕金森病运动功能波动的临床观察 [J]. 黑龙江中医药, 2006, 48 (3): 7-9.

[25] 袁灿兴, 胡建华. 滋补肝肾、通络解毒法治疗帕金森病30例 [J]. 上海中医药杂志, 2004, 38 (8): 8-9.

[26] 周洋, 王德刚, 陆征宇, 等. 补肾养肝熄风法治疗肝肾阴虚型帕金森病30例 [J]. 辽宁中医杂志, 2013, 40 (5): 929-931.

[27] 赵国华, 孙菲, 冯学功, 等. 龟羚帕安颗粒治疗帕金森病肝肾不足证非运动症状的多中心随机双盲对照研究 [J]. 中国中西医结合杂志, 2013, 33 (4): 476-479.

[28] 赵虹, 李文伟, 高俊鹏, 等. 补肾养肝方药治疗肝肾阴虚型帕金森病临床研究 [J]. 中国中西医结合杂志, 2007, 27 (9): 780-784.

[29] 任浩, 方之勇, 佘一明. 天麻钩藤饮加减治疗帕金森病睡眠障碍43例 [J]. 光明中医, 2013, 28 (6): 1134-1135.

[30] 宋秋云. 帕金森病中医证治体会 [J]. 河南中医, 2003, 23 (3): 47.

[31] 隆呈祥. 老年颤证（帕金森病）的中医研究回顾及展望 [J]. 中国中医药信息杂志, 2000, 7 (10): 10-12.

[32] 王毅, 姚艳妮. 周绍华治疗震颤麻痹经验 [J]. 中西医结合心脑血管病杂志, 2006, 4 (11): 272-281.

[33] 孙思胜, 杨淑玲. 玉真散治疗帕金森氏综合征77例 [J]. 江苏中医, 2001, 22 (4): 22.

[34] 刘毅, 李如奎. 止颤汤治疗帕金森病31例临床观察 [J]. 山西中医, 2002, 18 (3): 16-17.

[35] 张颖, 梁伟波, 雒晓东. 中药定振汤治疗帕金森病临床对照研究 [J]. 辽宁中医杂志, 2008, 35 (5): 728-729.

[36] 蔡跃波. 龟龙灵健汤治疗帕金森病合并抑郁31例临床观察 [J]. 湖南中医杂志, 2009, 25 (2): 13-14.

[37] 杨丽静, 田军彪, 蔡月花, 等. 中药抗颤宁治疗帕金森病60例临床观察 [J]. 世界中西医结合杂志, 2011, 6 (2): 125-127.

[38] 李彬, 冯毅, 周德安. 真武汤加减治疗帕金森病32例临床观察 [J]. 中国中医药信息杂志, 2006, 13 (11): 73-74.

[39] 陈建宗, 谢永宏, 江文, 等. 平颤1号口服液对大鼠多巴胺能神经元的保护作用 [J]. 成都中医药大学学报, 2003, 26 (4): 23-26.

[40] 张军, 张红梅, 白丽敏, 等. 银杏平颤方及其拆方对 MPTP 模型小鼠脑内 DA 及其代谢产物含量的影响 [J]. 中国药学报, 2004, 32 (3): 12-14.

[41] 孙红梅, 白丽敏, 张军, 等. 银杏平颤方及其拆方对帕金森病模型小鼠脑内线粒体酶复合体活性的影响 [J]. 中国中西医结合杂志, 2005, 25 (11): 1008-1011.

[42] 孙红梅，张军，白丽敏，等．银杏平颤方对帕金森病鼠黑质半胱氨酸天冬氨酸蛋白酶和 Bcl-2 蛋白表达的影响 [J]．中国临床康复，2005，9（17）：136-138.

[43] 窦永起，杨明会，刘毅，等．抑颤汤治疗帕金森病的作用机制研究 [J]．解放军医学杂志，2004，29（8）：674-676.

[44] 李文伟，蔡定芳，陈锡群，等．养肝熄风方药对帕金森病模型大鼠神经行为的影响 [J]．中国中西医结合杂志，2000，20（12）：920-922.

[45] 苏巧珍，雒晓东．当归四逆加吴茱萸生姜汤治疗僵直少动型帕金森病 31 例 [J]．新中医杂志，2007，39（5）：60-61.

[46] 马龙．熄风定颤丸治疗帕金森病 40 例 [J]．中医研究，2008，21（3）：39-42.

[47] 白清林，封臻．熄风定颤丸对帕金森病患者生存质量的影响 [J]．中医研究，2009，22（6）：30-31.

[48] 蒲小平，李晓蓉，李慧浓，等．肉苁蓉成分 campneoside Ⅱ 对神经毒素 MPP$^+$ 诱发细胞凋亡的保护作用 [J]．北京大学学报（医学版），2001，33（3）：217-220.

[49] 陈滢，陈晓春．Bcl-2 家族是人参皂苷 Rg1 抗黑质神经元凋亡的重要调控蛋白 [J]．解剖学报，2002，33（5）：496-499.

[50] 周宜灿，陈晓春，朱元贵，等．人参皂苷 Rg1 对帕金森病小鼠黑质 JNK 细胞凋亡通路的影响 [J]．解剖学报，2003，34（5）：477-481.

[51] 周宜灿，陈晓春，朱元贵，等．人参皂苷 Rg1 可能通过抗氧化作用来保护帕金森病鼠黑质神经元 [J]．中国临床药理学与治疗学，2003，8（3）：273-277.

[52] 刘洋，伍艺灵，曹佳会，等．龟板提取物对 PC12 细胞凋亡的影响及其机制 [J]．中药材，2011，34（3）：400-403.

[53] 李汶霞，孙圣刚，袁慧，等．黄芪多糖对星形胶质细胞培养液中自由基系统损伤保护作用的时间依赖性 [J]．中国临床康复版，2006，11（10）：59-61.

[54] 张雪倩，孙红，王立安，等．色钉菇粗多糖对小鼠 DA 能神经元 MPTP 损伤的保护作用 [J]．菌物学报，2011，30（1）：77-84.

[55] 鲍琛．灵芝孢子粉对帕金森病大鼠氧化应激反应和神经炎症反应的影响 [J]．实用药物与临床，2014，17（4）：402-404.

[56] 牛英才，潘志，李晓明，等．葛根异黄酮对 MPP$^+$ 诱导的 PC12 细胞凋亡的保护作用 [J]．中国药理学通报，2009，25（1）：112-115.

[57] 段凯，唐瑛．半夏总生物碱对帕金森病大鼠的学习记忆及氧化应激反应的影响 [J]．中国实验动物学报，2012，20（2）：9-53.

[58] 金雪红，包仕尧．粉防己碱联合还原型谷胱甘肽对帕金森病大鼠纹状体兴奋性氨基酸的影响 [J]．中国实用神经疾病杂志，2010，13（7）：1-4.

[59] 曾志芬，井秀娜，梁嫣然，等．白果内酯在鱼藤酮处理的 PC12 细胞中抑制 α 突触核蛋白蛋白寡聚体形成的实验研究 [J]．中华脑科疾病与康复杂志（电子版），2013，3（1）：25-29.

[60] 王丹巧，王巍，景富春．川芎嗪对左旋多巴处理的帕金森病大鼠纹状体细胞外液

DA 及其代谢产物、羟自由基水平的影响［J］. 中国药学杂志，2007，42（1）：28-32.

［61］李种泰，杨文波. 滋补肝肾填精益髓法治疗帕金森病临床观察［J］. 时珍国医国药，2006，17（2）：258-259.

［62］张晶，刘璇，刘琛，等. 针刺配合中药治疗震颤麻痹32例临床观察［J］. 中国民康医学，2005，17（10）：624.

［63］黄文燕. 眼针结合中药治疗帕金森病45例［J］. 上海针灸杂志，2000，19（4）：20.

［64］朱政. 针灸结合中药对帕金森病康复治疗的疗效观察［J］. 现代康复，2001，5（11）：125

［65］常学辉，张良芝，李彦杰. 针药结合治疗帕金森病疗效观察［J］. 中国针灸，2008，28（9）：645-647.

［66］陈秀华，李漾，奎瑜. 腹针配合美多巴治疗帕金森病临床观察［J］. 中国针灸，2007，27（8）：562-564.

［67］任晓明. 针刺疗法配合美多巴治疗帕金森病50例［J］. 江西中医药，2007，38（11）：49.

［68］鲍远程，汪瀚，张波，等. 抗震止痉胶囊对帕金森病作用机制的实验研究［J］. 中国中西医结合杂志，2001，21（3）：193-195.

［69］鲍远程，周厚广，汪瀚，等. 抗震止痉胶囊合谷胱甘肽对帕金森病患者血抗氧化酶影响［J］. 安徽中医学院学报，2001，20（4）：11-15.

［70］蔡定芳，陈锡群，高颖，等. 补肾养肝方药对长期服用左旋多巴帕金森病大鼠黑质纹状体功能的影响［J］. 中国中西医结合杂志，2002，22（1）：43-46.

［71］崔玲，于向东，崔军. 自拟补肾平颤方配合美多巴片治疗帕金森病的临床疗效观察［J］. 中国中西医结合杂志，2003，23（7）：504-507.

［72］黄怀宇，赵晓晖，黄志东，等. 人参再造丸联合美多巴对帕金森病模型大鼠黑质纹状体 TH 阳性神经元的影响［J］. 中西医结合心脑血管病杂志，2004，2（1）：35-37.

［73］黄怀宇，黄志东，喜新，等. 人参再造丸联合美多巴治疗帕金森病的疗效观察［J］. 实用老年医学，2000，14（4）：215-216.

［74］曹非，孙圣刚，王涛. 银杏叶提取物抑制左旋多巴神经毒性作用实验研究［J］. 华中科技大学学报（医学版），2002，31（2）：174-177.

［75］张凯娜. 左旋多巴与乌灵胶囊治疗帕金森病伴发抑郁的临床研究［J］. 新医学杂志，2005，36（3）：154-156.

［76］高学敏. 中药学［M］. 北京：中国中医药出版社，2007.

［77］王和权. 非药物治疗内科病学［M］. 北京：中医古籍出版社，2008.

［78］高尚社，胡世兴，李富玉. 民间偏方秘方大全珍藏版［M］. 北京：中医古籍出版社，2006.

［79］杨叔禹，黄源鹏．千家单偏验方［M］．福州：福建科学技术出版社，2008.

［80］张湖德．偏方秘方［M］．北京：中医古籍出版社，2008.

［81］黄伟明，柯新桥．中国老年病秘方全书［M］．北京：科学技术文献出版社，2004.

［82］李娟，赵毅，余克强．经络肢体病证妙谛［M］．北京：人民军医出版社，2008.

［83］中国中医研究院广安门医院．实用中医脑病学［M］．北京：学苑出版社，1993.

［84］张从正．儒门事亲［M］．邓铁涛，赖畴整理．北京：人民卫生出版社，2005.

［85］周仲英．中医内科学［M］．7版．北京：人卫生出版社，2007.

［86］王永炎，蒋达树，侯力娜．中医药治疗震颤麻痹综合征35例疗效观察［J］．中医杂志，1986，27（8）：22.

［87］潘澄濂．震颤麻痹病的证治探讨［J］．浙江中医杂志，1990，（11）：483-484.

［88］张小燕，颜乾麟．颜德馨治疗颤证经验［J］．中医杂志，2006，47（7）：494.

［89］刘芳．周文泉治疗帕金森病经验［J］．世界中医药，2011，6（2）：116-117.

［90］滕龙、洪芳．何建成教授辨治帕金森病经验介绍［J］．新中医，2013，45（5）：206-208.

［91］张凌凌，李如奎，李文涛．李如奎教授诊治帕金森病经验［J］．上海中医药大学学报，2015，29（2）：1-3.

［92］马龙，张杰．马云枝教授治疗帕金森病经验总结［J］．中国当代医药，2011，18（24）：128.

第十章　帕金森病的中西医治疗研究进展

现代医学治疗帕金森病以药物与手术治疗为主，运动疗法与物理治疗为辅。长期以来，许多临床医家在临床实践中发现，应用中医药疗法治疗帕金森病有较好的疗效，并具有毒副反应少的优点，引起众多研究者的重视。现代中医治疗帕金森病是以辨证论治为指导，采用攻补兼施、标本兼顾、因人因时灵活施药的方法。同时，采用国际通用的量表对中药及中西医药物联用的临床疗效进行评价，或是通过现代分子生物学、神经免疫学、神经生化学等前沿科学技术研究中医药治病机制，极大推动了中西医结合防治帕金森病的研究深度和广度。从文献报道来看，研究主要包括辨证分型论治、单味药治疗、专方治疗、自拟验方、针灸治疗及针药结合的综合疗法等多个方面，主要涉及实验、药理分析、个案验案报道和临床病例观察等。现将近年来帕金森病的中西医治疗现状综述如下。

一、中医治法的研究

1. 滋补肝肾止颤法　肝肾亏虚是颤证的主要病机，滋补肝肾是其基本治则，研究者进行了大量的观察和研究。陆征宇等采用补肾疏肝方治疗肝肾阴虚型帕金森病患者，109 例肝肾阴虚型帕金森病患者随机分为治疗组和对照组。对照组根据国际帕金森病治疗指南用药原则进行治疗，治疗组在此基础上加用补肾疏肝方药，连续服用 9 个月，在治疗前、入组后每隔 3 个月及试验终点时间分别对统一帕金森病评估量表（UPDRS，附表 5）、汉密尔顿抑郁量表（Hamilton Depression Scale，HAMD；附表 1）、日常生活活动评分能力量表（activity of daily living scal，ADL；附表 7）、中医肝肾阴虚症状评分并进行比较，治疗后发现，UPDRS 总分及日常生活能力评分均有升高趋势，但治疗组较对照组评分上升缓慢，而且治疗组中医肝肾阴虚症状评分显著低于对照组。谭文澜等采用镇肝熄风汤配合美多巴治疗肝肾阴虚型帕金森病，并以单纯西药组为对照，发现联合使用镇肝熄风汤可以明显改善帕金森病患者运动功能，并且在中医证候评分改善方面优于对照组。此外出现便秘、恶心、剂末现象、异动症、开关现象、精神障碍等副作用优于对照组。赵国华研究龟羚帕安颗粒对肝肾阴虚型帕金森病患者非运动症状的影响，采用多中心、第三方中央在线网络随机、双盲双模拟、安慰剂对照设计的研究方法，121 例西医确诊为帕金森病、中医辨证为肝肾不足证的受试者被随机分为对照组和治疗组，对照组给予同剂量的安慰剂颗粒，治疗组给予龟羚帕安颗粒口服，治疗 6 个月后，结果发现治疗组表情呆板、皮脂外溢、口角流涎、智力减退、便秘、汗出、失眠多梦、精神障碍等 8 个指标相对于基线指标改善明显。

2. 补肾活血止颤法 病程日久而多入络致瘀，补肾活血止颤为标本兼治，是临床上常用的治法。仲诚等将 120 例帕金森病患者随机分为治疗组（补肾活血通络胶囊+西药）与对照组（西药）各 60 例，疗程 3 个月。治疗前、治疗后 1 个月、2 个月和 3 个月采用统一帕金森病评定量表和帕金森病生活质量评分量表进行评分，评价治疗的有效率、运动功能的改善等情况。结果发现联合使用补肾活血通络胶囊具有增效减毒作用，可降低帕金森病致残率，促进患者综合功能的改善，提高生存质量。王亚丽采用自拟止颤疏毒汤治疗帕金森病患者 20 例，总有效率为 80%。张朝贵等采用补肾通络胶囊治疗帕金森病，将 43 例有"开""关"现象的帕金森病患者证属肾虚血瘀证者，随机分为对照组 21 例（美多巴及安慰剂治疗）和治疗组 22 例（补肾通络胶囊联合美多巴治疗），并于治疗的第 0 周、第 4 周、第 8 周、第 12 周记录患者服药后"开""关"时间以及治疗的第 12 周观察 Webster 临床症状评分变化。结果发现治疗组较对照组分别在第 4、8、12 周"开"的时间均显著延长，"关"的时间均明显缩短；在 Webster 评分方面治疗组症状改善明显优于对照组。提示疾病后期给予补肾通络胶囊可以有效改善帕金森病患者的"开""关"现象。

3. 健脾祛痰止颤法 是治疗颤证的重要治则，王汝铎等采用自拟的清心化痰汤治疗帕金森病 30 例，并与采用美多巴治疗的 30 例患者做对照研究，发现配合使用清心化痰汤可以明显改善帕金森病患者临床症状，提高生存质量。贾玉勤等采用熄风止颤丸治疗痰瘀风动型帕金森病 70 例，发现配合使用熄风止颤丸可以更为有效地改善患者的精神行为和情绪症状，提高日常活动和生活能力，减少并发症的发生。陈军等使用停颤颗粒治疗风痰瘀阻型帕金森病患者，将 98 例脑梗死合并风痰瘀阻型帕金森综合征患者随机分为观察组和对照组各 49 例，对照组给予常规西医治疗，观察组在对照组基础上加服停颤颗粒，治疗 1 个月后 Webster 评分显示观察组总有效率为 85.71%，对照组总有效率为 59.18%。

4. 益气养血止颤法 益气养血亦为治疗颤证的重要治疗方法。罗海龙等使用止颤平郁汤联合美多巴治疗帕金森病患者 33 例，药物治疗 3 个月，疗程开始与结束前采用统一帕金森病评估量表（UPDRS）评定疗效，发现有效率为 87.9%。温秀新采用人参养荣汤治疗气血亏虚型颤证 68 例，并以 67 例西药治疗组为对照，治疗 1 个月后结果发现人参养荣汤治疗总有效率为 70.6%，而西药治疗组有效率仅为 47.8%。吕登俊等采用人参归脾汤治疗气血亏虚型老年颤证的非运动症状，并与美多巴治疗组相对照，在治疗前、后分别对患者进行帕金森病非运动症状问卷（Non-Motor Symptoms Questionnaire，NMSQuest）和非运动症状评价量表（Non-Motor Symptoms Scale，NMSS）调查，并参照《中医老年颤证诊断和疗效评定标准》进行疗效评定，发现服用人参归脾汤可以改善患者的睡眠障碍、情绪和认知、心血管症状、胃肠道症状等方面的非运动症状。

二、分期论治研究

根据帕金森病的发病规律及病情进展情况，许多医家结合临床实践，对疾病进行分期并确立了相应的治疗法则，如马云枝按患者的病情将帕金森病分为稳定期、波动期、进展期，治则也随之而制定。稳定期痰浊瘀血虽在，但血脉尚未阻滞，其本为脾肾亏虚难以荡涤痰浊，因此治疗时注重脾肾，治痰瘀以健脾化痰为首；波动期有内风之善动、顽痰之善变的特点，治应平肝熄风、化痰通络，依病情配伍滋阴潜阳、养血柔肝之品；进展期时常因肝脾肾三脏相互关联而皆有所累，因此常肝脾肾三脏并治，尤重视补益肾精，多选用益智仁、菟丝子、炒杜仲、桑寄生等补肾之品。本虚标实之证，肝肾亏虚是发病之本，风、痰、火、瘀、毒为致病之标。此外，马云枝还根据病程分为早期、中期、晚期，主张不同病程治则不同，早期注重中药的调理，以滋水涵木法论治；中期强调中西医结合疗法，以逐瘀通络、活血止颤为治则，善用血府逐瘀汤为主方加减，同时服用小剂量盐酸普拉克索、多巴丝肼片、盐酸苯海索片、金刚烷胺等药物；晚期多途径治疗，以补肾为主，并辅以平肝熄风、化痰活血。

赵国华以疾病的发病时间制定分期，认为 1 年之内为初期，多因感受不正之气，或起居、情志因素而出现肝郁脾滞之候，复因年事已高，肝脾肾诸脏渐虚，出现精血不足，筋脉失其濡养而发病，因此治宜平肝熄风、健脾益气；2~3 年为中期，诸脏进一步亏虚，精血乏源，运化失常，出现风、火、痰、瘀等病理改变，这又进一步加重诸脏亏虚，导致后期出现以虚损为主的病机和证候。因此治宜豁痰化瘀、滋补肝肾；3 年以上为后期，诸脏精血虚损，虚损互为因果，因此治宜补益精血，按照此方法治疗，临床疗效满意。李如奎对该病也采用分期论治，将该病分为早期、中期、晚期，早期临证从本虚标实的基本病机出发，以"止颤汤"为主方随证化裁；中晚期则采用中西医结合治疗方法，达到减毒增效的目的。谭文澜认为帕金森病的病程进展与功能障碍严重程度成正比，故按其功能障碍轻中重度分别将病程分为早期、中期、晚期。早期以痰热动风、血瘀动风为主，中期以气血两虚、肝肾不足证为主，晚期以阴阳两虚证为主。因此根据各病程中的证候特点，可以给予相应的治法。裘昌林认为疾病早期治疗当以清热化痰熄风为主，提倡此期单用中药治疗；疾病中期提倡中西医结合治疗，处方选药时加入健脾化湿之品，以固后天之本。疾病后期气血亏虚，肝肾亏虚，甚至阴阳两虚，治疗当重视补益肝肾，治病求本，多以补益肝肾、益气养血、调补阴阳为法。

三、专方专药治疗

在帕金森病的临床治疗中使用中医药疗法，既可在改善患者的运动症状、减轻西药不良反应的同时，又可对自主神经系统紊乱及精神症状等非运动症状产生积极影响，显著改善中医症候表现，达到更稳定持久的疗效。临床医家遵从患者病因病机治疗，目前多从培补肝肾、活血祛瘀、滋阴熄风、化痰通络、益气养血等方面立法遣方治疗本病，并发明了一些专方专药，疗效确切。如马云枝等采用具有滋补肝肾作用的熄风定颤丸治疗帕金森病 30 例，疗效显著，熄风定颤丸可明显减低帕金森病患者统一帕金森病评估量表（UPDRS）评分，改善症状。与美多巴等配合运用，具有减毒增效的作用，可明显提高患者的生存质量。另外一项熄风定颤丸的临床研究将符合纳入标准的 60 例帕金森病患者随机分为治疗组、对照组各 30 例，两组均以美多巴为基础治疗药，治疗组加服中药熄风定颤丸。观察不同时点 Webster 总评分、帕金森病主症单因子评分的变化。数据显示，治疗组总有效率为 76.67%，对照组为 53.33%，治疗组优于对照组（P<0.05）；治疗组治疗后 4、8、12 周 Webster 总评分均较治疗前明显下降，且随疗程延长，降低更加明显；治疗组对静止性震颤、强直、双手动作减少因子 Webster 单因子评分的改善明显优于对照组（P<0.05）。熄风定颤丸可有效降低帕金森病患者 Webster 评分，显著改善帕金森病患者的临床症状。白清林等研究选择肝肾不足型帕金森病患者 30 例，给予熄风定颤丸联合美多巴治疗，服药 12 周后对患者的握力体重指数、健康状况调查问卷（SF-36）进行评分，结果表明治疗后握力体重指数及健康状况各纬度评分均有显著改善。赵国华等采用龟羚帕安胶囊治疗帕金森病，采用多中心、随机、双盲、对照临床研究，数据显示修订的 Hoehn-Yahr 分级 1.5~3 级患者采用龟羚帕安胶囊加左旋多巴，总体疗效明显优于采用安慰剂加左旋多巴组；另外还能够改善运动症状和患者生活质量，与左旋多巴制剂合用可减少左旋多巴制剂用量。张颖等选用生熟地黄、当归、白芍、川芎、天麻等药物，将古方定振丸化裁为定振汤应用于临床治疗效果明显。王惠民等采用滋肾养肝，熄风通络为功效的震颤汤为主方治疗帕金森病 30 例，结果总有效率 86.3%。刘勇用止颤定震汤治疗帕金森 21 例，总有效率为 76.2%。鲍晓东运用自拟的平帕汤治疗帕金森病 86 例，总有效率达 88.33%。隆呈祥等应用生大黄、水蛭、土鳖、羚羊角粉等药物自拟颤振平胶囊治疗帕金森病 30 例，结果显示总有效率为 80%。海静如等认为帕金森病合并睡眠障碍的病机为气血不足，经络空虚，血脉痹阻，肝肾阴虚，风阳上亢，因此选用帕宁方联合美多巴治疗帕金森病合并睡眠障碍，可以明显改善帕金森病患者的睡眠质量，提高生活质量。陈路等观察补肾益髓方对帕金森病患者运动与非运动症状的改善作用，60 例患者被随机分为补肾益髓方组与对照组各 30 例，治疗 3 个月后，采用 UPDRS、帕金森病运动功能障碍评估量表（motor dysfunction rating scale for Parkinson's disease，MDRSPD）及 30 项非运动症状筛查问卷（non-moter-symptoms questionnaire-30，NMSQuest-30）评定疗效，结果显示补肾益髓方可以有效改善帕金森病患者的运动及非运动症状。

刘英斌等观察以养血柔肝、舒筋止颤为治则的归芍柔筋汤治疗帕金森病的临床疗效，将 60 例患者分为 2 组，对照组 30 例给予左旋多巴治疗，观察组予左旋多巴加归芍柔筋汤治疗，疗程为四周。结果发现，归芍柔筋汤联合美多巴治疗帕金森病临床疗效肯定，能够提高患者生存质量。余成林等认为帕金森病的基本病机为肾精亏虚、风寒袭络，肾精亏虚为本，风寒袭络为标。贯穿本病发展的全过程，喜用温肾祛风散寒汤治疗本病。临床观察温肾祛风散寒汤治疗帕金森病的临床疗效，将 53 例本病患者分为治疗组 28 例和对照组 25 例，对照组予美多巴治疗，治疗组在对照组治疗的基础上加服温肾祛风散寒汤。疗程为 12 周。依据改良 Webster 量表评估治疗效果。结果提示治疗组总有效率为 75%，对照组仅为 56%，治疗组疗效优于对照组（P<0.05）；且治疗组在静止性震颤、强直、双手动作减少等因子改善方面均明显优于对照组（P<0.05）。从而得出结论，温肾祛风散寒汤能有效降低帕金森病患者 Webster 评分，显著改善帕金森病患者的症状。

胡玉英认为帕金森病本质为肝肾亏损，脏腑功能失调，其病理过程中"瘀"也参与了疾病的发生，多由帅血无力而血行迟滞所致。并选取 64 例患者为观察对象，随机分为对照组与治疗组各 32 例，对照组单服用美多巴，治疗组采用美多巴+左归丸加减+中药熏洗的综合疗法。连续治疗 84 d 后分别进行 UPDRS、美多巴用量、中医症状积分的评定，数据显示治疗组总有效率达 93.75%，且便秘、焦虑、低血压等不良反应明显少于对照组。赵虹、李文伟等予以补肾养肝方药配合左旋多巴治疗 121 例帕金森病患者，结果发现治疗组可减慢肝肾阴虚型帕金森病患者 UPDRS 评分的上升速度，改善肝肾阴虚症状，同时还可减少每日左旋多巴用量。临床中应用滋补肝肾、平肝熄风作用的经方如天麻钩藤饮、镇肝熄风汤等配合西药进行治疗，收效满意。张永全等观察天麻钩藤饮对帕金森的作用效果，对照组单纯西药治疗，治疗组在对照组基础上加服天麻钩藤饮加减，3 个月后对临床疗效及不良反应进行评定，结果显示治疗组总有效率 95.16%，不良反应也明显少于对照组。张利平则针对镇肝熄风汤进行观察，治疗组给予镇肝熄风汤联合美多巴片，对照组仅给予美多巴片。数据显示，治疗组临床疗效及中医证候评分均优于对照组，可见镇肝熄风汤联用美多巴能明显改善肝肾阴虚型帕金森病患者的临床症状，提高患者生活能力，与单用美多巴治疗相比具有增效作用。周洋等用补肾养肝熄风方药治疗肝肾阴虚型帕金森病患者可改善其运动功能，同时减少患者服用多巴制剂用量，可相对提高患者生活质量。吴之煌等观察中西医结合治疗肝肾阴虚、虚风内动型帕金森病的临床疗效，结果与对照组相比，治疗后治疗组的 UPDRS 评分、中医症状积分均明显低于对照组，临床疗效明显优于对照组，差异均有统计学意义（$P < 0.05$）。郑春叶等通过对 66 例合格受试者评价以乌梅丸加减的帕病 1 号方、帕病 2 号方对帕金森病的疗效，结果显示治疗组比对照组单纯给予美多巴片治疗帕金森病具有较好的临床疗效，可在一定程度上达到改善患者生存质量的目的。

四、针灸治疗研究

针灸疗法应用于颤证治疗可明显缓解患者的运动症状如肢体震颤、肌肉强直、转侧困难等。循证医学研究显示针灸疗法治疗帕金森病安全、有效，而且配合西药治疗疗效优于单独的西药治疗。陈枫等观察针刺"颅底七穴"（双侧风池、完骨、天柱及哑门）治疗帕金森病的临床疗效，观察 11 例帕金森病患者，入选病例随机分为针刺治疗组（针刺组）与西药对照组（西药组），针刺组应用"颅底七穴"针法隔日治疗，西药组采用美多芭（多巴丝肼片）250 mg/次、3 次/d 口服。2 组同期治疗 9 周。结果发现"颅底七穴"针法可以改善帕金森病患者的临床症状，其临床疗效优于常规西药的应用；对于改善帕金森病患者的肢体灵活性，改善患者僵直、俯屈姿态及面容的呆板、言语障碍优于常规左旋多巴类药物的应用，且其治疗远期疗效更佳。侯宏等观察粗针身柱穴治疗帕金森病肌强直的临床疗效，将符合纳入与排除标准的 61 例帕金森病患者随机分为治疗组 31 例，对照组 30 例，分别于治疗前、治疗后 1、3、6 个月进行 UPDRS 评分，评价其肌强直改善状况，结果显示治疗组对肌强直评分的改善情况优于对照组。符冰等对头针及督脉穴位治疗帕金森病进行研究，对照组 28 例单纯用美多芭治疗，治疗组在对照组基础上采用电针头部穴位和督脉穴疗法，治疗 60 d 后进行 Webster 评分，显示治疗组疗效优于对照组，且两组继发损害例数均减少。进而认为配合使用电针头穴、督脉穴可有效改善帕金森病继发性损伤障碍。胡玉英等采用埋针结合补肾止颤方治疗帕金森病，埋针穴位选取百会、四神聪、风池、合谷、太冲、阳陵泉、三阴交、肝俞、肾俞、舞蹈震颤区。结果发现埋针结合中药治疗可以有效地改善帕金森病患者的运动能力，使其生活质量进一步提高。钟平等研究灸法对肝肾不足型帕金森病的疗效，选取中脘、下脘、气海、关元、命门、绝骨等穴位，结果显示药物治疗过程中配合使用灸法可有效改善患者的运动功能，而对精神、行为和情绪、日常活动、并发症积分等方面改善则不明显。邢航等认为帕金森病冻结步态的病理机制为瘀血阻络，因此采用刺络放血的方法治疗帕金森病患者的冻结步态，1年后随访发现冻结步态症状部分消失，肌强直等帕金森病症状明显改善，收到了良好效果。周蕾等观察针刺结合针刀、常规针刺治疗、美多巴治疗帕金森病的疗效差异，治疗前及治疗2月后均行 Webster 评分量表（附表 4）评定疗效。结果分析显示综合治疗组的显效率高于常规针刺组，与美多巴组无差异，综合组的总有效率高于美多芭组，并且综合治疗组治疗过程中未见明显不良反应。

　　研究还发现，针刺还可显著改善帕金森病患者的非运动症状。针刺百会、风池、阳池、太溪调补肝肾，熄风止痉；天枢、上巨虚、大肠俞、次髎、会阴润肠通便，调理胃肠。临床观察表明，针灸治疗帕金森病便秘效果明显，特别是对帕金森病早期、便秘初发者效果尤佳。针灸对帕金森病合并抑郁状态亦有确切的疗效。雷俊收集武汉市中医院的帕金森病患者共 42 例，并随机分为治疗组和对照组，每组 21 例，治疗组患者予以针刺治疗 14 日，观察针灸治疗帕金森病抑郁临床疗效及安全性，结果发现应用针灸治疗前后的 HAMD 评分（附表 1）及 UPDRS Ⅲ 评分（附表 3）有显著性差异（$P<0.05$）。治疗组的有效率为 80.9%，对照组为 28.6%，两组比较差异有统计学意义（$P<0.05$）。失眠也是常见的帕金森病并发症，临床发生率较高，严重影响帕金森病患者的身心健康。研究发现针刺可改善脑部血液循环，疏通营卫，调和阴阳，使患者安卧入眠。

五、中医实验室研究

　　为进一步探讨中药治疗帕金森病的作用机制，许多医家对中医药也进行了相关实验室研究，研究发现中医药尤其是滋补肝肾类方药多通过改善大鼠旋转行为、改善氧化应激、调节免疫异常、抗兴奋性毒性作用、调节线粒体功能紊乱、抑制细胞凋亡等途径发挥治疗作用，为中医药疗法更为广泛地应用于帕金森病的临床治疗提供了可靠的依据。

　　1. 单味药物及中药提取物研究　近年来对单味中药治疗帕金森病的研究成果丰硕，如针对补益肝肾药物的研究发现，中药龟板可以营养多巴胺能神经元，并能部分恢复多巴胺合成及代谢从而改善帕金森病大鼠旋转行为，此外还可以抑制 $CD3^+$、$CD4^+$、$CD8^+$ 淋巴细胞的浸润和趋化因子受体 CCR_3 的表达，减轻免疫炎症反应，从而发挥神经保护作用。卢芳等结合自身已有的研究并结合国内外最新研究资料，提出刺五加可能通过抗氧化应激、抗细胞凋亡、减轻谷氨酸毒性、抗炎及免疫调节、抵抗环境毒素等多种途径，发挥抗帕金森病的作用。而常用的淫羊藿、女贞子、黄精等补肾药物均可不同程度增加帕金森病模型小鼠黑质—纹状体中多巴胺（DA）的含量，其中又以淫羊藿的作用更佳。补肾类药物何首乌，以往的研究证明有延缓衰老、抗氧化、抑制脑内单胺氧化酶 B 等作用，最近文献显示何首乌提取物可提高线虫生存率，对鱼藤酮致多巴胺树突减少表型有抑制作用，对鱼藤酮所致帕金森病线虫模型有神经保护作用，其作用机制与抑制活性氧生成有关。Sheng 等发现肉苁蓉提取物管花苷（tubuloside）B 可以减弱 MPP$^+$诱导的 PC12 细胞毒性，削弱细胞内活性氧的积聚，对 MPP$^+$诱导的凋亡和氧化应激有对抗的作用。熄风类药物研究显示，天麻可改善帕金森病大鼠的行为表现，提高纹状体 DA 及其代谢产物含量，下调 TNF-α 的表达和上调 GDNF 的表达，通过抑制免疫炎症、拮抗细胞凋亡、提高神经生长因子的表达等途径，而不同程度地保护多巴胺能神经元，减缓帕金森病病程的进展。也有研究表明经过超微粉碎技术处理后的天麻最细粉药效要好于天麻普通粉药效。钩藤作为平肝熄风药物，其提取物也是近年来研究的对象，有研究者首先从钩藤中分离提取出钩藤碱，随后观察了其在帕金森病大鼠模型中对纹状体 DA、超氧化物歧化酶（SOD）、丙二醛（MDA）水平表达的调节作用。钩藤碱可以使帕金森病模型大鼠脑中 DA 含量升高，SOD 升高，MDA 含量降低。有研究也显示钩藤提取物对帕金森病模型小鼠的治疗作用可能是通过清除氧自由基、提高机体抗氧化能力和抑制炎症反应，从而减少神经元的凋亡实现的。

针对活血化瘀类药物的研究发现，帕金森病患者脑内黑质区存在明显的炎症反应，持续的慢性炎症反应可能是导致 DA 能神经元变性丢失的诱发因素，给予红景天苷干预后可使帕金森病模型大鼠黑质区 TNF-α 表达下调，DA 能神经元丢失减少。此外有研究也发现，红景天苷对百草枯所诱导的帕金森病小鼠的神经行为学、神经炎症反应有改善作用，可能通过 Rho/ROCK II 通路调节 NF-κB 来抑制神经炎症，从而能够缓解帕金森病的进展。银杏叶提取物能抑制脑黑质 DA 能神经元数量减少，对帕金森病大鼠 DA 能神经元具有保护作用。有研究显示银杏叶提取物给药组 8 周龄小鼠运动功能得分、SOD 与 GSH-Px 活性、黑质 TH 阳性细胞平均光密度值均显著提高，MDA 含量显著下降，与模型组比较，银杏叶提取物给药组 32 周龄小鼠运动功能得分、SOD 活性、黑质 TH 及纹状体 DAT 阳性细胞平均光密度值均显著提高，脑组织 MDA 含量显著下降。从而得出结论银杏叶提取物对 MPTP 诱导的不同年龄段帕金森病小鼠有一定的防治作用。川芎嗪可减轻左旋多巴引起的帕金森病大鼠脑氧化损伤，而赤芍中的芍药醇可抑制吗啡诱导的快速移动行为和条件型位置偏爱行为，抑制突触后多巴胺受体的超敏性，推断这可能是潜在调节吗啡诱导的多巴胺能行为的作用机制。

关于补气类药物的研究提示，灵芝孢子粉能够降低 caspase-3 的表达，对帕金森病大鼠有脑保护作用，具有保护黑质神经细胞、改善黑质神经细胞线粒体功能障碍、减轻神经细胞的损害、抑制神经细胞凋亡的作用。止咳平喘类药物洋金花则可以降低帕金森病模型大鼠纹状体 MDA 含量，提高 GSH、GSH-Px、SOD 的含量，通过减轻脂质过氧化反应，发挥其抗氧化防御机制，进而保护 DA 能神经元，起到抗帕金森病的目的。黄芩苷是黄芩中的黄酮类有效成分，实验研究表明，黄芩苷具有显著的抗氧化性，可改善鱼藤酮所致帕金森病模型大鼠的神经行为学指标，保护黑质 DA 能神经细胞，减少黑质 TH 细胞丢失，黄芩苷可调节铁转运蛋白 DMT$_1$、FP$_1$ 表达，减少黑质铁积聚，还能阻止纹状体 DA 水平降低。但是不能抑制帕金森病模型大鼠增加的脂质过氧化反应。同时也有研究者发现，黄芩苷可以部分对抗 MPTP 对 DA 能神经元的损害，并对帕金森病模型小鼠的转棒跑步行为能力有一定的保护作用。

甘草黄酮和苁蓉总苷作用于帕金森病模型大鼠可使黑质致密部 DA 能神经元的丢失减少，腹侧中脑及纹状体 TH 含量提高，从而发挥其神经保护作用。也有研究者采用阿扑吗啡（APO）诱导的大鼠旋转及转棒实验进行行为学观察，实验结果显示，帕金森病大鼠在 APO 诱导后出现明显的旋转行为，且在转棒上的滞留时间缩短，黑质区 TH 阳性细胞数及纹状体 TH 阳性纤维密度明显减少，组织内 SOD、GSH-Px、CAT 的活力降低，NOS 的活力升高，MDA、NO 含量升高，GSH 含量降低，总抗氧化能力明显降低。而莪莛总生物碱能明显改善帕金森病大鼠的行为学异常，增加黑质区 TH 阳性细胞数及纹状体 TH 阳性纤维密度，提高组织内 SOD、GSH-Px、CAT 的活力，降低 NOS 的活力，降低 MDA 和 NO 含量，提高 GSH 含量，总抗氧化能力明显提高。从而得出结论，莪莛总生物碱对 6-OHDA 致帕金森病模型大鼠的黑质细胞具有保护作用，而机制可能与抗氧化活性有关。另外一项研究采用蛋白酶体抑制剂乳胞素（lactacystin）脑定位注射制备帕金森病大鼠模型，测定模型大鼠血清、脑组织中 MDA、Glu 水平、血清中总超氧化物歧化酶（T-SOD）活性。检测得出的结果显示，独活香豆素能明显降低帕金森病模型大鼠血清、脑组织中 MDA、Glu 的含量，提高血清中 T-SOD 的活性。从而发现独活香豆素可抑制血清和脑组织脂质过氧化反应、提高抗氧化酶活性、降低血清和脑组织兴奋性氨基酸 Glu 含量，以上作用可能是该药对抗帕金森病的作用机制。

2. 中药复方实验研究 近年来，中药复方制剂对帕金森病相关的实验研究也取得一定的成果。有研究者对经典方药加减地黄饮子进行研究发现，加减地黄饮子可恢复 MPTP 导致的行为学表现，减少酪氨酸羟化酶的丢失，此外其还可阻断凋亡，减少 caspase-3 的活化，保护线粒体的显微结构完整，调节线粒体及内质网 caspase-12 通路相关蛋白的表达，从而得出加减地黄饮子促进行为学恢复，保护多巴胺神经元。同时，该团队还采用 MPTP 诱导帕金森病模型，研究发现，大剂量地加减地黄饮子可减少多巴胺神经元的丢失，与非治疗组比较，治疗组胶质细胞源性神经营养因子的表达升高，同时，加减地黄饮子还可保护血脑屏障显微结构及紧密连接蛋白，抑制小胶质细胞及星形胶质细胞的表达，升高黑质中三种金属基质蛋白 MMP_2、MMP_3、MMP_9 的表达。从而得出结论，加减地黄饮子对 DA 能神经元具有神经保护作用，这可能与维持和保护 DA 能神经元生存微环境的机制有关。现代药理研究证明银杏叶及其提取物具有抗氧化作用以及刺激神经生长因子产生等保护 DA 能神经元的存活，减少其凋亡。另外一项研究将 C57BL 小鼠随机分成正常组、小鼠帕金森病模型组、小鼠帕金森病+银杏平颤方3 组，免疫组织化学观察中脑黑质 DA 能神经元丢失和细胞凋亡情况。动物实验结果：正常组小鼠的中脑黑质致密部酪氨酸羟化酶阳性神经元的数目多于模型组，并存在时间依赖关系；银杏平颤方中药治疗组小鼠中脑黑质致密部酪氨酸羟化酶阳性神经元的数目多于模型组（$P<0.05$）。说明银杏平颤方可抑制中脑神经元细胞的凋亡，其分子机制可能是银杏平颤方通过抑制 PTEN 表达进而降低细胞凋亡水平，保护多巴胺神经元，阻止其丢失，起到防治帕金森病的作用。

六味地黄丸具有滋补肝肾的作用，可用于肝肾阴虚型帕金森病。有研究表明六味地黄丸、复方地黄方可以明显改善帕金森病模型小鼠的运动功能状态，降低 MDA 水平，提高 SOD、GSH-Px 活性，增加机体的抗氧化能力，减轻机体的氧化应激损伤。文晓东等研究发现帕金森病 2 号方可以增加 DA 能神经元内 TH 的表达，抑制 DA 能神经元的凋亡，从而起到保护黑质多巴胺能神经元的作用。梁艳等研究发现抗帕丸可以改善帕金森病模型动物的学习记忆能力，拮抗其震颤僵直行为，增加损伤侧纹状体内 DA 及高香草酸（HVA）的含量，从而起到治疗帕金森病的目的。王冬梅等观察帕宁方对帕金森病大鼠行为和氧化应激反应的影响，发现帕宁方能改善帕金森病大鼠的行为，降低帕金森病大鼠中脑黑质—纹状体活性氧（ROS）含量、MDA 水平，提升 GSH、GSH-Px、SOD 的活性，进而减轻黑质—纹状体的氧化应激损伤。惠凯等研究发现中药补髓健脑方可以改善帕金森病模型小鼠的协调行为能力，减少小鼠神经型—氧化氮合酶（nNOS）含量，进而改善自由基代谢，修复帕金森病小鼠黑质神经元的损伤。左旋多巴的血药浓度，特别是在脑内浓度的不稳定，是引起纹状体 DA 受体"脉冲"样刺激，诱发运动障碍、症状波动等不良反应的重要因素。孙晓等采用首乌方联合左旋多巴治疗帕金森病模型大鼠，研究发现使用首乌方可减慢左旋多巴消除，增加血液左旋多巴的吸收，减少纹状体左旋多巴药物浓度波动。施慧芬等研究中药止颤汤对神经干细胞移植后帕金森病大鼠脑黑质内 DA 及其代谢产物的影响，发现止颤汤可以提高移植后 DA 及其代谢产物双羟苯乙酸的含量，促进神经干细胞的成活，并使之定向分化为DA 能神经元并分泌多巴胺，从而起到治疗帕金森病的效果。天麻钩藤饮是临床治疗帕金森病的常用方药，该药对帕金森病的神经保护学作用研究发现，采用 6-羟基多巴胺（6-OHDA）注射于脑右侧黑质造成单侧帕金森病损毁模型，并用中药天麻钩藤饮（浓度为 5.13 g/mL）进行给药 14 d，同时设立正常对照组、假手术组，观察各组大鼠神经行为学的变化，同时运用化学比色法测定大鼠中脑黑质—纹状体部位活性氧、GSH、GSH-Px、SOD、MDA 的活性。结果显示，帕金森病模型组大鼠治疗前后旋转圈数无显著差异，天麻钩藤饮组大鼠旋转圈数较模型组显著减少（$P<0.05$）；模型组活性氧、MDA 明显升高，GSH、GSH-Px、SOD 明显降低，与正常对照组、假手术组比较，差异显著（$P<0.05$ 或 $P<0.01$），而天麻钩藤饮对其均有明显的改善作用（$P<0.05$）。综合提示，天麻钩藤饮可以明显改善帕金森病大鼠的神经行为学变化，并可提高帕金森病大鼠的抗氧化和清除自由基的能力。

3. 针灸实验研究　针灸疗法对帕金森病患者的运动及非运动症状均有明确的改善作用，但其相关机制的深入研究尚未完全清楚。学者们从不同角度探讨针刺治疗帕金森病的相关机制。

自噬溶酶体途径是帕金森病发病机制研究的热点，如王述菊等采取颈背部皮下注射鱼藤酮法制备帕金森病模型，探讨自噬溶酶体途径在针刺防治帕金森病中的作用。电针治疗组取穴太冲、风府，每次治疗 20 min，每日 1 次。电针预处理组电针治疗 7 d后再造模。模型组大鼠出现了毛发变黄变粗、弓背明显、运动缓慢迟钝、拒捕减少等异常行为学表现，而治疗组和预处理组以上表现程度明显减轻。与正常组和假手术组对比，模型组 LC3-Ⅱ、P62、α 突触核蛋白（α-synuclein，α-syn）的表达均明显增加，TH 表达明显下降。与模型组对比，电针治疗组和预处理组 LC3-Ⅱ的表达水平增加明显；TH 表达增强，P62、α-syn 蛋白表达均明显下降。从而提出电针防治帕金森病的机制可能与针刺能够改善自噬功能障碍，促进帕金森病模型大鼠体内具有细胞毒性作用的 α-syn 降解有关。同时其团队还发现，模型组大鼠表现出明显的帕金森病症候群特征，电针干预后大鼠行为学评分较模型组大鼠明显降低；与正常组和假手术组相比，模型组大鼠黑质区 α-syn 的阳性表达与内质网分子伴侣免疫球蛋白重链结合蛋白（immunoglobulin heavy chain binding protein，BiP）mRNA、跨膜蛋白激酶 1（inositol requiring enzyme-1，IRE1α）mRNA、X-盒结合蛋白 1（X-box-binding protein-1，XBP-1）mRNA 的表达显著提高，大鼠黑质区 TH 的阳性表达显著降低；与模型组相比，电针治疗各组大鼠黑质区 α-syn 的阳性表达与 BiP mRNA、IRE1α mRNA、XBP-1 mRNA 的表达显著降低（均 $P < 0.01$），大鼠黑质区 TH 的阳性表达显著提高（$P < 0.01$）。电针防治帕金森病的机制可能与电针能明显抑制内质网应激相关基因的表达，保护 DA 能神经元有关。

脑源性神经营养因子作为一种多肽激素，在损伤后神经元的修复中起到重要作用，随后又有研究证实脑源性营养因子对于帕金森病的多巴胺能神经元有保护作用。王媛媛通过观察针刺舞蹈震颤控制区对帕金森病小鼠脑内脑源性神经营养因子的酪氨酸激酶受体及其下游信号通路分子蛋白 PSD-95 表达的影响，探讨针刺对 DA 能神经元保护作用的可能机制，发现单独针刺舞蹈震颤控制区或合并美多芭治疗可能通过增加 TrkB 受体和突触信号整合发挥神经保护作用；美多芭单独应用并不能通过 TrkB 受体和突触信号整合发挥神经保护作用。冯婧等人发现通过针刺舞蹈震颤控制区可增加脑 BDNF 的表达，减少帕金森病小鼠黑质 DA 能神经元的缺失，从而达到治疗帕金森病的目的，联合应用美多芭则效果更为理想。尹海燕等研究发现电针"合谷""太冲"两穴可促进 MPTP 诱导的帕金森模型小鼠黑质致密部巢蛋白（nestin）表达；进一步研究还发现电针不仅可促进生理条件下黑质致密部巢蛋白表达，也可促进帕金森病病理条件下巢蛋白表达。马骏等研究发现电针"风府""太冲"两穴可以减轻鱼藤酮所致帕金森病大鼠的行为学异常，促进 GDNF 蛋白的表达，起到修复营养 DA 神经元的目的，同时发现电针刺激可降低大鼠黑质区 c-Jun 及炎症因子 IFN-γ 的表达水平，对帕金森病模型大鼠体内 JNK 信号通路及疾病进展起到一定的调节作用。

线粒体酶复合体功能障碍在帕金森的发病中起到重要作用。孙红梅等发现针刺百会、大椎穴可以抑制帕金森病小鼠线粒体复合物活性的下降，起到保护线粒体的功能，还可以增加前脑多巴胺代谢产物二羟基苯乙酸（DOPAC）的含量，使黑质 TH 阳性细胞的计数明显增加，促进黑质神经元超微结构的修复。倪进忠研究不同频率电针对帕金森病模型大鼠腹侧被盖区（VTA）酪氨酸羟化酶（TH）和神经源性一氧化氮合酶（nNOS）表达的影响，发现高频电针可增加 TH 表达和减少 nNOS 表达，而低频电针则无此作用。一项旨在探讨 p38 丝裂原活化蛋白激酶（MAPK）信号通路介导的炎性反应在电针防治帕金森病模型大鼠中作用的研究发现，电针"风府、太冲"治疗可明显降低帕金森病大鼠炎性介质 COX-2 的表达，抑制 p38MAPK 磷酸化，减轻帕金森病大鼠多巴胺能神经元的损伤，这一作用可能与其影响 p38MAPK 信号通路有关。另外有研究者观察针刀对帕金森病大鼠行为学及谷胱甘肽（GSH）含量的影响，发现针刀大鼠旋转圈数明显减少且治疗前后相比有差异；电针组治疗前后相比有差异。GSH 含量比较，模型组 GSH 含量明显降低，与空白组相比差异明显；针刀组和电针组 GSH 含量明显升高，针刀组、电针组与模型组相比有统计学差异。从而提出，针刀可能通过改善帕金森病旋转行为、提升 GSH 含量从而提高抗氧化能力，减轻黑质 DA 能神经元损伤。上海交通大学附属第一人民医院的神经科为进一步研究电针治疗对帕金森病模型大鼠认知功能的影响开展了相应的研究，结果提示，与帕金森病模型组大鼠相比，经电针灸治疗的大鼠学习记忆能力明显改善，脑部乙酰胆碱转移酶（ChAT）活性提高，光镜下可见海马区及纹状体区的 ChAT 阳性表达细胞数显著增加；电针灸治疗与多巴丝肼治疗组相比，大鼠的学习记忆能力及脑部 ChAT 表达无统计学差异。电针灸治疗能明显改善帕金森病大鼠认知功能，其机制可能与保护中枢乙酰胆碱神经元及提高 ChAT 表达有关。

实验研究表明中药可通过保护神经细胞、抑制氧化应激、抗兴奋性毒性、抑制细胞凋亡等多途径、多靶点、多环节发挥治疗作用。临床观察中也发现单用中药治疗帕金森病疗效确切，联合西药治疗又可减轻西药的不良反应，减少其用量，延缓疾病的进展，改善患者的非运动症状。中药在治疗帕金森病方面具有极大的优势和潜力，然而目前中医药研究及治疗方面，也存在着诸多问题，如临床辨证论治、疗效评价、中西医结合诊疗方案均无统一标准；市场上治疗帕金森病的中成药品寥寥无几，且作用疗效尚待进一步研究；临床观察多为小样本、短期疗效评定为主，缺乏大样本、随机双盲对照研究。合理筛选出疗效好、不良反应少的有效方药，制成合适的剂型以方便患者长期服用；开展更加深入的实验室研究，探索帕金森病的发病机制，为临床治疗方案的确立提供依据；规范中西药联合应用的标准将是今后研究课题的重要方向。

参考文献

[1] 刘疏影，陈彪．帕金森病流行现状［J］．中国现代神经疾病杂志，2016，16（02）：98-101.

[2] 陆征宇，赵虹，汪涛，等．补肾疏肝方药治疗肝肾阴虚型帕金森病伴发轻中度抑郁障碍［J］．中国实验方剂学杂志，2013，19（24）：324-328.

[3] 谭文澜，张永全，陆晖．镇肝熄风汤治疗肝肾阴虚型帕金森病的临床研究［J］．湖北中医药大学学报，2012，14（3）：52-53.

[4] 赵国华，孙菲，冯学功，等．龟羚帕安颗粒治疗帕金森病肝肾不足证非运动症状的多中心随机双盲对照研究［J］．中国中西医结合杂志，2013，33（4）：476-479.

[5] 仲诚，黄萍，孙照国，等．补肾活血通络胶囊治疗原发性帕金森病120例［J］．中国实验方剂学杂志，2012，18（24）：343-346.

[6] 王亚丽．止颤疏毒汤治疗帕金森病的疗效观察［J］．现代中医药，2008，28（4）：1-3.

[7] 张朝贵，张红，瞿昌华，等．补肾通络胶囊联合美多芭治疗晚期帕金森病的临床研究［J］．中成药，2014，36（2）：263-265.

[8] 王汝铎，安丽芝，姜华．清心化痰汤治疗帕金森病30例［J］．陕西中医，2011，32（2）：163-164.

[9] 贾玉勤，张伦忠，邹云涛，等．熄风止颤丸治疗痰瘀风动型帕金森病70例临床观察 [J]．中国中医药科技，2012，19（3）：253-254．

[10] 陈军，刘春甦．中西医结合治疗脑梗死合并风痰瘀阻型帕金森综合征 [J]．中国医药导报，2011，8（24）：86-87．

[11] 罗海龙，尹昌浩，姜爱英．止颤平郁汤配合美多巴治疗帕金森病33例 [J]．中国实验方剂学杂志，2011，17（11）：294-295．

[12] 温秀新．人参养荣汤治疗气血亏虚型颤证68例 [J]．中医临床研究，2013，5（3）：67-69．

[13] 呙登俊，王浩，胡智伟，等．人参归脾汤治疗气血亏虚型老年颤证非运动症状50例观察 [J]．浙江中医杂志，2012，47（3）：175-176．

[14] 张小存．马云枝教授治疗帕金森病辨证遣药组方特色 [J]．中医研究，2012，25（2）：27-29．

[15] 娄爱琴，沈晓明．马云枝分期治疗帕金森病经验 [J]．中医杂志，2018，59（7）：558-560．

[16] 孙红梅，吴海霞，许红，等．针刺督脉穴对帕金森病小鼠多巴胺能神经元保护及超微结构的影响 [J]．北京中医药大学学报，2010，33（4）：257-261，插1．

[17] 王炜为，李如奎．李如奎辨治帕金森病的经验 [J]．江苏中医药，2012，44（4）：9-10．

[18] 谭文澜．帕金森病中医证型与病程各期关系探讨 [J]．湖北中医杂志，2005，27（09）：7-8．

[19] 孙奇，邵亦莲，裘昌林．裘昌林治疗帕金森病经验 [J]．浙江中医杂志，2010，45（08）：552-553．

[20] 马云枝，李社芳，沈晓明，等．中西医结合治疗帕金森病30例疗效观察 [J]．新中医，2005，37（10）：55-56．

[21] 白清林，马云枝．熄风定颤丸治疗肝肾不足型帕金森病患者30例临床观察 [J]．中医杂志，2010，51（2）：125-127，131．

[22] 白清林，封臻．熄风定颤丸对帕金森病患者生存质量的影响 [J]．中医研究，2009，22（6）：30-31．

[23] 赵国华，孟庆刚，于向东，等．龟羚帕安胶囊治疗帕金森病多中心、随机、双盲、对照临床研究 [J]．中国中西医结合杂志，2009，29（7）：590-594．

[24] 张颖，梁伟波，雒晓东．中药定振汤治疗帕金森病临床对照研究 [J]．辽宁中医杂志，2008，35（5）：728-729．

[25] 王惠民，吴定怀，刘小红，等．滋肾养肝熄风通络法配合美多芭治疗帕金森病30例 [J]．陕西中医，2007，28（6）：668-669．

[26] 刘勇，徐乃斌．止颤定震汤治疗帕金森病21例 [J]．实用中医药杂志，2006，22（11）：676．

[27] 鲍晓东，赵金平，连胜利．正交试验法分析平帕汤治疗帕金森病的最佳配伍比例 [J]．中医杂志，2013，54（20）：1774-1777．

[28] 倪进忠, 丁艳霞, 熊克仁. 电针对帕金森病模型大鼠腹侧被盖区 TH 和 nNOS 表达的影响 [J]. 中国组织化学与细胞化学杂志, 2013, 22 (1): 37-41.

[29] 海静如, 王冬梅, 莫遗盛, 等. 帕宁方对早期帕金森病睡眠障碍的疗效评价 [J]. 中西医结合心脑血管病杂志, 2012, 10 (7): 818-819.

[30] 陈路, 陈志刚, 侯月. 滋肾益髓方治疗帕金森病运动及非运动症状的疗效观察 [J]. 北京中医药大学学报, 2014, 37 (3): 209-212.

[31] 刘英斌, 申罗英. 归芍柔筋汤配合美多巴治疗帕金森氏病 30 例临床观察 [J]. 浙江中医杂志, 2012, 47 (10): 748-749.

[32] 余成林, 赵拥军, 姚红艳. 温肾祛风散寒汤治疗帕金森病 28 例总结 [J]. 湖南中医杂志, 2011, 27 (3): 1-2.

[33] 胡玉英. 综合疗法治疗帕金森病的临床研究 [J]. 辽宁中医杂志, 2008, 35 (1): 65-67.

[34] 赵虹, 李文伟, 高俊鹏, 等. 补肾养肝方药治疗肝肾阴虚型帕金森病临床研究 [J]. 中国中西医结合杂志, 2007, 27 (9): 780-784.

[35] 张永全, 谭文澜, 陆晖, 等. 天麻钩藤饮合美多巴治疗帕金森病 62 例 [J]. 陕西中医, 2008, 29 (6): 666-667.

[36] 张利平. 镇肝熄风汤治疗帕金森病的临床观察 [J]. 中医临床研究, 2010, 2 (6): 4-5.

[37] 周洋, 王德刚, 陆征宇, 等. 补肾养肝熄风法治疗肝肾阴虚型帕金森病 30 例 [J]. 辽宁中医杂志, 2013, 40 (5): 929-931.

[38] 吴之煌, 张晓霞. 中西医结合治疗帕金森病肝肾阴虚型 31 例临床观察 [J]. 北京中医药, 2013, 32 (2): 113-115.

[39] 郑春叶, 连新福, 詹秀菊, 等. 乌梅丸加减治疗帕金森病疗效评价 [J]. 中华中医药杂志, 2013, 28 (3): 857-859.

[40] 杨丽红, 杜元灏, 熊俊, 等. 针灸治疗帕金森病疗效的系统评价 [J]. 中国循证医学杂志, 2010, 10 (6): 711-717.

[41] 陈枫, 袁盈, 蔡向红, 等. "颅底七穴" 针法治疗帕金森病 114 例临床观察 [J]. 中国中医基础医学杂志, 2013, 19 (5): 547-548.

[42] 侯宏, 张海峰, 周世江, 等. 粗针治疗帕金森病肌僵直 31 例 [J]. 浙江中医药大学学报, 2013, 37 (9): 1113-1116.

[43] 王述菊, 方剑乔, 马骏, 等. 电针对帕金森病模型大鼠中脑黑质 p38 丝裂原活化蛋白激酶的影响 [J]. 中国针灸, 2013, 33 (4): 329-333.

[44] 胡玉英, 胡跃强, 陈薇, 等. 补肾止颤方联合埋针治疗帕金森病的疗效 [J]. 中国老年学杂志, 2014, 34 (12): 3249-3251.

[45] 钟平, 许菲, 侯玉茹, 等. 灸法配合药物治疗肝肾不足型帕金森病的疗效 [J]. 中国老年学杂志, 2012, 32 (13): 2720-2721.

[46] 邢航, 鲍丹艳, 周红. 刺络放血治疗帕金森病冻结步态及其机理探微 [J]. 针灸临床杂志, 2013, 29 (7): 6-7.

［47］周蕾，郑水红．针刺结合针刀治疗帕金森病的疗效对照观察［J］．针灸临床杂志，2014，30（5）：14-17.

［48］诸剑芳，金肖青，俞迈红．针刺治疗帕金森病便秘30例［J］．浙江中医杂志，2014，49（5）：366.

［49］雷俊．针灸治疗帕金森病抑郁的临床观察［J］．求医问药（下半月），2012，10（4）：76-77.

［50］黄娜，黄琳娜，安军明．方氏头针治疗帕金森病失眠症临床疗效观察［J］．陕西中医，2014，35（3）：348-349.

［51］梁靖蓉，郭长青，芦娟，等．针刀干预对帕金森病模型大鼠行为学及谷胱甘肽的影响［J］．针灸临床杂志，2017，33（3）：61-65.

［52］伍艺灵，刘洋，曹佳会，等．龟板抑制帕金森病大鼠T淋巴细胞的浸润［J］．解剖学杂志，2011，34（2）：191-194.

［53］卢芳，刘树民，杨婷婷，等．刺五加防治帕金森病的作用机制探讨［J］．中医药信息，2008，25（2）：21-23.

［54］田允，宋文婷，徐立，等．补肾中药对帕金森病模型小鼠黑质—纹状体多巴胺的影响［J］．中国实验方剂学杂志，2011，17（1）：134-137，141.

［55］李玉娟，段昌令，李连达，等．何首乌提取物对鱼藤酮所致帕金森病线虫模型的神经保护作用［J］．中国药业，2016，25（5）：12-15.

［56］韩露，谢元鸿，陈晨，等．电针治疗对帕金森病大鼠认知功能的保护作用［J］．中国神经免疫学和神经病学杂志，2014，21（5）：323-327.

［57］袁红，张振文，梁立武，等．天麻对帕金森病模型鼠肿瘤坏死因子α及胶质源性神经营养因子表达的影响［J］．中华老年心脑血管病杂志，2010，12（1）：69-72.

［58］刘玮，曹燕滔，艾国．天麻最细粉对帕金森病大鼠脑内神经递质及环磷酸腺苷/环磷酸鸟苷的调节作用［J］．中国医药导报，2015，12（24）：22-25.

［59］王向明，陆学胜．钩藤碱对帕金森大鼠脑内SOD、DA、MDA表达的调节作用［J］．中西医结合心脑血管病杂志，2014，12（6）：730-731.

［60］卢芳，井月娥，任燕冬，等．钩藤提取物对MPTP诱导帕金森病模型小鼠神经元的影响［J］．中国中医药信息杂志，2016，23（4）：57-60.

［61］杜欣帅，张作凤，魏子峰，等．红景天甙通过抑制肿瘤坏死因子-α表达对帕金森模型小鼠多巴胺能神经元的保护作用［J］．解剖学杂志，2012，35（3）：332-335.

［62］周瑞，罗芬，刘静妍，等．红景天苷对小鼠帕金森模型的保护作用及机制［J］．药学与临床研究，2017，25（3）：179-182.

［63］徐颖臻，刘爽，李亚晨，等．银杏叶提取物对帕金森病大鼠多巴胺神经元的保护作用［J］．中药药理与临床，2015，31（2）：131-132.

［64］李金凤，徐桂梅，张辰子，等．银杏叶提取物对MPTP诱导帕金森小鼠保护作用的研究［J］．中国比较医学杂志，2016，26（1）：46-53.

［65］王丹巧，王巍，景富春，等．川芎嗪对帕金森病大鼠脑内灌流左旋多巴引起的脑

氧化损伤的作用 [J]. 中国中西医结合杂志, 2007, 27 (7): 629-632.

[66] 谢安木, 刘焯霖, 陈玲, 等. 实验性帕金森病黑质的超微结构变化及灵芝孢子粉的影响研究 [J]. 中国神经精神疾病杂志, 2004, 30 (1): 11-13.

[67] 谢安木, 薛莉, 刘焯霖, 等. 灵芝孢子粉对帕金森病黑质神经细胞 caspase-3 影响的实验研究 [J]. 中国临床神经科学, 2008, 6 (6): 601-605.

[68] 金泽, 王玉琳, 姜珊珊, 等. 洋金花对帕金森病大鼠脑纹状体组织 SOD、GSH-Px 影响的研究 [J]. 中医药信息, 2013, 30 (2): 87-90.

[69] 陈忻, 张楠, 赵晖, 等. 黄芩苷对鱼藤酮致帕金森大鼠黑质多巴胺能神经的保护作用 [J]. 中风与神经疾病杂志, 2008, 25 (2): 174-177.

[70] 李爱英, 王辉明, 章政, 等. 黄芩苷对 MPTP 致帕金森病模型小鼠行为能力影响 [J]. 青岛大学医学院学报, 2016, 52 (1): 46-48.

[71] 陈浩, 师亮, 王燕宏, 等. 甘草黄酮对 MPTP 帕金森病小鼠多巴胺能神经元的影响 [J]. 山西医科大学学报, 2013, 44 (10): 755-757, 831.

[72] 李文伟, 杨茹, 蔡定芳, 等. 苁蓉总苷对 MPTP 帕金森病模型小鼠脑黑质多巴胺能神经元保护作用的研究 [J]. 中国中西医结合杂志, 2008, 28 (3): 248-251.

[73] 郑丽, 王浩, 巴寅颖, 等. 莶总生物碱对 6-羟基多巴胺致帕金森病大鼠多巴胺能神经元损伤的保护作用研究 [J]. 中国中药杂志, 2014, 39 (9): 1660-1665.

[74] 裴媛, 马贤德, 易杰, 等. 独活香豆素对帕金森病模型大鼠抗氧化功能及谷氨酸含量的影响 [J]. 中国老年学杂志, 2014, 34 (5): 1272-1274.

[75] ZHANG J S, ZHANG Z N, BAO J, et al. Jia-Jian-Di-Huang-Yin-Zi decoction reduces ap optosis induced by both mitochondrial and endoplasmic reticulum caspase12 pat hways in the mouse model of Parkinson's disease [J]. J Ethnopharmacol, 2017, 203: 69-79.

[76] ZHANG J S, ZHANG Z N, ZHANG W, et al. Jia-Jian-Di-Huang-Yin-Zi decoction exerts neuro protective effects on dopaminergic neurons and their microenvironment [J]. Sci Rep, 2018, 8 (1): 9886.

[77] 吴亚丹, 梁培日, 龙登毅, 等. 银杏平颤方对帕金森病模型小鼠多巴胺神经元丢失及其凋亡的影响 [J]. 中国组织工程研究, 2016, 20 (49): 7327-7333.

[78] 董梦久, 钱红雨, 周素方, 等. 六味地黄丸对帕金森小鼠氧化应激反应的影响 [J]. 浙江中医药大学学报, 2009, 33 (6): 756-757.

[79] 文晓东, 王春玲, 雒晓东. 帕病 2 号方对帕金森病大鼠多巴胺能神经元的保护作用 [J]. 时珍国医国药, 2013, 24 (3): 568-571.

[80] 梁燕, 阚红卫, 徐鹏夫, 等. 抗帕丸对帕金森病模型小鼠行为及纹状体内多巴胺水平的影响 [J]. 中华行为医学与脑科学杂志, 2010, 19 (7): 628-631.

[81] 王冬梅, 海静如, 魏风, 等. 帕宁方对帕金森病大鼠行为及氧化应激反应的影响 [J]. 中国实验方剂学杂志, 2012, 18 (10): 199-202.

[82] 惠凯, 程为平, 马莉, 等. 中药补髓健脑方对帕金森小鼠脑内神经型一氧化氮合

酶的影响［J］．中医临床研究，2009，1（3）：69-70，72.

［83］孙晓芳，王丹巧，吴兆恩，等．首乌方对帕金森病模型大鼠血液和纹状体细胞外液左旋多巴药代动力学影响的研究［J］．中国实验方剂学杂志，2011，17（11）：111-115.

［84］施慧芬，路煜，宋杰，等．止颤汤干预神经干细胞移植帕金森病大鼠脑内多巴胺及其代谢产物的变化［J］．中国组织工程研究与临床康复，2011，15（36）：6772-6775.

［85］王文武，何建成，丁宏娟．天麻钩藤饮对帕金森病大鼠神经行为学及氧化应激反应的影响［J］．中国老年学杂志，2010，30（12）：1657-1659.

［86］王述菊，余沛豪，马骏，等．电针对鱼藤酮诱导的帕金森病模型大鼠黑质内自噬相关蛋白表达的影响［J］．辽宁中医杂志，2017，44（9）：1812-1815.

［87］王述菊，王中明，马骏，等．电针对帕金森病模型大鼠黑质内质网应激相关基因表达的影响［J］．时珍国医国药，2017，28（6）：1497-1500.

［88］王媛媛，孙红梅，冯婧，等．针刺舞蹈震颤控制区对帕金森病小鼠脑内 BDNF 受体及 PSD-95 表达的影响［C］．第五届全国解剖学技术学术会议论文集，2015：165-168.

［89］冯婧，孙红梅，王媛媛，等．针刺舞蹈震颤控制区对帕金森病小鼠脑内黑质多巴胺神经元及 BDNF 表达的影响［J］．北京中医药大学学报，2014，37（1）：53-57，封3.

［90］尹海燕，唐勇，陈瑾，等．电针促进 MPTP 帕金森模型小鼠黑质致密部 nestin 表达的研究［J］．成都中医药大学学报，2008，31（2）：21-23，26.

［91］马骏，梁少荣，王述菊，等．电针对鱼藤酮诱导的帕金森病模型大鼠黑质 GDNFmRNA 表达的影响［J］．中国老年学杂志，2011，31（20）：3946-3948.

［92］马骏，龚元勋，王述菊，等．电针对鱼藤酮诱导的帕金森病模型大鼠黑质内 c-Jun 氨基末端激酶及 γ 干扰素的影响［J］．中华物理医学与康复杂志，2014，36（10）：751-755.

［93］孙红梅，和欣，王媛媛，等．针刺百会、大椎穴对帕金森病小鼠脑线粒体复合物活性的影响［J］．北京中医药大学学报，2011，34（4）：250-253，262.

第十一章　帕金森病的护理

第一节　护理的临床意义及理论基础

一、临床意义

帕金森病作为一种神经内科常见的慢性进展性疾病，目前尚无根治的方法。本病自身并不对生命构成威胁，多数患者在疾病的早期尚可继续工作，数年后逐渐丧失工作能力，至疾病晚期，由于全身僵硬、活动困难，乃至不能起床、转侧、刷牙、吃饭等，最终完全丧失自理能力，常发生骨折、肺部感染、败血症等各种并发症。帕金森病患者个体差异性很大，除与病理特征有关以外，很大程度上还取决于医疗条件、患者的心理素质和家庭关怀。意志坚强、心情乐观、家庭关系和谐、受到良好护理和及时合理治疗的患者，大多能较长时间、较大程度地保持生活自理能力，病情发展相对较慢，反之则病情发展较快。故在进行综合治疗的同时，还需要配合有效的护理来延缓病情的进展，说明护理和治疗同等重要。因此，在临床护理工作中，及时地发现病情变化，了解患者的心理动态、需求，妥善处理存在的各种问题，采取正确及时有效的治疗护理、心理护理、饮食护理、安全护理及采取相应的康复训练措施等，有助于减少各种并发症的发生，延缓病程的进展，提高患者的生活质量。尤其是早期采取护理干预措施，及时给予科学、有效、全方位的护理干预及治疗，才能使病情稳定，延缓病情的发展。

帕金森病的致残率较高，给患者及其家庭带来巨大的痛苦和经济负担，也给社会造成巨大的医疗支出。患者家属往往是最了解其身心需求的人，同时又是患者的主要照顾者、保护者、关爱者和支持者，承担多重角色功能。在对患者的社会和家庭支持中，家属的支持在护理工作中最为重要。患者给其家庭带来沉重的压力，随着时间的推移家属甚至会产生诸如厌恶、歧视、逃避抚养、虐待或遗弃患者等不负责的行为，也直接影响患者的身心康复，使得患者无法履行其角色责任，因此，关注患者家属的心理健康就显得尤为重要。

心理护理是根据医学心理学的理论，在护理过程中，通过人际交流，影响和改变患者的心理状态和行为，促使疾病康复或向健康方向发展。①医院的护理人员在对患者的护理过程中，通过有效的人际交流来改善患者的心理状态及日常行为，可以促进患者的康复，不断提高自身的心理学修养，运用良好的语言艺术，向患者传递爱心。

②在护理过程中，护理人员充分地尊重患者，耐心倾听患者的抱怨及诉说，了解患者的疾病情况和患者担心的问题。在掌握患者心理动态的基础上，给予患者最为适当的鼓励与指导，逐步放松患者的情绪，缓解其对疾病的恐惧和紧张。③组织患者进行适当的、文明的娱乐消遣活动，通过阅读、下棋、聊天等活动，分散患者的注意力，可以提高患者的日常活动能力。④护理人员从各个环节提高对患者的关心及服务，比如房间设施及生活用品的安排都能够为患者创造一个良好的治疗及休息环境，促进患者睡眠状况的改善，调整患者的身心状态，促进疾病的治疗。⑤心理护理干预还能减轻患者的抑郁程度，对加强患者的康复、生活质量的提升都具有十分重要的临床意义，通过调动患者的主观能动性，促进身心健康。

护理是一项特殊人类服务，在多数情况下，对患者进行自我帮助或者提供护理方面的照顾。通过主动、真诚、耐心的沟通和关注，指导患者进行有效自我照顾。让患者知道行为干预的目的在于防止并推迟肢体挛缩和关节强直的发生，同时与患者及其家属一同制订出切实可行的护理计划，从而有效延缓并发症的发生。

总之，对于帕金森病患者给予全方位、科学的治疗及护理，在家庭的配合下进行有效的功能锻炼，使患者病情稳定，心情愉快，延缓病情的发展。作为护理人员要有高度的责任心和爱心，帮助患者在生理、心理等方面达到最大限度的恢复，使患者能够重新回归家庭及社会。

二、理论基础

帕金森病患者的康复是一个长期、复杂的过程，其运动症状和非运动症状的恢复过程受多种因素的影响，据此，有学者提出劳顿模式（Lawton model）理论用于指导帕金森病的康复护理。

劳顿理论认为，人的行为是人与环境之间相互作用产生的一种可以被观察和改变的外表运动行为和内在的情感反应，是一种在外部刺激（压力）及个人感觉认知能力之间的平衡状态，用生态学方程式表示为：$B=f(P，E，P×E)$。此方程式显示了行为是人、环境以及人与环境之间相互作用的一个函数，"B"指行为，可以是外在运动行为、内在情感反映或二者兼之；"P"代表个人认知能力，由5个成分组成，每个成分代表能力的一个方面，与体外因素无关（表12-1），但只有前4个成分可予以测量；"E"指环境压力，指一个外部的刺激或一个环境对个人的要求。在外部环境刺激及个人感觉认知能力之间处于平衡状态时，行为是适应性的、常规性的和自主性的，个人能力可部分决定之。当特定压力水平与特定能力水平相互作用时，可出现某一行为，这一行为可以是适应性的，也可能是非适应性的。高能力者可适应广泛的压力，低能力者只能适应低水平的压力。如环境过分要求、压力太高时，其相互作用可产生适应不良的行为和感情，此即"环境服从假说"。

表 12-1　能力的成分及定义

成分	定义
生物学健康	没有疾病
感觉和知觉能力	视、听、嗅、味、触及体位等一级功能
运动技能	身体运动所需的能力包括平衡、协调及力量
认知能力	内在的理解、加工及处理外部世界信息的能力
自我力量	心理学力量

　　劳顿理论可以如图 12-1 示，其中纵轴表示全部能力，横轴表示环境压力。图中 A、B 和 C 点代表三个能力相同但处于不同环境压力时表现出不同行为的人，当压力太高或低，环境刺激过高或过低时，压力环境和能力交互作用能产生行为适应不良或不良情感。因此，对于中晚期帕金森病患者而言，能力水平越低则压力水平应该相应降低，以保持一个合理的行为和感情水平。

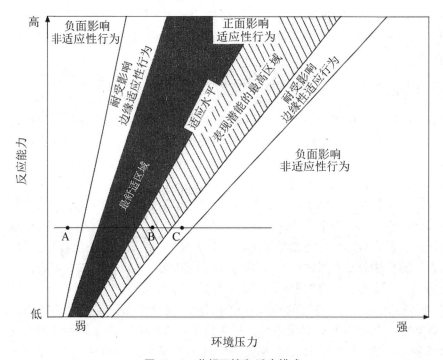

图 12-1　劳顿环境和适应模式

　　劳顿理论推动了临床帕金森病护理模式的进步，它将环境因素作为重要的干扰目标，认为帕金森病患者的行为会变得越来越依赖于环境，环境因素比个人因素对患者的康复预后起更大的作用。由于护理人员对帕金森病患者神经功能缺损症状的缺陷无法直接处理，所以改变环境可能是最好的途径，应力求寻找改善二者之间关系的措施来改善患者临床症状。

第二节 护理评估

护理评估是指通过相应的方法，了解患者的相关信息如疾病的发生、发展和变化过程以及伴随产生的身体不适、功能障碍、心理反应；既往健康情况、生活习惯、职业和文化背景等，为制定护理方案提供依据。评估的途径包括患者本人、陪护人员、亲戚、朋友和同事等。评估的方法有直接询问、查阅病历、体格检查、量表评定等。在治疗疾病的过程中，若能正确地评估由疾病所引起的危险因素，并及时采取恰当的护理干预措施，就可以使患者的消极功能结果转化为积极功能结果。

1. 安全评估 主要包括对环境、自身活动及姿势的安全危险因素进行评估，特别是针对跌倒风险的评估等。

2. 日常生活能力评估 主要包括穿脱衣物、进食、行走、上下楼、个人卫生等方面，是患者最基本的生活需要，如果这些能力出现问题，将严重影响患者的生活质量。使用的量表主要有评估基本自理能力的日常生活活动能力评分量表（附表7）。

3. 非运动症状的评估 帕金森病常见的非运动症状包括嗅觉障碍、认知能力下降、抑郁、自主神经功能障碍、睡眠障碍等。非运动症状在疾病晚期给患者带来更为严重的影响，加重运动障碍，降低生活质量，缩短生存寿命。因此，加强对帕金森病非运动症状的评估及适当干预，对帕金森病患者的治疗和改善患者的远期生活质量有重要意义。

4. 营养风险评估 只有维持良好的营养，机体才能维持正常的功能。帕金森病患者由于吞咽困难、行动迟缓、并发痴呆等原因，容易发生营养风险。因此，营养评估也是不可缺少的。

5. 心理及社会功能评估 帕金森病患者由于行动、语言不便，沟通能力下降，很容易损伤其社会功能，并发抑郁、焦虑等社会心理问题。

6. 疾病认识评估 让患者更多地了解疾病本身，有助于提高患者治疗的依从性。

第三节 护理原则

随着帕金森病患者病情逐渐加重，患者眼中的外界环境会变得越来越陌生，但智能和意识存在，仍然存在对自身情感的体验，对外界环境变化较为依赖，渴望得到别人的关心和尊重。对此，有学者根据帕金森病患者的发病特点提出两个护理目标，一是要维持患者的适应水平，二是要调整环境压力以适应患者，并依此提出了帕金森病护理总原则。

1. 维持适应环境能力 帕金森病患者的病程较长，少则5年，多则可达20余年。在相对稳定期，患者能力行为需要达到一定适应性水平，才能完成一定的日常生活行为，因此，对该类患者护理要遵循以下原则。

（1）维持环境原有结构、秩序和模式：尽量维持安静舒适的护理环境，室温维持在20~24 ℃，湿度在5%~6%，噪声量控制在50 db以下。将患者的衣物放在平时习惯的位置，他可能会自己穿衣，如挪动存放衣物的地方，患者会感到有压力，不能完成加重其心理压力，诱发焦虑抑郁情绪。避免特定环境条件的变化，如果需要则应以小量渐进方法进行。当患者日常生活必须变化时，应有计划地小心进行，应在不影响患者适应水平的前提下逐步进行。

（2）发挥潜在自理能力：增强或至少是维持患者的能力将有助于维持患者适应环境的能力。为了能最大限度地发挥其能力，应仔细审察每种成分并给予相应的处理。因而，需要尽量明确并发症的诊断和治疗，这对维持其能力极为重要。视听感觉及活动技巧均是能力的重要组成部分，失用可导致功能减弱，应尽量使患者坚持活动，以延缓活动能力的减退速度。经常提供超过实际需要的帮助，反而会造成活动能力的减退，使患者产生不必要的依赖性。应努力让患者做一定的脑力及体力活动，尽量减少失用性的能力减退，特别建议让其做一些既往较为喜欢的活动，并应避免患者活动失败时的负面情感变化。

2. 调节环境压力

（1）缓解环境压力：可适当减轻患者承担任务的负担，同时平衡护理工作，使患者得到相对的平衡状态。例如尽量让患者自己选衣穿衣，但不要提出过高的要求等。对患者的要求降低，只给他们较小的工作负荷。

（2）日常生活的灵活调整，合理安排：可根据患者的情绪和能力，灵活地满足其要求，同时给予一定的能适应的刺激，可避免生活能力的减退。在进行常规护理之前，评估患者的情绪和能力也许更为有效。如能掌握最容易获得合作的时间和地点，有关人员可列出最适合某个患者的时间安排，但不应使之太过固定化，否则，时间本身对患者就会形成无形的压力。

（3）保持乐观态度和人生观：护理人员的乐观态度和人生观对患者影响很大。帕金森病患者的护理工作非常富有挑战性，要求很高，帕金森病患者的护理目标和原则只是为制定更具体的护理计划提供一个参考框架，具体护理计划应根据特定的患者而制定。很多具体问题和行为如情绪低落、烦躁、幻觉和错觉等问题不可能用上述原则完全解决，还需通过具体的护理工作进行更深入更具体的研究，以便更好地解决这些问题。

3. 重视心理护理　帕金森病患者虽然因临床症状不断进展致使各方面功能逐渐减退，但患者的意识一直存在，因此，由于护理不当可致使患者的焦虑、抑郁、烦躁不安等不良情绪加重，往往成为病情恶化的主要原因。所以，要重视患者日常生活中的心理护理，促使其以积极的心态接受康复。

4. 注重二便护理　中晚期帕金森病患者的大小便，均需要他人的帮助和照料。轻者可以协助到厕所大小便，生活不能自理者，男性可用集尿器，使用尿壶或塑料小袋系于外生殖器上等；女性患者可用塑料便盆帮助其完成大小便。要注意会阴部护理，保持会阴部干燥，二便后用手纸擦拭的方向要由前向后，以免将细菌带入阴道。由于用力大便有加重病情可能，要让患者养成定时排便的习惯。对便秘或排便不畅者可给予缓泻剂或开塞露、甘油灌肠剂等，严重者可用肥皂水灌肠。

5. 提高沟通技巧　帕金森病患者如伴有语言功能障碍，交流时要注意耐心倾听患者说话，患者常常难以清楚地描述自己的病痛感受和要求，照料者应细心观察，通过患者的表情和动作来分析，做到及早发现问题，及早解决。

6. 加强功能训练，保证行动安全　帕金森病患者常有肌肉强直、行动迟缓等临床表现，护理人员要注意引导患者加强功能训练，延缓其衰退速度。如随着病情进展，应注意保证行动安全，预防走失、跌倒、碰撞、扭伤、触电等事故的发生。

第四节　专科护理计划

帕金森病患者的护理模式近年来受到国内外医学界的广泛关注，提倡针对患者进行专科护理和治疗，已成为医、护、患三方所接受的一种新理念。

一、护理沟通技巧

帕金森病患者由于患病后语言能力不断下降，在理解他人语言和表达自身想法时都存在一定的困难，易产生急躁、焦虑和沮丧的情绪，因此，施护者与患者交流时应具备一定的沟通技巧与讲话艺术，缓解患者的不良情绪。

1. 语言具体，意图直接　由于患者有不同程度的智能障碍，因此护理人员在与患者交流时，尽量使用简单易懂的话语，避免应用抽象的词语或修饰词，交谈内容要正面而直接。如说"你妻子"，而不要用"她"来代替；要求医务人员一次仅讲一件事情，而患者只需简单回答"是"或"不是"；若要患者对某问题做出选择，选择项不宜超过2个。

2. 预留反应时间　由于认知功能障碍患者反应迟钝，护理者应耐心给患者足够的时间做出反应，不要急于让患者回答。如果患者不理解，可耐心重复，并给出一些提示，否则会增加其挫败感。

3. 配合非语言沟通　医护人员可配合使用图片、照片、手势、眼神交流及情感性触摸等方式与患者沟通。眼神交流可使患者将注意力专注在谈话中，并表示出对患者的关注和肯定。在交谈过程中，可根据双方之间关系的亲密程度，握着对方的手或手臂，以增加安全感。

4. 重视思想疏导　医护人员与患者交谈时语调要平和、友好，如果患者说的事情是错的，并坚持己见时，不要与他们争论或试图纠正，应注重思想疏导，针对问题给予适当安慰或解释。尽量使患者感到是在一种平静的环境中安心听你的讲话，使其心态逐渐放松。如患者诉说东西被人偷了并坚信此事时，可以对他说"我知道您不高兴了"等，使患者感到被理解，从而避免情绪激动。

5. 避免环境刺激　由于中风后认知功能障碍患者注意力往往不集中，因此在交流过程中应尽可能降低周围环境的干扰，如将电视和收音机的声音调至最低，并注意患者的感受。若患者不愿交谈或不耐烦时，可暂时离开或换另外一个人，等患者愿意合作时再谈，不可勉强患者做他不愿意做的事。

6. 注重明确意图　随着疾病进展，认知功能障碍患者不能用语言清晰表达自己的需求和感受，护理人员与其沟通交流会越来越困难，如果不予重视，将可能加重患者的失落、自闭、抑郁或焦虑情绪，导致病情加重。另外，当护理人员不能理解患者所说的话时，不要假装听懂，一定要耐心明确患者意图，通过观察患者的肢体语言、眼神交流、重复问话等，来确认患者要表达的情感内容，加强护患双方的信息，双向交流。

二、用药护理

帕金森病患者用药有明显的个体差异，药物次数及剂量不一定按常规服用，医生会根据患者的具体情况，如年龄、病情、症状给予不同药物，要严格遵医嘱服药，护理人员要详细交代服药的时间、剂量及不良反应，并为患者准备一份服用药物清单，一方面指导患者正确服药，另一方面有助于医生了解病情及调整用药做参考。要提醒患者定时坚持服药，不能擅自停药。护士应督促患者遵医嘱按时服药，指导患者每日在同一时间服药，可用闹钟、计时器提醒服药，嘱患者外出时记得带药。服用左旋多巴类制剂者，还要注意有无"开-关"现象和"剂末"现象。对"开-关"现象应记录每周发生的次数，"关"现象所持续的时间；对"剂末"现象也要观察记录症状加重和持续的时间，以指导用药剂量和次数。

为了防止患者漏服药物，可采取如下措施：①借助外来工具提醒服药时间，口服药放在固定、显眼和儿童拿不到的地方，服药的时间用手机或闹钟定时提醒。当天的口服药事先按服药时间顺序摆放在不同颜色、有标记的小药盒里，当闹钟或手机响起时，患者可按顺序服药，每天服完最后一次药，及时按顺序摆好第 2 天的药，这样可以确定空药盒里的药是否服用。这种方法可提醒经常忘记服药的老年患者。②设立床边特殊服药卡，使患者从床边的卡片上知道自己服药的时间、方法及服用的药物与哪些饮食有禁忌等。平时可以反复阅读服药卡，不断增加记忆，这便于提醒患者服药。另外，也可建立服药登记本，患者每次服药后及时记录服药情况。

同时，服药后应密切观察服药后患者有无肌强直、静止性震颤、运动减少、体位不稳等症状，定期复查肝肾功能、血常规，定期监测血压变化。

三、心理护理

心理护理是根据医学心理学的理论，在护理过程中，通过人际交流，影响和改变患者的心理状态和行为，促进疾病的康复并向健康方向发展。护士针对不同的文化层次、社会背景和性格特点进行评估并分析患者的心理活动，找出存在的心理问题，有针对性地指导患者及其家属的配合。讲解疾病的发展预后，使患者保持稳定的情绪，对疾病康复具有重要意义。

心理护理干预方法包括以下方面。

（1）入院时护理：患者入院时，向患者介绍医院环境，科室主要负责人，主管医生和护士，通过与患者交谈，收集资料，了解患者的需要。对患者的心理状况做出评估，与患者建立良好的护患关系，同时做好患者饮食、睡眠、卫生等日常护理，使患者感到舒适、满意，消除紧张、焦虑心理。

（2）建立良好的社会支持：帕金森病患者的病程是一个漫长的过程，家属的支持至关重要。根据疾病的发生、发展、演变过程，用通俗易懂的语言向患者及家属讲解并列举好转的病例，帮助其正确认识疾病，使家属能够主动关心帮助患者，从而减轻患者的孤独感和空虚感，增强战胜疾病的信心。

（3）个体化心理护理：针对患者性格特点、文化程度及存在的心理问题，有区别地与患者交谈。耐心倾听患者心声，理解患者疾苦，协助他们表达自己的心理感受，了解问题所在，然后通过良好的沟通技巧，有目的地与患者交流，共同分析造成各种烦恼的原因，指导患者冷静客观地分析问题。当患者处于低落迟缓状态时，护理人员应多用激励性语言提出一些简短的问题，语气要坚定，并以实际行动使患者感到大家都在关心照顾他，增强生活信心。当面对烦躁焦虑患者时，应积极帮助患者稳定情绪，有效地处理问题；对康复期患者，要多给予鼓励和支持，使患者对未来产生美好憧憬，重建良好生活态度和行为方式，消除不良情绪困扰，积极参与到康复活动中。

（4）药物治疗的心理护理：药物治疗是帕金森病最基本、最重要的手段，所以要做好患者用药过程中的心理护理，以达到良好的效果。首先向患者介绍药物的名称、功能、不良反应、用药方法及注意事项等特点，让患者了解此类药物宜从小剂量开始，逐渐递增，不可盲目追求临床疗效，而影响长期治疗计划的实施，使患者依从医嘱。同时要关心患者躯体情况，及时解决身体不适，如心悸、便秘、睡眠差等情况，在用药过程中，还要认真观察患者的情绪反应。如有无焦虑、沮丧、绝望等心理，了解其心理阻抗的原因，及时给予解决，并注意观察用药疗效及毒副作用，防止意外事故发生。

四、饮食护理

饮食治疗是帕金森病的辅助治疗方法之一，饮食护理亦不容忽视，目的在于维持患者良好的营养和身体状况，并通过调节饮食，使药物治疗达到更好的效果。

（1）以低盐、低脂、适量蛋白质、易消化、富含多种维生素及纤维素的膳食为主，避免进食高胆固醇、辛辣、刺激的食物。

（2）以优质蛋白为主，适量吃奶类和豆类，每日蛋白质摄入量应不低于 0.8 g/kg（体重）。可选择蛋、鱼、虾、瘦猪肉等食物，由于高蛋白不利于左旋多巴药物吸收，且不利其透过血脑屏障，因此高蛋白的食用时间建议放在晚餐。

（3）多吃富含酪氨酸和硒的食物如瓜子、杏仁、黑芝麻等，能促进多巴胺合成；富含硒的食物能降低帕金森综合征的危险性，硒含量较高的食物有鱼、虾等水产品，素菜中含量高的为荠菜、大蒜、蘑菇等。

（4）注意热能和水分的补充，帕金森病患者由于肌张力高，能量消耗大，所需的热能常高于同龄的正常人，热量的主要来源为碳水化合物。充足的水分能减少膀胱和尿道细菌感染的机会，也能使粪便软化、易于排泄，防止便秘的发生。

（5）注意饮食方法，中晚期患者通常会出现吞咽困难，饮水呛咳，因此进食时应以坐位为宜，略向前倾，进食时动作要轻柔缓慢，进食的次序为软食—半固体—固体—液体。

如患者同时患有其他疾病，还要兼顾这些疾病的特殊饮食要求。

五、康复锻炼护理

帕金森病患者多有肌肉、关节僵硬，肢体挛缩畸形，丧失运动功能，因而坚持肢体功能锻炼且要有计划有目的非常重要。在疾病早期，患者主要表现为震颤，应鼓励患者维持正常的生活习惯，增加业余爱好，坚持适当的肢体功能锻炼，保持各关节的活动强度和最大的活动范围。在疾病中期，由于疾病的发展，肌强直的症状逐渐加重，"铅管样肌强直""齿轮样肌强直"相继出现，告知患者知难而退只会加速病情的发展，与患者及家属根据患者的病情和运动情况，制定适宜患者且行之有效的锻炼计划，对上肢、下肢及躯干分别进行功能锻炼，循序渐进，防止和推迟关节强直、肌肉挛缩。在实施过程中及时评价和修改，调动患者的积极性，变被动为主动，保持身体和各关节的活动强度和最大的活动范围，耐心鼓励患者，使功能锻炼达到最佳状态。在疾病晚期，大部分患者出现严重的功能障碍，生活无法自理，应积极主动帮助患者取舒适体位，给予被动活动关节，按摩肌肉，避免疼痛影响患者情绪，加重心理负担。

运动训练时要注意以下几点。

（1）起步困难与步行中的突然中止很常见，应告知患者步行时要思想放松，尽量增大步幅，可让患者尝试想象正在跨越一连串障碍物。

（2）家人协助行走时，只需牵扶患者一只手伴行，让其自己掌握平衡。

（3）告知患者要注意安全，预防伤害事故发生。

（4）掌握患者活动量的适宜强度。

六、日常生活护理

（1）鼓励和指导患者进行自我护理，做自己力所能及的事情，如进食、穿衣、适当锻炼等。增加独立性，活动关节 2～3 次/d，加强主动运动。

（2）对于出汗多、皮脂腺分泌亢进的患者，要指导其穿柔软、宽松的棉布衣服，经常保持皮肤清洁、干爽，勤换被褥衣服，勤洗澡。

（3）对震颤、动作笨拙的患者应防止进餐时烫伤，并选用不易打碎的餐具，避免玻璃和陶瓷制品，可用长柄勺或提供适合用手拿取的食物，以方便就餐。

（4）对于行动不便、起坐困难的患者，应配备高位坐厕、高脚椅、手杖、床铺护栏、室内或走道扶手等必要的辅助设施，选用高度适宜的床，日常生活用品固定放置于患者伸手可及的地方，以保障患者的安全。

（5）在进行起居、饮食和排泄护理时，需提供必要的隐蔽环境，能活动的患者指导其保持着装整洁和自我形象的完美，卧床患者应训练其学会配合和使用便器，习惯床上大小便。

（6）居家环境要求避免室内楼梯、上下有一定落差的门槛，移开环境中障碍物，指导并协助患者移动，克服胆怯心理，行走时起动和终止应给予协助，防止跌倒。

七、安全护理

1. 安全配备　由于患者行动不便，在病房楼梯两旁、楼道、门把附近的墙上，增设沙发或木制的扶手，以增加患者开、关门的安全性；配置牢固且高度适中的坐厕、沙发或椅子，以利于患者坐下或站起，并在厕所、浴室增设可供扶持之物，使患者排便及穿脱衣服方便；应给患者配置助行器辅助设备；呼叫器置于患者床旁，日常生活用品放在患者伸手可及处。

2. 定时巡视　主动了解患者的需要，既要指导和鼓励患者增强自我照顾能力，做力所能及的事情，又要适当协助患者洗漱、进食、沐浴、如厕等。

3. 防止患者自伤　患者动作笨拙，应谨防其进食时烫伤。

八、睡眠异常的护理

1. 创造良好的睡眠环境　建议患者要有舒适的睡眠环境，如室温和光线适宜；床褥不宜太软，以免翻身困难；为动作过缓和僵直较重的患者提供方便上下床的设施；卧室内放尿壶及便器，有利于患者夜间如厕等。避免在有限的睡眠时间内实施影响患者睡眠的医疗护理操作，必须进行的治疗和护理操作应穿插于患者的自然觉醒时，以减少被动觉醒次数。

2. 睡眠卫生教育　指导患者养成良好的睡眠习惯和方式，建立比较规律的活动和休息时间表。

3. 睡眠行为干预

（1）刺激控制疗法：①只在有睡意时才上床；②床及卧室只用于睡眠，不能在床上阅读、看电视或工作；③若上床 15～20 min 不能入睡，则应考虑换别的房间，仅在又有睡意时才上床（目的是重建卧室与睡眠间的关系）；④无论夜间睡多久，清晨应准时起床；⑤白天不打瞌睡。

（2）睡眠限制疗法：指导患者缩短在床上的时间及实际的睡眠时间，直到允许躺在床上的时间与期望维持的有效睡眠时间一样长。当睡眠效率超过 90% 时，允许增加 15～20 min 卧床时间；睡眠效率低于 80%，应减少 15～20 min 卧床时间；睡眠效率 80%～90% 则保持卧床时间不变。最终，通过周期性调整卧床时间直至达到适度的睡眠时间。

（3）药物疗法：依据睡眠障碍的不同类型和药物的半衰期遵医嘱有的放矢地选择镇静催眠药物，并主动告知患者及其家属使用镇静催眠药的原则，即最小剂量、间断、短期用药，注意停药反弹、规律停药等。

九、并发症的护理

帕金森病晚期由于严重肌强直、全身僵硬终至卧床不起，肺炎、骨折等各种并发症是常见死因。因此，做好基础护理工作，积极预防并发症不容忽视。对于长期卧床的患者要保持肢体处于功能位，按时翻身、叩背并进行肢体的被动活动，做好口腔护理和皮肤护理，防止压疮、坠积性肺炎和吸入性肺炎的发生。

1. 口腔炎及吸入性肺炎　患者的咀嚼功能下降，食物容易存留在口腔，食物误吸，易形成吸入性肺炎，长期卧床形成坠积性肺炎，所以要保持口腔卫生，经常翻身叩背，保持空气新鲜。

2. 压疮预防 保持床单整洁干净，大小便后要清洗局部，防止尿液刺激，2 h 翻身一次，有条件的可以使用预防压疮的气垫床，注意背部护理，经常按摩受压部位。

3. 吞咽困难护理 中晚期的帕金森病患者常出现咀嚼、吞咽困难。由于患者口唇、口腔及喉部的肌肉强直，导致咀嚼、吞咽困难，并易发生呛咳而导致窒息或吸入性肺炎。目前，没有专门针对吞咽困难的药物，主要通过特殊的吞咽训练以减轻患者的吞咽困难。护理方法：①对食物要切碎、煮烂或用料理机将食物搅拌成匀浆状，尽量采用流食或半流食。对药片（控释片等禁用）应用温开水溶化后服用，饮食不宜过烫，进餐时宜采取竖直坐位，头略向前倾，每次进食不宜过多，每口食物宜少量，细嚼慢咽，每口食物吞咽 2 次，喝水时每口水量宜少，缓慢饮水，为了防止水吸入气管，不要仰头、说话、看电视等。端碗或持筷困难者应备金属餐具，帮助患者喂食。②晚期患者出现严重吞咽困难者，宜尽早采用留置胃管或进行胃造瘘术进行胃肠道营养，以保证患者日常的营养供应和药物给予。

4. 恶心、呕吐护理 帕金森病本身不会引起恶心、呕吐，但治疗帕金森病的药物基本上都有引起恶心、呕吐的不良反应。由于帕金森病的治疗是终身治疗，因此不能采取停药或换药的方式，只能在服药时间和服药方式上采取措施。对左旋多巴制剂如美多芭，宜在餐后 1.5 h 服用为宜，苯海索（安坦）等抗胆碱能药物宜在餐后及进餐时服用。多巴胺受体激动剂如泰舒达、溴隐亭等，由于有明显的胃肠道反应，宜采取小剂量逐渐增加的给药方式，并与食物同服。新鲜生姜汁可预防及治疗恶心、呕吐，患者服药前可予少量口服。

5. 肺炎的预防 帕金森病患者可导致肺功能降低，肺活量下降。因此教会患者深呼吸训练方法，以增大胸廓的移动和改善肺活量，强调用胸式呼吸。

十、帕金森病叠加痴呆的护理

每个患者的病程长短、智能障碍差别很大。早期表现为健忘，中期日常生活越来越需要别人的帮助。患者可能不认识家庭成员，在熟悉的地方迷路，甚至忘记怎样做一些简单的事情，如穿衣、系扣等。此外表现烦躁不安、易怒和做事难以预料。晚期完全丧失记忆力、判断力和推理能力，日常生活都需要别人来照顾。治疗的目标是控制症状加重，使患者生活舒适一些。根据医嘱选用最适合的药物，为患者创造良好的睡眠环境，保持病室内空气新鲜，温、湿度适宜，周围环境安静。夜班工作人员做到"四轻"，并做好患者睡前的心理护理，必要时酌情陪伴于患者身旁让其有安全感。病情允许时教会患者利于睡眠的方法，如用温水泡脚、依次计数等，需要时遵医嘱给予适量的镇静催眠药口服。制订照顾和指导患者的护理计划，且出院后定期复诊让医生了解病情的发展变化，及早发现和治疗伴发的其他疾病。

十一、帕金森病合并郁症的护理

1. 重视患者心理变化，加强心理护理 本病病程较长，若得不到及时的治疗与护理，少数患者可能终身残疾，患者易产生恐惧心理，尤其当治疗效果不明显时，极易产生悲观、绝望心理，对治疗失去信心，甚至有的患者表现出自杀倾向。因此，应主动和患者沟通交流，准确评估患者的心理状态，实施个体化心理护理。

2. 加强基础护理，防止并发症　帕金森病患者常行动不便，生活不能自理，部分患者还同时合并有吞咽困难、语言障碍、流涎或不同程度的痴呆。因此，要给予患者耐心细致的基础生活护理，如翻身、拍背、皮肤及口腔护理，防止并发症的发生。

3. 进行康复指导　康复训练可明显提高帕金森病患者的生活质量，降低抑郁的发生率。症状较轻的患者，应指导其主动进行肢体功能锻炼及四肢各关节做最大范围的屈伸、旋转等活动，以防止肢体挛缩、关节僵直的发生；症状较重的患者，应协助患者进行被动的肢体功能锻炼，如肌肉、关节的按摩等，同时可根据病情配合康复理疗。

4. 建立良好的家庭、社会支持　本病病程长，需长期服药，疾病的痛苦加上经济的支出使患者一方面容易产生无助、活着无价值等不良情绪；另一方面对家庭和社会的依赖感加强。因此，应鼓励患者的家属、朋友多与患者交流，关心鼓励患者，使患者得到情感上的安慰和支持。

十二、帕金森病合并便秘的护理

便秘是中晚期帕金森病患者中很常见且非常痛苦的症状。引起便秘的原因有：①疾病本身致运动迟缓，患者活动减少，缺乏足够的锻炼，肠蠕动减少；②本病常伴有胃肠道自主神经紊乱，导致胃肠蠕动变慢；③患者服用的药物如苯海索、左旋多巴制剂、多巴胺受体激动剂等，可加重便秘。长时间的便秘不但使患者腹胀难忍，食欲减退，而且影响药物从胃排空至小肠，影响药物吸收入血，使药物疗效下降。对帕金森病患者的便秘，不能长期服用刺激性泻药，否则不仅会加重便秘，而且刺激性泻药服用半年以上常可出现"结肠黏膜黑变"等病变。

便秘的护理方法：①提倡高纤维素饮食，多吃水果、蔬菜、豆类和谷类食物。对咀嚼及吞咽困难的患者，可多饮含高纤维素成分的饮料，要求患者每日至少饮白开水1 500 mL。鼓励患者多做腹部运动，每日睡前围绕肚脐顺时针按摩腹部50圈以上，接着做腹式呼吸10次以上。也可按摩足三里、天枢、支沟等穴位，特别是在排大便过程中，稍用力点按支沟穴（前臂、腕背横纹上3寸，尺桡骨之间），常可促进排便。当饮食及按摩的方法不能取效时，可采用药物疗法，胃肠动力药西沙必利既可改善肠蠕动，又可促进左旋多巴的吸收，对部分便秘患者有效，但国外报道可能引起心脏传导阻滞，不宜长期服用，对有心脏疾患的患者慎用或禁用。②服用中药枳术汤（白术和枳实两味药）。兼血虚症状，加当归30～60 g；兼肾阳虚症状加肉苁蓉30～40 g；兼肾阴虚症状加生地30～40 g。对于粪便嵌塞直肠的患者，可使用开塞露栓剂或用肥皂水灌肠。肛门指诊发现有硬粪团填塞，应小心缓慢掏出硬粪团，方可解除患者痛苦。

十三、自我护理和协助护理相结合

（1）根据患者的震颤、肌强直、肢体运动减少、体位不稳的程度，尽量鼓励其自行进食、穿衣、锻炼和提高平衡协调能力的技巧，做力所能及的事情，减少依赖性，同时增强自信心。

（2）患者动作缓慢时要有耐心，不催促，更不能因动作笨拙而嘲笑，以免使其产生自卑感而失去信心。

（3）加强主动运动，每天活动各关节3~4次，如患者完成困难，护士应协助完成。

（4）因患者在慌张步态中转弯避让较困难，要移开环境中的障碍物，指导其有利于移动身体的方法。

（5）行走起动和终止给予协助，防止跌倒。

十四、家庭护理

目前，对帕金森病尚没有根治方法，治疗的主要目标是控制症状的进展。对于帕金森病患者的长期治疗，除了需要医生的治疗和护士的护理外，还需长期在家做好家庭自我护理。良好的家庭护理，不仅能有效地增加抗帕金森病的治疗效果、延缓疾病的发展，也能有效地改善患者的生存质量。家庭护理是治疗帕金森病的重要部分。

1. 心理支持　家人应给予患者心理支持：①多关心和照顾患者，多与患者沟通交流，使患者保持心情舒畅，没有孤独感；②帮助患者培养兴趣和爱好，让患者通过听音乐、阅读、欣赏电影等活动来放松身心；③鼓励患者适当运动和外出，多参与社交活动，通过朋友之间的相互支持和鼓励，增强患者战胜疾病的信心；④及时、主动地了解患者的心理状态，发现患者有不良情绪，应主动告知医护人员或及时送患者到心理专科就诊，使患者得到及时、适当的心理指导与治疗。

2. 用药护理　居家患者用药时应注意：①严格按照医嘱、疗程规律服药，不要擅自加减药物或变动服药时间，以防停药或减药后引起症状波动甚至病情恶化。②注意观察药物效果及不良反应，出现不良反应及时求医。③注意服药时机，苯海索等抗胆碱能药物对肠道蠕动有抑制作用，应在餐后或进餐时服用；多巴胺受体激动剂对胃肠道有刺激作用，应与食物同服；而金刚烷胺可引起失眠，不宜晚上服用，可在白天服用。④定期复诊，以便医生能根据病情变化调整药物用量及用法。

3. 功能锻炼　应在医师的指导下进行正规、系统且有针对性的康复功能锻炼。①体育锻炼：病情轻者，应鼓励其多做室外活动，如做操、练气功、散步等，循序渐进。一般15~30 min/次，2~3次/d。②动作锻炼：如扣纽扣、写字、折纸、握健身球等，锻炼手部动作；如抬额、皱眉、睁闭眼、张口、鼓腮、吹气、伸舌等，锻炼面部动作；如发音、吐字、数数、唱歌等，锻炼语言等。③步态训练：如加快起动速度、加大步伐、建立脚跟-足趾步态模式和重心转移等。注意防护，避免摔倒。④平衡训练：可练习从坐位到站位的体位改变动作，反复进行，逐渐提高起立的速度和稳定性。⑤呼吸训练：可规律深呼吸，以增大胸廓移动度，改善肺活量。⑥关节训练：重症患者，需被动活动关节，以增加关节活动范围。每个关节一般活动3~5次，注意缓慢轻柔，避免因过度牵拉而引起疼痛。⑦其他：对晚期患者，活动重点是加强伸肌活动，牵引缩短、僵硬的肌肉，但应尽量保持一定的自主运动。也应做被动肢体活动和肌肉、关节的按摩，以促进肢体的血液循环。

帕金森病患者的日常生活活动作要比正常人花费更多的时间，能量消耗也较正常人大，因此其日常生活活动也需要做调整。如穿宽松易脱的衣服，提高穿、脱能力；为提高起床能力，可把床头抬高 10 cm，使头位置提高，或在床尾结一个绳子便于患者牵拉起床；要避免坐软的沙发，应坐两侧有扶手的沙发或后方有高靠背的椅子，使之有一定的倾斜度，便于患者起立；一些患者可用手杖帮助，以限制前冲步态及帮助平衡，但对于平衡很差的或有后冲步态者不适用；为提高进食能力，患者的坐姿一定要正确，有一很好姿势，器皿要牢固，食物要保持温度及可口。

4. 饮食护理

（1）保证营养：适量进食奶类、豆制品，以及蛋、鱼、虾、瘦猪肉等，保证足够的维生素和蛋白质摄入。但由于高蛋白不利于左旋多巴药物吸收，且不利于左旋多巴透过血脑屏障，因此高蛋白饮食尽量安排在晚餐。多吃富含酪氨酸的食物能促进多巴合成，如瓜子、杏仁、黑芝麻等。富含硒的食物有抗氧化作用，可延缓帕金森病的进展，应适量多食用荠菜、大蒜、蘑菇等。

（2）防止便秘：适当增加含纤维素食物，如蔬菜、水果等，多吃蜂蜜，多饮水，以防大便干结而便秘，也可帮助排尿，减少膀胱及尿道的细菌感染机会。

（3）健康饮食：低脂、低盐饮食，避免辛辣刺激性食物及烟、酒等。

（4）合理进食：中晚期患者通常会出现吞咽困难、饮水呛咳，因此进食时应以坐位为宜，略向前倾；进食动作要轻柔缓慢，不要催促患者快吃快喝；喝冷饮可用吸管，喝热饮可用宽把手且质轻的杯子；进食的次序为软食–半固体–固体，最后是液体。

5. 生活护理

（1）防止患者摔倒和发生意外：帕金森病患者有行走困难、行动迟缓、姿势不稳等运动功能障碍，家人要特别注意照顾、看护，防止患者摔跤跌倒。

（2）注意生活设施的布置：家居布置应以方便、合理、减少障碍为原则。为患者行动方便着想，日常生活用品应放于易取的地方，活动范围应排除障碍物，厕所应使用防滑地砖、坐厕，安装墙壁扶手等。

（3）注意生活环境卫生：居室要光线柔和、清洁卫生，保持适宜的温度、湿度和通风，床褥清洁、不宜太软，穿着衣物要及时换洗。

6. 预防并发症

（1）注意患者行走、活动时的看护与扶持，防止跌倒，避免骨折的发生。

（2）对晚期卧床不起的患者，应帮助其勤翻身，多做床上被动运动，防止关节强直、下肢静脉血栓、压疮和坠积性肺炎的发生。

十五、出院随访

1. 开通帕金森病康复热线，定期电话回访　第 1 个月每周 1 次，第 2、3 个月第 2、4 周各 1 次，以后每月 1 次。

2. 成立帕金森病患者俱乐部　提供平台让患者互相交流，如鼓励患者参与讨论自己面对的问题，包括功能锻炼、服药知识、心理问题、如何提高生活质量等，由课题组成员主持并进行知识小讲座，解答患者及其家属的疑问。

第五节　手术护理

帕金森病早期药物治疗显效，而长期服用药物疗效则逐渐衰减，出现剂末恶化或"开-关"现象时，可考虑手术治疗；出现严重的症状波动或异动症的患者也可考虑手术治疗。因此，术后功能康复极为重要。患者住院治疗期间除给予正确有效的治疗措施外，护理也是十分重要的。

一、术前护理

1. 一般护理

（1）术前营养支持：帕金森病患者身体能量消耗相对增大，根据患者的年龄、症状、活动量指导患者进食足够的热量。食物宜清淡、少盐、易消化、便于咀嚼和吞咽。禁烟酒及刺激性食品，如咖啡、辣椒、芥末、咖喱等。服用多巴胺治疗者限制蛋白质摄入，以免影响多巴胺的吸收，降低疗效。

（2）便秘护理：帕金森病患者便秘是很常见的，国外报道发生率约为73.0%。原因是患者多为老年人，活动量少、胃肠功能减退、肠蠕动减慢、饮水量少等。护士应指导患者每日按摩腹部2次，每次顺时针按摩5 min再逆时针按摩5 min，手法由轻到重；指导患者养成每日定时排便的习惯；指导患者多吃新鲜蔬菜和水果，以便提供多种维生素、膳食纤维促进肠蠕动，防治大便秘结。对出汗多的患者，注意补充水分。

（3）安全措施及生活护理：患者入院后护士将床头柜上的暖水瓶放在患者不易触及之处，并嘱患者不可自行打水倒水。嘱咐患者走路时穿防滑鞋，使用拐杖或助行器。若患者如厕蹲下起立困难时，可置高凳坐位排便。对关节僵硬生活不能自理的患者，应每日对其进行肢体被动活动和肌肉、关节的按摩，以促进肢体血液循环。对无法进食者，需有人喂饭；对穿脱衣服、扣纽扣、解腰带等困难者均需给予帮助。对于卧床患者做好晨晚间护理，按时给予翻身、叩背，做好肺部及皮肤的护理，防止坠积性肺炎和压疮的发生。

（4）术前指导及健康教育：根据医生指导，一般在术前12 h停服抗震颤麻痹药物，术前4 h禁食，不能入眠者服用适量镇静剂；除按颅脑手术常规准备外，还应仔细向患者介绍手术过程，告知术中如何配合及认真配合的重要性；对老年患者，应进行具体指导和术前训练，以防术中由于患者紧张急躁、配合不好而影响手术进程。手术前对患者进行预训练，使之能在手术中准确回答相关问题，能有效提高手术精确度。对于有言语障碍的患者，更应训练其以手势及眼神等表达意图。

2. 心理护理　帕金森病患者由于疾病的长期折磨，生活不能自理，心理负担重，相当一部分患者对手术的期望值非常高。同时因对手术过程的不了解而产生一种恐惧感，怕疼痛、怕留后遗症、怕手术效果不理想，愈临近手术心理负担愈重。根据患者的心理状态，用良好的服务态度关心患者，与患者及其家属做充分的交谈，详细介绍手术目的、手术过程及如何配合手术。这些措施可有效地解除患者的心理压力，增加患者战胜疾病的勇气，使患者感到被关心和被理解，以最佳的心理状态配合手术。

二、术后护理

1. 一般护理 术后护送患者回病房，途中严密观察一般情况。全麻者术后应常规护理，24 h 内患者应卧床休息，减少活动，密切观察患者有无活动性出血及生命体征、瞳孔、伤口敷料和皮下情况，密切观察患者的肢体活动、语言和吞咽功能的改变，有问题及时向医生汇报。常规给予止血药，以防颅内出血，同时应用抗生素，预防感染。术后 6 h 内持续低流量吸氧、禁食，以预防脑组织水肿。6 h 后可为患者选择适合的饮食，并注意食品搭配、提高患者的食欲，保证其营养摄入。

2. 手术切口护理 保持病室环境清洁，温度适宜，手术后 3 d 内每日更换头枕小巾一次，每日更换病号服，保持局部皮肤清洁干燥。避免抓挠局部皮肤，造成局部破溃、感染。严密观察切口部位渗血渗液情况。

3. 并发症观察与护理 术后 1~3 d 观察患者有无嗜睡、欣快、烦躁、言语增多等精神症状。其中，嗜睡是由于手术引起脑脊液流失过多和颅内积气所致，行 CT 检查排除颅内出血，向家属解释以消除顾虑，遵医嘱给予间断低流量吸氧。加强巡视，1 h 唤醒患者 1 次，观察意识变化；每 4~6 h 协助患者进食 1 次，保证术后所需营养的补充；将呼叫器放在患者手边，由家属搀扶方可活动，不要自行下地行走。其他精神症状是因患者颅内积气所致，表现为烦躁不安、多语、昼睡夜醒等。护士可为患者加床档以防坠床，遵医嘱给予保护性约束，必要时给予镇静药物。

4. 功能锻炼 术后初期患者症状改善多不明显，应先进行肢体功能锻炼后再独立活动。术后第 1~3 日卧床期间先从床上训练开始，3~5 次/d，15~20 min/次，肢体配合在床上随意活动，从小关节到大关节逐渐活动，对关节僵硬患者，护士需为患者做被动运动，并遵医嘱为患者穿抗血栓压力带，防止静脉血栓的形成。术后 3 d 鼓励患者先在床上坐起，无不适后，在护士陪同下下床锻炼，逐渐增加锻炼次数、延长锻炼时间，不可做剧烈运动，以防跌倒。术后第 3~7 日是病灶周围水肿高发期，水肿严重时，可导致一侧肢体肌力下降，走路出现偏斜，遇上述情况发生时向患者解释原因，并协助行走，注意运动的强度和幅度应循序渐进。护理的重点是指导患者四肢运动的整体配合。

5. 心理护理 术后因病痛解除，患者情绪处于兴奋状态，此时应抓住时机与其交谈，多谈其感兴趣的事，谈美好的未来并鼓励患者多与周围人交流，积极参加喜欢的娱乐活动，保持生活规律，保持情绪乐观，做力所能及的事，帮助其树立自信心，提高术后生活质量。

第六节 健康教育

帕金森病患者的健康教育主要包括以下方面。

1. 疾病知识教育 将疾病的特点及治疗、护理措施，详细、全面地以各种形式传授给患者及其家属。如常用药物的效果、不良反应；与进食有关的服药（仅指左旋多巴类药物），需饭后服药；高脂、高蛋白饮食会降低左旋多巴类药物的效果；注意应用左旋多巴过程中的"开-关"现象和"剂末"现象等。

2. 饮食指导　指导患者多食用高热量、高纤维素、高维生素、低脂、低盐、适量的优质蛋白食物，忌烟酒；取坐位或半坐位饮水；对于有吞咽功能障碍的患者可以选择面、稀饭、蒸蛋等不易出现反流的食物；避免食用刺激性食物，如辣椒等。

3. 皮肤护理　告知患者及其家属衣物要勤洗勤换，保持皮肤清洁干燥，晚期患者因运动障碍而卧床不起时，应勤翻身、勤擦洗、勤按摩，防止局部皮肤受压，改善全身血液循环，预防压疮。

4. 安全指导　有动作迟缓等运动障碍者，要避免跌倒、烫伤、自伤；不要单独外出，防止跌倒损伤；睡觉时应上好床档，以防坠床；外出时需要有人陪伴，尤其是精神智能障碍者，衣服口袋内要放置写有患者姓名、住址、联系电话的卡片。

5. 就诊指导　预约挂号，遵医嘱服药，定期复查，服药期间如有特殊不适，及时就诊。

6. 康复训练　加强日常生活动作训练，进食、洗漱、穿脱衣服等应尽量自理，坚持适当的体育锻炼，参与简单的家务劳动；卧床患者应协助被动活动关节和按摩肢体。

7. 预防并发症　长期卧床患者容易发生压疮，及时做好患者的皮肤护理，定时给予翻身，加强对受压部位皮肤及骨隆突处的按摩，增强营养，防止压疮的发生；做好口腔、会阴护理，定时翻身拍背，增强基础护理，防止坠积性肺炎、吸入性肺炎、尿路感染等并发症的发生。

8. 睡眠卫生教育　教育患者及其家属正确的睡眠观念，解释睡眠机制、梦境的产生过程。督促患者增加白天活动量，但不要在睡前 2 h 内进行，白天尽量不睡觉或少睡。晚餐后不饮酒、咖啡、浓茶，不吸烟，不进食油腻食物，晚餐不要过饱，不要在床上阅读和看电视。睡前排尽小便，入睡前可饮热牛奶，但不要与美多芭同时服用，要做到按时睡眠。

9. 对家属的健康教育　对患者家属的健康教育越早越好，内容包括：帕金森病的基本概念、药物知识、危险因素、康复锻炼的程序、日常生活自理能力的培养，有效沟通、情感支持、解决问题的技巧等。健康教育能够帮助患者家属正确认识疾病，协助患者配合护理治疗。家属明确用药意义后能指导患者坚持长期合理用药，做好患者思想工作，帮助患者树立战胜疾病的信心。

参考资料

[1] 吴逸雯，张璟，干静，等. 影响帕金森病患者生活质量的主要因素 [J]. 临床神经病学杂志，2005，18 (1)：16-18.

[2] 闻吾森，王义强，赵国秋. 社会支持、心理控制感和心理健康关系研究 [J]. 中国心理卫生杂志，2004，14 (4)：258-260.

[3] 郭根平，沈丰庆，王珏，等. 帕金森病患者的康复治疗 [J]. 中国全科医学，2005，14 (8)：1197-1198.

[4] 陈琰，夏莹. 床边服药卡在临床护理中的应用 [J]. 实用临床医药杂志（护理版），2008，4 (3)：70.

［5］ 徐碧姬．帕金森病发生抑郁的临床分析和护理对策［J］．中国实用神经疾病杂志，2006，9（3）：169．

［6］ 赵秀彩，范利斌，吴纯，等．综合心理护理对帕金森病患者的影响［J］．临床误诊误治，2011，24（05）：102-104．

［7］ 缪鸿石．康复医学理论与实践［M］．上海：上海科学技术出版社，2000．

［8］ 姬秋风．浅谈老年帕金森病患者的饮食及康复护理［J］．中国保健营养，2013，9（3）：687．

［9］ 孙斌．帕金森病健康指南［M］．北京：北京科学技术出版社，2005．

［10］ 陈生弟．帕金森病［M］．北京：人民卫生出版社，2006．

［11］ 唐峥华．帕金森病的情感问题与心理康复［J］．现代康复，2004，（2）：188．

［12］ 薛莉，薛玲．帕金森病患者的护理体会［J］．齐鲁医学杂志，2010，15（4）：96-97．

［13］ 张月红，陈玉玲．立体定向毁损术治疗帕金森病的围手术期护理［J］．护士进修杂，2010，23（14）：57-58．

［14］ 张文杰，王惠娟，张晓华．立体定向手术治疗21例多动秽语综合征患者的护理［J］．中华护理杂志，2005，40（2）：96-97

［15］ 张韶红，王颖．帕金森病患者生活质量的调查与护理对策［J］．上海护理，2010，10（05）：23-27．

［16］ 杨亚娟，赵金娣．帕金森病患者睡眠障碍的临床护理进展［J］．中华护理杂志，2004（11）：58-59．

［17］ 黄明珍．帕金森病患者安全问题及护理［J］．齐鲁护理杂志，2008，14（17）：34．

［18］ 严嫚莉，毛志娟，李玲，等．综合康复对帕金森病患者的影响［J］．神经损伤与功能重建，2016，11（06）：506-508．

［19］ 刘红梅，赵蓓，刘小玲，等．积极心理干预对帕金森病患者抑郁情绪及认知功能的影响［J］．国际精神病学杂志，2016，43（3）：470-473．

［20］ 朱沛沛，王锦玲．综合护理干预在老年帕金森病患者中的应用［J］．护理研究，2015，29（30）：3820-3822．

［21］ 王倩，曹睿，蒋佳，等．帕金森合并抑郁症的临床分析及护理［J］．国际精神病学杂志，2015，42（03）：51-54．

［22］ 姜俊香，沈丽珍，虞祥娟，等．综合护理干预对帕金森病患者生活质量的影响［J］．护理研究，2014，28（10）：1241-1243．

［23］ 王会敏，李冬梅，李红方．帕金森综合征患者的护理干预及研究［J］．中国实用医药，2013，8（23）：186-187．

［24］ 张瑾．优质护理服务对帕金森病患者生活质量的影响研究［J］．护理实践与研究，2013，10（10）：8-10．

［25］ 王琴．综合性护理干预对帕金森病患者的影响研究［J］．吉林医学，2013，34（13）：2621-2622．

［26］ 贾春梅．老年帕金森病患者便秘护理［J］．辽宁中医药大学学报，2012，14

（12）：173-174.

［27］沈晶婧，汪丽芳．老年帕金森病患者合并焦虑、抑郁的心理护理研究［J］．中华
全科医学，2012，10（05）：760-761.

［28］唐富平，刘晓芳，廖喜琳．心理护理干预对帕金森病患者焦虑状态影响的研究
［J］．中国实用神经疾病杂志，2012，15（02）：45-46.

［29］顾沈红，徐美英，陈海勤，等．亲情护理对帕金森病患者睡眠状况的影响［J］．
护士进修杂志，2011，26（11）：1003-1005.

附篇　帕金森综合征的诊断与治疗

第一节　帕金森叠加综合征

帕金森叠加综合征（Parkinson plus syndrome）是指临床上表现有帕金森病样症状，而病理学上显示有不同组织学特征改变的一组中枢神经系统变性疾病。其包括路易体痴呆（DLB）、进行性核上性麻痹（PSP）、多系统萎缩（MSA）、阿尔茨海默病（AD）和皮质基底节变性（CBD）等。与原发帕金森病相比，帕金森叠加综合征除具有帕金森综合征的临床特点如震颤、肢体强直、运动缓慢和步态障碍外，尚有其他系统功能损伤如小脑功能障碍、自主神经功能衰竭、核上性眼球运动麻痹、纵轴张力增高等。帕金森叠加综合征往往对常规的抗帕金森病药物的治疗反应不佳。

1977年，Fahn等将含帕金森综合征的多系统变性称为异质性系统变性或帕金森叠加综合征。1986年，Fischer等进一步阐述，帕金森叠加综合征是帕金森综合征作为一种系统变性，出现在超越系统范围的多种脑的病理过程中，可以是一种有帕金森综合征的多系统变性，也可以是黑质变性过程伴其他独立的脑病。如果一个典型的帕金森综合征出现不能用帕金森综合征本身解释时，应考虑有帕金森叠加综合征。

帕金森叠加综合征并不罕见，问题往往在于部分临床医生认识不足和（或）诊察帕金森综合征中疏忽其以外异质性系统变性的相应症状和体征，导致漏诊或误诊。据统计，帕金森叠加综合征占泛指帕金森综合征（原发、继发、遗传性变性帕金森综合征和帕金森叠加综合征）的 10%~15%。因此，提高认识，细致诊察显得极为重要。

一、多系统萎缩

多系统萎缩（MSA）是一组原因不明的，累及锥体外系、锥体系、小脑和自主神经系统等多部位进行性萎缩的神经系统变性疾病。其临床表现为自主神经功能不全、进行性小脑性共济失调和帕金森综合征等症状。由 Oppenheimer 和 Graham 于 1969 年首先提出，包括以小脑症状为主的橄榄体脑桥小脑萎缩（olivopontocerebellar atrophy，OPCA），以帕金森病样症状为主的纹状体黑质变性（SND）及自主神经系统的功能障碍为突出表现的夏伊-德拉格（Shy-Drager）综合征。其基本病理表现为胶质细胞增生、神经元缺失，其病理诊断的特异性标志是少突胶质细胞包涵体（oligodendrocyte inclusion）。

50 岁以上的人群 MSA 的年发病率为（3~5）/10 万人，约为进行性核上性麻痹

（PSP）发病率的一半，平均发病年龄为 54 岁。MSA 进展较帕金森病快，较 PSP 稍缓。约 80% 的患者在出现运动障碍症状后 5 年内瘫痪，20% 的患者存活期可以超过 12 年，平均病程为 6 年。

从最早报道 MSA 的临床症状和病理改变到确定 MSA 为一个独立疾病的漫长过程中，先后有 4 名作者分别对 MSA 的三组临床综合征进行了报道。

1. 橄榄体脑桥小脑萎缩（OPCA）　将临床表现为帕金森综合征、锥体束损害和自主神经功能不全的疾病命名为 OPCA。许多患者具有家族遗传的倾向，表现为常染色体隐性或显性遗传。而一些散发性的病例主要表现为轻度的小脑性共济失调，在此基础上逐渐出现吞咽困难和饮水呛咳，病程中常合并明显的自主神经功能不全和帕金森综合征症状。另外，少数患者可合并双侧锥体束征、肢体肌肉萎缩等。

2. 自主神经功能不全　临床早期表现为站立过久或突然起立时出现头晕，患者常有易疲劳感和视物模糊；少汗、阳痿、晕厥、尿潴留或尿失禁是疾病进展的典型症状；其后临床逐渐出现其他系统受累的表现，如小脑性共济失调或帕金森综合征。

3. 纹状体黑质变性　患者逐渐出现活动变慢、运动减少、步态变化和姿势异常；可有意向性震颤、静止性震颤、回身困难、路标手、面具脸、构音障碍、吞咽困难等典型的帕金森病症状和体征。与特发性帕金森病不同的是，75% 的 MSA 患者锥体外系症状表现为非对称性的。

（一）病因与发病机制

MSA 病因不明。1989 年，新发现少突胶质细胞包涵体在 MSA 发病过程中起着重要作用。少突胶质细胞包涵体在 MSA 的三种亚类疾病中均有发现，具有特异性，其分布范围、密度与病变的严重程度呈正相关。MSA 的发病机制还可能与酶代谢异常或神经元凋亡有关。MSA 病因学研究是当今的热点话题之一，目前已从分子和细胞水平探讨 MSA 的病因，期望有所突破。

帕金森病样症状是 MSA 患者最常见的临床表现，临床上经常将 MSA 患者误诊为帕金森病。1989 年，Papp 等在 MSA 患者脑中发现了少突胶质细胞包涵体，为此类疾病提供了病理学特异性的检测标志，同时从病理学证实了 OPCA、纹状体黑质变性和 Shy-Drager 综合征由于都具有少突胶质细胞包涵体，所以是具有不同临床表现的同一组疾病。少突胶质细胞包涵体由变性的微管构成，直径为 10~20 mm，用改良 Bielschouwsky 银染法或 Gallyas 染色可见棕褐色或棕红色、半月形，存在于少突胶质细胞核周围或紧邻少突胶质细胞核，主要分布在小脑、大脑接近大脑皮质的白质及基底神经节、脑干的白质中。由于 OPCA、Shy-Drager 综合征和纹状体黑质变性均具有此特征性的包涵体，因而将其归为一类疾病。少突胶质细胞包涵体是确诊 MSA 的病理学指标。

MSA 的基本病理表现包括胶质细胞增生、神经元缺失，主要发生在下小脑、蓝斑、脑桥、黑质、橄榄核、脊髓中间外侧柱、纹状体、副交感神经系统神经节前细胞、前角细胞和锥体束。1998 年，Spillantini 等发现在胶质细胞中有 α 突触核蛋白（α-synuclein）的聚集，此蛋白被认为是少突胶质细胞包涵体的主要部分。而 α 突触核蛋白也是路易（Lewy）体的主要成分，可见于路易体痴呆（DLB）、部分帕金森病及极少数有成簇路易体聚集的阿尔茨海默病（AD）患者。说明多系统萎缩与上述三种疾病可能有一定的相关性。但是少突胶质细胞包涵体的 α 突触核蛋白与在大多数 AD 和 PSP 患者中发现的 τ 蛋白不同，且病理表现神经原纤维缠结（NFT）和老年斑形成，而后两者是 AD 的特征性病理改变，所以 MSA 是具有特征性病理改变的一组疾病。

总之，MSA 普遍存在的病理改变包括：①神经元数量减少，存活的神经元体积变小。②神经元胞质内出现 3~5 μm 的球形空泡变性，胞质中脂褐素含量也明显增多。③神经间质内老年斑形成。④τ 蛋白发生异常的磷酸化，以双股螺旋细丝形成 NFT。⑤少突胶质细胞胞质内包涵体。其中，神经胶质细胞包涵体是 MSA 的病理特征。

（二）临床表现

MSA 是一种缓慢进展性疾病，临床表现有帕金森综合征、小脑性共济失调和自主神经功能不全三组症状，它们可先后出现，也可相互组合和重叠，经常以某一系列损害为突出表现，其他系统损害的临床症状相对较轻，或者到晚期才出现，早期明确临床诊断比较困难。

1. 早期症状　男性患者最先出现的症状通常是勃起功能障碍，男性和女性患者在早期都会有膀胱功能障碍，如排尿不尽、尿急、尿频，甚至不能排尿。而对于男性患者这些症状可能被误认为是老年性的或由前列腺疾病引起的。其他早期症状还包括眩晕、站立时头晕、动作缓慢、行动困难、肢体僵硬、书写能力改变及卧位时难以翻身。有些患者会步态不稳或变得反应迟钝。

2. 自主神经功能不全　一般都有自主神经功能不全，甚至有时只是 MSA 的唯一临床表现。主要包括以下方面：①原发性直立性低血压（idiopathic orthostatic hypotension），又称 Shy-Drager 综合征，活动中或者体位性变化可有全身性无力、视物模糊、头晕，亦可有晕厥等临床症状。直立时收缩压/舒张压显著降低 30/20 mmHg（1 mmHg＝0.133 kPa）以上，且心率无显著改变。患者晕厥前无多汗、恶心、面色苍白等症状。原发性直立性低血压以自主神经受累为主的 MSA 最明显，其次为以小脑症状为主的 MSA，以帕金森状为主 MSA 的原发性直立性低血压不显著。②性功能障碍及括约肌功能障碍，最早可出现夜尿多、尿频，可能与加压素分泌紊乱有关。也可先有性欲减退或阳痿，以后出现尿潴留、尿频或尿失禁，可伴有腹泻、便秘等。③其他自主神经受累，有无汗或出汗减少、皮肤粗糙、皮温低、皮肤划痕试验消失或减弱、血管收缩反应消失等症状，少数有霍纳（Horner）征。外国一组 203 例最终确诊为 MSA 患者临床资料回顾性分析发现，这组患者男女比例约 1.3∶1，其中大多数患者在 50 岁时就已表现出相应症状，74% 左右的患者都有不同程度自主神经功能不全的症状。

3. 运动功能障碍　可表现帕金森病样症状，也可表现小脑症状，易与 DLB 和帕金森病混淆。首发症状以帕金森病样症状最常见，90% 左右的患者如此。同时帕金森病样症状也是最常见的运动障碍，占 87% 左右，其次是锥体系症状（49%）和小脑症状（54%），而严重的痴呆症状最少见。在 MSA 的晚期，小脑症状和帕金森病样症状可以同时出现，但如果帕金森病样症状显著时有时在检查中难以发现小脑症状。

（1）以帕金森病样症状为主要表现的 MSA：肌张力增高，静止性震颤可能并不显著，姿势异常较常见。特点是对左旋多巴的反应差，只有一小部分患者对左旋多巴反应好，而且经常演变为左旋多巴诱导性的运动障碍。

（2）以小脑症状为主要表现的 MSA：跟-膝-胫试验、指鼻试验阳性，宽基底步态，意向性震颤。5%左右的患者以小脑症状为首发症状。50%左右的患者表现部分小脑症状。

4. 快速眼动期睡眠障碍　新近发现 MSA 患者有此症状，这在 MSA 患者中非常普遍（90%），而且出现早于其他症状。

5. 精神与智能变化　常情绪低落、失望或淡漠，发展呈抑郁状态。疾病晚期，智能改变常不显著，少数轻微智能减退。

鉴于纹状体黑质变性、OPCA 和特发性直立性低血压的临床症状与体征有相当程度的重叠，1998 年运动疾病学会科学问题委员会（The Movement Disorders Society Scientific Issues Committee Report，MDSSICR）将 MSA 分为两型，即以帕金森综合征为突出临床表现的 MSA-P 型，取代过去的纹状体黑质变性；以小脑症状为突出表现的称为 MSA-C 型，以取代过去的 OPCA。

（三）诊断

临床表现的多样性给 MSA 的诊断带来很大困难，这也是导致 MSA 诊断标准不一的原因。MSA 的诊断，依据临床表现仅能做出可能或疑似诊断，确诊需病理证实。神经内分泌试验、自主神经功能、括约肌肌电图、头颅 MRI 可以为临床诊断提供依据。

1999 年，Gilman（美国）等提出了 MSA 的四组临床特征和诊断标准：①自主神经功能不全或排尿功能障碍；②帕金森病样症状；③小脑性共济失调；④锥体系功能障碍。

1. 辅助检查　①直立试验：分别测量平卧位、坐位和直立位血压，站立 2～3 min 内血压下降大于 30/20 mmHg，心率无变化者为阳性。②血液生化检查：血浆去甲肾上腺素含量测定，24 h 尿儿茶酚胺含量测定均明显降低。③肌电图（electromyogram，EMG）检查：被检查的肌肉可出现纤颤电位。④脑电图（electroencephalograhpy，EEG）检查：背景多为慢波节律。⑤神经心理检查：轻度认知功能障碍、抑郁和焦虑因子分增高。⑥头颅 MRI 或 CT 检查：小脑、脑桥萎缩，严重者可有双侧侧脑室扩大、脑沟变深的广泛性脑萎缩改变。

2. Gilman 诊断标准

（1）可能的 MSA：其中一组临床特征加上另外两个分属不同系统的体征。

（2）很可能 MSA：第一组临床特征加上对多巴胺反应差的帕金森病样症状或小脑性共济失调。

（3）确诊 MSA：需神经病理学证实。

经尸解证实，此诊断标准有早期诊断价值及很高的临床诊断准确性。

（四）治疗及预后

MSA 尚无特效的治疗方法，主要是对症治疗。

1. 直立性低血压的治疗　①血管收缩药物，α 受体激动剂盐酸米多君可增加直立性低血压患者的血管外周阻力，提高患者的收缩期血压，改善因循环血容量不足出现的直立性低血压和头晕，可给予 2.5 mg/次，2 次/d 口服。主要的不良反应为竖毛反射、心率减慢、卧位时血压升高和尿潴留。②安装心脏起搏器，如果将心率调节在大于 100 次/min 的情况下，可使血压适当上升。③物理疗法，如平卧时头高于下肢 15°~20°，以刺激自主神经和促进肾素释放，穿紧身裤和弹力袜等。

2. 帕金森综合征的治疗　可给予多巴胺替代治疗、多巴胺受体激动剂或单胺氧化酶抑制剂，但对大多数患者疗效不佳，或仅能维持短暂时间。良好的护理有利于改善患者的生活质量。如何进行有效的治疗，有待进一步探索。

MSA 一经确诊，无论治疗与否症状仍持续进展，晚期主要的临床体征均可出现，因反复发生晕厥，可引起四肢和头部发生多处骨折或外伤。患者因咽喉肌麻痹出现饮水呛咳、睡眠呼吸暂停、误吸等症状。因活动受限需长期卧床，如护理不周易并发肺部感染、深静脉血栓、压疮、泌尿系感染，均可危及生命。据统计，在出现运动症状后 80% 左右的患者 5 年时间内瘫痪，只有 20% 的患者存活期可以超过 20 年，平均生活时间为 6 年。早期诊断及对症治疗可能延缓病情的进展。作为医生应将患者病情进展可能面对的困境告知患者，让其提前有所准备，使患者获得更好的生活质量。

二、进行性核上性麻痹

进行性核上性麻痹（PSP）又称斯蒂尔-理查森-奥尔谢夫斯基（Steele-Richardson-Olszewski）综合征，是一种临床少见发生于中老年的神经系统变性疾病。1904 年由 Posey 首先报道，1964 年 Steele 等详细描述了其病理特征，并确定为一个独立的疾病，临床上以假性延髓麻痹、垂直性核上性眼肌麻痹、姿势不稳、轴性肌张力障碍、痴呆等为特征。PSP 发病率较低，多在 45 岁以后起病，男性居多，男女比例为（2~3）:1。

PSP 在美国适龄居民中患病率为 1.39/10 万，但实际患病率可能远不止这一数字，因为很多病例在其发病很长一段时间后才明确诊断，而且有许多病例很可能到死亡时仍未明确诊断或误诊为其他疾病，尤其帕金森病。

（一）病因与发病机制

PSP 病因尚不明确，可能与慢性病毒感染有关，但未发现感染性病原体；尽管有极少的家族性线索，但尚未发现基因遗传的证据。其病理改变为中脑-脑桥被盖部萎缩。显微镜下可见苍白球、底丘脑核、黑质上丘、脑桥被盖区及中脑导水管周围灰质等处神经细胞变性、广泛神经元纤维缠结、神经胶质增生及脱髓鞘改变。

近年来，对 PSP 组织病理学特征的认识有了很大进步，病理主要受累部位为底丘脑核、苍白球、上丘、顶盖前区、导水管中央灰质、黑质和脑桥核。另有一些学者发现脊髓也受累，可造成颈部的肌张力障碍。其组织病理学标志为神经元纤维缠结，其内含有过度磷酸化的 τ 蛋白，此 τ 蛋白在病理上与皮质基底节变性相同，因此，同属于 τ 蛋白病；还可出现星形胶质细胞异常增生、脱髓鞘和胞质空泡变性。MRI 扫描矢状位上显示中脑、脑桥被盖部和红核萎缩，尤其是四叠体上部变薄最明显，水平位上显示中脑萎缩形似蜂鸟征、导水管扩大及周围灰质变薄信号异常。

蜂鸟征的病理基础是中脑被盖部萎缩，MRI 表现为蜂鸟细长、尖锐鸟嘴的特征性形态。PSP 患者的中脑嘴、中脑被盖部、脑桥基底部、小脑萎缩。在 MRI 正中矢状位上看起来分别与蜂鸟的鸟嘴、鸟颈、鸟身、鸟翼相似。

PSP 大体标本可见苍白球、黑质和脑干萎缩，第 Ⅲ、Ⅳ 脑室及侧脑室扩大；黑质和蓝斑脱色；Brodmann 4 区中度萎缩。其镜下特征性神经病理改变是基底节和脑干分布大量的神经原纤维缠结（NFT）和线型神经纤维网结构（neuropil threads），同时伴神经元缺失、星形胶质细胞增生。典型病例 NFT 分布在苍白球、下丘脑核、纹状体、Meynert 核、脑干（包括被盖、上下丘、第Ⅳ脑室周围灰质、红核、脑桥底、背缝和中缝核、下橄榄核）及小脑齿状核。动眼神经核和滑车神经核也常受累。大脑皮质也可受累，主要累及额前回和中央前回。NFT 还可见于脊髓（前角、后角和侧角）和脊神经节，但枕叶和尾状核都不累及，小脑皮层不受影响。非典型病例只是在 NFT 的分布和严重程度上有些差异。

NFT 呈嗜银性，在脑干主要表现呈球形，而在大脑皮质则表现为卷筒形。主要表达双螺旋细丝、τ 蛋白（除外 55 kD τ 蛋白）及其磷酸化表位抗原，小部分 NFT 呈现为泛素（ubiquitin）阳性。电镜下 NFT 为 12~15 nm 的细丝，可见到一些双螺旋细丝及细胞支架纤维。在神经元内和星形胶质细胞或其他胶质细胞内可见到 NFT。生化研究发现 PSP NFT 的 τ 蛋白呈 64~68 kD 双链，而阿尔茨海默病的 NFT 则为 60-64-68 kD 的三链结构。线型神经纤维网结构、神经元缺失及星形胶质细胞增生主要存在于 NFT 累及的部位。有时可见神经元空泡变性、颗粒空泡变性及黏液变性，但都是非特异性病理改变。Hardman 等研究采用免疫组化方法对 PSP、帕金森病和正常对照者黑质致密部和网状部的 DA 能神经元及 GABA 能神经元进行了研究，结果发现，与正常者相比，所有 PSP 和帕金森病患者黑质致密部的 DA 能神经元均严重变性受损。路易体只在帕金森病患者见到，而神经原纤维缠结也只在 PSP 患者中见到，τ 蛋白阳性的星形胶质细胞和线型神经纤维网结构偶尔在正常者及帕金森病患者中出现，特别是年龄大者更易出现，但其出现的数量和频率远不及 PSP 患者。PSP 和帕金森病患者黑质网状部 GABA 能神经元免疫活性下降相类似，但其神经元数量则完全不一样，与正常者相比较，PSP 黑质网状部 GABA 能神经元数量减少了 70%，而帕金森病患者则无明显变化。认为 PSP 患者黑质致密部 DA 能神经元和网状部 GABA 能神经元均严重受损。

（二）临床表现

PSP 平均发病年龄为 55~70 岁，起病隐袭，男性稍多于女性。初期最明显的症状是步态不稳和平衡障碍。这是由于眼-前庭功能障碍、躯干强直、少动所致。约 63% 的病例首发症状为姿势不稳，发病后第一年内出现姿势不稳者占 69%。假性延髓麻痹症状很明显，主要表现为构音障碍、吞咽困难和情绪不稳定。构音障碍是继姿势不稳之后的第二个常见症状，33% 的病例于发病时出现，40% 的病例 1 年内出现。少动是第三个常见症状，13% 出现在发病的初期，22% 在 1 年内出现。强直、少动和面肌张力增高使面部出现皱褶，表现为典型的"惊讶"或"惊奇"的表情。

核上性眼肌麻痹的典型表现是下视麻痹，对 PSP 的诊断具有特异性。大约 1/3 的患者主诉视物模糊、复视和眼部不适感。疾病初期眼球下视轻度受限，出现会聚障碍和垂直性眼震，眼球追随运动出现齿轮样或跳跃式，自主的眼球活动受限，眼球不自主固定注视某一点。四肢肌张力障碍在 PSP 患者中并不多见，而颈部肌张力出现颈部过伸位则是 PSP 的一个常见症状。患者还经常出现眼睑痉挛，同时伴或不伴有眼睑失用。

从症状首发至专科就诊的时间平均为 1.5~3.7 年。在 Colosimo 等研究报道的 16 例经神经病理证实的 PSP 患者中，发病后 3 年内 94% 患者出现双侧帕金森症状和运动障碍，81% 两侧肢体症状不对称，50% 出现垂直性核上性眼肌麻痹，56% 出现躯干僵直，50% 出现智能障碍。总之，PSP 早期的症状和体征呈渐进性加重。步态紊乱、姿势障碍及少动等症状随着疾病的发展大多数患者均会出现。经尸检证实的病例中，平均存活时间是 5~6.7 年，经临床诊断的病例中，平均存活 5.9~6.9 年，主要死于肺炎。

（三）诊断

PSP 的诊断尚缺乏生物学特异性指标，目前神经病理学检查仍是其确诊的依据。中老年患者，隐匿起病，逐渐出现核上性凝视麻痹，并伴步态不稳、易跌倒及强直少动，则需考虑 PSP。1995 年 5 月美国国立神经系统疾病与中风研究所（National Institute of Neurological Disorders and Stroke，NINDS）和进行性核上性麻痹学会（Society for Progressive Supranuclear Palsy，SPSP）共同发起，查阅大量文献并经有关专家审核确定了有关进行性核上性麻痹准确、实用的诊断标准。

1. 可能是（possible）PSP 必备的指标　40 岁以后起病，逐渐进行性加重。①垂直性（上视或下视）核上性麻痹；②上下扫视变慢和发病 1 年内出现明显的步态紊乱伴跌倒。①、②具备一项，不存在能解释上述症状的其他疾病。必须排除的指标：近期有脑炎病史，肢体失认现象，复合型感觉缺失，局部额叶或者颞顶叶萎缩及与多巴制剂治疗无关的幻觉和妄想及阿尔茨海默病性皮层痴呆［根据美国国立神经病、语言障碍和脑卒中研究所–阿尔茨海默病及相关疾病学会（The National Institute of Neurological Communicative Disorders and Stroke–Alzheimer's Disease and Related Disorders Association，NINCDS–ADRDA）标准，严重的记忆力下降、失语或失认］。支持的指标：对称性少动或强直，近端比远端重，颈部姿势异常，尤其后伸位，帕金森症状对左旋多巴治疗效果差或无效。按该标准临床诊断可能 PSP 的敏感性为 83%，即首次就诊时 83% 的病例临床诊断为可能是 PSP。但其特异性较差，假阳性率可达 17%。适合于描述性的流行病学调查研究或临床观察，即使存在一些假阳性病例，但它几乎包括了所有的 PSP 病例。

2. 基本是（probable）PSP 必备的指标　40 岁以后起病，慢性进行性加重。垂直性（上或下视）核上性麻痹和发病 1 年内出现明显的步态紊乱伴跌倒，不存在能解释上述症状的其他疾病。必须排除的指标：早期出现明显的小脑征或无法解释的自主神经功能不全（明显的直立性低血压和排尿障碍），严重的不对称帕金森综合征（如运动减少），相关结构疾病（如基底节或脑干梗死、脑叶萎缩）的神经影像学证据。支持的指标：早期出现吞咽困难和构音障碍。早期出现认知障碍，至少包括下列两项，情感淡漠、抽象思维障碍、言语欠流利、利用或模仿能力下降及前额释放征。按该标准临床诊断基本是 PSP 的特异性为 100%，但敏感性仅为 50%，即只有一半的病例在首诊时诊断为可能是 PSP。适合于治疗学、分析性流行病学调查及生物学方面的研究。

3. 确诊是（definite）PSP 必备的指标　临床上诊断可能是或基本是 PSP 者，经组织病理学检查证实符合典型病理改变。必须排除的指标：PCR 检测证实为 Whipple 病。

虽然确定了临床诊断指标，但确诊仍以神经病理检查作为最终依据，给临床实际工作带来一定的困难。因而将来的研究方向是如何利用辅助检查手段进一步提高 PSP 的诊断准确率。在这方面已做了大量的工作，如神经心理研究额叶功能障碍；PET 检查显示额叶皮层葡萄糖代谢率降低、纹状体 D_2 受体密度减少；电生理检测听觉刺激反应试验、早期眼球运动障碍的记录分析及利用多导联睡眠描记技术观察快眼球运动睡眠障碍等均有助于 PSP 的诊断，但其特异性并不高。Yagishita 等研究对 PSP 患者 MRI 扫描显示的脑干萎缩和信号改变与病理改变特征之间的联系进行了回顾性研究，其中包括 6 例 PSP、9 例帕金森病和 6 例纹状体黑质变性（SND）的 MRI 检查结果和脑标本。发现在 PSP 患者中矢状位 T_1 加权像显示有 4 例中脑前后径缩短，T_2 加权像显示有 4 例中脑顶盖和被盖高信号，4 例脑桥被盖上部和 2 例脑桥被盖下部显示高信号，这些信号改变的部位与病理改变相一致，而帕金森病和 SND 患者均未见到类似改变。认为中脑萎缩及 T_2 加权像脑干被盖和顶盖弥漫性高信号是 PSP MRI 检查的特征性改变。笔者认为从 PSP 病理特点的 NFT 及线型网状结构的化学成分研究入手，明确其成分及基因表达机制，确定其中的特异性成分，而作为外周体液检查特异性诊断标记可能将有助于 PSP 的早期诊断。

（四）治疗及预后

PSP 目前无有效的治疗方法，发病后平均存活期 5~6 年，常见死因是肺部感染（尤其是吸入性肺炎），心功能不全、肺栓塞等。

PSP 涉及多种神经递质系统受损，采用神经递质替代疗法是临床治疗的基础。胆碱酯酶抑制剂、毒扁豆碱、乙酰胆碱增强剂等未见明显疗效。Nieforth 等对 136 例确诊 PSP 的治疗方案进行了回顾性分析，其中 87 例病案提供了分析材料，分析结果认为常用的药物有 3 种，即阿米替林（32%病例获改善）、丙米嗪（28%病例获改善）及左旋多巴/卡比多巴（帕金宁）（38%病例获改善），同时指出左旋多巴/卡比多巴、金刚烷胺、咪多吡及阿米替林治疗效果相对好，不良反应少，单一用药比联合用药效果好且不良反应少。Gole 等采用安慰剂对照及交叉对照方法观察肾上腺素增强剂 Idaxoxam 治疗 9 例 PSP 患者，其中 5 例平衡障碍及手部活动障碍明显得到改善。Engel 对 2 例 PSP 患者采用阿米替林治疗的效果及剂量进行了详细描述，认为当小剂量阿米替林治疗时运动障碍可得到改善，当高剂量时则出现智能及行为障碍等毒副作用。一位 65 岁男性患者，经过 11 周阿米替林缓慢递增治疗，其少动、构音障碍及吞咽困难得到改善；当用药剂量为 40 mg/次、2 次/d 时，患者可以自己吃饭，吞咽较前容易，并且可以从轮椅上起来如厕；当剂量增至 70 mg/次、2 次/d 时，则出现夜间精神紊乱和排尿困难症状；再减量至 40 mg/次、2 次/d 时，则症状缓解持续 14 个月。另一位 77 岁男性 PSP 患者服用剂量为 10 mg/次、2 次/d 时，强直、少动、平衡障碍和眼睑痉挛均得到明显改善，可以自行吃饭及单独行走；当剂量增至 40 mg/次、2 次/d 后，出现了攻击行为、易激惹及精神紊乱等症状，停药后其病情回到用药前状态；再次使用剂量为 10 mg/次、2 次/d 时症状又得到改善。结果表明，小剂量阿米替林可以改善 PSP 患者的运动障碍等症状，但用药剂量应个体化。也有人认为联合服用左旋多巴和 5-羟色胺受体阻滞剂有助于改善患者对左旋多巴治疗的反应效果。二甲麦角新碱可能改善部分患者的吞咽困难。

三、皮质基底节变性

皮质基底节变性（CBD）为一种罕见的神经系统进行性变性病，临床上以不对称性肢体运动症状发病，病程中伴有不同程度的认知功能障碍或痴呆，病变主要累及额顶叶皮质，属于 τ 蛋白质病（tauopathies）。该病最早于 1967 年由 Rebeiz 等首先报道为"神经元染色不良性皮质齿状核黑质变性"，以后 Gibb 等报道 7 例并提出 CBD 这一名称。从 1990 年以来，随着 Gallyas 银染和 τ 蛋白免疫组化的应用，有临床和病理资料的病例报道逐渐增多。目前，国内也有临床病理报道。

（一）病因与发病机制

1. 肉眼 脑萎缩以皮质和黑质为著，特别是中央沟周围呈不对称性萎缩，其他脑区如壳核、苍白球、丘脑、丘脑底部、脑齿状核、脑干等也有不同程度的受累。

2. 光镜 可见神经元脱失，大脑白质弥漫性原纤维性胶质增生，无色的气球样神经元，多为尼氏颗粒溶解和胞体肿大的神经元。这种改变并非 CBD 特异性所见，亦见于皮克病（Pick disease）和克罗伊茨费尔特 - 雅各布病（Creutzfeldt - Jakob disease，CJD）。神经元脱失合并胶质增生见于丘脑、豆状核、底丘脑核、黑质、下橄榄核。中脑、脑桥被盖部可见明显的胶质增生。广泛的细胞骨架异常，包括 τ 蛋白阳性的神经毡细丝和颗粒、神经原纤维缠结（NFT），黑质可见弱碱性纤细纤维状神经细胞内包涵体。星形细胞斑块（astrocytic plaque）丛集形星形细胞为特征。CBD 尚见盘卷体（coiled body），由少突胶质细胞构成，皮质和白质可见纤维样结构的嗜银性细丝，此种改变亦见于 PSP。无 Pick 小体及老年斑。

3. 电镜 CBD 双螺旋微丝（paired helical filament，PHF）与阿尔茨海默病（AD）中所见明显不同，CBD 微丝的长度较短，罕见长于 400 nm，最大径（26~28 nm）、最小径（13~14 nm）分别比 AD 宽 10%~20%，周期性螺旋 169~202 nm，为 AD 中的 2 倍。其主要由两种高度磷酸化的 τ 蛋白多肽组成，这两种多肽不表达外显子 3。PHF 主要由单链和双链微丝组成，两者含量约为 3∶1，双链微丝最大宽度为 20 nm，每单位长度质量为 133 kD/nm；单链微丝的宽度为 15 nm，每单位长度质量为 62 kD/nm。双链微丝沿着长轴分离成两条单链，沿纵轴断裂。与 CBD 相比，AD 的 PHF 超微结构稳定，宽度22 nm，单位长度的物理质量为 104 kD/nm。

4. 免疫组化

（1）τ 蛋白染色：τ 蛋白阳性的神经元和胶质细胞内包涵体，呈小束状精细微丝样。星形细胞包涵体是 CBD 特异性胶质包涵体类型之一。τ 蛋白抗体染色可见上述受累部位大量的嗜银性线样结构。免疫金标记研究证实，CBD 与 AD 中的 τ 蛋白无明显性差异，Castellani 等采用血红素加氧酶-1（hemeoxygenase-1，HO-1）抗血清染色，发现 HO-1 免疫反应性见于 CBD 患者的神经毡细丝和胶质包涵体，提示氧化应激与 CBD 的病理损害有关，直接作用于其细胞骨架。Halliday 等发现细胞应激蛋白泛素可对上述无色神经元选择性着色，但不对异常的磷酸化 τ 蛋白染色。磷酸化神经细丝抗体可识别气球样和非气球样神经元。CBD 细胞骨架包涵体中的每一个分子部分均可见 τ 蛋白表位，包括灰质的星形细胞斑块、灰白质细丝和少突胶质细胞包涵体。与 AD 所见相同，CBD 的 τ 蛋白亦为高度磷酸化。抗体与 CBD 的磷酸化 τ 蛋白表位呈高度磷酸酶依赖性方式结合。Feany 等发现 CBD 皮质的非淀粉样斑块实际为星形细胞远端突起中异常 τ 蛋白的积聚。这些胶质细胞可同时表达波形蛋白（vimentin）和 CD44，为星形细胞激活的两种指标。胶质细胞病理亦包括 τ 蛋白阳性的细胞质包涵体，局限于表达 Leu7 的少突胶质细胞。

（2）泛素染色：泛素阳性的气球样神经元以额叶皮质扣带回前部第 V、IV 层的密度最高，岛叶皮质、屏状核、杏仁核次之。Feany 等研究发现 CBD 包涵体 τ 蛋白表位跨越整个 τ 蛋白的全长。

（3）免疫组化分型：Uchihara 等采用银染和连续免疫组化染色发现，AD 脑中的 τ 蛋白阳性神经元与银染阳性的 NFT 共存，而 CBD 脑中的 τ 蛋白阳性神经元可分为三型：①弥漫性细胞质型，多数免疫阳性细胞银染不着色；②混合型，某些免疫阳性细胞银染仅部分着色；③NFT 型，少数免疫阳性细胞银染着色与髓鞘共存。

（4）分子生物学研究：Ksiezak 等采用蛋白质印迹法（Western blotting）证实，CBD 中可见到 68 kD 的异常 τ 蛋白多肽，而 AD 中可见 69 kD、64 kD、60 kD 的异常 τ 蛋白多肽。

5. 神经心理　Pillon 等采用广泛性神经心理量表研究 CBD 与 AD、PSP 之间差异，发现 CBD 患者可见中度的全脑功能衰退，执行不能综合征，类似于 PSP，但重于 AD 外在学习障碍，无保留困难，可用编码和回忆的相同语意性线索轻易地代偿，这与 PSP 类似但轻于 AD；执行功能障碍如时间结构、双手协调、控制和抑制功能等类似于 PSP，但不见于 AD；不对称性行为疾病如姿势模仿、象征性执行手势、物体利用等均不见于 AD、PSP。他们认为执行不能症状与基底节和额前区的变性有关，不对称性行为疾病与运动前区和顶叶的损害有关。Soliveri 等研究发现，观念运动性失用在 CBD 中较明显，而 PSP 则以执行功能受损明显。Litvan 等发现 CBD 患者多见抑郁（73%）、淡漠（40%）、易激惹（20%）、激动（20%），焦虑、失抑制、妄想或异常运动行为如踱步等少见，抑郁和易激惹最常见并较 PSP 严重；而 PSP 以淡漠明显。说明 CBD 介导认知、情感和运动的额叶-皮质下通路受累不平行。

6. 神经电生理

（1）肌电图：Thompson 等报告可见明显的自发性肌阵挛，背景仅见少许连续性肌肉活动（与肌强直、肌张力障碍有关）。反射包括超同步的、短时程的肌电图活动，与激动剂、拮抗剂同时发生。刺激腕部正中神经时，手肌反射性肌阵挛潜伏期约为 40 ms。局灶性、远端为主的超同步反射，为皮质兴奋性增强的证据。CBD 反射性肌阵挛的潜伏期仅较传入及皮质传出的总和长 1~2 ms。Thompson 等认为反射性肌阵挛是由激活皮质脊髓束输出到运动皮质区的直接感觉传入反射被优先强化所致。典型的皮质反射性肌阵挛与之不同，潜伏期较长（手肌为 50 ms），皮质感觉诱发电位（sensory evoked potential，SEP）扩大，在动作性肌阵挛之前出现皮质放电。

（2）诱发电位：Thompson 等发现 CBD 患者反射性肌阵挛与皮质 SEP 增大无关。顶叶 SEP 的迟发组分形较差，以一正向宽波为主，最大潜伏期约 45 ms。SEP 的额叶组分相对保留，肌阵挛与非肌阵挛肢体的 SEP 无明显差异。经颅磁刺激而非电刺激可诱发重复性肌阵挛发放，表明皮质的兴奋性升高。Takeda 等研究发现与正常对照及 PSP 相比，CBD 患者短潜伏期 SEPN13、N20 之间的峰间潜伏期明显延长。Nagasawa 等研究发现与 AD 和血管性痴呆（vascular dementia，VD）相比，CBD 患者 P300 潜伏期明显延长，可能与顶叶萎缩有关。

（二）临床表现

CBD 一般隐袭起病，缓慢进展，多先出现一侧肢体障碍症状，双侧症状、体征可不对称，可见：①锥体外系受损，几乎全部病例均有主动运动减少、动作缓慢、肌强直等帕金森综合征表现。与帕金森病（PD）不同，多巴胺能药物治疗无效，并可见姿势性和运动性震颤。可伴有姿势反射障碍，步态障碍，行走困难，易跌倒，平衡不稳。59% 的患者出现肢体肌张力障碍。49% 的患者可见肌阵挛，限于一侧上肢或下肢，以上肢常见，出现意志性动作或给予感觉性刺激时症状明显。②额顶叶高级神经功能障碍，87% 的患者可见运用功能障碍，多为运动性失用，亦可见观念性失用、观念运动性失用和结构性失用。主要表现为肢体运用障碍，亦可见口、足失用和眼睑睁开性失用。部分患者可见失语、认知功能障碍、记忆力减退和视空间技能障碍。45% 的患者可见额叶释放体征如摸索反射和强握反射。35% 的患者可见异己手（alien hand），即一侧上肢出现不能控制的激动性活动或一侧肢体做出与对侧目的相反的活动。皮质性感觉障碍表现为肢体自发痛感觉疏忽和皮质性感觉缺失等。部分患者可见人格改变、行为异常、缄默、注意力下降、淡漠，最终出现痴呆。③核上性眼球运动障碍，60% 的患者可见核上性凝视麻痹，可为垂直性或水平性眼球运动障碍，但以垂直性眼球运动障碍为主。可见意志性扫视运动延迟、范围受限或急跳性追随运动。④锥体束受损，42% 的患者见腱反射亢进、巴宾斯基（Babinski）征阳性。⑤约 64% 的患者出现构音障碍，尚有部分患者可见膀胱直肠功能障碍。

（三）诊断

1. 临床表现　Rinne 等报告常见首发症状为单侧肢体笨拙、僵硬或反射样运动上肢，如上肢不能活动、强直、失用等。1/3 的患者肌张力障碍可呈现为一种敲打和特征性固定样的姿势。1/3 的患者肌阵挛可表现为上肢跳动样，可由轻微动作和刺激所致。其次的常见症状为因笨拙所致的行走困难、因失用或平衡失调（或二者并存）所致的一侧下肢精细运动控制的丧失，罕见以构音障碍或行为异常综合征起病。症状缓慢进展，常先累及单侧上肢和下肢，逐渐累及四肢。典型病例不难做出诊断，但以痴呆或失语为主要表现、缺乏不对称性症状或体征的病例诊断困难。CBD、PSP、Pick 病在某种程度上可有类似的临床表现和病理所见，应加以鉴别。Wenning 等发现 CBD 以单侧帕金森病样体征、多巴胺能药物治疗无效及观念运动性失用为特征。Litvan 等研究发现 CBD 首诊确诊率为 35%，提出肢体肌张力异常、观念运动性失用、肌阵挛、不对称性运动-强直综合征、晚发的步态或平衡障碍为诊断的最佳指标。

2. 实验室检查　Mitani 等研究发现与正常对照［均数为（0.48±0.14）ng/mL］相比，CBD 患者脑脊液 τ 蛋白［（0.69±0.20）ng/mL］明显升高，但对诊断并无意义。Urakami 等发现 CBD、PSP 及正常对照脑脊液 τ 蛋白的水平有明显差异，CBD 为（329.1±86.5）ng/mL，PSP 为（151.5±52.7）ng/mL，正常对照为（128.7±

91.7）ng/mL。这有助于鉴别 CBD 和 PSP。

3. 影像学检查　CT 和 MRI 检查可见不对称性脑萎缩。Hausewr 等发现壳核、苍白球 T_2 低信号明显延长，脑室扩大，呈不对称性脑萎缩。SPECT、PET 检查可见额顶叶局灶性脑血流减少或代谢降低，多数患者受累半球顶叶、丘脑、尾状核、壳核的脑血流呈特异性减少，少数患者双侧尾状核和壳核脑血流呈对称性降低。Nagahama 等发现与正常对照组相比较，CBD 临床受累肢体对侧脑区如额叶（背外侧、内侧、顶叶下部）、感觉运动区、颞叶皮质外侧、纹状体、丘脑等部位的脑代谢明显降低；与 PSP 相比，CBD 患者脑代谢降低以顶叶下部、感觉运动区、颞叶皮质外侧、纹状体明显。Soliveri 等发现 87.5% 的 CBD 患者可见不对称性额顶叶萎缩，而 PSP 则无；89.3% 的 PSP 患者可见中脑萎缩，CBD 患者仅占 6.3%。

（四）治疗及预后

CBD 目前无治疗方法，只能对症治疗。Kompoliti 等分析 147 例 CBD 患者采用药物治疗 5 年后，其中 92% 的患者服用多巴胺能药物，有效者占 24%，左旋多巴为最有效的药物，服用左旋多巴的患者，帕金森病样体征改善最明显；47 例患者服用苯二氮䓬类主要是氯硝西泮，23% 的肌阵挛、9% 的肌张力障碍得到改善。不良反应以嗜睡、胃肠道不适、头晕、精神错乱、幻觉和口干多见，预后差。

四、路易体痴呆

路易体痴呆（dementia with Lewy body，DLB）是一种神经系统变性疾病，主要是以进行性痴呆合并波动性认知功能障碍、帕金森综合征及反复发作的以视幻觉为突出表现的精神症状三大主症为临床特点。20 世纪 80 年代之前，DLB 的病例报道并不多见，直至后来细胞免疫组化法诞生使之诊出率大幅度提高。据系统性研究表明，本病多在老年期发病，中青年患者罕见，起病年龄介于 60～80 岁，男性患病较女性略多，很少有家族遗传倾向。研究资料显示，65 岁以上人群中 DLB 的患病率为 3.6%～7.1%，仅次于阿尔茨海默病（AD）和血管性痴呆（VD）。国内尚缺完整的流行病学统计资料。

（一）病因与发病机制

DLB 发病机制及危险因素迄今尚不明确。研究发现，其临床表现和路易体在皮质神经元的分布有密切关联。病理研究显示，路易体是神经元胞质内球形、嗜酸性的小体，主要由不溶性 α 突触核蛋白（α-synuclein）及大量泛素异常聚集而成，异常蛋白的沉积可能导致神经元功能紊乱和凋亡。但是 α 突触核蛋白和泛素的沉积机制仍有疑问，其发病机制有以下两种假设。

1. α 突触核蛋白基因突变　α 突触核蛋白可能是一种由 140 个氨基酸组成的前突触蛋白，尤以新皮质、海马、嗅球、纹状体和丘脑含量较高，基因位于第 4 号染色体上。正常情况下 α 突触核蛋白二级结构为 α 螺旋。研究证明，α 突触核蛋白基因突变可导致蛋白折叠错误和排列混乱。纤维状呈凝团状态的 α 突触核蛋白积聚物，与其他蛋白质一起形成了某种包涵物，即通常所说的路易体。α 突触核蛋白基因上有 4 个外因子，如 209 位的鸟嘌呤变成腺嘌呤，导致氨基酸序列 53 位的丙氨酸被苏氨酸替代，破坏蛋

白的 α 螺旋，而易于形成 β 片层结构，后者参与蛋白质的自身聚集并形成淀粉样结构。Feany 等采用转基因方法在果蝇身上表达野生型和突变型 α 突触核蛋白，观察到发育至成年后，表达突变型基因的果蝇表现出运动功能障碍，其病理改变有脑干多巴胺能神经元丢失，神经元内路易体形成等。

2. Parkin 基因突变　泛素-蛋白酶体系统（ubiquitinproteasome system，UPS）存在于真核细胞的内质网及细胞质内，主要包括泛素（ubiquitin）与蛋白水解酶（proteasome）两种物质。它们能高效、高选择性地降解细胞内受损伤的蛋白，避免异常蛋白的沉积，因此发挥重要的蛋白质质量控制作用。在此过程中，受损蛋白必须要和泛素结合才能被蛋白水解酶识别，该过程被称为泛素化。泛素化需要多种酶的参与，其中有一种酶称为底物识别蛋白（Parkin 蛋白或 E_3 酶），该酶由 Parkin 基因编码。如果 Parkin 基因突变导致底物识别蛋白功能损害或丧失，则上述变异的 α 突触核蛋白不能被泛素化降解而在细胞内聚集，最终引起细胞死亡。

（二）临床表现

DLB 兼具阿尔茨海默病（AD）的认知功能障碍和帕金森病的运动功能障碍，但又有其特点。DLB 的临床表现可归结为以下 3 个核心症状等。

1. 波动性认知（fluctuating cognition）障碍　认知功能损害常表现为执行功能和视空间功能障碍，而近事记忆功能早期受损较轻。视空间功能障碍常表现得比较突出，患者很可能在一个熟悉的环境中迷路，比如在吃饭的间隙去洗手间，出来后可能无法找到回自己餐桌的路。相对于 AD 渐进恶化的病程，DLB 的临床表现具有波动性。患者常出现突发而短暂的认知障碍，可持续几分钟、几小时或几天，之后又戏剧般地恢复正常。比如一个患者在和别人正常对话，突然就沉默不语，两眼发直，几小时后突然好转。患者本人对此可有特征性的主观描述"忽然什么都不知道了，如同坠入云里雾里"。在此期间患者的认知功能、定向能力、语言能力、视空间能力、注意力和判断能力都有下降。

2. 视幻觉（visual hallucination）　50%~80%的患者在疾病早期就有视幻觉。视幻觉的内容形象、具体、生动，有如亲身经历，但不一定是痛苦恐怖的印象，有时甚至是愉快的幻觉，以致患者乐意接受。早期患者可以分辨出幻觉和实物，比较常见的描述包括在屋子内走动的侏儒和宠物等，常在夜间出现。听幻觉、嗅幻觉也可存在，出现听幻觉时患者可能拿着未接通的电话畅聊，或者拿着亲友的照片窃窃私语。疾病后期则无法辨别幻觉，对于旁人的否认很容易出现激惹表现。

3. 帕金森综合征（parkinsonism）　主要包括运动迟缓、肌张力增高和姿势步态异常，如拖曳步态或走路姿势刻板，而静止性震颤相对少见。面具脸、特殊屈曲体姿、音调低沉、反复跌倒等也较为常见。部分患者可先出现帕金森病样症状而后才出现认知功能障碍。

4. 其他症状　有睡眠障碍、自主神经功能紊乱与性格改变等。其中快速眼动睡眠行为障碍（rapid eye movement sleep behavior disorder）被认为是 DLB 最早出现的症状。患者在快速眼动睡眠会出现肢体运动和梦呓，醒后通常不能回忆。自主神经功能紊乱常见的有直立性低血压、性功能障碍、便秘、尿潴留、多汗、少汗、晕厥及口眼干燥等。自主神经功能紊乱可能是由于脊髓侧角细胞损伤所致。性格改变常表现为攻击性增强、抑郁等。

（三）诊断

DLB 的诊断比较困难，主要依靠病史，没有特异性的辅助检查手段。而且部分患者兼有阿尔茨海默病（AD）或帕金森病表现，因此很难鉴别。

2005 年，McKeith 等报道了一个国际研究小组根据既往标准修改的 PLB 诊断标准，该标准的主要内容如下。

1. 很可能的和可能的 DLB　必须具备以下症状。

（1）进行性认知功能下降，以致明显影响社会或职业能力；

（2）认知功能以注意力、执行能力和视空间能力损害最明显；

（3）疾病早期可以没有记忆损害，但随着病程进展，记忆障碍越来越明显。

2. 三个核心症状　如果同时具备以下三个特点中的两个，则诊断为很可能的 DLB；如只具备一个，则诊断为可能的 DLB。

（1）波动性认知功能障碍，患者的注意和警觉性变化明显；

（2）反复发作的详细成形的视幻觉；

（3）自发的帕金森综合征。

3. 提示性症状　具备一个或一个以上的以下症状，并且具有一个或一个以上的核心症状，则诊断为很可能的 DLB；无核心症状，但具备一个或一个以上以下症状可诊断为可能的 DLB；只有以下提示性症状，不能诊断很可能的 DLB。

（1）快速眼动睡眠障碍；

（2）对抗精神病类药物过度敏感；

（3）SPECT 或 PET 提示基底节多巴胺能活性减低。

4. 支持证据（DLB 患者经常出现，但是不具有诊断特异性的症状）

（1）反复跌倒、晕厥或短暂意识丧失；

（2）自主神经功能紊乱（如直立性低血压、尿失禁）；

（3）其他感官的幻觉、错觉；

（4）系统性妄想；

（5）抑郁；

（6）CT 或 MRI 检查提示颞叶结构完好；

（7）SPECT/PET 检查提示枕叶皮质的代谢率降低；

（8）心肌造影提示间碘苄胍（metaiodobenzylguanidine，MIBG）摄取降低；

（9）脑电图提示慢波，颞叶出现短阵尖波。

5. 不支持 DLB 诊断的条件

（1）脑卒中的局灶性神经系统体征或神经影像学证据；

（2）检查提示其他可能导致类似临床症状的躯体疾病或脑部疾病；

（3）痴呆严重时才出现帕金森综合征的症状。

6. 对症状发生顺序的要求　对于 DLB，痴呆症状一般早于或与帕金森综合征同时出现。对于明确的帕金森病合并痴呆的患者，应诊断为帕金森病痴呆（Parkinson's

disease dementia，PDD）。如果需要区别 PDD 和 DLB，则应参照"1 年原则"（1-yearrule），即帕金森病症候出现后 1 年内发生痴呆，可考虑 DLB，而 1 年后出现的痴呆应诊断为 PDD。该诊断的敏感度为 75%，特异度为 79%，因此，DLB 临床诊断的准确性还不是很高。

7. 辅助检查

（1）实验室检查：PLB 没有特异性的实验室检查方法，因此检查的目的是鉴别诊断。需要进行的检查有血常规、甲状腺功能、维生素 B_{12} 浓度、梅毒抗体、莱姆病抗体、HIV 抗体等。

（2）影像学检查：PLB 可分为结构影像检查和功能影像检查。前者包括 MRI 和 CT，后者包括 SPECT 和 PET。

DLB 在 MRI 和 CT 上没有典型的表现，检查的目的是鉴别其他疾病。MRI 和 CT 可明确皮质萎缩的部位，对于额颞叶痴呆的诊断有一定意义，AD 内侧颞叶皮层萎缩的情况较 DLB 常见。MRI 和 CT 尚能反映脑白质情况，出现脑白质病变时应注意鉴别血管性痴呆（VD）。

SPECT 和 PET 检查手段可分为多巴胺能示踪显像（^{123}I-FP-CIT，^{18}F-dopa）、脑血流灌注显像（^{99m}Tc-HMPAO/^{99m}Tc-ECD/^{123}I-IMP）和脑代谢显像（^{18}F-FDGPET）等，但这些检查方法尚在研究中，不能临床推广应用。有研究表明，DLB 患者纹状体的多巴胺能活性减低，而 AD 没有变化，故有助于鉴别。还有研究表明，DLB 患者枕叶皮质的代谢率比较低，AD 正常，故有一定意义。

（3）神经心理学检查：认知功能障碍主要表现在视空间功能障碍，比如让患者画钟表面，虽然钟面上的数字、时针、分针和秒针一应俱全，但是相互间关系是混乱的，数字可能集中在一侧钟面，而时针分针长短不成比例。又比如画一幢立体的小屋，虽然各个部件齐全，但是空间关系错误，患者完全不顾及透视关系。

（四）治疗及预后

DLB 尚无治疗方法，目前的用药主要是对症治疗。DLB 精神行为症状和锥体外系症状比较突出，针对这两类症状的治疗药物，在药理机制上常有矛盾，有时会给治疗带来一定困难。

对于改善认知，目前疗效比较肯定的是胆碱酯酶抑制剂，可作为首选药，多奈哌齐对改善视幻觉有一定作用，利斯的明对改善淡漠、焦虑、幻觉和错觉有效。当胆碱酯酶抑制剂无效时，可选用新型非典型抗精神病药物如阿立哌唑、氯氮平、喹硫平、舍吲哚之类药物比较安全。选择性 5-HT 受体再摄取抑制剂对改善情绪有一定作用。

经典抗精神病药物如氟哌啶醇和硫利达嗪可用于 AD，但 DLB 禁用。这类药物会加重运动功能障碍，导致全身肌张力增高，重者可出现抗精神病药物恶性综合征（neuroleptic malignant syndrome）而危及生命。左旋多巴可加重视幻觉，并且对帕金森病症状改善不明显，故应当慎用。

DLB 病程进展快，尚无有效治疗，预后不佳。寿命预期为 5~7 年，较 AD 短。患者最终多死于营养不良、肺部感染、摔伤、压疮及深静脉血栓形成等并发症。

五、关岛型肌萎缩侧索硬化-帕金森综合征-痴呆复合征

关岛型肌萎缩侧索硬化-帕金森综合征-痴呆复合征（Guamanian amyotrophic lateral sclerosis Parkinsonism dementia complex，Guam-ALS-PDC）由 Hirano 等于 1961 年在太平洋关岛首次发现。该病又称为"渐冻人"，是一种仅见于西太平洋沿岸地区，如关岛、新几内亚和西太平洋沿岸地区一些岛屿的地方性神经变性疾病。其临床表现为运动神经元病（肌萎缩侧索硬化、帕金森综合征同时存在）。通常将其分成关岛型帕金森病-痴呆综合征（Guam-PDC，Hirano' disease）和关岛型肌萎缩侧索硬化（Guam-ALS，Chamorros ALS）两种亚型。

（一）病因与发病机制

Guam-ALS-PDC 的确切病因不明，流行病学调查发现环境和遗传因素起重要作用。

1. 无机盐代谢异常学说　Guam-ALS-PDC 高发地区的土壤及饮用水中钙、镁含量较低，居民产生慢性钙镁缺失性营养不良，但铝在肠道吸收增加，铝含量相对较高，出现体内无机盐代谢紊乱。在中枢神经系统，尤其是苍白球血管壁及神经元内铝、铁、磷、钙等异常沉积，形成羟磷灰石，可阻断神经元轴索传递，导致神经纤维丝在神经元内堆积并形成神经元纤维缠结（NFT）。

2. 中毒学说　关岛和新几内亚等一些岛屿的居民有食用苏铁树种子的习惯，种子中苏铁苷（cycasin）可通过葡萄糖转运机制进入脑组织，中枢神经系统的 β 糖苷酶可水解苏铁苷，形成一种毒性糖苷基（methylazoxymethanol，MAM）。MAM 在神经细胞内可释放出一氧化氮（NO）或使核酸、氨基酸、蛋白质烷基化，NO 和烷基化 DNA 可激活细胞内腺苷酸聚合酶，使 DNA 双螺旋解聚。

3. 病毒学说　Guam-ALS-PDC 无论在临床表现和病理特征上都酷似脑炎后帕金森综合征，故认为本病可能是昏睡性脑炎的迟发性并发症。

4. 遗传学说　Guam-ALS-PDC 具有明显的家族发病倾向，但遗传学研究未找到缺陷基因或特殊表型标志物。

5. 自由基学说　近年来研究发现，Guam-ALS-PDC 的脑内有铁代谢异常及铁在基底节、某些皮质区的异常积聚。在神经元内，铁离子通过触发氧化还原反应，使氧分子转变成超氧离子（O_2^-）、过氧化氢（H_2O_2）、氢氧自由基（·OH^-）等自由基。

6. 细胞凋亡学说　Gobe（1994 年）用含 15%～30% 苏铁苷的饲料喂养小鼠，出现神经症状后处死进行病理学检查发现小鼠脑组织中有大量细胞凋亡。

（二）临床表现

Guam-ALS-PDC 多于中年以后发病，起病隐匿，缓慢进展。临床表现由 ALS、帕金森综合征、进行性痴呆三部分组成。

1. Guam-ALS　与典型的 ALS 相同，临床上很难鉴别。与其相比，Guam-ALS 具有发病年龄较小，病程较长，早期即出现锥体束征，延髓麻痹症状持续时间较长等特点。65% 的 Guam-ALS 患者以延髓肌受累为首发症状；13% 的患者以单纯性痉挛性步态为首发症状；36% 的患者以痉挛步态合并肌萎缩为首发症状。

2. 帕金森综合征　主要表现为运动迟缓、肌强直。约 85% 的患者出现运动迟缓，

早期表现为始动缓慢和（或）困难，伴运动明显减少，步态缓慢，联带运动减少，约75%的患者可出现肌强直，部分患者肌强直可首先影响手部肌肉，而在病程早期即出现手部精细动作障碍，以后逐渐出现面具脸，并累及颈部、躯干肌和四肢肌肉，与帕金森病相似。Guam-PDC 时震颤轻微或缺如，常仅局限于手部和手指，为细小、规律的静止性震颤，情绪激动、活动或维持姿势时出现或加重，休息或睡眠时消失。

3. 痴呆 所有 Guam-ALS-PDC 的患者都有严重的进行性痴呆表现，酷似阿尔茨海默病或者 Pick 病。1/3 的患者以生活懒散、记忆力减退（远近记忆同时受累）、过度思睡及定向力障碍起病；1/3 的患者以痴呆为首发症状，有时患者可长时间只表现为痴呆；另外 1/3 的患者多以人格和行为改变起病，表现为淡漠、抑郁、敏感、易激动、幼稚、无自知力、尿失禁或攻击行为等。

4. 其他 Guam-ALS-PDC 患者可出现眼球运动障碍，最常见的是眼球水平运动异常，其次是前庭眼反射异常，再次是双眼会聚不能和会聚不良。部分患者可有眼底损害，多表现为双侧视网膜色素上皮线条状色素缺失。

（三）诊断

Guam-ALS-PDC 典型患者诊断并不困难，但本病常常首先表现为 Guam-ALS 或 Guam-PDC，部分患者在 1~6 年后才表现为完整的 Guam-ALS-PDC，故后者的早期诊断颇为困难。以 Guam-ALS 起病者须与臂丛神经病变、脊髓空洞症和多发性硬化相鉴别。以 Guam-PDC 起病者须与帕金森病、阿尔茨海默病、Pick 病及 Creutzfeldt-Jakob 病相鉴别。

实验室检查：肌电图呈典型的神经源性肌萎缩。脑电图 α 节律几乎完全消失，代之以节律为 8~9 Hz 的弥漫性中幅慢波，亦可有间歇性 5~7 Hz 中幅慢波频繁出现。

（四）治疗及预后

Guam-ALS-PDC 目前缺乏有效的治疗，可试用左旋多巴、神经营养药及各种维生素等，但疗效甚微。适当的物理治疗、功能锻炼等可能有助于延缓病情发展。

鉴于部分患者存在自主神经功能障碍，特别是直立性低血压危害较大，应尽可能采用物理方法予以纠正，如穿着弹性衣服与长裤，睡眠时头抬高 15°~20°，卧位起身时动作宜缓慢，下地后进行全身肌肉活动，坚持倾斜台面运动等，有助于促进静脉回流。药物治疗时禁止使用安眠药与利尿剂。拟交感神经剂如麻黄素、哌甲酯（利他林）、去甲肾上腺素（新福林）等疗效不稳定。α 肾上腺能受体激动剂盐酸米多君片（midodrine）据称对直立性低血压有效。9-α 氟氢可的松可促进水钠潴留增加高血压的危险，弊多利少。吲哚美辛（消炎痛）抑制前列腺素合成，增加血管对去甲肾上腺素的敏感性，20 世纪后期一度被倡用，对纠正直立性低血压获得一定疗效。治疗小脑脊髓变性的毒扁豆碱、氯化胆碱及促甲状腺释放因子等也曾被试用，但疗效不肯定。此类患者主要是给予支持、预防并发症及护理等措施，以期延长生命。

第二节 遗传性综合征

一、哈勒沃登-施帕茨病

哈勒沃登-施帕茨病（Hallervorden-Spatz disease，HSD）又称苍白球黑质红核色素变性或泛酸激酶相关性神经变性病（pantothenate kinase associated neurodegeneration，PKAN），由德国人哈勒沃登（Hallervorden）和施帕茨（Spatz）在 1922 年最先报道，是一种罕见的常染色体隐性遗传疾病，以苍白球和黑质的异常铁沉积为特点，属于神经退行性病变。

青少年发病，表现为进行性发展的肌强直、语言和进食困难、肌张力障碍和舞蹈徐动症等，后期智力下降。典型的影像学特征为虎眼征。

HSD 较为罕见，大部分病例在数年后逐渐进展，并在早期死亡。

（一）病因与发病机制

HSD 病变基因位于 20p12.3-p1，可导致铁代谢障碍。正常人的苍白球、黑质、红核、小脑齿状核中铁含量很高，脑细胞中的铁以铁蛋白和自由铁方式存在，当缺乏辅酶 A 生物合成中的关键调节酶——泛酸激酶 2（pantothenate kinase-2，$PANK_2$）时，非血红蛋白铁可优先沉积于苍白球、黑质、红核而导致此部位的神经变性。

（二）临床表现

HSD 的主要临床表现为肌张力障碍、步态异常、手足徐动、言语障碍、智力减退、共济失调、四肢无力、肢端麻木感、言语不清，伴步态不稳、饮水呛咳，无头晕、头痛、肢体抽搐及意识障碍等，伴痴笑、进食困难、生活不能自理。

（三）诊断

HSD 的诊断依据包括以下方面。

（1）多于 6~12 岁起病，男女均可患病。

（2）一般下肢先出现强直、肌张力异常或舞蹈手足徐动症等锥体外系表现，逐渐发展到上肢和面部，出现言语困难、吞咽障碍。

（3）病情进行性加重，患者多 30 岁左右死于并发症。

（4）有的患者伴有情绪不稳、智能障碍或视网膜色素变性。

（5）头颅 MRI 显示豆状核区低信号病灶。

由于 $PANK_2$ 检测需要较高的技术，目前临床主要靠 MRI T_2 加权显示双侧苍白球对称高信号"虎眼征"的特征性影像学表现来诊断。

（四）治疗及预后

HSD 目前尚无有效治疗，美多巴可能暂时减轻症状，但作用有限，经颅磁刺激（DBS）可能对部分患者有一定疗效。有条件的医院可查 $PANK_2$ 以进一步明确诊断和估计预后，目前仅能对症治疗。

二、亨廷顿病

亨廷顿病（Huntington's disease，HD）又称亨廷顿舞蹈症（Huntington chorea）、慢

性进行性舞蹈病（chronic progressive chorea）、遗传性舞蹈病（hereditary chorea），于1872 年由美国医生乔治·亨廷顿（George Huntington）系统描述而得名，是一种常染色体显性遗传的基底节与大脑皮质变性疾病，临床上以隐匿起病、缓慢进展的舞蹈病、精神异常和痴呆为特征。本病呈完全外显率，受累个体的后代 50% 发病。可发生于所有人种，白种人发病率最高，我国较少见。

（一）病因与发病机制

亨廷顿病的致病基因 IT15（interesting transcript 15）位于 4p16.3，基因的表达产物为约含 3 144 个氨基酸的多肽，命名为 Huntington，在 IT15 基因 5′端编码区核苷酸（CAG）重复序列拷贝数异常增多。拷贝数越多，发病年龄越早，临床症状越重。

病理改变：主要位于纹状体和大脑皮质，黑质、视丘下核、齿状核亦可轻度受累。大脑皮质突出的变化为皮质萎缩，特别是第 3、5 和 6 层神经节细胞丧失，合并胶质细胞增生。尾状核、壳核神经元大量变性、丢失。投射到外侧苍白球的纹状体传出神经元（含 γ-氨基丁酸与脑啡肽，参与间接通路）较早受累，是引起舞蹈症的基础；随疾病进展，投射到内侧苍白球的纹状体传出神经元（含 γ-氨基丁酸与 P 物质，参与直接通路）也被累及，是导致肌强直及肌张力障碍的原因。

生化改变：纹状体传出神经元中 γ-氨基丁酸、乙酰胆碱及其合成酶明显减少，多巴胺浓度正常或略增加，与 γ-氨基丁酸共存的神经调质脑啡肽、P 物质亦减少，生长抑素和神经肽 γ 增加。

（二）临床表现

亨廷顿病好发于 30~50 岁，儿童和青少年发病占 5%~10%，老年发病约占 10%。患者的后代中有发病提前倾向，即早发现象（anticipation），尤以父系遗传（paternal descent）的早发现象更明显。大多数有阳性家族史，起病隐匿，缓慢进展，无性别差异。

1. 锥体外系症状　以舞蹈样不自主运动最常见、最具特征性，通常为全身性，程度轻重不一，典型表现为手指弹钢琴样动作和面部怪异表情，累及躯干可产生舞蹈样步态，可合并手足徐动及投掷症。随着病情进展，舞蹈样不自主运动可逐渐减轻，而肌张力障碍及动作迟缓、肌强直、姿势不稳等帕金森综合征渐趋明显。

2. 精神障碍及痴呆　精神障碍可表现为情感、性格、人格改变及行为异常，如抑郁、激惹、幻觉、妄想、暴躁、冲动、反社会行为等。患者常表现出注意力不集中、记忆力降低、认知障碍及智能减退，呈进展性加重趋势。

3. 其他　快速眼球运动（扫视）常受损，可伴癫痫发作，舞蹈样不自主运动大量消耗能量可使体重明显下降，常见睡眠和（或）性功能障碍。晚期出现构音障碍和吞咽困难。

（三）诊断

1. 临床表现　根据发病年龄，慢性进行性舞蹈样动作、精神症状和痴呆，结合家族史可诊断亨廷顿病，基因检测可确诊，还可发现临床前期病例。

2. 辅助检查

（1）基因检测：CAG 重复序列拷贝次数增加，大于 40 具有诊断价值。该检测若结合临床特异性高、价值大，几乎所有的病例可通过该方法确诊。

（2）电生理及影像学检查：EEG 呈弥漫性异常，无特异性。CT 及 MRI 显示大脑皮质和尾状核萎缩，脑室扩大。MRI 的 T_2 加权像示壳核信号增强。MR 波谱（MRS）示大脑皮质及基底节乳酸水平增高。[18]F-氟代脱氧葡萄糖 PET 检测显示尾状核、壳核代谢明显降低。

（四）治疗及预后

亨廷顿病目前尚无有效的治疗措施，缓解舞蹈症状可选用以下药物。

1. 多巴胺受体阻滞剂　氟哌啶醇 1～4 mg/次，3 次/d；氯丙嗪 12.5～50 mg/次，3 次/d；硫必利 0.1～0.2 g/次，3 次/d；奋乃静 2～4 mg/次，3 次/d；哌咪清 4 mg/次，3 次/d 等。以上药物均应从小剂量开始，逐渐增加。用药过程中应注意锥体外系不良反应。

2. 中枢多巴胺耗竭剂　丁苯那嗪 25 mg/次，3 次/d。

亨廷顿病尚无法治愈，病程 10～20 年，平均 15 年。

三、肝豆状核变性

肝豆状核变性（hepatolenticular degeneration，HLD）又称威尔逊病（Wilson disease，WD），于 1912 年由英国医生塞缪尔·亚历山大·金尼尔·威尔逊（Samuel Alexander Kinnier Wilson）首先系统描述，是一种遗传性铜代谢障碍所致的肝硬化和以基底节为主的脑部变性疾病。其临床特征为进行性加重的锥体外系症状、精神症状、肝硬化、肾功能损害及角膜色素环（Kayser-Fleischer ring，K-F 环）。

HLD 患病率各国报道不一，一般在（0.5～3）/10 万，欧美国家罕见，但在某些国家和地区，如意大利南部和西西里岛、罗马尼亚某些地区及日本的一些小岛患病率较高，我国较少见。

（一）病因与发病机制

HLD 是常染色体隐性遗传铜代谢障碍性疾病，阳性家族史可达 25%～50%。其致病基因位于 13q14.3，编码一种含 1 411 个氨基酸的蛋白，属 P 型 ATP 酶家族，称为 ATP7B 基因，主要在肝脏表达，表达产物 P 型铜转运 ATP 酶位于肝细胞高尔基（Golgi）复合体，负责肝细胞内的铜转运。该基因含 3 个功能区，即金属离子结合区、ATP 酶功能区和跨膜区，目前发现本病的基因突变点都位于 ATP 酶功能区，且有多种突变型。

铜作为辅基参与多种重要生物酶的合成。正常人从肠道吸收入血的铜大部分先与白蛋白疏松结合，然后进入肝细胞，在肝细胞中，铜经 P 型铜转运 ATP 酶转运到高尔基复合体上，再与 α_2 球蛋白牢固结合成铜蓝蛋白（ceruloplasmin，CP），然后分泌到血液中。铜蓝蛋白具有氧化酶的活性，因呈深蓝色而得名。循环中的铜 90%～95%结合在铜蓝蛋白上，约 70%的铜蓝蛋白存于血浆中，其余部分存在组织中，多余的铜主要以铜蓝蛋白的形式从胆汁排出体外。患者由于 P 型铜转运 ATP 酶缺陷，造成肝细胞不能将铜转运到高尔基复合体合成铜蓝蛋白，过量铜在肝细胞内聚集造成肝细胞坏死，其所含的铜进入血液，然后沉积在脑、肾、角膜等肝外组织而致病。

本病的病理改变主要累及肝、脑、肾和角膜等处。肝脏外表及切面均可见大小不等的结节或假小叶，病变明显者似坏死后肝硬化，肝细胞通常有脂肪变性，并含铜颗粒。电镜下可见肝细胞内线粒体变致密，线粒体嵴消失，粗面内质网断裂。脑部以壳核最明显，其次为苍白球及尾状核，大脑皮质亦可受累。壳核最早发生变性，然后病变范围逐渐扩大到上述诸结构。壳核萎缩，岛叶皮质内陷，壳核及尾状核色素沉着，严重者可形成空洞。镜检可见壳核内神经元和髓鞘纤维显著减少或完全消失，胶质细胞增生。其他受累部位镜下可见类似变化。在角膜边缘后弹力层及内皮细胞质内，有棕黄色的细小铜颗粒沉积。

（二）临床表现

HLD 多于青少年期起病，少数可迟至成年期，发病年龄介于 4~50 岁。以肝脏症状起病者平均年龄约 11 岁，以神经症状起病者平均年龄约 19 岁。若未经治疗，最终会出现肝脏和神经损害症状，少数患者以急性溶血性贫血、皮下出血、鼻出血、关节病变、肾损害及精神障碍为首发症状。起病较缓慢，少数可由于外伤、感染或其他原因而呈急性起病。

1. 神经系统症状　主要是锥体外系病征，表现为肢体舞蹈样及手足徐动样动作、肌张力障碍、怪异表情、静止性或意向性或姿势性震颤、肌强直、运动迟缓、构音障碍、吞咽困难、屈曲姿势及慌张步态等。20 岁之前起病常以肌张力障碍合帕金森综合征为主，年龄大者常表现震颤、舞蹈样或投掷样动作。此外，还可有较广泛的神经损害，如皮质功能损害引起进行性智力减退、注意力不集中、思维迟钝，还可有情感、行为、性格异常，常无故苦笑、不安、易激动、对周围环境缺乏兴趣等，晚期可发生幻觉等器质性精神病症状。小脑损害导致共济失调和言语障碍，锥体系损害出现腱反射亢进、病理征阳性及假性延髓麻痹等，下丘脑损害产生肥胖、持续高热及高血压，少数患者可有癫痫发作。症状常缓慢发展，可有节段性缓解或加重，亦有进展迅速者，特别是年轻患者。

2. 肝脏症状　约 80% 的患者发生肝脏症状。大多数表现为非特异性慢性肝病，如倦怠、无力、食欲缺乏、肝区疼痛、肝大或缩小、脾大及脾功能亢进、黄疸、腹水、蜘蛛痣、食管静脉曲张破裂出血及肝性脑病等。10%~30% 的患者发生慢性活动性肝炎，少数表现无症状肝、脾大或转氨酶持续升高而无任何肝脏症状。因肝损害还可使体内激素代谢异常，导致内分泌紊乱，出现青春期延迟、月经不调或闭经，男性乳房发育等。重症肝损害时可有呕血、发生急性肝功能衰竭，多于短期内死亡。

3. 眼部损害　K-F 环是本病最重要的体征，95%~98% 的患者有 K-F 环，绝大多数见于双眼，个别见于单眼。大多出现神经症状时就可发现此环，位于角膜与巩膜交界处，在角膜的内表面上，呈绿褐色或金褐色，宽约 1.3 mm，光线斜照角膜时看得最清楚，但早期常需用裂隙灯检查方可发现。少数患者可出现晶体混浊、白内障、暗适应下降及瞳孔对光反应迟钝等。

4. 其他　大部分患者有皮肤色素沉着，尤以面部及双小腿伸侧明显。铜离子在近端肾小管和肾小球沉积，造成肾小管重吸收障碍，出现肾性糖尿、蛋白尿、氨基酸尿等。少数可发生肾小管性酸中毒，并可产生骨质疏松、骨和软骨变性等。

（三）诊断

1. 诊断依据　主要有 4 条标准：①肝病史或肝病征或锥体外系病征；②血清铜蓝蛋白显著降低和（或）肝铜增高；③角膜 K-F 环；④阳性家族史。符合①、②、③或①、②、④可确诊肝豆状核变性；符合①、③、④很可能为典型的肝豆状核变性；符合②、③、④很可能为症状前的肝豆状核变性；如符合 4 条中的 2 条则为可能肝豆状核变性。

2. 辅助检查

（1）血清铜蓝蛋白及铜氧化酶活性：正常人铜蓝蛋白值为 0.26~0.36 g/L，肝豆状核变性患者显著降低，甚至为零。血清铜蓝蛋白降低是本病的重要诊断依据之一，但血清铜蓝蛋白值与病情、病程及驱铜治疗效果无关。新生儿只有成人的 1/5，以后迅速升高，在 2~3 个月时达到成人水平。12 岁前儿童血清铜蓝蛋白的矫正公式为：矫正后铜蓝蛋白值＝血清铜蓝蛋白测定值× ［（12-年龄）×1.7］。血清铜氧化酶活性强弱与血清铜蓝蛋白含量成正比，故测定铜氧化酶活性可间接反映血清铜蓝蛋白含量，其意义与直接测定血清铜蓝蛋白相同，但应注意血清铜蓝蛋白降低还可见于肾病综合征、慢性活动性肝炎、原发性胆汁性肝硬化、某些吸收不良综合征、蛋白-热量不足性营养不良等。

（2）人体微量铜：①血清铜，正常值为 14.7~20.5 μmol/L，HLD 患者 90% 血清铜减低，诊断意义较铜蓝蛋白略低。血清铜也与病情、治疗效果无关。②尿铜，大多数患者 24 h 尿铜含量显著增加，未经治疗时增高数倍至数十倍，服用排铜药物后尿铜进一步增高，待体内蓄积铜大量排出后，尿铜量又渐降低，这些变化可作为临床排铜药物剂量调整的参考指标。正常人尿铜排泄量少于 50 μg/24 h，未经治疗患者多为 200~400 μg/24 h，个别可高达 1 200 μg/24 h。对一些尿铜改变不明显的可疑患者可采用青霉胺负荷试验，口服青霉胺后正常人和未经治疗的患者尿铜均明显增高，但患者比正常人更显著，可作为 HLD 的一种辅助诊断方法。③肝铜量，被认为是诊断 HLD 的金标准之一，经体检及生化检查未确诊的病例测定肝铜量是必要的，绝大多数患者肝铜含量在 250 μg/g 干重以上（正常 50 μg/g 干重）。

（3）肝肾功能：以锥体外系症状为主要表现的患者，早期可无肝功能异常。以肝损害为主要表现者可出现不同程度的肝功能异常，如血清总蛋白降低、γ 球蛋白增高等；以肾功能损害为主者可出现尿素氮、肌酐增高及尿蛋白等。

（4）影像学检测：CT 显示双侧豆状核区低密度灶，大脑皮质萎缩；MRI 显示 T_1 低信号、T_2 高信号。约 96% 患者的骨关节 X 线平片可见骨质疏松、骨关节炎或骨软化等，最常见受损部位于双腕关节以下。

（5）离体皮肤呈纤维细胞培养：经高浓度铜培养液传代孵育的皮肤成纤维细胞，其胞质内铜与蛋白比值远高于对照组。

（6）基因诊断：HLD 具有高度的遗传异质性，致病基因突变位点和突变方式复杂，故尚不能取代常规筛查手段。利用常规手段不能确诊的病例，或对症状前期患者、基因携带者筛选时，可考虑基因检测。

（四）治疗及预后

HLD 治疗的基本原则是低铜饮食、用药物来减少铜的吸收并增加铜的排出；治疗愈早愈好，对症状前期患者也需及早治疗。

1. 低铜饮食　应尽量避免使用含铜多的食物，如坚果类、巧克力、豌豆、蚕豆、玉米、香菇、贝壳类、螺类、蜜糖、各种动物肝和血等。此外，高氨基酸、高蛋白饮食能促进尿铜的排泄。

2. 阻止铜吸收

（1）锌剂：通过竞争机制抑制铜在肠道的吸收，促进粪铜的排泄，尿铜的排泄也有一定增加，锌剂可能增加肠细胞与肝细胞合成金属硫蛋白而减弱游离铜的毒性。常用的锌剂为硫酸锌 200 mg/次，3 次/d；醋酸锌 5.0 mg/次，3 次/d；葡萄糖酸锌 70 mg/次，3 次/d；以及甘草锌等。不良反应轻，偶有恶心、呕吐等消化道症状。

（2）四硫钼酸铵（ammonium tetrathiomolybdate，TM）：在肠黏膜中形成铜与白蛋白的复合物，后者不能被肠黏膜吸收而随粪便排出；另能限制肠黏膜对铜的吸收。剂量 20~60 mg/次，6 次/d，3 次在餐时服用，另 3 次在两餐之间服用。由于过量的钼可能滞留在肝、脾及骨髓内，故不能用作维持治疗。不良反应较少，主要是消化道症状。

3. 促进排铜　各种驱铜药物均为铜络合剂，通过与血液及组织中的铜形成无毒的复合物从尿排出。

（1）D-青霉胺（D-penicillamine）：是治疗 HLD 的首选药物，药理作用不仅在于络合血液及组织中的过量游离铜从尿中排出，而且能与铜在肝中形成无毒的复合物而消除铜在游离状态下的毒性。动物实验还证明，青霉胺能诱导肝细胞合成金属铜硫蛋白（copper metallothionein），该硫蛋白也有去铜毒的作用。成人量 1~1.5 g/d，儿童为 20 mg/（kg·d），分 3 次口服，需终生用药。有时需数月方起效，可动态观察血清铜代谢指标及裂隙灯检查 K-F 环监测疗效。少数患者可引起发热、药疹、白细胞减少、肌无力、震颤，极少数可发生骨髓抑制、狼疮样综合征、肾病综合征等严重毒副作用。首次使用青霉素应做皮试，阴性才能使用。

（2）三乙基四胺（triethyltetramine）：也是一种络合剂，其疗效和药理作用与 D-青霉胺基本相同。成人用量为 1.2 g/d。不良反应少，可用于青霉胺出现毒性反应的患者。

（3）其他：如二巯丙醇（dimercaprol，简称 BAL）、二巯丙磺酸钠（dimercaptopropane sulfonic sodium，DMPS）、依地酸钙钠（calcium disodium edetate，EDTA Na-Ca）也可用于 HLD 的治疗，但现较少用。

4. 对症治疗　如有肌强直及震颤者可用金刚烷胺和（或）苯海索，症状明显者可用复方左旋多巴；精神症状明显者给予抗精神病药；抑郁症状明显者可用抗抑郁药；智力减退者可用促智药。无论有无肝损害均需护肝治疗，可选用葡醛内酯（肝泰乐）、肌苷和维生素 C 等。

5. 手术治疗　包括脾切除及肝移植。对严重脾功能亢进患者，因长期白细胞和血小板显著减少，经常出血和（或）感染；又因青霉胺也有降低白细胞和血小板的不良反应，故患者不能用青霉胺或仅能用小剂量，达不到疗效。对于此类患者，应行脾切除术。经各种治疗无效的严重病例可考虑肝移植。

HLD 早期诊断并早期驱铜治疗，一般较少影响生活质量和生存期，少数病情严重者预后不良。

四、神经棘红细胞增多症

神经棘红细胞增多症（neuroacanthocytosis，NA）或棘红细胞增多症（acanthocytosis），又称为巴-科综合征（Bassen-Kornzweig syndrome）或莱文-克里克利综合征（Levine-Critchley syndrome），为一种独立的锥体外系疾病。神经棘红细胞增多症的主要缺陷是血中 β 脂蛋白减少或缺乏，为较罕见的遗传性疾病，故又称无 β 脂蛋白血症。

1960 年，Levine 等首次描述此病，根据遗传方式、Kell 血型，分为常染色体隐性或显性遗传的舞蹈症-棘形红细胞增多症（chorea-acanthocytosis，CA）与 X-连锁麦克劳德（McLeod）综合征两种类型，其特征为进行性神经退行性变伴舞蹈样动作及棘形红细胞增多。遗传研究已证实 McLeod 综合征有 X-连锁编码 K 蛋白的基因缺失，导致定位于红细胞膜的糖蛋白-Kell 抗原表达下降。目前对舞蹈症-棘形红细胞增多症进行基因研究认为，其病变位置可能是 9q21。

神经棘红细胞增多症（NA）以往文献也曾为伴棘红细胞增多的家族性肌萎缩性舞蹈症、舞蹈症-棘红细胞增多症、家族性神经棘红细胞增多症等。其典型的临床表现为以运动障碍（舞蹈症、抽动症、口下颌运动障碍、帕金森综合征等）、性格改变、进行性智能减退、周围神经病及周围血棘红细胞增多等。

（一）病因与发病机制

普遍认为，NA 是一种罕见遗传病。其中，以共济失调为主要表现的，呈常染色体隐性遗传；以多动为主要表现的，呈常染色体显性遗传，偶有散发病例。也有人认为可能是与 X 染色体基因缺陷相关的性连锁遗传病。

NA 的病理改变累及脑（尾状核严重神经元脱失伴胶质细胞增生，苍白球病变较轻）、脊髓（颈髓前角严重神经元脱失）、周围神经（有髓纤维斑片状脱髓鞘神经源性肌萎缩）等多个部位。尸检大体标本显示脑与尾状核萎缩，侧脑室扩大。显微镜下见纹状体有小神经元及中等大小神经元缺失，广泛星形细胞反应，以尾状核头与体萎缩为主，神经元数量明显减少。苍白球亦有相同改变，但程度较轻。部分病例丘脑、黑质及脊髓前角有神经元缺失与轻度胶质细胞反应，而脑的其余部位则相对无改变。个别病例发现脑额叶皮质第 3 层有不同部位锥体细胞堆积和巨大神经元现象，但迄今仍缺乏大样本病理报告。

（二）临床表现与分型

1. 临床表现

（1）多见于青春期或成年早期，发病年龄 8~62 岁；病程 7~24 年，存活最长者达 33 年；男性多于女性，男女之比约为 1.8∶1。

（2）突出的临床表现是运动障碍，以口面部不自主运动、肢体舞蹈症（酷似亨廷顿病）最常见。常表现为进食困难，步态不稳，时有自咬唇、舌等。其他运动障碍有肌张力障碍，运动不能性肌强直，抽动症，帕金森综合征等。帕金森综合征多见于年轻患者，于病程 3~7 年出现，可与上述运动障碍同时出现。

（3）性格改变和精神症状亦是其常见症状；约半数以上患者可有进行性智能减退；

约 1/3 患者可出现癫痫发作，以强直痉挛性全身发作多见。

（4）还可出现周围神经病，EMG 显示失神经支配性肌电图改变；极少数患者可出现伸跖反射、听力损害。

（5）并发症：约半数患者可有进行性智能减退，约 1/3 患者可出现癫痫发作，还可出现周围神经病，极少数患者可出现听力损害。McLeod 综合征可出现肌病、心肌病、血清肌酸激酶（CK）活性增高和持续溶血状态。

2. 分型　Haidie 等（1991 年）将 NA 分为以下三型。

（1）Bassen-Kornzweig 综合征：又称无 β 脂蛋白血症，为常染色体隐性遗传病。其临床表现为棘红细胞增多、β 脂蛋白缺乏、脂肪吸收不良、共济失调、视网膜病变，可伴肌萎缩、性腺萎缩、弓形足等。

（2）McLeod 综合征：为 X-连锁隐性遗传病。多于 30~40 岁发病，临床表现为各种运动障碍，常有反射消失、肌病、心肌病、血清肌酸激酶（CK）活性增高和持续溶血状态。神经棘红细胞增多症的特征是患者红细胞表面 Kell 抗原及 xK 抗原的抗原性明显减弱甚至消失。

（3）Levin-Critchley 综合征：又称舞蹈病–棘红细胞增多症。临床表现与 McLeod 综合征相似，但患者红细胞表面 Kell 抗原及 xK 抗原表达正常，血清脂蛋白水平亦在正常范围。

（三）实验室和其他检查

1. 实验室检查　①普通光镜检查可在周围血中找到棘红细胞，但只有其计数大于 3% 才有诊断意义。周围血中未找到棘红细胞不能排除 NA。②红细胞表面 Kell 抗原及 xK 抗原的抗原性减弱或消失是诊断 McLeod 综合征的重要依据。③血清 β 脂蛋白缺如是诊断 Bassen-Kornzweig 综合征的重要依据。④多数 NA 患者血清肌酸激酶（CK）活性增高，均见于男性患者。

2. 肌电图检查　部分患者 EMG 检查表现为失神经支配肌电图改变。

3. 头颅 MRI 检查　显示明显的尾状核局灶性萎缩，McLeod 综合征者常有弥漫性大脑半球萎缩。脑 MRI 示双尾状核萎缩，T_1 加权像呈低信号，T_2 加权像与质子密度像显示尾状核、壳核为略高信号。

4. 正电子 X 线电子计算机断层扫描（PET）　显示尾状核、壳核、大脑皮质的额、颞叶，以及丘脑区域脑血流量减少，呈低代谢活动。

（四）诊断

周围血棘红细胞计数大于 3% 及血清 CK 增高者即可诊断 NA。

（五）治疗及预后

目前 NA 尚无有效治疗。镇静剂如苯巴比妥、地西泮、氟哌啶醇对性格、行为障碍，肢体舞蹈症及口面部运动障碍可能有效，但易诱发帕金森综合征。多巴胺能药物对帕金森综合征可能有所帮助。

由于神经系统遗传病治疗困难，疗效不满意，预防显得更为重要。NA 的预防措施包括避免近亲结婚，推行遗传咨询、携带者基因检测及产前诊断和选择性人工流产等，防止患儿出生。

五、特发性基底节钙化

特发性基底节钙化（idopathic basal ganylia calcification，IBGC）又称法尔（Fahr）病，于 1930 年由德国人 Fahr 首次描述。该病是一种少见病，以两侧对称性基底节钙化为特征。苍白球与尾状核钙化多见于高龄，正常人亦可出现。40 岁以后出现钙斑者多考虑生理性，无临床意义。但若早年头颅 X 线就发现基底节钙化应视为异常。除基底节钙化，尚有小脑钙化。基底节钙化症的病变可导致多种运动和认知障碍，包括帕金森病和亨廷顿病等。

（一）病因与发病机制

IBGC 病因不明，目前认为主要与以下因素有关：①遗传因素，多为散发，亦有家族性发病报告，呈常染色体隐性或显性遗传。②外源性毒物激活脑内谷氨酸受体，产生神经毒作用导致钙沉积。③铁及磷酸钙代谢异常，在 Fahr 病发病机制中占重要地位。④免疫因素。

目前研究表明，IBGC 是肾脏对甲状旁腺（PTH）正常下的反应，血清钙磷正常，钙化起始于基底节和齿状核，钙化的过程与生理性钙化相似，随着疾病的进展，钙沉着的程度和范围也增加，可能因血管壁钙化所致的血管闭塞而造成脑萎缩，钙质沉着不一定伴神经系统症状。

（二）临床表现

1. 家族性病例　多于青春期或成年早期起病，有遗传早发现象。部分患者伴少见的遗传性疾病，如假性甲状旁腺功能减退型、难治性贫血、多种自身免疫性内分泌腺疾病等，主要表现各种运动障碍，如扭转痉挛单侧或双侧手足徐动症、震颤及共济失调等。可见以肌强直为突出表现的帕金森综合征及扭转痉挛手足徐动症，手足徐动症随病程可完全消失，仅遗留帕金森综合征症状。

2. 与钙磷代谢异常有关的甲状旁腺功能减退或假性甲状旁腺功能减退　占基底节钙化病例中的 2/3 左右。原发性甲状旁腺功能减退造成的 Fahr 综合征，病程常有多次发作性手足抽搐史，有舞蹈、手足徐动或帕金森病样表现，小脑性共济失调或少数患者有双侧肢体锥体束征阳性。

3. 部分患者出现精神障碍　如抑郁、躁狂、强迫行为、攻击性、易激惹、淡漠、性别倒错、谵妄等，痴呆是该病较常见的临床表现之一。但 Fahr 病痴呆类型不同于 Alzheimer 病及 Pick 病，是两者混合型。其早期表现智能减退，多为隐匿性，之后出现记忆力、语言、时间及空间定向力减退。

（三）诊断

IBGC 自幼开始出现慢性进行性智能衰退和锥体外系受损症状，结合颅部 X 线表现及脑 CT 检查的可靠证据确诊。

（四）治疗

目前，IBGC 尚无特效治疗方法，主要是对因及对症治疗。可使用抗帕金森病药物和治疗手足徐动症药物。有精神异常者可使用抗精神病药物。

六、快发病性肌张力障碍-帕金森综合征

快发病性肌张力障碍-帕金森综合征（rapid-onset dystonia-parkinsonism，RDP）属于国际肌张力障碍分类的 DYT12 型，是一种临床相对少见的运动障碍疾患，临床表现为急性或亚急性发病，既有肌张力障碍又有帕金森综合征，以常染色体显性遗传方式或散发形式发病。

Dobyns 等（1993 年）最早在印第安纳一大家系的 3 代人中发现，至少有 12 例为 RDP 的患者。多数患者的症状是在数小时内发生，其他则在数日至数周进展；发病年龄为 14~45 岁；一旦症状完全出现，则无进展或进展极缓慢。临床表现为肌张力障碍，主要累及言语和吞咽功能，常累及上肢（很少有下肢）；同时出现包括表情减少、运动迟缓、姿势不稳等帕金森综合征表现。其中 2 例患者表现间歇性肌张力障碍而无帕金森病症状。

（一）病因与发病机制

现已明确，RDP 是由位于染色体 19q12-q13.2 的 ATP1A3 基因突变所致。该基因编码 Na^+，K^+-ATP 泵的 α_3 亚基，特异性表达于中枢神经系统的神经元和心肌细胞，作为钠泵保障神经细胞对谷氨酰胺和其他递质的再摄取、细胞外 K^+ 缓冲、Na^+/Ca^{2+} 交换所形成的膜电位及细胞容积调节等。该基因包含 23 个外显子，编码 1 013 个氨基酸。编码蛋白 C 末端具有关键作用，其异常可导致跨膜电化学离子梯度紊乱而引起相应临床表型症状。2004 年，de Carvalho-Aguiar 等对 7 个无血缘关系的 RDP 家系进行 ATP1A3 基因分析发现有 6 种错义突变与 RDP 发病有关。2007 年，Brashear 等在增加 RDP 患者及家系数量后又发现该基因 4 种新生突变类型。至今已在 17 个 RDP 家系中发现该基因有 10 个异常突变，包括错义突变及 3bp 框内缺失或插入，其中 8 个为非遗传的新生突变；该基因 23 个外显子中已发现有 6 个（第 8、14、15、17、20 和 23）发生突变，包括韩国报告的首例亚洲 RDP 患者。该突变基因的外显率还不明确，但已确定有无症状携带者，表明其外显率较低。

目前，ATP1A3 为仅有证实导致 RDP 的致病基因。Brashear 等（2007 年）对 21 个家系中诊断为可能 RDP 的 49 例患者综述分析得出，其中 10 个家系中 36 例患者证实有 ATP1A3 基因突变，而另有 11 个家系中 13 例患者无此突变。而且，Kabakci 等对一个有 8 例 RDP 临床表现的德国家系患者基因测序分析，既未发现有 ATP1A3 基因突变，也无与第 19 染色体 ATP1A3 基因位点连锁证据。其中 5 例患者还表现有肾发育不全、肾囊肿和（或）终末期肾病；而其他报告的基因诊断确诊 RDP 患者未表现有肾脏疾患。这些均表明还存在其他 RDP 致病位点可能。

对于 RDP 的确切发病机制尚不明确。目前，ATP1A3 基因是仅有的所知引起 RDP 的致病基因，突变基因导致基因产物 ATP1A3 蛋白功能缺失，从而引起 α_3 亚基酶活性或稳定性异常，导致与 Na^+ 亲和力降低 200 倍、对 Na^+ 调控能力异常。DeAndrade 等制备小鼠 ATP1A3 基因（与人类 ATP1A3 基因同源）点突变致表达蛋白功能缺失的动物模型，发现模型动物应激后表现出运动协调和平衡功能异常，并有单胺代谢改变，相似于人类 RDP 疾患，进一步证实 ATP1A3 基因突变对 RDP 的致病意义。Calderon 等通

过系列动物实验发现，采用钠泵高亲和性、选择性阻滞剂哇巴因（毒毛花苷 G）灌注小鼠脑内（小脑、基底节区），在心理和物理性应激刺激（高温环境中进行足底电刺激）后可触发低剂量哇巴因脑内灌注小鼠模拟人类 RDP 的临床表现，出现有运动迟缓和全身型肌张力障碍，并由 EMG 证实肌张力障碍为持续性。由此提出小脑与基底节间的异常相互作用可引起 RDP 的运动异常症状；肌张力障碍主要始动者为小脑受累，其异常活动改变了基底节功能并由此引起肌张力障碍。但缘何 ATP1A3 功能异常仅主要表现为小脑和基底节功能受累而非全脑甚至全身性功能异常，原因不明。而患者可表现有精神症状等，也暗示可有更多脑区功能异常的表型谱。

然而，ATP1A3 基因突变临床表型并非只有 RDP，还可导致儿童交替性偏瘫（alternating hemiplegia of childhood，AHC）。AHC 是一种罕见的神经发育综合征，多在18 月龄前（平均 6~7 月龄）儿童发病，临床以双侧肢体交替性、反复性、突然发生的不同程度偏瘫为特征，睡眠时偏瘫可减轻或消失、而清醒后再现，多伴有智能发育迟缓，阵发性肌张力障碍或运动障碍、眼外肌麻痹，半数以上患者有癫痫发作。目前已明确，AHC 也是由 ATP1A3 基因杂合突变引起的，约 74%AHC 患者如此，有推断认为AHC 与 RDP 为 ATP1A3 基因突变疾患的连续表型谱。但也有研究提出与 RDP 是由于突变基因致 ATP1A3 酶活性或稳定性异常不相同，AHC 则更可能是由于突变基因在不影响蛋白产物表达量时致酶活性降低所导致。Brashear 等（2012 年）报告 2 例基因诊断为 RDP 的新生儿，分别为 9 月龄和 14 月龄时表现出波动性肌张力减低、共济失调、言语和吞咽不能，其中 1 例出现癫痫发作。支持了 ATP1A3 基因突变在不同年龄有不同临床表型谱的观点。在小鼠中也证实，ATP1A3 基因对控制性电活动具有功能意义，该基因突变可致癫痫发作。

在早期对 AHC 的致病基因研究中曾发现为 ATPase 的 α_2 亚基突变所致；相似研究也明确 α_2 亚基突变还可导致家族性偏瘫型偏头痛、家族性普通型偏头痛及良性家族性婴儿惊厥。这些研究发现有助于对钠泵功能异常所致疾患的探究。

另外，Camargos 等（2008 年）在巴西发现 2 例表现为常染色体隐性遗传，以青年期发病为多，临床表现包括肌张力障碍（上肢和下肢均可累及）和帕金森综合征的类似 RDP 的患者基因中发现新的致病突变基因，为 PRKRA 基因（编码蛋白激酶、干扰素诱导性双链 RNA 依赖性激活物）的 c.665C>T 突变所致，将之归类为 DYT16 型。由此，不仅在 RDP 鉴别诊断时要考虑此方面，而且也为相关研究拓展了视野。

（二）临床表现

RDP 患者发病前可无临床异常或有轻度肌张力障碍表现，在诸如用力、受寒、分娩、头外伤、酗酒、发热性疾病及情感应激等诱因下突然发病，主要出现肌张力障碍和帕金森综合征（运动减少或迟缓、僵硬、姿势不稳）等症状，个别可有痫性发作、精神症状（焦虑、抑郁、物质依赖）等，而这些非运动症状可能也是 RDP 表型的构成成分。极少数患者在病程中又突然出现症状加重的"继发性"加剧，也多由生理性或心理性应激刺激而致。

根据这些临床报告，归纳出 RDP 的核心临床表现为：肌张力障碍和帕金森综合征。肌张力障碍受累程度有明显头腿梯差（rostrocaudal gradient）的特点，即头面部受累表现较重，如明显构音障碍、吞咽困难、发音过弱和口舌僵硬感等面咽部症状，无假性延髓麻痹征，而上肢症状较轻，下肢则很少累及。这些表现一旦出现则持续存在、趋于稳定，很少随时间变化。

（三）诊断

1. 临床表现　2007 年，美国 Brashear 等在基因诊断基础上提出了 RDP 的临床诊断标准，认为符合此诊断标准的患者应进行遗传基因检测，但目前基因诊断只能有助于确诊，而不能作为排除标准；在最初提出的辅助诊断标准中还有"符合常染色体显性遗传"，但由于有新生突变的病例报道，故在诊断标准中删去；但提出的"足量多巴制剂治疗无效"一项被后来研究采用；散发 RDP 病例报告则提示家族遗传史在诊断中的意义不大。

现行 RDP 的临床诊断标准如下。

（1）核心诊断标准：①几分钟至 30 d 内快速出现肌张力障碍和帕金森综合征；②受累部位的严重程度存在明显头腿梯差（头面部>上肢>下肢）；③明显的咽部受累表现；④对左旋多巴治疗不敏感；⑤ATP1A3 基因的家族性常染色体显性遗传或新生突变。

（2）其他支持性临床表现：①发病时轻微或无震颤；②发病前轻度或无肢体肌张力障碍；③突然发病有明显诱因（如剧烈运动、妊娠、酗酒等）；④症状在 1 个月内稳定；⑤极少出现疾病的"二次进展"；⑥除步态异常可出现部分改善，其他症状较难明显改善。

（3）不支持的临床表现：①发病时肢体震颤；②病情进展呈逆向头腿梯差（下肢>上肢>面部）；③明显的肢体疼痛。

2. 辅助检查

（1）影像学检查：RDP 患者常规颅脑 MRI、CT 检查未见异常。可评估脑内代谢、血流供应、多巴胺转运系统功能等的脑 PET、SPECT 等核素检查，RDP 患者与正常对照者相似，并无多巴胺摄取部位变性或功能异常征象。Svetel 等对 1 例 RDP 患者行脑超声检查显示双侧黑质区回声增强，12 个月后复查仍如此，且 CIT-SPECT ［^{123}I-N-ω-氟丙基-2β-甲酯基-3β-（4-碘苯基）去甲基托烷］半定量分析纹状体摄取功能正常，此变化意义不明。

（2）电生理检查：与其他肌张力障碍疾患相似，RDP 患者的脑电图（EEG）检查无特殊发现；而有关肌电图（EMG）或诱发电位检查研究并不多见。

（3）实验室检查：RDP 患者常规血液学、脑脊液（cerebrospinal fluid, CSF）检查无特殊。多数 RDP 患者（非全部）和一些无症状突变基因携带者有 CSF 内多巴胺代谢物高香草酸水平降低，但此也可见于帕金森病患者。

（四）治疗

目前，对 RDP 症状尚无肯定有效的治疗方法。多巴胺能药物（包括左旋多巴和多巴胺激动剂）、抗胆碱能药物、巴氯芬、加巴喷丁，以及可用于治疗其他离子通道病的乙酰唑胺和丙戊酸等药物治疗效果不佳。一些患者应用高剂量苯二氮䓬类（如地西泮 20 mg/d）可获部分性缓解。一些研究者采用脑深部电刺激（DBS），亦不能缓解症状。

根据症状表现可进行合适的对症及支持治疗，包括吞咽障碍治疗、物理和（或）职业治疗；对其他合并症状如抑郁、焦虑等精神症状及癫痫发作可采用相应药物对症治疗，可取得一定效果，但长期效果评估尚不清楚。药物诱导急性肌张力障碍，用苯海拉明（diphenhydramine）50 mg 或地西泮（安定）5~10 mg 缓慢静脉注射，可快速缓解症状；口服地西泮（安定）10~20 mg/d，苯海索（三己芬迪）6~30 mg/d，左旋多巴 1~3 g/d，氟哌啶醇（haloperidol）1.5~4.5 mg/d，可使约50%的病例症状缓解。生活指导及生物反馈疗法也有一定的治疗价值。改善症状的药物种类较多，如地西泮（安定）、劳拉西泮（罗拉）、苯海索（安坦）、扑米酮（扑痫酮）、丙戊酸钠（丙戊酸）、卡马西平、巴氯芬（脊舒）、多巴胺受体激动药、左旋多巴和锂剂等，但无任何一种药物对所有慢性肌张力障碍都有效，临床应对不同患者通过反复疗效观察，寻找有效药物和最佳治疗剂量。

第三节　继发性综合征

继发性帕金森综合征包括：①脑炎后、病毒感染后帕金森综合征；②药物包括神经安定剂（吩噻嗪类及丁酰苯类）、利血平、甲氧氯普胺、α-甲基多巴、锂、氟桂利嗪、桂利嗪（脑益嗪）等所导致的帕金森综合征；③毒物包括 MPTP 及结构类似的杀虫剂和除草剂、一氧化碳、锰、汞、二氧化碳、甲醇、乙醇等所导致的帕金森综合征；④血管性原因（包括多发性脑梗死及低血压性休克）所导致的帕金森综合征；⑤外伤（如拳击性脑病）引起的帕金森综合征；⑥其他原因（包括甲状旁腺功能异常、甲状腺功能减退、肝性脑病、脑瘤、正常颅内压性脑积水等）所致的帕金森综合征。

继发性帕金森综合征的共同点是有明确的病因可寻，多与下列几种因素有关。①感染：一般在急性期出现，但多数症状较轻且短暂。少数在痊愈后有数年潜伏期，逐渐出现严重而持久的帕金森综合征。②药物：主要是依靠病史上有无服用抗精神病药物史来诊断。其症状两侧对称，可伴有多动症，但往往先于一侧肢体出现。③中毒：如一氧化碳中毒，患者多有中毒的急性病史，以后逐渐出现弥漫性脑损害的征象，包括全身强直和轻度的震颤。又如锰中毒，多有长期的接触史，在出现锥体外系症状前常有精神异常，如情绪不稳、记忆力下降等。④脑动脉硬化：因脑动脉硬化导致脑干和基底节发生多发性腔隙性脑梗死，影响到黑质多巴胺纹状体通路时可出现继发性帕金森综合征。其症状特点多无震颤，多伴有假性延髓性麻痹，腱反射亢进、病理征阳性，常合并明显痴呆。病程多呈阶梯样进展，左旋多巴制剂治疗一般无效。⑤外伤性：颅脑外伤的后遗症可以表现为帕金森病，见于频繁遭受脑震荡的患者。

一、血管性帕金森综合征

血管性帕金森综合征（vascular parkinsonism，VP）是由脑血管疾病引起的具有典型帕金森病症状的一组临床综合征，症状特点是缓慢起病，步态异常，非对称性肌张力增高，慌张步态，下肢重于上肢，静止性震颤少见，左旋多巴疗效不佳，常伴锥体束征、假性延髓麻痹和痴呆等。在脑影像学上显示共同损伤为多发性腔隙性梗死、白质疏松（white matter lesions，WML）及分水岭梗死等。

在西班牙的一项5 160例帕金森综合征的研究中，VP占4.4%。随着影像技术的进步和病理资料的积累，VP占全部帕金森综合征病例的3%～12%，临床病理研究发现不少VP生前被误诊，其实际的发病率和患病率可能更高。VP发病率和患病率同年龄呈正相关，起病较帕金森病（PD）晚，并且男性多于女性。

（一）病因与发病机制

1. 病因　Brissaud于1984年首先提出帕金森综合征（Parkison syndrome，PS）概念，并提出其为多病因性，血管梗死也是潜在的病因。1929年，Critch首先描述动脉硬化性帕金森综合征。1987年，Jellibger发现PS尸检60%有脑血管病变、血管性脑损害，特别是腔隙性脑梗死和皮质下动脉硬化脑病可伴有运动减少性强直症状的VP。一些临床上具有多次卒中发作及典型PS表现的尸解资料未发现帕金森病的病理改变，主要表现为多发性脑梗死及双侧基底节区多发性腔隙性梗死，而中脑黑质色素神经元及蓝斑完全正常，没有发现路易体。因此证实老年人PS可以由脑血管病变引起，VP存在不容置疑。由于VP患者颅底动脉粥样硬化、大脑及脑干萎缩、侧脑室扩大、脑实质内存在多发性腔隙梗死灶，同时小动脉玻璃样变，基底节区、脑干及脑叶深部白质内多发的新旧不一的梗死灶，有的以大量炎性细胞渗出为主，伴有胶质增生、囊腔形成，可见明显脱髓鞘改变。基底节区多发性腔隙性梗死可损害纹状体多巴胺能突触及突触后结构；深部白质梗死及脱髓鞘改变也可累及黑质—纹状体通路，故可导致VP发生。正常成人脑多巴胺含量随年龄变化，大约每10年减少13%，老年人在纹状体功能降低情况下，合并基底节区多发性腔隙性梗死及白质损害时更易出现VP。腔隙性脑梗死主要是深穿支小动脉闭塞所致的微梗死，其病因是长期高血压作用于小动脉及微血管壁，导致节段性脂质透明样变、纤维蛋白坏死，最后血管管腔阻塞而引起腔隙性梗死。脑的深穿支小动脉的闭塞与血流动力学的全血比黏度增高有关外，多与血小板聚集及纤维蛋白原升高有关。特别是在深穿支小动脉硬化的基础上，纤维蛋白原的升高易于形成血小板-纤维微栓子，造成基底节区其他部位的梗死，使纹状体多巴胺受体及通路破坏产生血管性帕金森综合征。

2. 病理改变　我国学者曾报告2例VP的尸解病理资料。一例见脑底动脉粥样硬化，大脑深部多发性腔隙梗死灶（直径2～10 mm）分布于双侧壳核、丘脑、左侧尾状核、胼胝体膝部及体部、乳头体、杏仁核及小脑齿状核等处，特殊染色未找到神经元纤维缠结及老年斑，髓鞘染色未见脱髓鞘改变。另一例见两半球对称，脑回变窄，脑沟加深，脑萎缩以额极更明显，脑干萎缩，双侧颈内动脉、大脑中动脉及基底动脉中度粥样硬化，双侧脑室扩大，双底节区多发性腔隙脑梗死。镜下可见双额叶、枕叶、海马、基底节、中脑及脑桥内多发陈旧及新鲜梗死灶，部分以出血及大量中性炎症细胞渗出为主。可见格子细胞增生，以胶质斑痕为主，有些区域囊腔形，可见明显脱髓鞘改变，中脑黑质色素神经元正常，蓝斑未见病变。纹状体内可见明显梗死灶，胶质瘢痕形成及脱髓鞘改变。新鲜梗死灶内可见出血及炎症细胞反应，小血管动脉壁明显玻璃样变，额叶皮质假分层性坏死。

（二）临床表现

VP可有两种形式：一种急性发病，可能与一些基底节梗死有关；另一种隐匿起病，呈进行性发展，可能与更加弥散的皮质下白质缺血有关。VP 最常见表现是步态障碍，常表现为姿势不稳、易跌倒、痴呆、锥体束征、假性延髓麻痹，肢体强直常呈铅管样，多无静止性震颤。腿的运动减少、髋部伸展减少、膝部的屈曲与伸展减少。

（三）诊断

1. 临床表现　应从病史、症状、体征、影像学检查、药物疗效评价等进行综合分析，同时排除其他原因引起的 PS，以及 VP 和 PD 同时存在的病例。现已证实 PD 可并发脑梗死，尤其纹状体的腔隙性梗死，虽然有些 PD 患者基底节和大脑白质有血管性损害，但是所有的损害都比较轻微。Zijlmans 等研究发现，不论是急性起病还是隐匿性起病的 VP 患者，其皮质下白质或灰质病灶的体积明显大于 PD 组或高血压组患者，可以把脑组织损害体积（以 0.6%）作为一个临界点，VP 患者皮质下白质或灰质的病灶体积常超过脑组织体积的 0.6%。同时，临床上隐匿起病的 VP 患者，其血管的损害主要是弥漫地位于分水岭区，而急性起病的 VP 患者的血管损害主要位于皮质下的灰质（纹状体、苍白球、丘脑），不论哪一类 VP 患者，其黑质均无任何变化。

根据以上所述临床表现，VP 的诊断指标可归纳为以下几点。

（1）病史：大多数 VP 患者有高血压病、糖尿病或高血压合并糖尿病史，不少患者发病前有反复发作的脑卒中病史。

（2）症状和体征：主要临床特点有以下几方面。①起病可急可缓可隐匿，亦可呈急性或亚急性起病；②多无静止性震颤；③强制性肌张力增高；④非对称性肢体强直；⑤动作缓慢、步态慌张；⑥表情呆板呈"面具脸"；⑦患者半数以上出现锥体束征，假性延髓麻痹，有些甚至出现痴呆。

（3）应用左旋多巴、盐酸苯海索及盐酸金刚烷胺疗效不佳。

（4）患者的症状体征可有自发的缓解现象。

（5）应排除 PD 及 PD 和 VP 并存，药物、中毒、外伤、感染、脑积水及一些变性疾病所引起的 PS。

（6）最后的确诊仍需病理学证实。

2. 辅助检查

（1）头颅 MRI：所有 VP 患者均有缺血性改变，绝大多数可见多发腔隙性梗死，梗死灶以基底节区、侧脑室旁和半卵圆中心最多见，少数脑干、脑叶可见到梗死灶。Akyol 等报道一例 80 岁高加索人的 VP 患者，急性起病，下肢症状为主，左旋多巴治疗无效，MRI 显示左侧中脑黑质腔隙性梗死病灶。大部分患者 T_2 加权像可见缺血性皮质下 WML 合并不同程度的脑萎缩。

（2）PET 或 SPECT：Ortega 等研究了 183 例变性帕金森综合征患者的 FP - CIT SPECT 摄取值，诊断 VP 有较高的精确性（灵敏性：95%，特异性：90%），但是 VP 组易出现假阳性。

（3）头颅 CT 及其他：本病 CT 改变主要为脑室旁白质及基底节区多发性的腔隙性梗死，脑室旁白质及半卵圆中心 WML，可见不同形式的脑萎缩。形态影像学检查支持 VP 的诊断并排除其他原因引起的继发性帕金森综合征，例如正常颅压脑积水、颅内占位病变等。

（4）血流动力学检查：结果提示为高凝状态，其中全血还原比黏度、血浆比黏度、纤维蛋白原增高明显。

（5）经颅多普勒超声（transcranial Doppler，TCD）：国内曾对 52 例 VP 患者进行 TCD 检查，发现 VP 患者大脑中动脉、椎动脉颅内段、基底动脉的最高平均血流速度（mean flow velocity，MFV）值均较正常对照组明显增高，说明此类患者丘脑、额叶、基底节区血供障碍。

（四）治疗及预后

临床上 VP 患者多伴有高血压、糖尿病或高脂血症，要特别重视早期治疗，同时要注意整体综合治疗和个体化治疗相结合的原则，如合理的膳食、适当锻炼身体（运动操、太极拳等），调节情绪，戒烟限酒，调控血压、降血糖、降血脂等。可给予改善微循环降低血液黏度治疗，如口服阿司匹林、潘生丁片，静脉滴注脉络宁、川芎嗪、金纳多和肝素或皮下注射低分子肝素等；钙通道阻滞剂具有扩张血管、保护脑细胞、抗动脉粥样硬化和维持红细胞变形性能力的作用，如尼莫地平、氟桂利嗪；自由基清除剂，如维生素 E、延胡索酸尼唑芬诺。也可以在上述治疗基础上，加高压氧治疗。

另外，近年来治疗帕金森病的立体定向手术对部分 VP 患者有明显疗效。

二、药源性帕金森综合征

药源性帕金森综合征（durg-induced Parkinsonmis，DIP）是常见的医源性疾病之一，是与服药有关出现的震颤、肌张力增强和运动减少为主要临床表现的综合征。在一般人群中，药物是造成帕金森综合征的最常见原因之一，阻断突触后多巴胺受体或消耗突触前多巴胺的药物，均可引起帕金森综合征。临床研究提示，药物诱发的帕金森综合征与帕金森病不易鉴别，停用相关药物可使大多数患者的症状得以缓解。近年来随着新药的开发及应用，其发生率也逐渐升高，有人统计，药物性帕金森综合征占整个帕金森综合征的 13%，仅次于帕金森病（59%）及血管性帕金森综合征（17%），应引起临床医生的注意。

（一）病因与发病机制

随着神经生化的进展，人们已经认识到在黑质—纹状体通路中含有丰富的多巴胺和乙酰胆碱，分别为抑制与兴奋性递质，多巴胺对纹状体内神经细胞起抑制作用，乙酰胆碱则起兴奋作用，在正常状态下二者保持动态平衡。当纹状体内多巴胺含量减少或多巴胺受体被阻断时，则乙酰胆碱的兴奋就相对增强而出现帕金森综合征。DIP 也被认为与多巴胺缺乏有关，下列药物被认为与 DIP 的发病有关。

1. 抗精神病类药物　20 世纪 50 年代以来随着该类药物的广泛应用，由此导致的帕金森综合征逐渐增多，也被人们逐步认识。有人报道在使用抗精神病药物的患者中帕金森综合征发生率为 20%~40%。其中主要是以氯丙嗪为代表的吩噻嗪类及以氟哌啶醇为代表的丁酰苯类。而过量或持续使用中枢多巴胺受体阻滞剂舒必利、硫必利可使中枢多巴胺代谢加速，也可导致帕金森综合征。抗精神病类药物主要是作用于突触后膜的受体上，通过阻断多巴胺能纹状体黑质传导途径，使纹状体中的多巴胺降低 20% 以上，多巴胺-乙酰胆碱功能失衡，导致帕金森综合征。试管实验证实，抗精神病类药物对多巴胺的拮抗作用以两种方法进行，其一在制止多巴胺对环磷腺苷的诱发作用，即抑制腺苷酸环化酶的作用；其二在制止多巴胺激动剂与受体结合的能力。基于两种作用，脑多巴胺含量明显减少，进而导致帕金森综合征。近年来在服用抗精神病类药物的同时服用抗胆碱药物，DIP 的发生率有所下降。此外，文献报道抗躁狂症药物碳酸锂、三环类抗抑郁剂也可导致 DIP。

2. 降压药物　萝芙木类降压药物利血平及甲基多巴可导致帕金森综合征。由于这些药物已不被作为常规降压药物，由此致病的帕金森综合征有所减少。利血平是作用于轴突末端，将多巴胺由其神经元内的储藏小泡内释放出来，阻碍多巴胺储存，使多巴胺耗竭。甲基多巴的化学结构与左旋多巴近似，在体内能与左旋多巴竞争，其代谢产物作为假性递质争占多巴胺的受体，降低多巴胺的浓度，导致该病发生。此外，抗高血压药二氮嗪（氯甲苯噻嗪）等非利尿剂药物亦可引起帕金森综合征。

3. 钙通道阻滞剂　20 世纪 80 年代以来具有选择性扩张脑血管作用的钙通道阻滞剂氟桂利嗪、桂利嗪广泛应用于老年患者，也可引起帕金森综合征的发生。1987 年，日本报道氟桂利嗪引起帕金森综合征占全部服用该药患者的 20%，有脑卒中既往史者甚至高达 50%。Marti 报道 11 例 65～83 岁的患者服用桂利嗪 150 mg/d，6～36 个月后出现帕金森综合征。另有报道称服用氟桂利嗪 10～40 mg/d，3～15 周可引起帕金森综合征。施建安等曾于 1993 年报道西比灵（盐酸氟桂利嗪胶囊）致锥体外系反应 2 例。1996 年，刘希等报道了 11 例由氟桂利嗪引起的锥体外系反应，其中 2 例属药源性帕金森综合征。笔者遇一 65 岁老人因头晕服用氟桂利嗪（12 mg/d），第 4 天出现反应迟钝、动作笨拙，后渐出现慌张步态、四肢震颤、肌张力增高。CT 检查无异常，立即停服氟桂利嗪，2 d 后症状逐渐消失。钙通道阻滞剂具有阻断突触后 D_2 多巴胺受体的作用，阻止多巴胺与受体结合，因而导致帕金森综合征。维拉帕米亦属钙通道阻滞剂及哌克昔林（双环己哌啶）为弱钙通道阻滞剂均可引起帕金森综合征。有关受体的研究也证实了钙通道阻滞剂可阻断多巴胺受体。

4. 胃肠用药　主要作用于消化道，然而也可通过血脑屏障，作用于中枢神经系统，阻断突触后 D_2 多巴胺受体，导致帕金森综合征。该类药物临床应用范围广泛，多数又是长期服用，很多要与上述药物联合应用，由此导致的帕金森综合征并不少见，尤以甲氧氯普胺（胃复安）为著。1995 年，李燕等报道 8 例胃复安致帕金森综合征；1998 年，潘岳清报道胃复安出现不良反应 22 例，其中 5 例有帕金森病样表现。药理学方面的研究发现胃复安可阻断下丘脑的多巴胺受体，引起帕金森病样表现。郑恬报道 1 例用 H_2 受体拮抗剂西咪替丁 0.2 g/次，3 次/d，0.4 g 每晚 1 次，服药 6 d 后患者自感乏力、头晕、四肢抖动、不自主摇头、颜面呆滞，站立时头部前倾，行走时呈碎步样慌张步态，四肢肌张力增高，停用西咪替丁并给予苯海索治疗，2 d 后症状消失，这可能系西咪替丁抑制了黑质和黑质—纹状体通路中某些微粒体酶，从而使纹状体中的多巴胺含量减少。胡远江等也报道西咪替丁可引起帕金森综合征。

5. 其他药物　有研究称头孢菌素 Ⅱ、米诺环素（二甲胺四环素）也可产生帕金森综合征。金笑平报道 2 例口服胺碘酮引起帕金森病样震颤。

（二）临床表现

DIP 在症状学方面酷似自发性帕金森病，本综合征多数病例是在长期或反复使用药物过程中出现症状的。多在给药的 4~6 个月出现症状，但可短至数日、长至 1 年以上出现，个体差异较大；症状多随药物的加减而波动；停止药物后症状好转，继续应用则加重；症状多在停药后 3~10 周改善或消失，部分病例需更长时间（1 年以上）症状改善。一旦出现症状，与帕金森病相比，病情进展较快，常以周、月为单位加重。症状中运动徐缓及肌强直明显，静止性震颤少；但抗抑郁药物及抗心律失常药物引起的病例多以静止性震颤为主要表现，多表现为双侧性症状。

（三）诊断

DIP 不等于帕金森病，其一直是帕金森病诊断标准中的排除项，根据临床起病特征、运动特征、非运动特征（通常无帕金森病非运动症状）、PET 显像（DAT 正常）可辅助鉴别。

DIP 与帕金森病（PD）的鉴别见表 10-1。

表 10-1　DIP 与 PD 的鉴别

主要特点	DIP	PD
平均起病年龄/岁	70	60
起病症状	对称	非对称
起病	急性或亚急性	慢性
治疗结果	可逆	进展性
停用诱发药物的反应	良好	较差
对左旋多巴的反应	无	较好
其他特点	口-颊-舌肌张力障碍，静坐不能	
非运动症状	不常见	常见
静止性震颤	不常见	常见
性别	女性常见	男性常见
冻结步态	不常见	常见
影像学	DaTscan：-	DaTscan：+
	Cardiac MIBG：-	Cardiac MIBG：+
	TCS：-	TCS：+

注：DaTscan—是一种用于单光子发射计算机断层显像（SPECT）成像的放射性药剂，中文名为碘（^{123}I）氟潘，英文名为 ioflupane（^{123}I）。Cardiac MIBG—心脏 MIBG 摄取，MIBG（间碘苄胍）是一种非代谢标记物，类似于去甲肾上腺素，可用于评估后神经节神经纤维。TCS—经颅超声（transcranial sonography）。

（四）治疗及预后

停用可疑药物。随诊观察锥体外系症状是否改善；通常不需要使用多巴胺能药物；症状改善不完全时可以使用金刚烷胺；需要随诊以明确是否为原发性帕金森病。

多数患者在停药数日或数周内改善；绝大多数患者在 2~3 个月内情况良好；有些

患者最终诊断为帕金森病，此时相关药物只是诱因，并不能导致帕金森病。

三、青少年型帕金森综合征

帕金森病是中老年人常见的中枢神经系统变性疾病，青少年也会患此疾病。不少患者青少年时期就出现了静止性震颤、肌肉强直、动作缓慢等表现。而且这个群体的人数与日俱增，占据了帕金森病总人数的10%左右。

帕金森病的平均发病年龄为60岁。40岁以下人群发生帕金森病时临床就叫作"青少年型帕金森综合征（juvenile parkinsonism，JP）"。但是通常认为50岁是JP发病的上限，因此定义JP发病的年龄在20~50岁。小于20岁的年轻患者所显露出的帕金森病症状是特别的，这些症状大多不能代表真正的帕金森病。"诱发型帕金森病"通常被用来诊断在20岁前发病的帕金森病。50岁前出现帕金森病症状的比率大约占患病人数的5%。

（一）病因与发病机制

1. 常染色体显性遗传的JP（autosomal dominant inheritance-JP，AD-JP）　报道的家系不多，发病年龄2~39岁，具有帕金森病的临床症状，患者肌张力障碍表现突出，对左旋多巴早期反应尚可，后期出现严重的开关现象和运动障碍。病理显示黑质、苍白球、齿状核、下丘脑、脊髓等广泛萎缩，或仅为单纯的黑质变质（肌张力障碍多见），无路易体。AD-JP是一个异质性的临床病种，多数患者没有根本的原因，大部分患者不同寻常的临床特征显示为帕金森病不同的中枢神经系统变性疾病。

2. 常染色体隐性遗传的JP（autosomal recessive inheritance -JP，AR-JP）　多见于日本人群，多隐匿起病，进展缓慢。1996年，Matsumine等研究了3个AR-JP家系21例患者，这些患者具有以下特征：发病年龄早，8~43岁，平均24.6岁，多数发病<40岁；有典型的帕金森病表现，而震颤、肌强直症状较轻；对左旋多巴治疗反应良好，但由左旋多巴引起的运动障碍和症状波动出现早且严重，病程缓慢、拖延；病理表现为黑质致密部严重的选择性神经元变性，胶质细胞反应性增生，无路易体形成，与典型帕金森病有不同的病理过程。

3. Parkin基因的突变　研究已证实，AR-JP是单基因控制的疾病，Parkin基因广泛而复杂的突变包括了Parkin基因片段或单个碱基的缺失，插入或点突变等。最早发现的是缺失突变，不仅在亚洲，Lucking等研究的12个欧洲家系分别为意大利5个，法国4个，荷兰1个，保加利亚1个，阿尔及利亚1个。在3个家系的8名患者中发现2个新的纯合缺失，阿尔及利亚家系有8、9号外显子缺失，法国和保加利亚家系有3号外显子的缺失。Hattori等报道对18个不相关的AR-JP家庭的34例患者做广泛的分子生物学分析后，发现4个不同的纯合缺失突变，分别为3、4、5号外显子及3~4号外显子的缺失。此外，在2个家庭2例患者中发现1个碱基缺失。不同外显子缺失的家系临床特征亦有差别：3号外显子缺失的家系，患者震颤的发生率明显低于非缺失的家系，比8号、9号外显子缺失的家系发病年龄晚，但病情更重，其余临床特征相类似。说明Parkin基因突变的频率与帕金森病患者的早发性及阳性家族史有一定的相关性。

4. Parkin基因的多态　作为突变的特殊类型，现已报道有4种：4号外显子中碱基

G→A 的置换（S/N167）；10 号外显子 G→C 的置换（V/L380）；10 号外显子 C→T 的置换（R/W366）；11 号外显子 1281G→A 的置换（ASP394Asn）。Wang 等研究发现，只有 R/W366 多态的等位基因频率，在患者组中明显低于正常组，提示它可能是日本人群散发性帕金森病的一个保护因素。SatohJ 等分析了 71 例日本散发性帕金森病患者和 109 名健康人的 4 号外显子 167 丝氨酸/天冬酰胺（167S/N）的多态性，发现 167S 或 167N 等位基因的频率在两组无明显差别，但患者组中 167S/N 杂合子的出现频率较 167S 或 167N 纯合子联合出现的频率还高（62%比 45.9%）。这项观察指出日本人群中 Parkin 基因 4 号外显子多态的杂合性可能导致帕金森病的遗传易感性。2000 年 Hu 等对中国台湾省的 92 例散发性帕金森病患者和 98 名健康人调查 Parkin 基因的多态性，发现多态 S/N167，R/W366、V/L380 等位基因出现的频率在两组之间无明显差别，指出这 3 种多态不是中国台湾人散发性帕金森病的遗传因素。同年 Klein 等在欧洲人群（德国和意大利）中研究了 79 例早发型散发帕金森病患者（50 岁以前发病）和正常人群，发现 V/L380 等位基因频率在患者组中较正常对照组高，提示携带这个多态基因是早发型帕金森病的危险因素。2001 年 Melick 等研究了澳大利亚帕金森病患者和正常人群中 S/N167 基因的多态性，发现与日本人群不同，等位基因 A 在患者组出现的频率较对照组明显减少，而且这种现象表现在发病年龄晚的患者。这可能对区分早发型和晚发型帕金森病有很大的帮助。因此，Parkin 基因的多态性在不同种族表现不同。关于 Parkin 基因多态性的研究对阐明 Parkin 基因在非遗传性帕金森病发病机制中的潜在介入起着重要作用。

（二）临床表现

Ishikawa 和 Matsumine 等总结了日本 AR-JP 的主要临床特点为：①发病年龄早，大多数于青少年期发病，一般不超过 40 岁；②病程长，病情进展缓慢；③临床表现为静止性和（或）位置性震颤、肌强直、运动迟缓、姿势不稳；④常伴有肢体的腱反射活跃及轻微的足部肌张力障碍；⑤睡眠后症状可减轻；⑥对多巴制剂治疗反应良好，但由多巴制剂引起的症状波动和运动障碍出现早而频繁；⑦病理表现为黑质致密层严重的选择性神经元变性，无路易体形成；⑧呈常染色体隐性遗传。

（三）诊断与鉴别诊断

1. 临床表现　起病多较隐袭，呈缓慢发展，逐渐加重。主要表现为震颤，肌强直，运动迟缓，姿势步态异常，口、咽及腭肌运动障碍。

2. 辅助检查　采用高效液相色谱（HPLC）可检测到脑脊液和尿中高香草酸（homovanillic acid，HVA）含量降低。颅脑 CT 可有脑沟增宽、脑室扩大。

3. 鉴别诊断　排除脑炎、脑血管病、中毒、外伤等引发的 JP，并与癔症性、紧张性震颤相鉴别。

4. 其他自主神经症状　油脂面、便秘、出汗异常，口水过多、流涎。近半数患者有抑郁或睡眠障碍。15%~30%的患者在疾病晚期发生痴呆。

（四）治疗及预后

对于 JP 患者，治疗相对安全，并发症少，手术治疗效果在日常活动及运动功能改善方面比帕金森病患者好。当前，对青少年型帕金森病使用多巴胺类药物治疗的时机、药物剂量与手术治疗时机尚存在一些分歧。结合相关研究资料，笔者认为 JP 患者带病生存时间较帕金森病患者长，治疗方面更应注意患者功能的改善和生活质量的提高，应及时服用适当剂量的左旋多巴制剂治疗，当出现较严重的药物不良反应时，应及时接受手术治疗，可更好地改善症状，获得较高的生活质量。

四、由正常压力脑积水引起的帕金森综合征

正常压力脑积水（normal pressure hydrocephalus，NPH）是一种脑室虽扩大，而脑脊液压力正常的交通性脑积水综合征。其主要症状是步态不稳、记忆力障碍和尿失禁。NPH 极少引起帕金森综合征表现，但部分患者尤其出现脑室扩大者可出现帕金森综合征，表现步态障碍、行动迟缓，以及震颤、肌张力增高、尿便障碍等症状，而帕金森病多无智能障碍，CT 及 MRI 检查可进一步鉴别。

（一）病因与发病机制

NPH 的主要病因是颅内动脉瘤破裂、外伤或其他原因导致的蛛网膜下腔出血（subarachnoid hemorrhage，SAH），大量的红细胞阻塞了脑室外的脑脊液循环和吸收通路；也可因各种疾病引起的脑脊液中蛋白含量异常增高或其他能阻塞脑脊液在脑室外的循环和吸收通路的原因引起。病史中常有蛛网膜下腔出血、颅脑损伤脑膜炎及颅内手术史。据报道 SAH 后有 10%～30% 的患者可有脑室扩大，10% 的患者有严重的脑积水。有些患者是由于大脑导水管狭窄、基底动脉扩张、广泛脑动脉硬化、高血压、脑血栓形成、糖尿病伴发小血管纤维化等。可能与脑血流量减低致使脑代谢障碍有关。Paget 病有时产生脑底面的蛛网膜下腔广泛性阻塞。脑膜感染，如结核性脑膜炎，在病变后期易产生蛛网膜粘连；外伤性 SAH 和颅内手术出血流入蛛网膜下腔等均可产生脑积水。中脑导水管狭窄也是一种较常见的病因，多与 SAH 等因素造成的交通性脑积水有关。由于蛛网膜广泛粘连，脑脊液循环受阻，加之蛛网膜颗粒脑脊液回收减少而致脑积水，脑室扩大，脑脊液通过扩大的脑室室管膜代偿性地转移到脑室周围白质回收。其病理生理改变是脑室扩大、间质水肿、皮质下白质受压和血供障碍。

1. 脑内压力梯度形成　在蛛网膜颗粒内阻塞时，并不产生脑积水，而是发生良性颅压增高。脑脊液在脑室系统和蛛网膜下腔流动阻力增加时，产生脑室扩大-脑积水。因而提出脑室和脑皮质表面压力梯度形成，是产生脑室扩大的原因。已有人用白陶土诱导的猫脑积水实验模型证明了这种压力梯度形成学说。

2. 脑脊液搏动压增高　有人测定正常颅内脑积水平均脑脊液压不增高，但可有脑脊液搏动压增高，使脑室扩大。提出在正常情况下，脑实质中的小静脉、细胞间隙蛋白质和脂质有类似海绵样的弹性物质，其中的液体成分在颅压升高时可被挤出。在一定程度的压力下脑实质可被压缩，这种压力称脑组织生物弹性值。在该值以下的脑内压力只作用于脑组织内，而没有任何脑实质内的液体挤出，但脑室周围承受的压力比脑实质内的压力要大，这就产生脑室扩张，表明脑室内压力和脑实质之间的关系。

3. 密闭弹性容器原理　有人提出 NPH 最初颅压增高，产生脑室扩大，根据 Lapace 原理，即在密闭弹性容器的液体压力（P）与容器壁的面积（A）的乘积等于容器壁承受力（F，$F=P\times A$）。这样，一旦脑室扩大后，虽然脑压恢复到正常，但作用于脑壁的

压力仍增加。也有提出 NPH 是由于脑组织顺应性改变所表现的脑室扩大。Welch 等报道，高血压动脉硬化脑血管病比同龄组高 3 倍以上，推测脑血管壁弹性的变化使脑组织顺应性增加，并可出现脑表面的压力梯度发生明显改变。

目前，研究 NPH 的脑组织病理生理改变主要有：①脑组织受压产生的脑血流减少；②脑组织内神经生化物质异常，如胶质纤维蛋白增加和血管肠肽类的减少；③继发性神经元损害。

（二）临床表现

多数患者症状呈进行性逐渐发展，有些在病情出现后，其病程为数月或几年。患者没有明显头痛，但有行为改变、癫痫或帕金森病。近期记忆丧失是最明显的特点，患者常表情呆滞，自发性或主动性活动下降，谈话、阅读、写作、爱好和创造性减弱，对家庭不关心、淡漠或冷淡、孤僻、工作效率差。

1. 智能障碍 一般最早出现，智能障碍的程度差异很大，可以表现为轻度淡漠、记忆力减退、痴呆、表情呆板、反应迟钝等。

2. 排尿障碍 以尿急、尿失禁多见，大多出现较晚。

3. 共济失调 以步态异常开始，表现为行走慢、步距短、步态不稳、迈步费力等特点。继之行走困难，严重时起坐困难，站立不能，甚至卧床，翻身亦困难。

4. 其他症状 可有手震颤，手的精细运动笨拙，肌张力增高，动作和姿势的稳定性差及锥体束征等。

5. 体征 虽然眼外肌活动充分，但可有眼震、持续恒定走路困难，肢体活动缓慢，腱反射略增高，可有单侧或双侧巴宾斯基（Babinski）征阳性，晚期出现摸索现象和强握反射。

（三）诊断

NPH 根据病史、临床表现以及影像学辅助检查，一般可做出明确的诊断。

1. 实验室检查 侧卧位腰椎穿刺时，脑脊液压力通常不高于 180 mmH$_2$O，在不伴有颅内其他病变时，脑脊液的糖蛋白和细胞计数均在正常范围内。腰椎穿刺放液后，如症状改善可提示分流有效。

2. 影像学检查 头颅 CT 检查是 NPH 的重要检查手段，它可确定脑室扩大和皮质萎缩的程度及引起脑积水的病因，同时，也是观察手术后分流效果及并发症的手段。典型的 CT 表现为脑室扩大而皮质萎缩不明显。MRI 可从矢状、冠状、水平全方位观察较小的颅内病变并优于 CT，同时通过 MRI 可观察脑脊液的动力学变化，对脑积水进行评价。脑室周围 T$_1$ 加权像低信号改变可表明脑积水呈进展趋势。

3. 核素脑池造影 用放射性核素腰椎穿刺注入蛛网膜下腔，在进入脑和脑室时照相观察。扫描可见到三种情况：①正常型，放射性核素在大脑凸面，而不流入脑室内。②NPH，放射性核素进入脑室内并滞留，72 h 内脑凸面不能显示。③混合型，多数患者为此型，即脑室和脑凸面在分期扫描均可显示。由于放射性核素扫描对判断分流效果没有肯定的关系，这种检查对评价腰椎穿刺没有太大的帮助，目前临床并不常用。

4. 其他检查 颅骨平片一般无慢性颅高压征象，脑电图可见持续性广泛慢波，NPH 可显示脑血流量的减少，脑血管造影侧位像可见大脑前动脉格外伸直，大脑中动脉侧裂点向外移位。有脑萎缩时，在毛细血管期见到小血管与颅骨内板之间距离增宽，气脑造影见全部脑室和不同程度的脑池扩大。

（五）治疗及预后

目前，多以侧脑室腹腔分流术为首选，而脑室右心房分流术只有在患者因腹部病变不适合行腹腔分流时才实行，其他的分流术临床应用甚少。根据 NPH 的颅内压特点，选择 60~90 mmH₂O 中压分流管为宜。术前应对分流效果做出估计，谨慎评价手术指征，达到手术最大效果。

1. NPH 治疗的一般过程　对痴呆、步态不稳、尿失禁和脑室扩大或只有步态不稳和脑室扩大的患者腰椎穿刺，如脑脊液压力高于 180 mmH₂O，无须进一步检查，可行分流手术；抽出 20 mL 以上脑脊液，如走路不稳好转，则可行分流手术，症状不改善，则另行考虑；24 h 颅内压监测，如有搏动性升高活动优势，可行分流手术；如腰椎穿刺灌注试验阳性或放射性核素和碘苯酯等脑脊液动力检查，脑室没能显影，则可行分流治疗。

2. 分流指征判定

（1）临床症状评价：走路不稳是评价分流效果的重要指征。步态不稳先于智力障碍者，对分流手术反应良好，而单纯以智力障碍为主要症状者，分流效果较差。有74%的走路不稳者分流后可恢复，并把走路不稳作为 NPH 分流指征的基本条件，约87.5%分流后症状明显恢复。也有作者将脑室扩大和步态不稳作为分流的标准，约83%的患者在分流后可取得良好效果。

（2）颅压测定：NPH 患者几次腰椎穿刺测压均在正常值上限者，24 h 连续监测颅压有波动性升高或腰椎穿刺放液后症状改善者，分流后多有明显的效果。有报道连续性监测颅内压有 β 波频繁活动，24 h β 波活动多于 50%者，分流术后可明显改善症状。

（3）腰椎灌注试验：以腰椎穿刺连接一个三通管，管的两头分别接压力连续描记仪和注射器，以脑脊液正常分泌 2 倍的速度（约 1.5 mL/min）向腰部蛛网膜下腔注入生理盐水，正常时压力上升不高于 20 mmH₂O/min，而 NPH 因脑底部的蛛网膜下腔阻塞和吸收功能减退，其压力上升高于此值。也可用腰椎穿刺灌注同时做脑室引流方法预测分流术效果，其方法是先做侧脑室穿刺置管确定脑脊液流出初压，然后以该压力值向腰椎穿刺灌注生理盐水，如果脑脊液流出速度大于 12.5 mL/min，则分流术可有较好效果。

（4）头颅 CT 扫描：脑沟变浅，脑回缩小，蛛网膜下腔不宽，而脑室扩大明显和脑室周围水肿严重者分流后效果明显。

3. 分流失败分析　对 NPH 选择合适压力的分流管至关重要，只有分流后使脑压尽可能降低才能达到脑室缩小、症状改善的效果。但脑压下降过度则会引起术后一些并发症。

（1）硬膜下积液：分流后发生硬膜下积液的机制有以下三个方面。①分流后因颅压下降，由于虹吸效应引起颅压持续下降或皮质小静脉撕裂；②分流管压力过低使颅压下降太低；③脑脊液沿分流管周围渗入蛛网膜下腔。预防方法：应选择合适压力和附有抗虹吸装置的分流管，术中封闭分流周围的蛛网膜下腔防止脑脊液外渗。也有人提出，分流后的硬膜下积液并非与分流后虹吸现象和沿分流管外渗有关，硬膜下积液多发生在腰椎腹腔分流后和分流脑室的对侧，约80%的病情可得到缓解。如CT扫描显示脑室扩大或有临床症状加重，则需结扎或更换较高压力分流管。

（2）分流不足：分流后脑室缩小不明显或临床症状不缓解提示分流不足，可用腰椎穿刺测压估计分流功能，如果脑脊液的压力接近分流管的压力，可推测分流管功能正常。此时，如脑室仍扩大，临床症状不改善，可换低压分流管。另外，正常颅压脑积水由于脑损伤的病因不同，并且是某些疾病过程的最后结果，有些患者因分流不足或分流过度而加重病情，因此，分流失败并不可认为原始诊断有误。除此以外，尚有以下并发症：分流管阻塞或分流无效、感染、引流过度引起的硬膜下血肿、癫痫和脑内血肿等。

五、其他原因引起的帕金森综合征

1. 脑炎后帕金森综合征　具有以下特点：①发病年龄不定，多有中枢神经系统感染时。②与帕金森病病程缓慢进展不同，该病起病不久，症状即迅速达高峰，然后静止发展。③肌强直重于震颤，而且震颤局限性多见。④常合并偏瘫、心理障碍、瞳孔反射障碍或眼肌麻痹等中枢神经功能障碍。⑤对于左旋多巴及复方多巴疗效差。

2. 甲状旁腺功能低下引起的帕金森综合征　甲状腺功能减退的症状取决于低钙血症与持续时间，但血清下降的速度也具有重要临床意义。低钙血症的临床表现首先可出现指端或嘴部麻木和刺痛，手足与面部肌肉痉挛，随即出现手足搐搦（血清钙<2 mmol/L），典型表现为双侧拇指强烈内收，掌指关节屈曲，指骨关节伸张、腕肘关节屈曲，形成鹰爪状，有时双足也呈强直性伸张，膝髋关节屈曲。发作时可有疼痛，但由于症状可怕，患者常异常惊恐，因此搐搦加重；有些患者，特别是儿童可出现惊厥或癫痫样全身抽搐。如不伴有搐搦，常误诊为癫痫大发作。手足搐搦发作时也可伴有喉痉挛与喘鸣，由于缺氧，又可诱发癫痫大发作。有些轻症或久病患者不一定出现手足搐搦。其神经肌肉兴奋性增高主要表现为面部轻叩试验（沃斯特克征，Chvostek sign）与束臂加压试验（陶瑟征，Trousseau sign）阳性。头颅摄片可发现多数患者基底节钙化，并可出现锥体外系神经症状，纠正低钙血症可使症状改善。少数患者可出现颅内压增高与视盘水肿。慢性甲状腺功能减退可出现神经症状，包括烦躁、易激动、抑郁或精神病。儿童常有智力发育迟缓与牙齿发育障碍。白内障在此类患者中较为常见，可严重影响视力，纠正低钙血症可使白内障不再发展。长期甲状腺功能减退使皮肤干燥、脱屑，指甲出现纵嵴，毛发粗而干，易脱落，易发生念珠菌感染。血钙纠正后，上述症状也随之好转。心电图检查可发现QT间期延长，血清钙纠正后，心电图改变亦随之消失。

甲状腺功能低下引起的帕金森综合征可有锥体外系病变，但多伴有手足搐搦、低钙血症、高磷血症，头颅MRI及CT检查可见双侧基底节、大脑皮质、小脑齿状核对称异常密度灶。多巴胺制剂效果差，纠正低钙血症可使症状改善。

3. 乙醇中毒性震颤　乙醇直接作用于神经细胞膜，这类物质像巴比妥类一样是脂溶性的。通过溶解细胞膜与细胞膜脂蛋白的相互作用而产生效应。乙醇是中枢神经系统（CNS）的抑制剂而不是兴奋剂，一些乙醇中毒的早期症状提示大脑兴奋，如喋喋不休、攻击性、过分活跃和大脑皮质电兴奋增加等，这是因为调节大脑皮质活动的某些结构（可能上部脑干的网状结构）被抑制的结果。同样，早期腱反射活跃可能反映高级抑制中枢对脊髓运动神经元的短暂性失控。然而，随着酒量的增大，抑制作用扩展至大脑、脑干和脊髓神经细胞，造成乙醇中毒性脑病，其三种综合征的特征性表现如下。

（1）韦尼克（Wernicke）脑病：在长期饮酒的基础上，一次过量饮酒后突然发生谵妄、昏睡、肌肉抽搐或眼球麻痹、去大脑强直或昏迷，清醒后可转为（2）、（3）两种综合征。

（2）科尔萨科夫（Korsakoff）综合征：缓慢起病，以记忆障碍为主，伴虚构或错构、定向力障碍，可有情感或动作迟钝，可发生程度不同的多发性神经炎。检查见肢体感觉障碍、肌萎缩、腱反射减弱或消失，严重时可瘫痪。

（3）慢性乙醇中毒性痴呆：缓慢起病，有严重的人格改变、记忆力减退及智能障碍；社会功能及生活自理能力下降或消失，脑电图可有低波幅慢波；脑 CT 示脑室扩大，大脑皮质特别是颞叶显著萎缩。

乙醇中毒出现震颤一般多合并精神障碍，如谵妄、幻觉、妄想、器质性遗忘综合征（Korsakoff 综合征）、痴呆等。

4. 锰中毒及一氧化碳中毒引起的帕金森综合征　轻度锰中毒及一氧化碳中毒早期症状均有头晕、头痛、肢体酸痛、下肢无力及沉重、多汗、心悸和情绪改变；中重度出现肌张力增高、手指震颤、腱反射亢进，对周围事物缺乏兴趣和情绪不稳定。出现典型的震颤麻痹综合征，有四肢肌张力增高和静止性震颤、言语障碍、步态困难等，以及有不自主苦笑、强迫观念和冲动行为等精神症状。

以上几种毒物均侵犯中枢神经系统，可产生帕金森病样症状。

5. 脑肿瘤引起的帕金森综合征　脑肿瘤合并帕金森综合征者，一般年龄都在 60 岁以上，病程长短与肿瘤的发展快慢有关。由于老年人都有不同程度的脑萎缩，常掩盖头痛、呕吐等高颅内压症状，局灶体征也较轻，而突出表现为单纯帕金森综合征的体征，能引起此帕金森综合征症状者主要是生长在双侧大脑半球靠近中线矢状窦旁或深部基底节区和丘脑的肿瘤。从组织起源上看，这些肿瘤多为脑膜瘤、胶质瘤、血管瘤、转移瘤等。肿瘤引起帕金森综合征的机制目前认为是：①巨大的脑膜瘤或大脑半球深部的胶质瘤直接或浸润基底节。②肿瘤损害管理运动的大脑皮质，阻断由此通往基底节区的传导纤维。③中脑脑瘤并累及黑质—纹状体多巴胺能通往纹状体的神经元。治疗上可行立体定向病灶损毁手术。

6. 外伤后帕金森综合征　头部外伤时，剪切用力可使中枢神经系统轴索损伤，使得脑的中轴部分尤其是脑干、大脑脚挫伤。头颅 MRI 检查可发现脑干、大脑脚的损伤，尤其会发生在黑质纹状体多巴胺通路上，造成帕金森病样症状。治疗上多巴胺疗效较好。

参考文献

［1］WEISMAN D，MEKEITH I. Dementia with lewy bodies ［J］. Semin Neurol，2007，27

（1）：42-47.

[2] GAGNON J F, POSTUMA R B, MAZZA S, et al. Rapid-eye-movement sleep behaviour disorder and neurodegenerative diseases [J]. Lancet Neurol, 2006, 5 (5): 424-432.

[3] PIGGOTT M A, BALLARD C G. Rowan E, et al. Selective loss of dopamine D2 receptors in temporal cortex in dementia with Lewy bodies, assoeciation with cognitive decline [J]. Synapse, 2007, 61 (11): 903-911.

[4] BEACH T G, ADLER C H, SUE L I, et al. Reduced striatal tyrosine hydroxylase in incidental Lewy body disease [J]. Acta Neuropathol, 2008. 115 (4): 445-451.

[5] SATO T, HANYU H, HIRAO K, et al. Deep gray matter hyperperfusion with occipital hypoperfusion in dementia with Lewy bodies [J]. Eur J Neural, 2007, 14 (11): 1299-1301.

[6] WEISMAN D, MEKEITH I. Dementia with Lewy bodies [J]. Semin Neurol, 2007, 27 (1): 42-47.

[7] NIELSEN H M, MINTHON L, LONDOS E, et al. Plasma and CSF sorpins in Alzheimer disease and dementia with Lewy bodies [J]. Neurology, 2007, 69 (16): 1569-1579.

[8] ELLINGER K A, WENNING G K, SEPPI K. Predictors of survival in dementia with Lewy bodies and Parkinson dementia [J]. Neurodegener Dis, 2007, 4 (6): 428-430.

[9] MURPHY K E, KARAEONJI T, HARDMAN C D, et al. Excessive dopamine neuron loss in progressive supranuclear palsy [J]. Mov Disord, 2008, 23 (4): 607-610.

[10] SLOWINSKI J, IMAMURA A, UITTI R J, et al. MR imaging of brainstem atrophy in progressive supranuclear palsy [J]. J Neurol, 2008, 255 (1): 37-44.

[11] 陈敏敏, 李娟, 欧阳建. Na^+, K^+-ATP 酶 α 亚基表达改变对细胞生长的影响 [J]. 医学综述, 2012, 18 (5): 641-643.

[12] GROSSET D G, GROSSET K A, OKUN M, et al. Clinician's desk reference: Parkinson's disease [M]. Boca Raton, FL, USA: CRC Press, 2009.

[13] WEINER W J, SHULMAN L M, LANG A E. Parkinson's disease [M]. Baltimore, MD: Jones Hopkins University Press, 2001.

[14] 王新德, 陈生弟. 神经病学: 神经变性性疾病 [M]. 北京: 人民军医出版社, 2006.

[15] 王维治. 神经病学 [M]. 2 版. 北京: 人民卫生出版社, 2013.

[16] 陈生弟. 神经病学 [M]. 北京: 科学出版社, 2004.

[17] 马历兵. 对早期帕金森叠加综合征和帕金森病的临床比对分析 [J]. 临床医药文献杂志, 2017, 4 (34): 6573.

[18] 冯结映, 黄飚, 钟小玲, 等. 帕金森病和帕金森叠加综合征的影像诊断 [J]. 放射学实践, 2013, 28 (11): 1105-1108.

［19］胡静文，高文飞，王鹏飞．帕金森叠加综合征的临床特征与鉴别要点分析［J］．医药与保健，2015，23（3）：143-144.

［20］陈蕾，张本恕，胡喜庆，等．帕金森叠加综合征的临床特点和鉴别要点［J］．中华神经医学杂志，2012，11（9）：928-932.

［21］胡智伟，王浩，邹小东，等．帕金森叠加综合征相关疾病的临床诊断［J］．神经疾病与精神卫生，2012，12（5）：503-505.

［22］BRASHEAR A，MINK J W，HIU D F，et al. ATP1A3 mutations in infants：a new rapid-onset dystonia-Parkinsonism phenotype characterized by motor and ataxia［J］．Dev Med Child Neurol，2012，54（1）：1065-1067.

［23］中华医学会神经病学分会帕金森病及运动障碍学组．中国血管性帕金森综合征诊断与治疗专家共识［J］．中华神经科杂志，2017，53（5）：326-331.

［24］董寿堂，杜一民．药物所致帕金森综合征［J］．实用医学杂志，2008，24（17）：3083-3084.

［25］柏雪，胡凤云．青年型帕金森病诊断与治疗［J］．中国实用医刊，2013，40（21）：89-90.

附 帕金森病诊断量表

附表 1 汉密尔顿抑郁量表

序号	项目	评分标准	分值
1	抑郁情绪	0 未出现 1 只在问到时才诉述 2 在访谈中自发地描述 3 仅从表情，姿势，声音或欲哭中就能流露出这种情绪 4 自发言语和非语言表达（表情，动作）几乎完全表现为这种情绪	
2	有罪感	0 未出现 1 责备自己，感到自己已连累他人 2 认为自己犯了罪，或反复思考以往的过失和错误 3 认为疾病是对自己错误的惩罚，或有罪恶妄想 4 罪恶妄想伴有指责或威胁性幻想	
3	自杀	0 未出现 1 觉得活着没有意义 2 希望自己已经死去，或常想与死亡有关的事 3 消极观念（自杀念头） 4 有严重自杀行为 5 入睡无困难	
4	入睡困难	0 入睡无困难 1 主诉入睡困难，上床 30 min 后仍不能入睡（注意平时患者入睡时间） 2 主诉每晚均有入睡困难	
5	睡眠不深	0 未出现 1 睡眠浅多噩梦 2 半夜（晚 12 点钟以前）曾醒来（不包括上厕所）	
6	早醒	0 未出现 1 有早醒，比平时早醒 1 h，但能重新入睡 2 早醒后无法重新入睡	

续表

序号	项目	评分标准	分值
7	工作和兴趣	0　未出现 1　提问时才诉说 2　自发地直接或间接表达对活动、工作或学习失去兴趣，如没精打采，犹豫不决，不能坚持或需强迫自己去工作或劳动 3　病室劳动或娱乐不满3h 4　因疾病而停止工作，住院患者不参加任何活动或者没有他人帮助便不能完成病室日常事务	
8	迟缓	0　思维和语言正常 1　精神检查中发现轻度迟缓 2　精神检查中发现明显迟缓 3　精神检查进行困难 4　完全不能回答问题（木僵）	
9	激越	0　未出现异常 1　检查时有些心神不定 2　明显心神不定或小动作多 3　不能静坐，检查中曾起立 4　搓手，咬手指、头发，咬嘴唇	
10	精神焦虑	0　未出现 1　问及时诉说 2　自发地表达 3　表情和言谈流露出明显忧虑 4　明显惊恐	
11	躯体性焦虑：指焦虑的生理症状，包括口干、腹胀、腹泻、打呃、腹绞痛、心悸、头痛、过度换气和叹息、尿频和出汗等	0　未出现 1　轻度 2　中度，有肯定的上述症状 3　重度，上述症状严重，影响生活或需要处理 4　严重影响生活和活动	
12	胃肠道症状	0　未出现 1　食欲减退，但不需他人鼓励便自行进食 2　进食需他人催促或请求和需要应用泻药或助消化药	

序号	项目	评分标准	分值
13	全身症状	1　四肢，背部或颈部沉重感，背痛、头痛、肌肉疼痛、全身乏力或疲倦 2　症状明显	
14	性症状：性欲减退、月经紊乱等	0　未出现 1　轻度 2　重度 （不能肯定，或该项对被评者不适合则为 0 分）	
15	疑病	0　未出现 1　对身体过分关注 2　反复考虑健康问题 3　有疑病妄想，并常因疑病而去就诊 4　伴幻觉的疑病妄想	
16	体重减轻	0　一周内体重减轻 0.5 kg 以内 1　一周内体重减轻超过 0.5 kg 2　一周内体重减轻超过 1 kg	
17	自知力	0　知道自己有病，表现为忧郁 1　知道自己有病，但归咎伙食太差、环境问题、工作过忙、病毒感染或需要休息 2　完全否认有病	
18	日夜变化	如症状在早晨或傍晚加重，按其变化程度评分 1　轻度变化 2　重度变化	
19	人格解体或现实解体：指非真实感或虚无妄想	1　问及时诉说 2　自发地表达 3　有虚无幻想 4　伴有幻觉的虚无妄想	
20	偏执症状	1　有猜忌 2　有关系观念 3　有关系妄想或被害妄想 4　伴有幻觉的虚无妄想	
21	强迫症状：强迫思维、行为	1　问及时诉说 2　自发地表达	

续表

序号	项目	评分标准	分值
22	能力减退感	1 仅于提问时方引出主观体验 2 患者主动表示能力减退感 3 需鼓励、指导和安慰才能完成病室日常事务或个人卫生 4 穿衣、梳洗、进食、铺床或个人卫生均需他人协助	
23	绝望感	1 有时怀疑"情况是否会好转"，但解释后能接受 2 持续感到"没有希望"，但解释后能接受 3 对未来感到灰心、悲观和绝望，解释后不能排除 4 自动反复诉述"我的病不会好了"或诸如此类的情况	
24	自卑感	1 仅在询问时诉述有自卑感（我不如他人） 2 自动诉述有自卑感（我不如他人） 3 患者主动诉述："我一无是处"或"低人一等"，与评2分者只是程度差别 4 自卑感达妄想的程度，例如"我是废物"类似情况	
	总分		

总分范围	结果分析
0~8分	正常
8~20分	可能有抑郁症
20~35分	肯定有抑郁症
35分以上	严重抑郁症

1. 适用范围　本量表适用于有抑郁症状的成年人。可用于抑郁症、双向情感障碍、神经症等多种疾病的抑郁症状之评定，尤其适用于抑郁症。本量表对于抑郁症和焦虑症却不能较好地进行鉴别。

2. 施测步骤

（1）评定方法：一般采用交谈和观察的方式，又经过训练的两名评定员对评定者进行HAMD联合检查，待检查结束后，两名评定员独立评分。在评估心理或药物干预前后抑郁症状的改善情况时，首先在入组时评定当时或入组前一周的情况，然后在干预2~6周后再次评定来比较抑郁症状严重程度和症状谱的变化。

（2）评分标准：

三级评分项目：0分为无；1分为轻度~中度；2分为重度。

五级评分项目：0分为无；1分为轻度；2分为中度；3分为重度；4分为很重。

3. 测验的计分　分总分和7个因子分。

（1）焦虑/躯体化：第10、11、12、13、15、17项，共6项；

（2）体重：第16项；

（3）认知障碍：第2、3、9、19、20、21项，共6项；

（4）日夜变化：第18项；

（5）迟缓：第1、7、8、14项，共4项；

（6）睡眠障碍：第4、5、6项，共3项；

（7）绝望感：第22、23、24项，共3项。

附表 2　Hoehn-Yahr 分级量表

分级	临床表现
1级	单侧肢体受影响，功能减退轻微或没有减退
2级	身体双侧或中线受影响，但没有平衡功能障碍
3级	受损害的第一个症状是直立位反射，当转动身体时出现明显的站立不稳或当患者于两脚并立，身体被推动时不能保持平衡。功能方面，患者的活动稍受影响，有某些工作能力的损害，但患者能完全过独立生活
4级	严重的无活动能力，但患者仍可自己走路和站立
5级	除非得到帮助，只能卧床或坐轮椅

附表 3　修订的 Hoehn-Yahr 分级量表

分级	临床表现
0级	无疾病体征
1级	单侧肢体症状，无功能障碍或仅有轻度障碍
1.5级	单侧肢体+躯干症状
2级	双侧肢体症状，无平衡障碍，仍可维持正常姿势；日常生活、工作多少有些障碍
2.5级	轻微双侧肢体症状，后拉试验可恢复
3级	轻~中度双侧肢体症状，平衡障碍，保留独立能力，可见直立反射（righting reflex）障碍
4级	严重障碍，在无协助的情况下仍可站立、行走
5级	患者限制在轮椅或床上，不能站立，需人照料

注：分级越高，疾病越严重。早期—1.0~2.5级；中期—3级；晚期—4.0~5.0级。

附表 4　Webster 评分量表

1. 双手动作减少（包括书写能力）

0分	无影响
1分	通过患者使用工具，扣纽扣或用手写字，发现旋前、旋后动作稍减慢

2分	一侧或两侧旋前、旋后速率中等减慢，上述手的功能有中等障碍，书写时有明显障碍，有"写字过小症"
3分	旋前、旋后速率严重变慢，不能书写或扣纽扣，使用工具极度困难

2. 强直

0分	无发现
1分	颈和肩发现有强直，一手臂或两手臂有轻度静止强直，但活动现象（activation phenomenon）存在
2分	颈和肩中等强直，有明显的静止性强直，但用药后可逆转
3分	颈和肩严重强直，不能被药物逆转

3. 姿势

0分	正常
1分	开始有强直姿势，头有轻度俯屈
2分	头有轻度俯屈，站立时臂肘关节屈曲，但手的部位仍处于腰以下
3分	头有严重俯屈，站立时臂肘关节屈曲明显，膝关节亦屈曲，手已处于腰以上位置，指间关节伸直

4. 行走时上肢摆动

0分	行走时两手摆动良好
1分	手臂摆动幅度肯定减少
2分	一手臂没有摆动
3分	两手臂没有摆动

5. 步态

0分	跨步距离正常，可自然转身
1分	跨步距离轻度缩短（≤45 cm），走路时一足拖地，转身缓慢
2分	跨步距离中度缩短（≤30 cm），走路时两足底明显拖地
3分	步伐极小（≤7~8 cm），拖拽步态，用脚趾起步，转身极慢

6. 震颤

0分	无震颤
1分	静止或行走时在肢体或头部有轻度震颤
2分	手、头或其他肢体有较严重但不持续的震颤
3分	严重且持续存在的震颤，无法写字及吃饭

7. 面容

0分	正常

1分	口闭合，开始出现焦虑或抑郁面容
2分	表情呆板，口唇有时分开，流涎、焦虑或抑郁面容明显
3分	明显假面具面容，平时口张大，有严重流涎

8. 坐、起立运动

0分	正常
1分	坐、起立运动能单独完成，比正常人差，或用一手支撑才能完成
2分	坐、起立运动需两手支撑才能完成
3分	坐、起立运动双手支撑下也不能完成，或仅能勉强完成

9. 言语

0分	清晰、易懂
1分	讲话出现音量降低，走音，无共鸣，但能听懂
2分	讲话音量明显降低，高低音不分，音节不变，有构音障碍，口吃，较难被理解
3分	讲话音量较低，不能被理解，无法交流

10. 自我照顾

0分	无障碍
1分	能自我照料及独立生活，各种活动速度减慢，但尚能胜任工作
2分	活动明显慢，有些动作需要帮忙，如床上翻身、起坐等
3分	不能照料自己，生活不能自理

以上 10 项得分相加，总分在 1~10 分为轻度，11~20 分为中度，21~30 分为重度。

附表 5　统一帕金森病评估量表

Ⅰ. 精神、行为和情绪

1. 智力损害

0分	无
1分	轻微智力损害，持续健忘，能部分回忆过去的事件，无其他困难
2分	中度记忆损害，有定向障碍，解决复杂问题有中等程度的困难，在家中生活功能有轻度但肯定的损害，有时需要鼓励
3分	严重记忆损害伴时间及（经常有）空间定向力障碍，解决问题有严重障碍
4分	严重记忆损害，仅保留人物定向，不能做出判断或解决问题，生活需要更多的他人帮助

2. 思维障碍（由于痴呆或药物中毒）

0分	无

1 分	生动的梦境
2 分	"良性"幻觉，自知力良好
3 分	偶然或经常的幻觉或妄想，自知力轻度丧失，可能影响日常活动
4 分	持续的幻觉、妄想或富于色彩的精神病，不能自我照料

3. 抑郁

0 分	无
1 分	悲观和内疚时间比正常多，持续时间不超过 1 周
2 分	持续抑郁（1 周或以上）
3 分	持续抑郁伴自主神经症状（失眠、食欲减退、体重下降、兴趣降低）
4 分	持续抑郁伴自主神经症状和自杀念头或意愿

4. 动力或始动力

0 分	正常
1 分	比通常缺少决断力，较被动
2 分	对选择性（非常规）活动无兴趣或动力。丧失进取性，对非常规事物漠不关心
3 分	对每天的（常规）活动无兴趣或动力
4 分	完全无动力

Ⅱ. 日常生活活动

1. 言语（接受）

0 分	正常
1 分	轻微受影响，无听懂困难
2 分	中度受影响，有时要求重复才能听懂
3 分	严重受影响，经常要求重复才能听懂
4 分	经常不能理解

2. 唾液分泌

0 分	正常
1 分	口腔内唾液分泌轻微但肯定增多，可能有夜间流涎
2 分	中等程度的唾液分泌过多，可能有轻微流涎
3 分	明显过多的唾液伴流涎
4 分	明显流涎，需持续用纸巾或手帕擦拭

3. 吞咽

0 分	正常
1 分	极少呛咳

续表

2 分	偶然呛咳
3 分	需进软食
4 分	需要鼻饲或胃造口进食

4. 书写

0 分	正常
1 分	轻微缓慢或字体变小
2 分	中度缓慢或字体变小，所有字迹均清楚
3 分	严重受影响，不是所有字迹均清楚
4 分	大多数字迹不清楚

5. 切割食物和使用餐具

0 分	正常
1 分	稍慢和笨拙，但不需要帮助
2 分	尽管慢和笨拙，但能切割多数食物，需要某种程度的帮助
3 分	需要他人帮助切割食物，但能自己缓慢进食
4 分	需要别人喂食

6. 着装

0 分	正常
1 分	略慢，但不需要帮助
2 分	偶尔需要帮助扣纽扣及将手臂放进袖内
3 分	需要相当多的帮助，但还能独立做某些事情
4 分	完全需要帮助

7. 个人卫生

0 分	正常
1 分	稍慢，但不需要帮助
2 分	需要帮助淋浴或盆浴，或做个人卫生很慢
3 分	洗脸、刷牙、梳理头发及洗澡均需要别人帮助
4 分	需导尿或其他机械帮助

8. 床上翻身和整理床单

0 分	正常
1 分	稍慢且笨拙，但不需要帮助
2 分	能独立翻身或整理床单，但非常困难
3 分	能起床，但不能完成翻身或整理床单

4分	完全需要别人帮助

9. 跌跤（与冻结"freezing"无关者）

0分	无
1分	偶有发生
2分	有时有，但每天少于1次
3分	平均每天1次
4分	每天1次以上

10. 行走中冻结

0分	无
1分	少见，可有启动困难
2分	有时会有
3分	经常有，偶有因冻结跌跤
4分	经常因冻结而跌跤

11. 行走

0分	正常
1分	轻度困难，可能上肢不摆动或倾向于拖步
2分	中度困难，但稍需或不需要帮忙
3分	严重行走困难，需要帮助
4分	即使在帮助下也不能行走

12. 震颤

0分	无
1分	轻度，且不经常发生
2分	中度，感觉烦恼
3分	严重，许多活动受影响
4分	明显，大多数活动受影响

13. 与帕金森病有关的感觉异常

0分	无
1分	偶尔有麻木、麻刺感或轻度疼痛
2分	经常有麻木、麻刺感或轻微疼痛，无太大的痛苦
3分	经常有痛苦感
4分	极度的痛苦感

Ⅲ. 运动检查

1. 言语（表达）

0 分	正常
1 分	表达、理解和（或）音量轻度下降
2 分	单音调，含糊但可听懂，中度受损
3 分	明显损害，难以听懂
4 分	完全听不懂

2. 面部表情

0 分	正常
1 分	略呆板，可能是正常的"面无表情"
2 分	轻度但肯定是面部表情差
3 分	中度表情呆板，有时张口
4 分	面具脸，几乎完全没有表情，口张开在 0.6 cm 或以上

3. 静止性震颤（面部、嘴唇、下颌，右上肢，左上肢，右下肢及左下肢分别评定）

0 分	无
1 分	轻度，有时出现
2 分	幅度小而持续，或中等幅度间断出现
3 分	幅度中等，多数时间出现
4 分	幅度大，多数时间出现

4. 手部动作性或姿势性震颤（右上肢、左上肢分别评定）

0 分	无
1 分	轻度，活动时出现
2 分	幅度中等，动作时出现
3 分	幅度中等，持物或动作时出现
4 分	幅度大，影响进食

5. 肌强直（患者取坐位且放松，以大关节的被动活动来判断，可以忽略"齿轮样感觉"；颈、右上肢、左上肢、右下肢及左下肢分别评定）

0 分	无
1 分	轻度，或仅在镜像活动及加强试验时可查出
2 分	轻度到中度
3 分	明显僵硬，但活动范围不受限
4 分	严重僵硬，活动范围受限

6. 手指拍打试验（拇食指尽可能大幅度、快速地做连续对掌动作；右手、左手分别评定）

0 分	正常（≥15 次/5 s）
1 分	频率较慢、幅度减小（11~14 次/5 s）
2 分	中等障碍，有肯定的早期疲劳现象，运动中可以有偶尔的停顿（7~10 次/5 s）
3 分	严重障碍，动作起始困难或运动中有停顿（3~6 次/5 s）
4 分	几乎不能执行动作（0~2 次/5 s）

7. 手的运动功能（尽可能大幅度地做快速连续的伸掌握拳动作，两手分别做，分别评定）

0 分	正常
1 分	轻度减慢或幅度减小
2 分	中度障碍，有肯定的早期疲劳现象，运动中可以有偶尔的停顿
3 分	严重障碍，动作起始时经常犹豫或运动中有停顿
4 分	几乎不能执行动作

8. 轮替动作（两手垂直或水平做最大幅度的旋前和旋后动作，双手同时动作，分别评定）

0 分	正常
1 分	轻度减慢或幅度减小
2 分	中度障碍，有肯定的早期疲劳现象，偶在运动中出现停顿
3 分	严重障碍，动作起始时经常犹豫或运动中有停顿
4 分	几乎不能执行动作

9. 腿部的灵活性（连续快速地脚后跟踏地，腿完全抬高，幅度约为 2 cm，两下肢分别评定）

0 分	正常
1 分	轻度减慢或幅度减小
2 分	中度障碍，有肯定的早期疲劳现象，偶在运动中出现停顿
3 分	严重障碍，动作起始时经常犹豫或运动中有停顿
4 分	几乎不能执行动作

10. 起立（患者双手臂抱胸从直背木椅或金属椅子站起）

0 分	正常
1 分	缓慢，或可能需要试 1 次以上
2 分	需要扶扶手站起
3 分	向后倒的倾向，必须试几次才能站起，但无须别人的帮助
4 分	没有帮助不能站起

11. 姿势

0 分	正常直立

1 分	不很直，轻度前倾，可能是正常老年人的姿势
2 分	中度前倾，肯定是不正常，可能有轻度地向一侧倾斜
3 分	严重前倾伴脊柱后凸，可能有中度地向一侧倾斜
4 分	显著屈曲，姿势极度异常

12. 步态

0 分	正常
1 分	行走缓慢，可有拖步、碎步、步距小，但无慌张步态或前冲步态
2 分	行走困难，但还不需要帮助，可有某种程度的慌张步态、小步或前冲
3 分	严重异常步态，行走需要帮助
4 分	即使在帮助下也不能行走

13. 姿势的稳定性（患者站立位，睁眼，双脚适度分离，对背后检查者突然拉动双肩的动作有心理准备）

0 分	正常
1 分	后倾，无须帮助可自行恢复
2 分	无反射姿势，需检查者帮助才能避免摔倒
3 分	非常不平衡，有自发的失去平衡现象。
4 分	不借助外界帮助不能站立。

14. 躯体少动（梳头缓慢，手臂摆动减少，幅度减小，整体活动减少）

0 分	无
1 分	略慢，似乎是故意的，在某些人可能是正常的，幅度可能减小
2 分	运动呈轻度缓慢和减少，肯定不正常，或幅度减小
3 分	中度缓慢，动作缺乏和活动幅度减少
4 分	明显缓慢，动作缺乏和活动幅度很小

Ⅳ. 治疗情况

Ⅰ. 治疗的并发症——异动症（指左旋多巴诱导的不随意运动）

1. 持续时间（异动症存在时间所占一日觉醒状态时间的比例——病史信息）

0 分	无
1 分	1%～25%
2 分	26%～50%
3 分	51%～75%
4 分	76%～100%

（2）残疾（异动症所致残疾的程度——病史信息，可经检查修正）

0 分	无残疾
1 分	轻度残疾
2 分	中度残疾
3 分	严重残疾
4 分	完全残疾

（3）痛性异动症所致疼痛的程度

0 分	无痛性异动症
1 分	轻微
2 分	中度
3 分	严重
4 分	极度

（4）肌肉晨起痉挛（痛性痉挛、扭曲，尤其发生在踝关节）

0 分	无
1 分	有

2. 波动现象

（1）"关"是否能根据服药时间预测

0 分	不能
1 分	能

（2）"关"是否不能根据服药时间预测

0 分	不能
1 分	能

（3）"关"是否会突然出现（如在数秒内出现）

0 分	不会
1 分	会

（4）"关"平均占每日觉醒状态时间的比例

0 分	无
1 分	1%～25%/d
2 分	26%～50%/d
3 分	51%～75%/d
4 分	76%～100%/d

3. 其他并发症

（1）患者是否食欲减退、恶心或呕吐？

0 分	否
1 分	是

（2）患者是否存在睡眠紊乱，如失眠或特别倦怠、经常打盹？

0 分	否
1 分	是

（3）患者是否有症状性位置性障碍（orthostasis，记录患者的血压、脉搏和体重）

0 分	否
1 分	是

附表 6　Schwab 和 England 日常生活活动分级评分量表

活动度	表现
100%	完全独立，能毫无困难地做各种家务，速度不慢，基本上是正常的，没有意识到有什么困难
90%	完全独立，能做各种家务，速度稍慢或感觉稍有困难及有障碍，可能需要双倍时间，开始意识有困难
80%	能独立完成大部分家务，但需要双倍时间，意识到有困难及速度缓慢
70%	不能完全独立，做某些家务较困难，需要 3~4 倍的时间，做家务需要一天的大部分时间
60%	某种程度独立，能做大部分家务，但极为缓慢和费力，出错误，某种家务不能做
50%	更多地依赖他人，半数需要帮助，更慢，任何事情均感到苦难
40%	极需依赖他人，在帮助下做各种家务，但很少独立完成
30%	费力，有时独立做一些家务或开始时独立做，需要更多的帮助
20%	不能独立做家务，在帮助下做某些家务也困难，严重残疾
10%	完全依赖他人，不能自理，完全残疾
0	自主神经功能障碍如吞咽困难，大小便失禁，卧床

注：每一项目的计分值可以是 0、0.5、1.0、1.5、2.0、2.5、3.0、3.5、4.0。

附表 7 日常生活能力量表

项目	评分标准	得分		
		评定日期	评定日期	评定日期
1. 大便	0＝失禁或昏迷 5＝偶尔失禁（每周<1 次） 10＝能控制			
2. 小便	0＝失禁或昏迷或需要人导尿 5＝偶尔失禁（每 24 h<1 次，每周>1 次） 10＝能控制			
3. 修饰	0＝需帮助 5＝独立洗脸、梳头、刷牙、剃须			
4. 用厕	0＝依赖别人 5＝需部分帮助 10＝自理			
5. 吃饭	0＝依赖别人 5＝需部分帮助（夹饭、盛饭、切面包） 10＝全面自理			
6. 转移 （床←→椅）	0＝完全依赖别人，不能坐 5＝需大量帮助（2 人），能坐 10＝需少量帮助（1 人）或指导 15＝自理			
7. 活动（主要指步行，即在病房及其周围，不包括走远路）	0＝不能动 5＝在轮椅上独立行动 10＝需 1 人帮助步行（体力或语言指导） 15＝独立步行（可用辅助器）			
8. 穿衣	0＝依赖 5＝需一半帮助 10＝自理（系解纽扣，关、开拉锁和穿鞋）			
9. 上楼梯（上下一段楼梯，用手杖也算独立）	0＝不能 5＝需帮助（体力或语言指导） 10＝自理			

续表

项目	评分标准	得分		
		评定日期	评定日期	评定日期
10. 洗澡	0＝依赖 5＝自理			
总结				
评定者				

该量表包括 10 项检查内容，并有 0 分、5 分、10 分和 15 分 4 种不同的计分标准，总分为 0~100 分，0 分表示完全依赖，100 分表示正常，40 分以下者有功能重度损害，41~60 分者有功能中度损害，61 分以上者有功能轻度损害。对每例患者在其生命体征稳定后 2 d 或进入课题研究时即进行第一次评定，在病程 6 个月时进行第二次评定。

附表 8　国际运动障碍学会帕金森病综合评估量表

第一部分：日常生活中的非运动症状

第一部分 A：复杂行为（由评估者填写）
主要信息来源：患者□　照料者□　患者和照料者□
把下面的话读给患者听：我现在会问您 6 个问题，这些问题是关于您是否有过某些行为。有些问题是较常见的情况，有些则是较少见的。如果您在某一方面有问题，请选出最能代表您在过去一周内大部分时间的感受的选项。如果您没有这些问题，您可以简单地回答无。我会询问您全部的问题，其中有些可能您从未经历过

1.1　认知功能损害

给评估者的指导语：考察各种认知功能的损害程度及患者和（或）照料者认为它们对日常生活的影响。认知功能的损害包括认知缓慢、推理能力减退、记忆力下降、注意力和定向力缺陷。

给患者（及照料者）的指导语：在过去的一周内，您是否觉得在记忆力、与人交谈、注意力、清晰地思考，或是在家附近或街道中找路等方面有困难呢？（如果患者回答是，评估者应要求患者或照料者详细说明并探询更多信息）。

分数
□

0（正常）：没有认知功能损害。

1（轻微）：患者或照料者觉察到有认知功能损害，但并未对日常活动或社会交往产生具体影响。

2（轻度）：临床上已有明显的认知功能损害，但仅对日常活动或社会交往产生轻微影响。

3（中度）：认知功能损害影响了患者的日常活动或社会交往，但患者仍能进行这样的活动。

4（重度）：认知功能损害使得患者无法进行正常的日常活动或社会交往

1.2 幻觉和精神症状

　　给评估者的指导语：确认患者是否有错觉（对真实刺激的曲解）或是幻觉（自发性与实际不符的感觉）。应考察所有主要的感官（视觉、听觉、触觉、嗅觉和味觉）。明确患者是否有不具象（例如：存在感或短暂的错误感觉）以及具象的异常感觉（成形和具体的）。评估患者对上述幻觉的自知力并且明确患者是否存在妄想和精神病性思维。

　　给患者（及照料者）的指导语：在过去一周内，您是否看见、听到、闻到或是感觉到并不真实存在的事物？（如果回答是，评估者应让患者或照料者详细说明并探询更多的信息）

0（正常）：没有幻觉或精神症状。

1（轻微）：有错觉或非具象幻觉，但患者对其有自知力。

2（轻度）：与环境刺激无关而形成的具象幻觉，患者对其有自知力。

3（中度）：有具象的幻觉且自知力丧失。

4（严重）：患者有妄想或偏执

分数
□

1.3 抑郁情绪

　　给评估者的指导语：询问患者是否感到情绪低落、悲伤、没有希望、空虚感或高兴不起来。明确患者是否存在上述症状以及在过去一周内的持续时间，评估它们对患者日常生活和社会交往的影响。

　　给患者（及照料者）的指导语：在过去一周内，您是否感到情绪低落、悲伤、没有希望或是高兴不起来？如果是，这种感觉每次是否持续1 d以上？这种感觉是否造成您难以进行日常活动或与他人相处？（如果患者回答是，评估者应要求患者或照料者详细说明并探询更多信息）

0（正常）：没有抑郁情绪。

1（轻微）：每次出现抑郁情绪的时间不超过1 d，对患者的日常活动及社会交往没有影响。

2（轻度）：抑郁情绪会持续几天，但不会影响日常生活或社会交往。

3（中度）：抑郁情绪影响了患者的日常活动及社会交往，但患者仍能从事这样的活动。

4（重度）：抑郁情绪已使患者无法进行日常活动及社会交往

分数
□

1.4 焦虑情绪

　　给评估者的指导语：确认患者在过去一周内是否有紧张、紧绷、担心或焦虑情绪（包括惊恐发作），评估其持续时间及对日常活动或社会交往的影响。

　　给患者（及照料者）的指导语：在过去一周内，您是否感到紧张、担心或是紧绷感？如果是，这种感觉每次是否持续1 d以上？这种感觉是否造成您难以进行日常活动或与他人相处？（如果患者回答是，评估者应要求患者或照料者详细说明并探询更多信息）

0（正常）：没有焦虑的感觉。

1（轻微）：有焦虑的感觉但每次持续时间不超过1 d。对患者的日常生活及社会交往也没有影响。

2（轻度）：焦虑情绪每次持续的时间超过1 d，但对患者的日常生活及社会交往没有影响。

3（中度）：焦虑情绪影响了患者的日常活动及社会交往，但患者仍能从事相关的活动。

4（重度）：焦虑情绪已使患者无法进行日常活动及社会交往

分数
□

1.5　淡漠 　　给评估者的指导语：考察患者自发性活动、自信、动机以及主动性的水平，评估这些水平的下降对患者日常活动及社会交往的影响。评估者应尽量区分开淡漠以及抑郁所造成的类似症状。 　　给患者（及照料者）的指导语：在过去一周内，您是否对于参加活动或与人交往显得漠不关心？（如果是，评估者应要求患者或照料者详细说明并探询更多信息）. 0（正常）：没有淡漠感。 1（轻微）：患者和或照料者察觉到有淡漠感，但对患者日常生活和社会交往没有影响。 2（轻度）：淡漠感影响了个别的活动或社会交往。 3（中度）：淡漠感影响了大部分的日常活动和社会交往。 4（重度）：患者变得被动与退缩，完全丧失主动性	分数 ☐
1.6　多巴胺失调综合征的特征 　　给评估者的指导语：确认患者是否从事一些异常活动，包括异常或过度地参与赌博（例如，去赌场或是买彩票），异常或过度的性欲或性趣（例如，对色情书刊异常感兴趣，自慰，对伴侣有过度性需求），其他重复性的行为（例如，嗜好，反复拆除物品、分类或组装），或是并非因身体需要而额外服用非医生开出的处方药物（例如，成瘾行为）。评估这些异常活动或行为对患者个人生活以及家庭和社会关系造成的影响。 　　给患者（及照料者）的指导语：在过去的一周内，您是否常有异常强烈的冲动难以控制？您是否觉得有种力量驱使您做或是想某些事并且难以停止？（给患者举例说明，如赌博，打扫卫生，用电脑，服用额外的药物，迷恋食物或性生活，这些均由患者来回答）（包括需要借钱或是遇到像信用卡被取消这样的经济困难，大的家庭冲突，影响工作，或是由于这些活动错过了吃饭或睡觉）。 0（正常）：没有这类问题。 1（轻微）：有这类问题存在，但通常不会对患者或其家庭或其照料者造成困扰。 2（轻度）：有这类问题存在，但通常对患者个人和家庭生活仅造成一些困扰。 3（中度）：有这类问题存在，且通常对患者个人和家庭生活造成许多困扰。 4（重度）：有这类问题存在，且使患者不能进行日常活动或社会交往，或是不能维持以往的个人和家庭生活	分数 ☐

第一部分 B：（由患者填写）

1.7　睡眠问题

在过去一周内，您是否有晚上入睡困难或是难以保持整晚持续的睡眠？早上醒来您觉得休息得如何？ 0（正常）：没有睡眠问题。 1（轻微）：有睡眠问题，但通常可以休息一整夜。 2（轻度）：有睡眠问题，有时不能保持整晚处于睡眠状态。 3（中度）：有睡眠问题，且难以保持整晚都处于睡眠状态，但通常还是能睡眠一多半的时间。 4（重度）：我通常整夜大部分时间不能入睡	分数 ☐

1.8 白天嗜睡

在过去一周内，您是否在白天不能总是保持清醒状态？

0（正常）：没有白天嗜睡。

1（轻微）：有白天想睡的情况存在，但我可以忍住并保持清醒。

2（轻度）：当我独自一人和放松的情况下有时候会睡着。例如，在看书或看电视时。

3（中度）：我有时候在不应该睡的情况下睡着。例如，在吃饭或与人谈话的时候。

4（重度）：我经常在不该睡的情况下睡着。例如，在吃饭或与人谈话的时候

分数 □

1.9 疼痛和其他感觉

在过去的一周内，您是否有身体不适的感觉，如疼痛，刺痛或是抽痛？

0（正常）：没有不适的感觉。

1（轻微）：我有不适的感觉，但我可以毫无困难地做事和与人相处。

2（轻度）：这些不适的感觉使我在做事和与人相处时有一定的困扰。

3（中度）：这些不适的感觉给我造成很大的困扰，但我仍能做事或与人相处。

4（重度）：这些不适的感觉使我无法做事或与人相处

分数 □

1.10 排尿问题

在过去的一周内，您是否有控制排尿的困难？例如，尿急、尿频、或尿失禁？

0（正常）：没有排尿的问题。

1（轻微）：有尿频或尿急，但这些并不影响我的日常活动。

2（轻度）：排尿问题对我的日常活动造成一些影响，但我没有尿失禁。

3（中度）：排尿问题对我的日常活动造成很大影响，包括尿失禁。

4（重度）：我无法控制排尿且需要使用尿垫或放置导尿管

分数 □

1.11 便秘问题

在过去一周内，您是否有便秘问题，以致造成排便困难？

0（正常）：没有便秘。

1（轻微）：有便秘。排便时我需要额外用力，但这个问题并没有干扰我的生活或使我不适。

2（轻度）：便秘使我的生活有一些困扰或使我感到不适。

3（中度）：便秘使我的生活有很大困扰或让我感到很不舒服，但我仍能做事。

4（重度）：我通常需要他人帮助才能排便

分数 □

1.12 站立时头晕

过去的一周内，当您从坐位或卧位站起时，是否感到有头昏，眩晕或头昏眼花的感觉？

0（正常）：没有眩晕或头昏眼花的感觉。

1（轻微）：出现过眩晕或头昏眼花的感觉，但并不影响我做事。

2（轻度）：眩晕或头昏眼花的感觉使我站立时需要扶住东西，但并不需要坐回去或躺下来。

3（中度）：站立时眩晕或头昏眼花使我需要坐下来或躺下以免晕倒或跌倒。

4（重度）：眩晕或头昏眼花会使我晕倒或跌倒

分数 □

1.13　疲乏

　　在过去一周内，您是否常常感到疲乏？这种感觉并不是困倦或悲伤所致。

0（正常）：没有疲乏感。

1（轻微）：有疲乏感，但这并不影响我做事或与人相处。

2（轻度）：疲乏感使我做事或与人相处有一定的困难。

3（中度）：疲乏感使我做事或与人相处有很大困难，但这并不会让我无法做事。

4（重度）：疲乏感使我无法做事或与人相处

分数
□

第二部分：日常生活中的运动症状

2.1　言语

　　在过去一周内，您觉得说话有问题吗？

0（正常）：没有问题。

1（轻微）：我说话声音小，含糊或不顺畅，但别人不需要我重复。

2（轻度）：别人偶尔需要我重复说一遍，但不是每天都这样。

3（中度）：我说话不清楚，以至于每天都会有人要求我重复说，但大部分内容他们还是能理解。

4（重度）：别人大部分时间或完全不能听懂我讲话

分数
□

2.2　唾液与流涎

　　在过去一周内，当您清醒或睡觉时，是否通常会有唾液过多？

0（正常）：没有问题。

1（轻微）：我唾液增多，但不会流口水。

2（轻度）：我睡觉的时候会流口水，但清醒的时候不会。

3（中度）：我清醒的时候有时也会流口水，但通常不需要纸巾或手帕擦拭。

4（重度）：我口水很多，以至于经常需要用纸巾或手帕擦拭以免弄脏衣服

分数
□

2.3　咀嚼与吞咽

　　在过去一周内，您吃药丸或吃饭通常有问题吗？您是否需要将药物切碎或碾碎，或是将食物做成软食、切碎或是搅拌后才能进食以免呛咳？

0（正常）：没有问题。

1（轻微）：我知道我咀嚼缓慢或是吞咽时要费点劲，但我并不呛咳，食物也不需要特殊准备。

2（轻度）：由于有咀嚼或吞咽的问题，我的药丸需要切碎或是我的食物需要特殊准备，但在过去一周内我没有呛到。

3（中度）：在过去一周内我至少呛了一次。

4（重度）：由于有咀嚼和吞咽的问题，我需要鼻饲饮食

分数
□

	分数
2.4　进食 　　在过去一周内，您在进食和使用餐具上通常有无困难？例如，您用手拿食物或使用刀叉、汤勺、筷子有困难吗？ 0（正常）：没有问题。 1（轻微）：我进食慢，但不需要帮助，而且进食时食物也不会洒出来。 2（轻度）：我进食慢，偶尔饭会洒出来。准备食物时偶尔需要帮助，例如切肉。 3（中度）：我在进食时经常需要帮助，但还是有一些可以独立完成。 4（重度）：我进食时大部分或全部需要帮助	分数 □
2.5　穿衣 　　在过去一周内，您穿衣通常有无困难？例如，您是否穿衣缓慢或需要别人帮忙扣扣子，拉拉链，穿脱衣服或首饰？ 0（正常）：没有问题。 1（轻微）：我动作缓慢，但不需要帮助。 2（轻度）：我动作缓慢，有少数情况需要帮助（如扣扣子，戴手镯）。 3（中度）：我许多情况下需要帮助。 4（重度）：我穿衣时大部分或全部需要帮助	分数 □
2.6　卫生清洁 　　在过去一周内，您在洗漱、沐浴、刮胡子、刷牙、梳头或是做其他个人卫生时，是否常常觉得动作缓慢或是需要帮助？ 0（正常）：没有问题。 1（轻微）：我动作缓慢，但不需要帮助。 2（轻度）：我在一些个人卫生清洁方面需要他人帮助。 3（中度）：我在许多个人卫生清洁方面需要他人的帮助。 4（重度）：我在个人卫生清洁方面大部分或全部都需要他人帮助	分数 □
2.7　书写 　　在过去一周内，您的字迹别人是否常常感到难以辨认？ 0（正常）：没有问题。 1（轻微）：我写字慢、笨拙或不工整，但所有的字迹是清晰可辨的。 2（轻度）：我的某些字不清楚且难以辨认。 3（中度）：我的许多字不清楚且难以辨认。 4（重度）：我的大部分或全部字迹无法辨认	分数 □
2.8　嗜好和其他活动 　　在过去一周内，您在做您爱好或喜欢做的事情时是否通常感到有困难？ 0（正常）：没有问题。 1（轻微）：我的动作有一点慢，但还是能轻松地做这些活动。 2（轻度）：我做这些活动时有一些困难。 3（中度）：我做这些活动时有很大困难，但还是会经常做这些活动。 4（重度）：我无法做了，或很少做这些活动	分数 □

2.9　翻身

在过去一周内，您在床上翻身是否经常感到有困难？

0（正常）：没有问题。

1（轻微）：我翻身是有一点困难，但我不需要帮助。

2（轻度）：我翻身困难且偶尔需要别人的帮助。

3（中度）：我翻身常常需要别人的帮助。

4（重度）：如果没有别人的帮助，我根本无法翻身

分数
□

2.10　震颤

在过去一周内，您是否经常有抖动或震颤？

0（正常）：我没有抖动或震颤。

1（轻微）：我有抖动或是震颤，但它并不影响活动。

2（轻度）：抖动或震颤仅影响我的很少一些活动。

3（中度）：抖动或震颤影响了我的许多活动。

4（重度）：抖动或震颤影响了我大部分或所有的活动

分数
□

2.11　起床，下车或是从较低的椅子上站起来

在过去一周内，您在起床、下车或是从较低的椅子上站起来是否常常感到困难？

0（正常）：没有问题。

1（轻微）：我动作慢或笨拙，但我通常能一次完成。

2（轻度）：我需要尝试一次以上才能完成，或偶尔需要帮助。

3（中度）：我有些时候需要帮助才能完成，但大多数情况下我可以自己完成。

4（重度）：我大部分情况下或完全需要别人的帮助

分数
□

2.12　行走与平衡

在过去一周内，您在行走和保持平衡上是否常常有困难？

0（正常）：没有问题。

1（轻微）：我稍微有点慢或是可能走路拖步，但我不需要助行器。

2（轻度）：我走路偶尔需要助行器，但我不需要别人的帮助。

3（中度）：我通常需要使用助行器（拐杖，助步车）走路以免摔倒，但并不经常需要别人的帮助。

4（重度）：我通常需要别人的帮助才能走路以免摔倒

分数
□

2.13　僵住

在过去一周内，您平时走路时，是否会突然停住或僵住，就好像是脚被粘在地上的感觉？

0（正常）：没有问题。

1（轻微）：我有短暂的僵住，但能很容易地再走起来。我没有因为行走时僵住而需要别人的帮助或需要助行器（拐杖或助步车）。

2（轻度）：我有行走时僵住且再走起来有困难，但我不需要别人的帮助或助行器（拐杖或助步车）。

3（中度）：当我僵住时再走起来很困难。由于僵住，我有时需要助行器或是别人的帮助。

4（重度）：由于僵住，我在大部分或全部的时间里需要助行器或别人的帮助

分数
□

第三部分：运动功能检查

此部分量表评估的是帕金森病的运动症状。评估时，评估者应遵循以下原则。

- 在表格的最上方注明患者目前是否在服用治疗帕金森病的药物。如果是在服用左旋多巴类药物，则应注明当前距离最后一次服药的时间。
- 如果患者目前正在服用治疗帕金森病的药物，则应依据下面的定义注明患者当前的状态。
  - "开"是指患者正在服用药物且有很好疗效时的功能状态。
  - "关"是指尽管患者在服用药物但疗效欠佳时的功能状态。
- 评估者应"根据所观察到的情况来评分"。因为患者可能同时存在其他医疗问题，如脑中风、瘫痪、关节炎、挛缩、髋关节或膝关节置换后或脊柱侧弯等等骨科疾病，这些可能会干扰运动检查的某些项目。在肯定不能进行评分的情况下（例如，截肢、瘫痪或是肢体石膏固定的），请使用"UR"表示无法评分。否则，则应根据患者在合并其他疾病的情况下完成每个项目的表现来评分。
- 所有项目必须用整数来评分（不能用 0.5 分，也不能空项）。
- 每个项目都有相应的指导语，评估者应遵循。评估者在向患者讲解要做的动作时应同时示范这些检查动作，并随即评价患者的功能。"全身自发性的运动"和"静止性震颤"这两项被特意安排在了量表的最后，这样可以在整个检查中获取有关这两项的临床信息。
- 在评估的最后，应指出在检查时是否出现了异动症（舞蹈样动作或肌张力障碍），如果有的话，这些异动症是否干扰了运动功能的检查。

3a. 目前患者是否在服用治疗帕金森病的药物？□是□否

3b. 如果患者正在服用治疗帕金森病的药物，请依据下面的定义标明患者所处的临床状态。
　　□ "开"：是指患者正在服用药物且有很好疗效时的功能状态。
　　□ "关"：是指尽管患者在服用药物，但疗效欠佳时的功能状态。

3c. 患者是否在服用左旋多巴类药物？□是□否

3c1. 如果是，请注明自上次服药到现在有多少分钟＿＿＿。

3.1 言语

给评估者的指导语：倾听患者的说话，如果有需要的话可与患者交谈。可以谈患者的工作、兴趣爱好、锻炼或是他是怎么来诊所的，等等。评估患者的音量、音调和吐字清晰度，包括是否有口齿不清、口吃（音节重复）和说话急促（说话快，音节重叠）。

0（正常）：没有言语问题。

1（轻微）：丧失正常的音调、发音或音量，但所有的字句仍能很容易听懂。

2（轻度）：丧失正常的音调、发音或音量，有少数字句不清楚，但总体上语句还是能较容易听懂。

3（中度）：患者语言难以理解。尽管不是所有的语句都难以听懂，但至少是有一些已很难听懂。

4（重度）：患者大部分的语言难以听懂或难以理解

分数
□

3.2　面部表情

　　给评估者的指导语：静坐休息时观察患者 10 s，包括观察与患者交谈和不交谈时患者的状态。观察患者的瞬目频率，有无面具脸或面部表情的消失，有无自发的微笑和嘴唇分开。

0（正常）：正常的面部表情。

1（轻微）：轻度的面具脸，仅有瞬目频率的减少。

2（轻度）：除了瞬目频率减少外，下面部也有表情减少，也即口周的运动减少，如自发性微笑减少，但嘴唇没有张开。

3（中度）：有面具脸，嘴唇在嘴部不动时有时会张开。

4（重度）：有面具脸，嘴唇在嘴部不动时大多数情况下是张开的

分数
□

3.3　僵直

　　给评估者的指导语：评估者在患者处于完全放松的状态下活动患者的肢体和颈部，评估患者的大关节在缓慢被动活动时的僵直状态。首先，在无加强的情况下测试。分别测试和评估颈部和四肢。对于上肢，要同时测试腕部和肘关节。对于下肢，要同时测试髋关节和膝关节。如果没有发现僵直，则需使用加强试验；例如让未被测试的肢体进行手指拍打，伸掌握拳，或是足跟点地的动作。在做此项检查时，应告知患者要尽量放松。

0（正常）：没有僵直。

1（轻微）：只有在加强试验时才能发现有僵直。

2（轻度）：不需要加强试验即可发现有僵直，但关节的活动范围不受限且可轻松达到。

3（中度）：不需要加强试验即可发现有僵直；需要用力才能使关节的活动范围不受限。

4：重度：不需要加强试验即可发现有僵直，且关节的活动范围受限

分数
颈部
□
左上肢
□
右上肢
□
左下肢
□
右下肢
□

3.4　手指拍打（对指试验）

　　给评估者的指导语：双手分别测试。向患者示范动作，但当患者开始做测试动作时即停止示范。指导患者以最大的幅度和最快的速度用食指拍打拇指 10 次。双手分别测试，评估动作的速度、幅度、有无迟疑和停顿、有无幅度的逐渐缩小。

0（正常）：没有问题。

1（轻微）：有下列情形之一：①手指拍打动作的正常节律被 1 次或 2 次中断或迟疑打断；②动作轻微变慢；③手指拍打的幅度在接近第 10 次时减小。

2（轻度）：有下列情形之一：①在手指拍打的过程中有 3~5 次的停顿。②动作轻度缓慢；③手指拍打的幅度在拍打次数到一半时即开始减小。

3（中度）：有下列情形之一：①手指拍打过程中有 5 次以上的停顿或是至少有 1 次较长时间的冻结（僵住）；②动作中度变慢；③手指拍打的幅度从拍打的第 1 次即开始逐渐减小。

4（重度）：由于动作的迟缓，中断或是幅度的减少，患者不能或是几乎不能完成此项动作

分数
左手
□
右手
□

	分数

3.5 手部运动（握拳试验）

　　给评估者的指导语：双手分别测试。向患者示范动作，当开始测试患者时应停止示范。指导患者屈肘紧握拳，手掌面对评估者。嘱患者充分打开手掌并以最快的速度反复伸掌握拳 10 次。如果患者没有握紧拳头或是没有充分打开手掌，要提醒患者。双手分别测试，评估动作的速度、幅度、有无迟疑和停顿、有无幅度的逐渐缩小。

0（正常）：没有问题。

1（轻微）：有下列情形之一：①伸掌握拳动作的正常节律被 1 次或 2 次中断或迟疑打断；②动作轻微变慢；③伸掌握拳动作的幅度在接近第 10 次时减小。

2（轻度）：有下列情形之一：①在伸掌握拳的过程中有 3~5 次的停顿。②动作轻度缓慢。③动作的幅度在任务进行到一半时即开始减小。

3（中度）：有下列情形之一：①伸掌握拳过程中有 5 次以上的停顿或是至少有 1 次较长时间的冻结（僵住）；②动作中度变慢；③动作的幅度从第 1 次即开始逐渐减小。

4（重度）：由于动作的迟缓，中断或是幅度的减少患者不能或是几乎不能完成此项动作

分数
左手 □
右手 □

3.6 手部旋前旋后运动（轮替试验）

　　给评估者的指导语：双手分别测试。向患者示范动作，当开始测试患者时应停止示范。指导患者手臂前伸，手掌朝下。然后以最快的速度和最大的幅度交替上下翻转手掌 10 次。双侧分别测试，评估动作的速度、幅度、有无迟疑和停顿、有无幅度的逐渐缩小。

0（正常）：没有问题。

1（轻微）：有下列情形之一：①手掌翻转动作的正常节律被 1 次或 2 次中断或迟疑打断；②动作轻微变慢；③手掌翻转动作的幅度在接近第 10 次时减小。

2（轻度）：有下列情形之一：①手掌翻转的过程中有 3~5 次的停顿；②动作轻度缓慢；③动作的幅度在任务进行到一半时即开始减小。

3（中度）：有下列情形之一：①手掌翻转的过程中有 5 次以上的停顿或是至少有 1 次较长时间的冻结（僵住）；②动作中度变慢；③手掌翻转的幅度从第 1 次旋前旋后动作即开始逐渐减小。

4（重度）：由于动作的迟缓，中断或是幅度的减少患者不能或是几乎不能完成此项动作

分数
左手 □
右手 □

3.7 脚趾拍地运动

　　给评估者的指导语：让患者坐在一个直背带扶手的椅子上，双足着地。双足分别测试。向患者示范动作，当开始测试患者时应停止示范。指导患者将足跟放在地上合适的位置，然后以最大的幅度和最快的速度用脚趾拍地 10 次。双侧分别测试，评估动作的速度、幅度、有无迟疑和停顿、有无幅度的逐渐缩小。

0（正常）：没有问题。

1（轻微）：有下列情形之一：①脚趾拍地动作的正常节律被 1 次或 2 次中断或迟疑打断；②动作轻微变慢；③脚趾拍地动作的幅度在接近第 10 次时减小。

2（轻度）：有下列情形之一：①脚趾拍地的过程中有 3~5 次的停顿；②动作轻度缓慢；③动作的幅度在任务进行到一半时即开始减小。

3（中度）：有下列情形之一：①脚趾拍地的过程中有 5 次以上的停顿或是至少有 1 次较长时间的冻结（僵住）；②动作中度变慢；③脚趾拍地的幅度从第 1 次动作即开始逐渐减小。

4（重度）：由于动作的迟缓，中断或是幅度的减少患者不能或是几乎不能完成此项动作

分数
左脚 □
右脚 □

3.8 脚部灵活性

给评估者的指导语：让患者坐在一个直背带扶手的椅子上。双足放在地上舒适的位置上。双腿分别测试。向患者示范动作，当开始测试患者时应停止示范。指导患者将双足放在地板舒适的位置上，然后以最大的幅度和最快的速度将足抬高踏地 10 次。双侧分别测试，评估动作的速度，幅度，有无迟疑和停顿，有无幅度的逐渐缩小。

0（正常）：没有问题。

1（轻微）：有下列情形之一：①足部抬高踏地动作的正常节律被 1 次或 2 次中断或迟疑打断；②动作轻微变慢；③动作的幅度在接近第 10 次时减小。

2（轻度）：有下列情形之一：①足部抬高踏地的过程中有 3~5 次的停顿；②动作轻度缓慢；③动作的幅度在任务进行到一半时即开始减小。

3（中度）：有下列情形之一：①足部抬高踏地的过程中有 5 次以上的停顿或是至少有 1 次较长时间的冻结（僵住）；②动作中度变慢；③动作的幅度从第 1 次即开始逐渐减小。

4（重度）：由于动作的迟缓，中断或是幅度的减少，患者不能或是几乎不能完成此项动作

分数

左腿 □

右腿 □

3.9 从椅子上站起来（站立平衡试验）

给评估者的指导语：让患者坐在一个直背带扶手的椅子上，双足放在地上身体向后坐。（如果患者不是太矮的话）。请患者双手臂交叉放在胸前然后站起来。如果患者没能成功，嘱患者最多再重复 2 次。如果仍不成功，请患者在椅子上往前坐，然后手臂交叉放于胸前站起，再尝试 1 次。如果还是没有成功，可允许患者双手扶在扶手上站起来，此动作最多可重复 3 次。如果仍不成功，请协助患者站起来。患者站起来后，观察第 3.13 项的姿势。

0（正常）：没有问题，可以快速毫不迟疑地站起来。

1（轻微）：站起来的速度比正常慢；或是需要尝试 1 次以上；或是需要往前坐才能站起来。但是不需要扶扶手。

2（轻度）：自己手扶扶手即可轻松站起来。

3（中度）：需要扶扶手，但容易再跌回椅子上；或是需要尝试 1 次以上才能扶着扶手站起来，但还是不需要别人帮助。

4（重度）：没有别人帮助的情况下站不起来

分数 □

3.10 步态

给评估者的指导语：测试步态最好的方式是让患者朝着评分者来回走动，这样评估者能很容易地同时看到患者身体的左右侧。患者至少应当走 10 m，然后转身走回到评分者身边。本项检查评测患者的多个方面：包括步幅大小、步速、足部离地的高度、走路时足跟着地的情况、转身和摆臂，但不包括冻结。在患者行走时也要观察冻结步态（第 3.11 项的内容）。同时观察第 3.13 项的姿势。

0（正常）：没有问题。

1（轻微）：轻微的步态损害但可以独立行走。

2（轻度）：有明显的步态损害但还可以独立行走。

3（中度）：需要辅助工具才能安全地行走（拐杖或助行器）但不需别人的帮助。

4（重度）：完全不能行走或是只有在别人的帮助下才能行走

分数 □

3.11 冻结步态

给评估者的指导语：在评价步态时，可同时评估患者是否有冻结步态的出现。观察患者是否有始动困难和步伐迟疑，尤其是在转身和接近目标时。只要在安全的前提下，评估患者时不应使用感觉刺激来协助患者行走。

0（正常）：没有冻结步态。

1（轻微）：在起步，转身或通过门口时有1次停顿，但随后即可顺利地沿直线行走。

2（轻度）：在起步，转身或通过门口时有1次以上的停顿，但随后即可顺利地沿直线行走。

3（中度）：在直线行走中有1次步态冻结。

4（重度）：在直线行走中有多次步态冻结

分数 □

3.12 姿势的稳定性

给评估者的指导语：患者应站直，双眼睁开，双足适当地分开，平行站稳。在评估者快速有力地后拉患者的肩膀后，通过观察患者对身体突然移位的后退反应来评价其姿势的稳定性。具体检查时，评估者站在患者后面，并告知患者接下来要做的事。向患者解释他可以后退以防摔倒。评估者背后的墙至少应在1~2 m之外，以便观察患者后退的步数。第一次后拉应是指导性的演示，力量要轻，也不计入评分。第二次要快而有力地将患者的肩膀拉向评估者，力量要足以使患者的重心移动以至于患者必须后退来保持平衡。评估者应做好准备接住患者，但又必须留出足够的空间以观察患者后退的步数。不允许患者向前弯腰以试图抵抗被拉。观察患者后退的步数或是否跌倒。后退2步或2步以内是正常的恢复平衡的反应，后退3步及以上为异常。如果患者不能理解此检查，评估者可重复此检查以确定患者的表现确实是由于自身的限制而非误解或没有准备好所致。观察患者站立的姿势，记录在第3.13项中。

0（正常）：没有问题，后退1~2步即恢复站立。

1（轻微）：需要后退3~5步，但不需要别人帮助即恢复站立。

2（轻度）：需要后退5步以上，但仍不需要别人帮助即恢复站立。

3（中度）：可以安全地站立，但缺乏姿势平衡反射；如果评估者不接住会跌倒。

4（重度）：姿势非常不稳，倾向于自发失去平衡或是轻微地触碰肩膀即可跌倒

分数 □

3.13 姿势

给评估者的指导语：在检查患者从椅子上站起来、行走和姿势反射的同时可评估患者的姿势。如果您观察到患者的姿势不正常，应当提醒患者站直，看看其姿势是否有改善（见下面选项2）。根据以上3个观察点中最不正常的姿势来评分。观察患者是否有身体前倾和侧弯的情况。

0（正常）：没有问题。

1（轻微）：不是很直，但对于老年人来讲可能是正常的。

2（轻度）：肯定存在身体前倾，脊柱侧弯或倾向一侧，但患者可在提醒后将姿势矫正回来。

3（中度）：驼背，脊柱侧弯或倾向一侧，且不能被患者矫正回来。

4（重度）：身体屈曲，脊柱侧弯或倾向一侧导致严重的姿势异常

分数 □

3.14　全身自发性的运动（身体动作迟缓）

　　给评分者的指导语：此项评估综合了各个方面的观察，包括动作缓慢、迟疑、和整体上动作的匮乏和幅度减少，包括手部姿势和腿部交叉动作的减少。此项是根据评分者观察了患者坐姿时的手势以及站起和行走时的情况给出的整体印象评估。

0（正常）：没有问题。

1（轻微）：全身性活动和自发性运动轻微变慢或减少。

2（轻度）：全身性活动和自发性运动轻度变慢或减少。

3（中度）：全身性活动和自发性运动中度变慢或减少。

4（重度）：全身性活动和自发性运动严重变慢或减少

分数
□

3.15　手部的姿势性震颤

　　给评估者的指导语：在此姿势下出现的所有震颤，包括再现的静止型震颤，都应被包含在评分范围之内。双手分别进行测试，记录所见到的最大的震颤幅度。嘱患者将手臂前伸手心向下。手腕应伸直，手指分开互不接触。这一姿势观察10秒。

0（正常）：没有震颤。

1（轻微）：有震颤，但幅度不超过1 cm。

2（轻度）：震颤的幅度至少有1 cm，但不超过3 cm。

3（中度）：震颤的幅度至少有3 cm，但不超过10 cm。

4（重度）：震颤的幅度最少有10 cm

分数
左手
□
右手
□

3.16　手部的动作性震颤

　　给评估者的指导语：此项检查需要患者做手到鼻的动作。患者手臂先伸直，尽可能远地去触碰评估者的手指，然后再指向鼻尖，此动作最少重复三次。此项动作应缓慢进行，以观察有无震颤，因为在手臂快速活动的时候有可能会掩盖震颤。双手分别测试。震颤可出现在整个运动的过程中，或是在患者手指接近目标时出现（鼻尖或评估者手指）。根据观察到的最大的震颤幅度来评分。

0（正常）：没有震颤。

1（轻微）：有震颤，但幅度不超过1 cm。

2（轻度）：震颤的幅度至少有1 cm，但不超过3 cm。

3（中度）：震颤的幅度至少有3 cm，但不超过10 cm。

4（重度）：震颤的幅度最少有10 cm

分数
左手
□
右手
□

	分数
3.17　静止性震颤的幅度 　　给评估者的指导语：本项和下一项检查被特意放在了运动检查的最后。评估者可以在运动检查的评分过程中观察患者在任何时候可能出现的静止性震颤，包括患者静坐时、行走时和身体某些部位活动而某些部位静止时。把任何时候看到的最大的震颤幅度记录为最终的评分。这里只评估震颤的幅度而不记录震颤的持续性或间断性。另外，此项检查也要求患者静坐在椅子上 10 s 来评分，双手应置于扶手上（而不是腿上），双足舒适地放在地上。四肢和嘴唇/下颌均应分别进行静止性震颤的评分。把任何时候看到的最大的震颤幅度记录为最终的评分。 **肢体评分** 0（正常）：没有震颤。 1（轻微）：最大震颤幅度小于 1 cm。 2（轻度）：最大震颤幅度大于等于 1 cm，但小于 3 cm。 3（中度）：最大震颤幅度大于等于 3 cm，但小于 10 cm。 4（重度）：最大震颤幅度大于等于 10 cm。 **嘴唇/下颌评分** 0（正常）：没有震颤。 1（轻微）：最大震颤幅度小于 1 cm。 2（轻度）：最大震颤幅度大于等于 1 cm，但小于 2 cm。 3（中度）：最大震颤幅度大于等于 2 cm，但小于 3 cm。 4（重度）：最大震颤幅度大于等于 3 cm	左上肢 □ 右上肢 □ 左下肢 □ 右下肢 □ 嘴唇/ 下颌 □
3.18　静止性震颤的持续性 　　给评估者的指导语：本项检查是针对检查过程中出现的所有静止性震颤进行统一的评分，关注的是静止性震颤的持续性。本项检查被特意放在了最后以便评分者根据之前数分钟的观察得出一个综合的评分。 0（正常）：没有震颤。 1（轻微）：静止性震颤出现的时间占所有检查时间的 25%以下。 2（轻度）：静止性震颤出现的时间占所有检查时间的 26%~50%。 3（中度）：静止性震颤出现的时间占所有检查时间的 51%~75%。 4（重度）：静止性震颤出现的时间占所有检查时间的 75%以上	分数
异动症对第三部分评分的影响 A. 异动症（舞蹈样动作或肌张力障碍）是否在检查过程中出现？□是□否 B. 如果有的话，这些运动是否干扰了运动功能的评分？□是□否	
Hoehn-Yahr 分级法 0：没有症状。 1：仅有单侧症状。 2：双侧均受累，但平衡功能未受影响。 3：轻度到中度受累；姿势有不稳但仍可独自站稳；在后拉试验时需要辅助才能恢复平衡。 4：严重的功能障碍；但在没人帮助的情况下仍能行走或站立。 5：如果没人帮助将完全依靠轮椅或终日卧床	分数 □

第四部分：运动并发症

在这一部分，评估者需结合既往的和客观的信息来评价两种运动并发症：异动症和运动波动，包括关期肌张力障碍。通过从患者、照料者及临床检查所获取的信息，回答关于患者在过去一周内包括评估当天在内的功能状态的6个问题。和其他部分一样，评分只能用整数（不能用半分），也不能空项。如果项目不能评分，则应用"UR"表示不能评分。在评分中您会需要用百分数来回答一些问题，因此，您需要计算患者每日大致有多少个小时处于清醒状态，并把这个数字当作"关"期时间和异动症的分母。对于"关"期肌张力障碍，整个的关期时间是分母。

供评估者使用的定义如下。

异动症：不自主的随意运动。

患者常常描述异动症的字眼包括"身体晃动"，"扭动"。请务必向患者强调异动症和震颤的不同，因为患者常常会将异动症与震颤混淆。

肌张力障碍：扭曲的姿势，常常有扭转的成分。

患者常常描述肌张力障碍的字眼包括"痉挛""抽筋""异常的姿势"。

药效波动：多变的药物反应患者常常说出的运动波动的字眼包括"药效减退""药效消失""药效忽好忽坏如坐过山车"" '开-关' 现象""药效不稳定"。

关期：是指尽管患者在服用药物但疗效欠佳时的功能状态或是没有接受抗帕金森病药物治疗时的状态。患者常常描述"关"期的字眼包括"低点""不好的时候""抖动的时候""缓慢的时候""我的药物不起效的时候"。

开期：是指患者正在服用药物且有很好疗效时的功能状态。患者常常描述"开"期的字眼包括"好的时候""能走的时候""药物起效的时候"

A. 异动症（不包括"关"期肌张力障碍）

4.1 出现异动症的时间

给评估者的指导语：确定一般情况下患者每天总的清醒时间和出现异动症的时间。以此计算出比例。如果患者在诊室中出现了异动症，请您向患者指出来这些动作就是异动症，以确保患者和照料者理解您正在评估的内容。您也可把在该患者身上看到的或是其他患者典型的异动症表演出来给患者和照料者看。在评估此项时应排除清晨和夜间痛性肌张力障碍。

给患者（和照料者）的指导语：在过去一周内，您通常每天睡眠几个小时？这包括晚上睡眠时间和白天小睡？好的，如果您睡____h，那么您每天清醒的时间就是____h。在这些清醒的时间里，您总共有多少小时会出现身体晃动或扭动？请不要把震颤的时间算在内，震颤是一种有规律的前后震动，也不要把清晨或夜间的痛性足部痉挛或抽筋时间计算在内，我会在随后问您这些症状。请专注于身体晃动、扭动和不规则的运动等这些类型的异常运动上。请将您在清醒时间内出现这些动作的时间加起来。总共____h（以此数字进行计算）。

分数
□

		分数 □
0（正常）：没有异动症。 1（轻微）：占清醒时间的 25% 以下。 2（轻度）：占清醒时间的 26%~50%。 3（中度）：占清醒时间的 51%~75%。 4（重度）：占清醒时间的 75% 以上	1. 每日清醒时间（h）：＿＿ 2. 每日出现异动症的时间（h）：＿＿ 3. 出现异动症的比例（%）=（2/1）×100：＿＿	

4.2 异动症对生活功能的影响

给评估者的指导语：判定异动症对患者日常活动和社会交往的影响程度。请根据患者和照料者对此问题的反应，以及您在诊室中对患者的观察给出最佳的答案。

给患者（和照料者）的指导语：在过去一周内，当您出现身体晃动或扭动这些动作时是否常常会影响您做事或与人交往？这些动作是否阻止了您做事或与人交往？

0（正常）：没有异动症或是异动症对日常活动或社会交往没有影响。

1（轻微）：异动症对很少一些活动有影响，患者在出现异动症的时候能够进行所有的活动和社会交往。 　分数 □

2（轻度）：异动症对许多活动有影响，但是患者在出现异动症的时候仍能够进行所有的活动和社会交往。

3（中度）：异动症对患者的活动产生影响，以至于患者在出现异动症时不能进行某些活动或是不能参加某些社交活动。

4（重度）：异动症对患者的功能活动产生严重影响，以至于患者在出现异动症时通常不能进行大部分的活动或是不能参加大部分的社交活动

B. 运动波动

4.3 出现"关"期的时间

给评估者的指导语：利用 4.1 项得出的清醒时间同时确定每日出现"关"期的时间。以此计算出比例。如果患者在诊室中出现了关期，请向患者指出这就是关期。您也可利用从患者那里得到的信息来向患者描述典型的关期。除此之外，您也可把在该患身上看到的或是其他患者典型的关期表演出来给患者和照料者看。请记录患者关期的时间，您会用此数字来完成第 4.6 项。

给患者（和照料者）的指导语：有些帕金森病患者对药物有良好的反应，他们在每天清醒的时间里都可保持好的状态，我们称之为"开"期。有些患者也服用药物，但仍是会有一些时间处于低点，不好的状态，或是有动作慢或抖动。医生们把这些低谷的时间称为"关"期。在过去一周内，您之前告诉过我您每天通常有＿＿h 处于清醒状态。在这些清醒的时间里，您通常有多少小时会陷入低谷或处于关的状态？共有＿＿h（以此数字进行计算）。 　分数 □

0（正常）：没有"关"的时间。 1（轻微）：占清醒时间的 25% 以下。 2（轻度）：占清醒时间的 26%~50%。 3（中度）：占清醒时间的 51%~75%。 4（重度）：占清醒时间的 75% 以上	1. 每日清醒时间（h）：＿＿ 2. 每日出现"关"的时间（h）：＿＿ 3. 出现关的比例（%）=（2/1）×100：＿＿

4.4　运动波动对生活功能的影响

给评估者的指导语：判定运动波动对患者日常活动和社会交往的影响程度。这个问题着重于患者在"开"期和"关"期的不同状态。如果患者没有"关"期，则评分为 0 分，如果患者有很轻微的症状波动，但对日常活动没有影响的话仍可以评 0 分。请根据患者和照料者对此问题的反应，以及您在诊室中对患者的观察给出最佳的答案。

给患者（和照料者）的指导语：请您想想在过去一周内，您在什么时候出现过药效不佳或是"关"的状态？您在此时做事或与人交往通常是不是要比药物有效的时候更困难些？是否有些事情您在药效好的时候可以做，但在药效不好的时候就有困难或是没法完成？

分数 □

0（正常）：没有运动波动或是运动波动对日常活动或社会交往没有影响。

1（轻微）：运动波动对很少一些活动有影响，患者在"开"期可以进行的各种活动和社会
　　　　　交往在"关"期也可以完成。

2（轻度）：运动波动对许多活动有影响，但患者在"开"期可以进行的各种活动和社会交
　　　　　往在"关"期也可以完成。

3（中度）：运动波动对患者的活动产生影响，以至于患者在"开"期可以进行的活动和社
　　　　　会交往在"关"期有些不能完成。

4（重度）：运动波动对患者的活动产生影响，以至于患者在"开"期可以进行的活动和社
　　　　　会交往在"关"期大部分不能完成

4.5　运动波动的复杂性

给评估者的指导语：判定"关"期是否可根据服药的剂量，一天中的时间，进食或其他因素来预测。利用您从患者和照料者获得的信息加上您自己的观察做出判断。您需要问患者关期的到来是否总是在某一特定的时间，或是大部分会在某一特定时间（在这种情况下您需要进一步询问以区分其复杂性是轻微还是轻度），或是仅仅有些时候会在某一特定时间到来，还是完全不能预测？尽量排除不符合的选项会让您找到正确的答案。

给患者（和照料者的）指导语：对于某些患者而言，药效不好或是"关"期会出现在一天中某一特定的时间或是在患者吃饭或锻炼等活动中出现。在过去的一周内，您是否通常知道您会在什么时候出现药效不好？换句话说，就是药效不好是不是总在某一特定的时间出现？或是大部分时间在某一特定的时间出现？或是只是有些时候在某一特定的时间出现？还是完全不能预测？

分数 □

0（正常）：没有运动波动。

1（轻微）："关"期的到来总是能或绝大部分时间可以预测（>75%）。

2（轻度）："关"期的到来大部分时间可以预测（51%~75%）。

3（中度）："关"期的到来有些时候可以预测（26%~50%）。

4（重度）："关"期的到来几乎不能预测（≤25%）

C. "关"期肌张力障碍

4.6　痛性关期肌张力障碍

　　给评估者的指导语：对于有运动波动的患者，应判定痛性肌张力障碍在"关"期中所占的比例。您在第4.3项已了解了患者一天中的关期时间。在"关"期的时间里，患者有多少小时会出现肌张力障碍，计算出其比例。如果患者没有"关"期，则标记为0分。

　　给患者（和照料者）的指导语：在我之前问您的问题中，您已经提到您每天通常有＿＿＿h处于"关"期，此时您的帕金森病症状不能得到良好的控制。在这些药效不好或是"关"期的时间里，您是否常常会有痛性的痉挛或是抽筋？在每天＿＿＿h的关期时间里，您把出现痛性痉挛的时间加起来会有几个小时？

分数 □

0（正常）：没有肌张力障碍或是没有关期。

1（轻微）：占"关"期时间的25%以下。

2（轻度）：占"关"期时间的26%~50%。

3（中度）：占"关"期时间的51%~75%。

4（重度）：占"关"期时间的75%以上。

1. 每日"关"期的时间（h）：＿＿＿

2. "关"期时出现肌张力障碍的时间（h）：＿＿＿

3. "关"期肌张力障碍占"关"期时间的比例（%）＝（2/1）×100：＿＿＿

给患者的总结说明：（请读给患者）

　　到这里我已完成了对您帕金森病的评估。我知道这些问题和检查花费了您宝贵的时间，但我希望尽可能对您的帕金森病进行全面和完整的评估。因此，我可能问了一些您从未有过的问题，或是您今后也不会出现的一些问题。尽管我问的问题不是所有的患者都会出现，但是由于它们确实可以发生，因此询问每一个患者所有的问题是很重要的。感谢您付出宝贵的时间，并耐心与我一起完成此份量表。